全国卫生职业教育康复治疗类应用技能型
人才培养"十三五"规划教材

供康复治疗类专业使用

作业治疗技术

主　编　杨延平　黄　毅　盛幼珍
副主编　汪玉娇　孟令杰　石　慧
编　者　（按姓氏笔画排序）

马　可　滨州医学院
王　芳　长沙民政职业技术学院
王建晖　南阳南石医院
石　慧　滨州医学院
叶　倩　咸阳职业技术学院
朱芙荣　滨州医学院
刘　庆　延安大学附属医院
刘福泉　沧州医学高等专科学校
许明高　皖西卫生职业学院
杨延平　陕西能源职业技术学院
汪玉娇　武汉民政职业学院
张　雪　广州卫生职业技术学院
孟令杰　郑州铁路职业技术学院
黄　毅　长春医学高等专科学校
盛幼珍　湖北职业技术学院
韩　端　山东中医药大学第二附属医院
傅春红　泉州医学高等专科学校
蔡　涛　湖南环境生物职业技术学院

华中科技大学出版社
http://www.hustp.com
中国·武汉

内容简介

本书是全国卫生职业教育康复治疗类应用技能型人才培养"十三五"规划教材。

本书共十五个项目。内容包括认识作业治疗,确立正确的治疗理念;作业治疗的工作流程;日常生活活动能力训练;治疗性作业活动;认知与知觉功能障碍训练;感觉统合失调训练;职业康复;手功能康复;环境调试;社区康复;辅助技术;成人神经系统疾病作业治疗;精神障碍作业治疗;儿科疾病作业治疗;其他疾病的作业治疗。

本书可供康复治疗类专业使用。

图书在版编目(CIP)数据

作业治疗技术/杨延平,黄毅,盛幼珍主编.—武汉:华中科技大学出版社,2021.8
ISBN 978-7-5680-7408-7

Ⅰ.①作… Ⅱ.①杨… ②黄… ③盛… Ⅲ.①康复医学 Ⅳ.①R49

中国版本图书馆 CIP 数据核字(2021)第 165996 号

作业治疗技术   杨延平 黄 毅 盛幼珍 主编
Zuoye Zhiliao Jishu

策划编辑:史燕丽
责任编辑:张 琴
封面设计:原色设计
责任校对:刘 竣
责任监印:周治超

出版发行:华中科技大学出版社(中国·武汉)   电话:(027)81321913
         武汉市东湖新技术开发区华工科技园   邮编:430223

录 排:华中科技大学惠友文印中心
印 刷:武汉开心印印刷有限公司
开 本:889mm×1194mm 1/16
印 张:18.5
字 数:528千字
版 次:2021年8月第1版第1次印刷
定 价:59.90元

本书若有印装质量问题,请向出版社营销中心调换
全国免费服务热线:400-6679-118   竭诚为您服务
版权所有 侵权必究

全国卫生职业教育康复治疗类应用技能型人才培养"十三五"规划教材

编委会

丛书顾问　文历阳　胡　野

主任委员　王左生

委员（按姓氏笔画排序）

马　金	辽宁医药职业学院	汪　洋	湖北中医药高等专科学校
马国红	天门职业学院	张　俊	重庆城市管理职业学院
王小兵	金华职业技术学院	张光宇	重庆三峡医药高等专科学校
左天香	安徽中医药高等专科学校	张志明	顺德职业技术学院
卢健敏	泉州医学高等专科学校	张绍岚	江苏医药职业学院
叶泾翔	皖西卫生职业学院	张维杰	宝鸡职业技术学院
任国锋	仙桃职业学院	陈春华	南阳医学高等专科学校
刘　洋	长春医学高等专科学校	范秀英	聊城职业技术学院
刘　敏	周口职业技术学院	尚　江	山东医学高等专科学校
刘　尊	沧州医学高等专科学校	罗　萍	湖北职业技术学院
刘　静	武汉民政职业学院	罗文伟	阿克苏职业技术学院
刘金义	随州职业技术学院	孟令杰	郑州铁路职业技术学院
刘勇华	黄河科技学院	赵其辉	湖南环境生物职业技术学院
刘铁英	长春医学高等专科学校	宫健伟	滨州医学院
许　萍	上海健康医学院	黄　薇	昆明卫生职业学院
许　智	湖北职业技术学院	黄先平	鄂州职业大学
杜　平	齐齐哈尔医学院	黄拥军	清远职业技术学院
李　渤	聊城职业技术学院	黄岩松	长沙民政职业技术学院
杨延平	陕西能源职业技术学院	崔剑平	邢台医学高等专科学校
肖文冲	铜仁职业技术学院	彭　力	太和医院
何　侃	南京特殊教育师范学院	税晓平	四川中医药高等专科学校
辛增辉	广东岭南职业技术学院	曾　西	郑州大学第一附属医院
汪　欢	随州职业技术学院	薛秀琍	郑州澍青医学高等专科学校

编写秘书　史燕丽　罗　伟

网络增值服务使用说明

欢迎使用华中科技大学出版社医学资源网 yixue.hustp.com

1. 教师使用流程

（1）登录网址：http://yixue.hustp.com（注册时请选择教师用户）

注册 ▶ 登录 ▶ 完善个人信息 ▶ 等待审核

（2）审核通过后，您可以在网站使用以下功能：

2. 学员使用流程

建议学员在PC端完成注册、登录、完善个人信息的操作。

（1）PC端学员操作步骤

①登录网址：http://yixue.hustp.com（注册时请选择普通用户）

注册 ▶ 登录 ▶ 完善个人信息

②查看课程资源

如有学习码，请在个人中心-学习码验证中先验证，再进行操作。

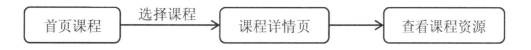

（2）手机端扫码操作步骤

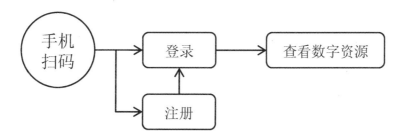

总 序

随着我国经济的持续发展和教育体系、结构的重大调整,职业教育办学思想、培养目标随之发生了重大变化,人们对职业教育的认识也发生了本质性的转变。我国已将发展职业教育作为重要的国家战略之一,高等职业教育成为高等教育的重要组成部分。作为高等职业教育重要组成部分的高等卫生职业教育也取得了长足的发展,为国家输送了大批高素质技能型、应用型医疗卫生人才。

康复医学现已与保健医学、预防医学、临床医学并列成为现代医学的四大分支之一。现代康复医学在我国已有30多年的发展历史,是一个年轻但涉及众多专业的医学学科,在我国虽然起步较晚,但发展很快,势头良好,在维护人民群众身体健康、提高生存质量等方面起到了不可替代的作用。

2017年国务院办公厅发布的《关于深化医教协同进一步推进医学教育改革与发展的意见》中明确指出"以基层为重点,以岗位胜任能力为核心,围绕各类人才职业发展需求,分层分类制订继续医学教育指南,遴选开发优质教材"。高等卫生职业教育发展的新形势使得目前使用的教材与新形势下的教学要求不相适应的矛盾日益突出,加强高职高专医学教材建设成为各院校的迫切要求,新一轮教材建设迫在眉睫。

为了更好地顺应我国高等卫生职业教育教学与医疗卫生事业的新形势和新要求,贯彻落实《国家中长期教育改革和发展规划纲要(2010—2020年)》中"以服务为宗旨,以就业为导向"的思想精神,以及国家《职业教育与继续教育2017年工作要点》的要求,充分发挥教材建设在提高人才培养质量中的基础性作用,同时,也为了配合教育部"十三五"规划教材建设,进一步提高教材质量,在认真、细致调研的基础上,在全国卫生职业教育教学指导委员会专家和部分高职高专示范院校领导的指导下,我们组织了全国近40所高职高专医药院校的近200位老师编写了这套以医教协同为特点的全国卫生职业教育康复治疗类应用技能型人才培养"十三五"规划教材,并得到了参编院校的大力支持。

本套教材充分体现新一轮教学计划的特色,强调以就业为导向、以能力为本位、以岗位需求为标准的原则,按照技能型、服务型高素质劳动者的培养目标,坚持"五性"(思想性、科学性、先进性、启发性、适用性)和"三基"(基本理论、基本知识、基本技能)要求,着重突出以下编写特点:

（1）紧扣最新专业目录、教学计划和教学大纲，科学、规范，具有鲜明的高等卫生职业教育特色。

（2）密切结合最新高等职业教育康复治疗技术专业教育基本标准，紧密围绕执业资格标准和工作岗位需要，与康复治疗士/师资格考试相衔接。

（3）突出体现"医教协同"的人才培养模式，以及课程建设与教学改革的最新成果。

（4）基础课教材以"必需、够用"为原则，专业课程重点强调"针对性"和"适用性"。

（5）内容体系整体优化，注重相关教材内容的联系和衔接，避免遗漏和不必要的重复。

（6）探索案例式教学方法，倡导主动学习，科学设置章节（学习情境），努力提高教材的趣味性、可读性和简约性。

（7）采用"互联网＋"思维的教材编写理念，增加大量数字资源，构建信息量丰富、学习手段灵活、学习方式多元的立体化教材，实现纸媒教材与富媒体资源的融合。

这套规划教材得到了各参编院校的大力支持和高度关注，它将为新时期高等卫生职业教育的发展做出贡献。我们衷心希望这套教材能在相关课程的教学中发挥积极作用，并得到读者的青睐。我们也相信这套教材在使用过程中，通过教学实践的检验和实际问题的解决，能不断得到改进、完善和提高。

全国卫生职业教育康复治疗类应用技能型人才培养"十三五"规划教材编写委员会

前言

2016年10月，中共中央、国务院印发了《"健康中国2030"规划纲要》，要求深入实施健康中国战略。

随着我国经济平稳较快地发展，人民生活水平逐步提高，对健康服务的需求正在从传统的以疾病治疗为主转为病前预防、保健与病后康复并重的新模式。

目前我国约70%的人处于亚健康状态，约15%的人处于疾病状态。未来十年，各种慢性病将以暴发式的速度迅速扩展到每个家庭。对于这些慢性病，除了药物、手术等治疗措施外，更重要的是针对其后遗功能障碍进行康复治疗。围绕功能障碍者、失能老人、残疾人等康复治疗需求人群，传统的以临床医学为基础的医学服务已经不能达到康复医学全面康复的目的。因此，急需普及跨学科、跨专业的新的学科即"作业治疗技术"的教育，它能够指导治疗ICF框架体系中除了损伤以外的活动受限、参与局限、背景性因素所导致的障碍。

本教材从康复医学的实际出发，以全面康复为目标，以"必需、够用"为原则，序化教学内容，突出学生职业能力、综合素质与创新能力的培养。兼顾"三基五性"的编写原则，使学生扎实掌握"基本理论、基本知识、基本技能"，并且体现"思想性、科学性、先进性、启发性、适用性"的原则，突出教材的专业特色。在注重学生康复医学理念培养的基础上，增强学生的实践操作能力和创新思维能力，以培养高素质的技能型康复治疗人才。

本教材分为认识作业治疗（项目一、项目二），基本作业治疗（项目三～项目六），职业康复与手功能康复（项目七、项目八），环境调试、社区康复与辅助技术（项目九～项目十一），常见疾病的作业治疗（项目十二～项目十五）五个项目集，重点介绍了作业治疗的基本理论和实施方法，以及临床常见疾病的作业治疗等内容。

本教材在编写过程中以顺应康复人才市场为导向，以作业技能为核心，以职业教育人才培养必需的知识体系为要素，结合近年来学科的发展，吸收了国内外有关康复医学的新理念，对传统的作业治疗进行重新定位，力求内容新颖，实用性强。

由于作业治疗技术在国内还处于初期发展阶段，国内可供参考的成熟的作业治疗资料较少,再加上编写团队经验有限,书中难免有不足之处,竭诚欢迎使用本教材的教师、学生和从事康复专业的人员提出宝贵意见,以便修订时完善,在此我们表示诚挚的谢意!

编　者

目 录
MULU

项目一 认识作业治疗,确立正确的治疗理念

- 任务一 作业治疗的概念与内容 /1
- 任务二 树立正确的作业治疗临床思维 /6
- 任务三 健康与作业治疗的发展 /22
- 任务四 区分和选择不同类型的作业治疗 /25
- 任务五 作业治疗常用技术及基本要求 /28
- 任务六 实用技术训练 /31

项目二 作业治疗的工作流程

- 任务一 作业治疗评定 /34
- 任务二 作业活动分析 /39
- 任务三 制订作业治疗计划 /45
- 任务四 书写作业治疗文书 /51
- 任务五 实用技术训练 /55

项目三 日常生活活动能力训练

- 任务一 认识日常生活活动及训练 /59
- 任务二 日常生活活动能力训练 /63
- 任务三 实用技术训练 /79

项目四 治疗性作业活动

- 任务一 认识治疗性作业活动 /82
- 任务二 手工艺性作业活动 /85
- 任务三 运动性作业活动 /96
- 任务四 娱乐性作业活动 /101
- 任务五 经典治疗性作业活动 /111
- 任务六 实用技术训练 /114

1

项目五 认知与知觉功能障碍训练

- 任务一 认识认知与知觉功能障碍 /117
- 任务二 注意障碍的作业治疗 /122
- 任务三 记忆障碍的作业治疗 /125
- 任务四 失认症的作业治疗 /129
- 任务五 失用症的作业治疗 /131
- 任务六 实用技术训练 /134

项目六 感觉统合失调训练

- 任务一 认识感觉统合与感觉统合失调 /136
- 任务二 感觉统合评定 /139
- 任务三 感觉统合治疗技术 /141
- 任务四 感觉统合辅助治疗 /149
- 任务五 实用技术训练 /153

项目七 职业康复

- 任务一 认识职业康复 /156
- 任务二 职业康复评定 /158
- 任务三 职业康复训练 /165
- 任务四 实用技术训练 /167

项目八 手功能康复

- 任务一 认识手功能 /171
- 任务二 手功能评定 /177
- 任务三 手功能康复的作业治疗 /179
- 任务四 实用技术训练 /185

项目九 环境调试

- 任务一 环境与环境评定 /188
- 任务二 环境调适技术 /190
- 任务三 实用技术训练 /194

项目十 社区康复

- 任务一 认识社区康复 /196
- 任务二 社区作业治疗 /199
- 任务三 实用技术训练 /201

项目十一 辅助技术

　　任务一　认识辅助技术　　　　　　　　　　/204
　　任务二　自助具　　　　　　　　　　　　　　/209
　　任务三　节省体能技术　　　　　　　　　　　/214
　　任务四　实用技术训练　　　　　　　　　　　/217

项目十二 成人神经系统疾病作业治疗

　　任务一　脑卒中的作业治疗　　　　　　　　　/220
　　任务二　脊髓损伤的作业治疗　　　　　　　　/227
　　任务三　老年性痴呆的作业治疗　　　　　　　/232
　　任务四　实用技术训练　　　　　　　　　　　/236

项目十三 精神障碍作业治疗

　　任务一　概述　　　　　　　　　　　　　　　/239
　　任务二　常见精神障碍的作业治疗　　　　　　/242
　　任务三　实用技术训练　　　　　　　　　　　/249

项目十四 儿科疾病作业治疗

　　任务一　小儿脑性瘫痪的作业治疗　　　　　　/251
　　任务二　自闭症的作业治疗　　　　　　　　　/254
　　任务三　智力障碍的作业治疗　　　　　　　　/256
　　任务四　实用技术训练　　　　　　　　　　　/258

项目十五 其他疾病的作业治疗

　　任务一　烧伤作业治疗　　　　　　　　　　　/261
　　任务二　冠心病的作业治疗　　　　　　　　　/268
　　任务三　慢性阻塞性肺疾病的作业治疗　　　　/271
　　任务四　实用技术训练　　　　　　　　　　　/274

主要参考文献　　　　　　　　　　　　　　　　　/278
英文索引　　　　　　　　　　　　　　　　　　　/279

项目一　认识作业治疗，确立正确的治疗理念

学习目标

【知识要求】
◆ 掌握：作业、作业治疗的概念；作业治疗的作用与原则；实施作业治疗的一般程序；作业治疗的适应证、禁忌证。
◆ 熟悉：作业治疗方法的分类、临床应用、评定内容、服务方式；作业治疗师职责，作业治疗的注意事项和常用的作业治疗器材设备。
◆ 了解：作业治疗的发展简史；作业治疗与物理治疗的区别。

【能力要求】
◆ 能理解作业、作业活动、作业治疗的概念及含义。
◆ 能对作业治疗的目的和意义做出科学合理的解释。
◆ 能够明晰作业治疗与物理治疗的区别与联系。

扫码看PPT

任务一　作业治疗的概念与内容

一、作业

（一）作业的概念

作业(occupation)，又称作业活动，其英文"occupation"直译为"职业"，但在作业治疗中，它不是简单地指某一工种，而是指个体在其特定的发展阶段和生活环境中完成的对其生活赋予意义的所有活动。其包括自我照顾、交流学习、做出贡献、享受生活等。作业治疗专业将这些活动统称为作业活动。因此，作业活动既是作业治疗的手段，又是作业治疗康复的目标。

人类每天都在从事着各种不同性质的作业活动。作业是复杂的行为过程，涉及个人或集体的综合素质、能力、技能、工具以及作业环境等。在作业完成过程中，不仅需要时间与精力，还需要有企划、执行、判断、修订的能力。

活动(activity)是作业治疗中常用的一个基本词汇，是人的本质力量、个体存在、社会生活以及人类历史发展的基础。劳动、语言和思维是人的活动的基础。人的各种形式的活动，在物质生产活动的基础上产生。活动不是自发的，而是由主体心理成分参与的积极主动的运动形式。

作业活动的范围主要包括日常生活活动(activity of daily living, ADL)、工作或生产性活动(activity of work/productivity)和休闲活动(activity of leisure)三个方面，三者之间互相关联。

作业活动是以一定目的为中心的个人或集体行为,也是个人或者集体自主性的参与行为。活动的目的体现在作业行为和作业环境之中。生活背景和文化背景不同,作业活动中的收益也会不同。作业活动受到作业活动范畴、作业活动成分以及作业活动背景等各种各样的自身内因和外因条件的影响。

综上所述,作业是人们利用自己的能力,在一定的时间和自我空间环境内所做的具有意义和价值的一切事情。不仅对自身具有特殊的意义和价值,也有助于整个社会人文、历史和经济的发展。作业是人类的活动,但并不是所有的活动都是作业。作业指的是人们"想要做""需要做"或"期望做"的活动,是指给人的生活带来意义和目的的活动。

(二)作业的内容

作业活动构成个体每日活动的所有内容,本教材采用作业治疗实践中最常用的分类方法,将作业活动分为三大类:ADL、工作或生产性活动和休闲活动。

1. ADL 人类为了维持生存及适应环境而必须反复进行的、最基本的、具有共同性的作业活动,具体分为以下三类。

1)基础性日常生活活动(basic activity of daily living,BADL) 包括喝水、进食、穿衣、洗漱、行走等。

2)工具性日常生活活动(instrumental activity of daily living,IADL) 包括烹饪、家务整理、使用交通工具、消费购物等。

3)休息及睡眠活动(sleep) 包括睡眠在内的休息及短暂停歇等。

2. 工作或生产性活动 个体作为社会成员的一分子必须进行的作业活动,是人类社会性的体现,具体分为以下三类。

1)受薪工作(paid work) 人们为了生活的需要而进行的全职或兼职有报酬的工作,是大家对工作最普遍的认识。比如作业治疗师的本职工作是为障碍者进行作业治疗,但作为兼职康复作业治疗专业的老师在高校内从事获得报酬的教学活动也属于受薪工作。

2)不受薪工作(unpaid work) 没有报酬的工作,如公益活动志愿者、一部分社工、宗教活动参与者、全职家庭主妇等从事的工作。

3)学业培训活动(school work) 主要指学生在学校内外的活动。校内活动有上课、卫生清洁、运动会等;校外活动主要有家庭作业及课外辅导,也包括成年人的进修学习、参加学术会议等。对于学生而言,学习就是工作。

3. 休闲活动 也称为游戏与娱乐,可分为以下四类。

1)静态娱乐(static leisure) 又叫被动式休闲。如看电影、听音乐、读书、看报等。

2)动态娱乐(dynamic leisure) 又叫主动式休闲。如唱歌跳舞、体育锻炼、户外旅行等。

3)交际活动(communicative activity) 如与亲朋往来、年会社交等。

4)艺术活动(art activity) 如书画、弹琴、摄影、舞蹈等。

需要注意的是,对于同一个作业活动,不同的社会角色及不同的情境下也会有不同的归类,有时会有交叉,不能一概而论。例如:一个人在家喝茶为自理性活动,而与朋友外出在茶馆聚会则是社交活动,与生意伙伴在茶楼喝茶谈生意则是工作或生产性活动。

(三)作业的层次

作业可以分为以下几个层次。

1. 角色 角色(roles)指在已有期望、责任和权利的社会中所处的分工及位置,如一位女士的角色可能包括母亲、妹妹、女儿、老板、同事等。

2. 活动 活动(activity)通常是指有目标及指定的工作,对参与者有特定意义,并且与多项任务有关,如下棋、网购、与朋友听音乐会等。

3. 任务 具有共同目的和行动的结合,通常指交派的工作,担负的职责、责任。对参与者有意义,如几个治疗师共同做一个小组活动的策划。

4. 行动 行动(actions)指主动的移动,是可认识的及看得见的行为,如拿取、站立、行走等。

5. 能力/技巧 能力是指能够顺利完成作业所必须具备的个性心理特征。技巧是耗费时间经由学习、训练或工作经验才能获得的能力。如空间感知能力、分析推理能力、手操作技巧等。

(四)作业的意义

作业的意义表现在以下几个方面。

1. 作业与人生 人类的生活主要由作业活动构成,作业活动是生活的重要组成部分。在人类的不同年龄或不同的人生阶段,作业有不同的演变和取向。

2. 作业与生活 自理、工作、休闲与休息形成了日常生活的主要内容,人们需要在日常生活中保持良好的作业平衡(occupational balance)。

3. 作业与健康 人类具有作业的本能(occupational nature),通过作业活动可以增进自己的健康;如果作业本能不能够得到满足,人类自身就会在精神方面或躯体方面出现问题,有损于健康。

4. 作业与文化素质 作业活动受社会文化背景的影响,同时社会文化素质表明了生活模式及其附加的意义、理念。

5. 作业与环境 环境(environments)分为人类环境、非人类环境及文化环境,每个人身处同一环境的表现都会有所不同,即使同一个人身处同一环境都会因时间不同而有不同的表现。环境是影响作业的重要外在因素,同时,人们的作业活动可以影响环境。

6. 作业的双重性质 作业活动具有双重性质,即可为个体(人群)提供有意义、有目的、可选择、体现自我价值的活动,同时也会影响他人,为自己和他人带来不便或损害。

总之,作业活动是人类生活的核心,作业活动像食物和水一样是生命所必需的;每一个人应该具有身体和精神上的作业活动,所有人都应该拥有他们所享受的和习惯的作业活动。病态的思维、躯体和灵魂可以通过满足障碍者的作业需求而治愈。

二、作业治疗

(一)作业治疗的概念

作业治疗(occupational therapy,OT)是康复医学的重要组成部分,是一个相对独立的康复治疗专业。作业治疗是指通过采用有目的的、经过选择的作业活动作为主要治疗手段,帮助障碍者参与并完成他们想要或是需要做的事情,从而维持、改善和补偿障碍者功能的康复治疗方法。

作业治疗包括功能性作业治疗,心理性作业治疗,日常生活活动能力训练,自助具和矫形器具的制作、改造和应用训练,职业前训练以及环境改造等。通过上述各种方法改善和提高障碍者的生活自理、工作及休闲娱乐等活动能力,使其能够最大限度地回归家庭与社会。

作业治疗师在制订作业治疗方案时,应以障碍者为中心,根据障碍者的个体情况,如年龄、性别、职业、文化程度、工作和生活环境等不同情况,选择和设计适合个体、符合障碍者意愿和需求的作业治疗方法。作业活动在治疗过程中,不仅能改善障碍者的躯体功能,还能增加兴趣、改善心理状况。在作业治疗中常要利用某些辅助工具及技术,以减少功能障碍的影响。同时,作业治疗需要障碍者主动参与,应充分发挥障碍者综合、协调和认知等各方面的能力或潜能。

作业治疗的概念和技术不断升级、完善,不同时期的概念亦有不同,以下列举不同时期作业治疗的概念,以便于理解作业治疗的形态。

1. 1914 年 作业治疗的概念最早于1914年由美国的George Barton提出,作业的英文名是由英文单词occupy、occupation和therapy的含义结合而来,其概念和内涵随着时代的变化而不断更新和完善。世界作业治疗师联盟(World Federation of Occupational Therapy, WFOT)把作业治疗定义为"透过选择性的作业活动去治疗有身体及精神疾病或伤残人士,目的是使障碍者在生活的各方面达到最高程度的功能水平和独立性"。

2. 1997年 世界卫生组织(WHO)对作业治疗的定义为"作业治疗是通过各种精心设计的活动,促进疾病、发育障碍及身体和心理社会功能障碍者康复;帮助病残者最大限度地发掘使用其身体功能,以促进其适应工作、社会、个人及家庭的需要,过有意义的生活"。

3. 2001年 世界卫生组织(WHO)颁布新的《国际残损、残疾和残障分类》(ICIDH-2),并且将其更名为《国际功能、残疾和健康分类》(International Classification of Functioning, Disability and Health, ICF),并将作业治疗的定义修改为"协助残疾者和患者选择、参与、应用有目的和意义的活动,以达到最大限度地恢复躯体、心理和社会方面的功能,增进健康,预防能力的丧失及残疾的发生,以发展为目的,鼓励他们参与及贡献社会"。

4. 2004年 世界作业治疗师联盟(WFOT)将作业治疗定义为"作业治疗是通过有意义的活动来促进健康和幸福的一门学科。作业治疗的基本目的是使人能够参与到ADL中去。作业治疗师通过促使患者参与活动来提高患者的参与能力或通过环境改造来改善患者的参与能力"。这一定义突出强调了参与的重要性。

5. 2012年 WFOT将作业治疗的定义更新为"作业治疗是一门以治疗对象为中心,通过作业活动促进健康与幸福的医疗卫生专业。作业治疗的主要目标是使人们能够参与到ADL中去。作业治疗师通过与人和社区合作去提高他们的能力以便参与那些他们想要做、需要做或期望做的作业活动,或通过改变作业活动或改良环境来更好地提升他们的作业表现"。与2004年的定义相比,这一定义强调了"以治疗对象为中心";强调作业治疗师与治疗对象是伙伴关系;强调了与人和社区共同合作;指出作业活动是人们"想要做""需要做"或"期望做"的活动。

(二) 作业治疗的内涵

(1) 作业是人类的根本特质和发展基础,作业活动可以作为一种治疗手段,参与作业活动有利于恢复、保持和促进健康。

(2) 作业治疗是一门具有严密逻辑性的专业,是以作业活动为治疗媒介,针对的是日常生活作业功能,包括自我照顾、工作和休闲等活动能力;即作业活动可以作为作业治疗的方法,亦可以作为作业治疗的目的。作业治疗的实施必须在接受过专业训练的作业治疗师指导下进行。

(3) 作业治疗的基本要求是障碍者主动参与治疗活动,通过学习或再学习新的或失去的技能,经过在作业治疗师正确指导下的训练和再训练,得到最大行为上的改变,变成有作业意义的个体。

(4) 由于作业的复杂性和多维性,参与作业活动不仅能促进肢体的康复,也能促进心理和社会层面的康复。通过作业治疗,最终可促进健康、促进生活独立、达到重返社会、提高生活质量的全面康复的目标。

三、作业治疗的分类和工作内容

根据工作场所和服务对象的不同,作业治疗可以分为躯体作业治疗、发育性作业治疗和社会心理作业治疗等。各类作业治疗的主要工作内容包括作业治疗评定、作业治疗和作业指导等。

1. 作业治疗评定

1) 作业需求评定 作业需求评定主要评定障碍者及家属的康复需求,围绕需求制订个体化、针对性的治疗方案和策略。

2) 作业表现层次评定 作业表现层次评定包括ADL能力评定、职业能力评定、休闲能力评定三个方面,通过评定全面了解障碍者的作业表现。

3) 作业技能层次评定　作业技能层次评定包括感觉功能、运动功能、认知功能、知觉功能、社会功能等方面评定,了解影响作业表现的主要原因并进行针对性干预。实际工作中,作业治疗进行较多的作业技能层次评定为认知评定、感知觉评定、手及上肢功能评定。

4) 作业情景层次评定　作业情景层次评定包括环境评定、辅助器具使用评定等,了解影响作业表现的情境因素并加以干预。

5) 其他评定　其他评定如生活质量评定,以了解障碍者的整体情况和治疗结局。

2. 作业治疗

1) 作业表现层次　作业表现层次包括 ADL 训练、职业训练、娱乐休闲训练等内容。

2) 作业技能层次　作业技能层次包括感觉功能训练、运动功能训练、认知功能训练、知觉功能训练、社会适应能力训练等。

3) 作业情景层次　作业情景层次包括环境改造、环境适应训练、辅助器具选配及使用训练、矫形器制作及应用、压力衣制作及应用等。

3. 作业指导　作业指导包括健康教育、ADL 指导、就业指导、功能训练指导、环境改造指导、家庭康复指导、辅助器具使用指导等。

四、作业治疗与物理治疗的区别与联系

在学习康复治疗技术时,常会将作业治疗和物理治疗混淆,二者既有区别又有联系。作业治疗与物理治疗都是康复医学的重要组成部分,在临床上常同时应用。作业治疗与物理治疗同属于康复治疗技术方法,遵循相同的生物力学和神经生理学原理,但治疗目标、范围、手段、重点和障碍者参与情况等都有所区别(表 1-1)。

表 1-1　作业治疗与物理治疗的区别

项目	作业治疗	物理治疗
治疗目的	改善和提高日常生活活动能力	使运动功能最大限度地发挥
治疗手段	治疗性作业活动、手的作业治疗、感觉统合治疗、认知疗法、精神障碍治疗、压力治疗、职业康复、辅助技术与环境改造等	运动疗法及声、光、电、磁、热、水等物理因子治疗
治疗重点	活动、参与	身体结构和功能、活动
趣味性	强	弱

物理治疗主要关注身体结构与功能或疾病本身,主要针对的是运动功能障碍。作业治疗更注重功能障碍和疾病对日常生活活动能力及参与的影响,更侧重于改善生活技能,常常不直接治疗损伤,而是帮助人们在损伤的情况下优化其独立生活的能力,并配合辅具的使用及环境改造达到康复治疗的目的。作业治疗的核心主要为实用功能的恢复。

作业治疗和物理治疗虽有区别,但又是密不可分、相互依赖的两个专业。二者虽然存在某种交叉,但都发挥着各自非常重要的作用,且各有所长,都参与损伤的恢复,临床上两者常相互配合应用,并可结合心理、言语、认知训练等其他康复治疗手段同时进行,以增强康复治疗的综合效果。

作业治疗师以全面的健康整体观成为现代康复服务团队的一员,其地位与康复医师、康复护士、物理治疗师、言语治疗师等工作人员同等重要。他们以分工合作的方式共同制订康复治疗方案,以作业活动和健康互相影响、相互制约的关系为哲学基础,帮助和促进障碍者功能康复。

任务二 树立正确的作业治疗临床思维

临床思维是一种思考方式及过程,是作业治疗的思想性和逻辑性的充分体现。它能让作业治疗师系统性地收集及分析各方面的资料,筹划以障碍者为中心的评定和治疗方法。作业治疗的思考方式及过程可以体现出治疗师的专业知识及技能。

一、作业治疗的核心理念

(一)以治疗对象(障碍者)为中心

以治疗对象为中心的理念是国际作业治疗界共同遵循的核心理念,2012年,WFOT对于OT的定义中第一句即明确作业治疗以治疗对象为中心,同时强调了作业治疗过程中赋予治疗对象较重的作业角色。

1. 以治疗对象(障碍者)为中心的核心概念

1)尊严与尊重 需聆听并尊重障碍者及家属的观点。做医疗决策时必须考虑障碍者及家属的知识、信仰、文化背景、价值观与需求。

2)资源共享 应主动向障碍者及家属分享与病情相关的所有资讯,如不同治疗方法的优缺点等,以利于障碍者及家属选择。

3)参与 鼓励与支持障碍者及家属参与治疗决策及治疗过程。

4)合作 治疗师与障碍者及家属在各方面进行合作,包括目标制订、方案选择与执行等。

2. 以治疗对象(障碍者)为中心的关键点 Mary Law在1995年提出了在作业治疗工作中做到以治疗对象为中心需要强调7个关键点。

1)自知和选择 作业治疗强调障碍者的需要和选择,并从其主观选择出发,完成障碍者想要做、需要做和期望做的事情。

2)伙伴和责任 在作业治疗关系的建立中,强调双方的伙伴关系,即双方是平等的而非从属关系。治疗师的作用是协助、指导、沟通,帮助障碍者实现他们想要达到的目标。治疗决策过程中倾听障碍者和家属的意见,治疗过程中及时了解障碍者的反应并做出相应调整。同时治疗师需要保有专业的判断,明白专业责任,不是一味地听从,而应根据自己的专业素养做出正确的计划。

3)可实施性 作业治疗师需要根据障碍者的具体情况,做出专业的判断和现实可行的治疗目标和计划,不让障碍者存在不现实的期望而影响实际治疗活动的参与。

4)环境一致 根据障碍者的现实环境来制订切实可行的治疗计划,而不是一味根据书本中或发达国家的情况来制订内容脱离实际的治疗计划。

5)可及性 所有的服务内容都可以使障碍者以最容易的方式享有,将金钱问题及地域问题的干扰降到最低。

6)灵活性 提供服务的过程及方式并不是完全一样的,应根据障碍者的不同而做适度调整,以达到最佳的治疗效果。

7)尊重多样性 根据角色、动机、习惯,并且围绕不同的障碍者的功能、活动设计符合其需要,适合其具体情况的有针对性的治疗项目。

3. 如何做到以治疗对象(障碍者)为中心 日常工作中,以治疗对象(障碍者)为中心的理念体现在以下几个方面。

1) 一切从治疗对象的需要出发　作业治疗强调障碍者的需要,并从其需要出发,完成障碍者想要做、需要做和期望做的事情。治疗对象主要指障碍者本人,但也包括家属、照顾者、利益相关者(如老板)等,特别是当障碍者无法表达需要时,家属的需要则是最重要的考虑依据。

2) 围绕治疗对象的功能、活动及角色和背景选择治疗方案　紧密结合障碍者的功能、活动及活动参与情况选择针对性的治疗项目。强调治疗对象的角色、动机、背景、习惯,设计符合其需要,适合其具体情况的作业治疗项目。

3) 强调障碍者参与治疗决策和治疗过程　治疗决策过程中倾听障碍者和家属的意见,治疗过程中及时了解障碍者的反应并做出相应调整。

4) 强调作业治疗师与障碍者的伙伴关系　作业治疗师的作用是协调、指导、沟通,从而帮助障碍者实现他们想要达到的目标。

(二) 循证作业实践

1. 循证作业实践的概念　循证作业实践是指在障碍者的临床作业治疗实践过程中,应基于及审慎使用当今最好的证据,允许将此作业治疗干预方法复制,并且能保证给障碍者提供有效和有效率的干预疗法。循证作业实践是现代医学的基本准则,作业治疗活动应基于循证证据,选择临床上最有效和成本效益高的干预措施。

2. 循证作业实践的过程

1) 提出康复问题　找出作业治疗过程中遇到的问题,并将问题需求转换成假设信息。

2) 检索最好的证据去回答问题　进行文献检索,寻找证据,最简便有效的方法是利用文献检索平台寻找证据。常用的中文文献检索平台有中国知网、万方数据库等,英文文献检索平台有MEDLINE、EMBASE、PsyINFO等。专门的OT循证网站可以帮助快捷查找相关研究证据。

3) 评价证据　判断循证证据时需考虑以下几点。

(1) 研究方法的科学性　是否随机对照?有无应用盲法?是否多中心研究?随机对照多中心研究证据等级最高,而专家共识等级最低。

(2) 研究样本的代表性　有无地域、文化、性别等方面的偏差?

(3) 研究方案的可操作性　研究可否复制?治疗是否易于掌握和实施?障碍者能否接受?经济、时间是否许可?

(4) 实施最有效和适用的做法　解释研究,支持自己的干预方法并推荐给障碍者及家属,取得同意和信任以便更好地实施干预措施。

(5) 评估　对干预的有效性进行评价,评估是否实现预期目标,障碍者和家属对结果的满意程度如何,进行成本、效益分析。

二、作业治疗的实践模式

(一) 理论框架

1980 年,WHO 制定了《国际残损、残疾和残障分类》(International Classification of Impairments, Disabilities and Handicaps, ICIDH),对疾病和损伤后果的描述采用残损(impairment)、残疾(disability)、残障(handicap)三个等级。1996 年,WHO 颁布新的《国际残损、残疾和残障分类》(ICIDH-2),并于 2001 年更名为《国际功能、残疾和健康分类》(International Classification of Functioning, Disability and Health, ICF)。

作业治疗的理念及模式与 ICF 有许多相近之处,都以整体的人为对象,关注的不仅是躯体结构与功能,更加关注活动和参与能力,同时也考虑环境和个人因素的影响。该分类系统提供了能统一和标准地反映所有与人体健康有关的功能和失能的功能状态分类,也是本门课程主要技术的理论框架依据。

1. ICF 模式的核心内容

1) ICF 将"疾病的结局分类"转变为"健康的成分分类" ICF 以健康新概念为基础,即健康代表一种功能状态,体现个人作为个体和社会成员完成全部生活的能力,它把功能作为判断健康的主要因素。

2) ICF 成为新的健康评价标准 功能分为身体功能和结构、活动、参与三个方面,当三者均正常时为健康状态;相反,当身体功能和结构受损伤和(或)活动受限和(或)参与受局限时为残疾。因此,残疾可分为损伤、活动受限和参与局限三类或三个水平。ICF 的功能与残疾模式如图1-1 所示。

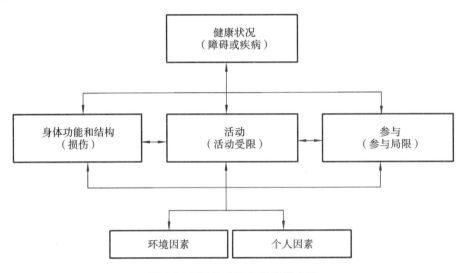

图 1-1 ICF 的功能与残疾模式图

3) ICF 结构成分间的关系 在 ICF 模式中,以上各个项目间的关系是双向的、有关联的及相互作用的。残疾可能改变健康状况本身。从一种损伤或多种损伤可以推断能力受限,从而合理推断活动表现的受限程度。

4) 背景性因素(环境因素和个人因素)的正面影响或负面影响 背景性因素与具有健康问题的个体交互作用,从而决定了个体功能的水平和程度。背景性因素包括环境因素和个人因素,前者包括自然界及其特征、其他人员的态度、社会体制和服务以及政策、规定和法律等;后者包括年龄、性别、社会阶层、生活经历等。ICF 重视环境对个体的影响,因此,对于任何一种疾病或创伤患者,不仅要从损伤、活动受限和参与局限三个层面进行评定,了解个体的健康状况和功能水平,而且应当评定影响个体的背景性因素。在康复实施过程中,则要在提高个体功能水平的同时,积极改善环境因素和个人因素,有针对性地采取三级预防措施,发挥康复的主动性和积极性,以预防残疾的发生和降低残疾程度,实现高水平的康复。

2. ICF 的应用领域 ICF 的总目标是要提供一种统一的、标准的语言和框架来描述健康状况和与健康有关的状况,可以在社会保障、评估卫生保健管理以及在国际、国家和地方水平的人口调查等领域中广泛应用,包括预防和健康促进在内的个人卫生保健,以及通过消除或减轻社会障碍及鼓励提供社会支持和便利来改进个体的社会参与。它还有助于对卫生保健系统的研究,用于评估和制定政策。ICF 的应用领域可以归纳为以下五个方面。

1) 统计工具 它用于数据的收集和记录(如用于人口研究和调查或用于管理信息系统)。

2) 研究工具 它用于测量与功能、残疾和健康有关的结果、生活质量或环境因素。

3) 临床工具 它用于需求评定,为特定状况选择治疗方法,进行职业评定、康复及其结果评定。

4) 社会政策工具 它用于社会保障计划、赔偿系统和政策的制定与实施以及评定等多方面。

5）教育工具 它用于课程设计和提高社会意识及采取社会行动。

尽管ICF原本只是作为一种健康和与健康有关的问题的分类,但它也可以用于保险、社会保障、劳动就业、教育、经济、社会政策和一般立法以及环境改造等方面。因此,它已经成为联合国社会分类的一部分,并参照和具体体现了《残疾人机会均等标准规则》。ICF为实施国际人权法案以及国家法律提供了一种适当的工具。中国尚未建立自有的评价体系,利用ICF的模式有利于实现康复评定结果的信息共享。

3. ICF的成分 ICF包括两部分,每一部分有两种成分。第一部分是功能和残疾,包括:①身体功能和结构。②活动和参与。第二部分是背景性因素,包括:①环境因素。②个人因素。

每一种成分均可用正面或负面术语表达,每一种成分由不同领域构成,而在每个领域中,类目是分类的单位。个体的健康和与健康有关的状况可以通过选择适当的类目或编码并加以限定值进行记录,这些数字编码用于具体显示在该类目上功能或残疾的范围或程度,或显示环境因素是有利因素或是障碍因素的程度。ICF的成分如表1-2所示。

表1-2 ICF的成分

分类	第一部分:功能和残疾		第二部分:背景性因素	
成分	身体功能和结构	活动和参与	环境因素	个人因素
领域	身体功能、身体结构	生活领域(任务、行动)	功能和残疾的外在影响	功能和残疾的内在影响
结构	身体功能的改变(生理的) 身体结构的改变(解剖的)	能力:在标准环境中完成任务。活动表现:在现实环境中完成任务	自然、社会和态度等外在因素的积极或消极影响	个人特质的影响
积极方面	功能和结构的结合 功能	活动参与	有利因素	不适用
消极方面	损伤 残疾	参与的局限性,活动受限	障碍或不利因素	不适用

4. ICF的编码 ICF运用了一种字母数字编码系统,即上述四个成分身体功能、身体结构、活动和参与以及环境因素分别以字母b、s、d和e来代表,如字母b(body)代表身体的功能,s(structure)代表身体的结构,d根据使用者的选择,可以用a或p替代,分别代表活动(activity)和参与(participation),e(environment)代表环境因素,紧接这些字母的是用章数开头的数字(一位数),后面是第二级水平(两位数)以及第三级和第四级水平(各为一位数)。ICF的类目是潜入式的,可以使意义广泛的类目包含更详细的母类中的子类。简略版(简版)包含两级水平,而全文版(详版)则包含四级水平,但简略版和全文版的编码是一致的。

例如:

b2 感觉、功能和疼痛(1级水平类目)

b210 视功能(2级水平类目)

b2102 视觉质量(3级水平类目)

b21022 对比感觉(4级水平类目)

任何个体在每一级水平上均有其编码范围,它们可以是独立的,也可以是相互关联的。使用限定值是ICF编码的一个重要特点。ICF编码只有在加上一个限定值后才算完整,限定值用于显示健康水平的程度(问题的严重性)。限定值是小数点后的一位、两位或多位数字。使用任何编码应该至少加上一位限定值,没有限定值的编码没有意义。其中身体功能和结构的一级限定值、活动和参与的活动表现和能力限制值以及环境因素的一级限定值描述各构成成分中出现问题的大小。ICF 各成分编码中限定值并非一致,例如:

身体功能:一级限定值,用于显示损伤的范围和程度。

身体结构:一级限定值,用于显示损伤的范围和程度。

二级限定值,用于显示身体结构各方面改变的性质。

活动和参与:一级限定值,即活动表现,指个人在现实环境中的问题。

二级限定值,即能力,指在无帮助下活动受限情况。

环境因素:一级限定值,使用负性量度法和正性量度法,分别显示障碍因素或有利因素的范围。有利因素用"+"号代替小数点。

对 ICF 的四个构成成分(身体功能、身体结构、活动和参与以及环境因素)进行定量化评定时,也使用限定值方法,对于不同结构存在的损伤、活动受限、参与局限等问题,使用下面括号中适当的定性词汇,并根据相关分类领域做出选择(×××表示第二级水平的领域数)。针对可以使用校正值或其他标准测量的大范围的实例,对其损伤、活动受限、参与局限进行量化。例如,当"无问题"或"完全问题"被确定时,编码有 5% 的误差范围。而"中度问题"被确定时,编码的误差范围可达到完全问题的一半程度。不同领域中的百分率要参照相应的人口百分率标准进行校正。

×××.0 无问题(无,缺乏,微不足道……)0~4%

×××.1 轻度问题(略有一点,很低……)5%~24%

×××.2 中度问题(中等程度,一般……)25%~49%

×××.3 重度问题(很高,非常……)50%~95%

×××.4 完全问题(全部……)96%~100%

×××.8 未特指

×××.9 不适用

例如 ST30.3 代表严重上肢结构损害,最后一位数字"3"作为一级限定值表示上肢损害的范围和程度属于"重度损伤"。而 ST300.32 代表上肢的部分缺失,最后一位数字"2"作为二级限定值表示其上肢结构改变的性质属于中等程度,在具体的限定值定义中对应"部分缺失"。

在 ICF 的应用过程中,限定值的判断体现对功能障碍范围和程度的评定,对于疗效及预后的判断具有重要意义,但也常存在不同个体评定结构的差异,影响其应用的信度。

5. ICF 的特点　ICF 在其理论架构上以及类目术语上,建立了完备的术语系统,用于功能与残疾的分类。其特点如下。

1) 广泛性　该分类系统可以应用于所有处于不同健康状况的人,而不同于以往将残疾人作为一个特殊群体加以分离的分类法。

2) 平等性　强调促进残疾人充分参与社会生活,不同健康状态、身体和心理均无活动或者参与的限制。

3) 准确定义　在 4 个分类维度中,各个具体的类目均有操作性定义,并且给出了各类的基本属性、分界(使用术语)、测量方法以及具体的实例。

4) 类目使用中性词语　许多类别以及项目均使用中性词语来说明每个维度的积极方面和消极方面,避免了过去使用的对残疾人带有贬义的消极词汇。

5) 结构与功能分离　将身体结构与功能缺损分开处理,以反映身体所有的缺损状态。

6) 用活动代替残疾　活动是一个中性词,用活动代替残疾反映了目前残疾人对自己状态的新认识。该分类还使用严重程度指标,对限制活动的情况进行描述。

7）用参与代替残障　该分类系统用参与代替残障,并列举了一系列环境因素以确定参与社会生活的程度。

6. ICF 的临床应用　WHO 及有关机构为了推动 ICF 在临床和研究项目中的应用和发展,开发设计了"国际功能、残疾和健康分类检查表"(简称 ICF 检查表)供临床使用。最新版本的 ICF 检查表(临床版)包括 152 个项目,代表了 ICF 一级、二级分类中最相关的维度。在所有 152 个项目中,列出了 38 项"身体功能"项目、20 项"身体结构"项目、57 项"活动和参与"项目以及 37 项"环境因素"项目。如果用户发现确定项目不在 152 个项目范围内时,可以为每个成分最多追加 2 个编码,每个编码都可以加上相应的限定值限定。

ICF 检查表作为一种综合性检查表,有着不同于其他检查表的特点。ICF 检查表运用了多种信息来源,如自我报告、医学检查、临床记录、家庭成员的报告等。检查者要根据这些不同来源的信息做出临床判断。在填写 ICF 检查表时要应用访谈程序,检查者希望使用一套从现象定义开始的标准描述语言,以相同的方式提出最初的问题,而后则由临床医生自由应用相关的技术进行评估和记录,检查者能评估多种来源的信息以做出判断。临床判断和自我报告都是检查表的完整组成部分,ICF 检查表并不是为受训练的受试者专门设计的。

与以往的检查表相比,ICF 检查表可以确定功能问题程度(损伤、活动受限和(或)参与局限)以及环境因素的促进或阻碍范围。严重程度限定值区分为无问题、轻度问题、中度问题、重度问题、完全问题、未特指、不适用。对限定值的每一等级都给出了解释或同义词以及百分等级范围。例如,"中度"一词通常用来表示中等程度的问题,意思是这一问题在特定时间内出现的概率在 50% 以上,在强度上妨碍了人们的日常生活,在最近 30 天内时有发生。值得注意的是,为限定值划分的百分等级范围是通过各维度对人群的平均水平用一个百分等级作为参照计算的,如轻度问题、中度问题、重度问题、完全问题维度分别是指这一问题在特定时间内出现的概率分别为 25%、50%、75%、95%。这里要注意的是百分等级是统计学概念,而非某一部分占整体的百分之几的百分率概念。

ICF 检查表不同于其他临床专业领域所应用的量表或检查表。各专业领域的检查表所检查的内容是与各领域或专业密切相关的,而 ICF 检查表由于涵盖了不同的领域,包括身体结构与功能、活动和参与以及环境因素等,它综合了不同领域检查表的内容,同时又能在一个综合的理论基础上,以一种综合的方法,收集不同领域所涉及的信息内容,这样就达到了不同领域交换同一测评对象的数据的目的。

在具体应用中,需要根据患者的具体情况选择不同的 ICF 成分进行评定。例如,对于肘关节以上截肢患者,不仅需要进行肢体残端形态测量等身体结构的评定,还要进行关节活动度测量、残端肌力测定等身体功能的评定,此外,还需要进行与上肢功能密切相关的日常生活活动能力和职业、学习等活动与参与能力的评定,以及评定环境因素和个体因素对其功能状态的影响;对于中枢性瘫痪的患者,评定同样包括上、下肢结构和功能,平衡、感觉、精神、言语等身体功能,日常生活活动能力和社会参与能力及背景性因素。

目前,WHO 在全世界开展多中心合作项目,建立与疾病相关的 ICF 核心组合(core set),以简化 ICF 的评定过程,因为具体病症涉及的 ICF 编码可能只有几十种,所以不需要进行所有的 ICF 成分的判定。例如,骨关节炎涉及的 ICF 身体功能层次主要包括 b280 疼痛、b710 关节活动功能、b730 肌肉力量功能、b770 步态功能、b715 关节稳定功能、b740 肌肉耐力功能、b780 与肌肉和运动功能有关的感觉、b760 随意运动控制功能、b134 睡眠功能、b735 肌张力功能等。通过研究建立各疾病相关的标准核心组合,将大大提高 ICF 在康复评定实施中的效率。

为了保障 ICF 在临床应用中的信度与效度,并且不至于被误用或滥用,WHO 提出了 ICF 临床应用的伦理道德原则,主要有以下两个方面。

(1)临床医生应该尽可能向个体或个体的支持者解释使用 ICF 的目的,欢迎提出有关使用

ICF对功能进行分类时遇到的问题。

(2) 对其功能分类时,个体或其支持者应该有机会参与,特别是提出关于使用类目和评估的适当意见并进行确认。

附 ICF检查表

本检查表是WHO《国际功能、残疾和健康分类》主要类目测试表,它是说明和记录个体功能状况和残疾程度的工具,该信息可以总结为病案记录(如在临床实践或是社会工作中的记录)。本检查表要与ICF评定表或ICF简表一起使用。

基本资料

1. 姓名:_____
2. 性别:(1)〔 〕女　　　　　(2)〔 〕男
3. 出生日期:_____(年-月-日)
4. 地址:
5. 正式教育年数:
6. 现实婚姻状况(以下只能选择一项):
(1)未婚〔 〕　　　　　(4)离婚〔 〕
(2)已婚〔 〕　　　　　(5)单身〔 〕
(3)分居〔 〕　　　　　(6)同居〔 〕
7. 现实职业状况(做一最佳选择):
(1)有薪工作　　　　　〔 〕　(6)退休　　　　　　〔 〕
(2)自由职业　　　　　〔 〕　(7)失业(健康原因)　〔 〕
(3)无薪工作,如志愿者/慈善〔 〕　(8)失业(其他原因)　〔 〕
(4)学生　　　　　　　〔 〕　(9)其他　　　　　　〔 〕
(5)在家/家务　　　　　〔 〕　(请说明)_____
8. 现实主要健康状况的医疗诊断,如可能,给出ICD编码:
(1) 不存在医疗问题
(2) _____ 编码:____.____.____.____
(3) _____ 编码:____.____.____.____
(4) _____ 编码:____.____.____.____
(5) 存在健康问题(疾病、紊乱、损伤),不知道它的性质和诊断

第一部分　身体功能损伤

身体功能是指身体各系统的生理功能。

损伤是指身体功能或结构出现的问题,如显著的变异或缺陷。

一级限定值:损伤程度

0 无损伤:意思是没有问题

1 轻度损伤:意思是这一问题在特定时间内出现的概率小于或等于25%,在强度上可以忍受,在最近30天内很少发生

2 中度损伤:意思是这一问题在特定时间内出现的概率大于25%且小于50%,在强度上妨碍了人们的日常生活,在最近30天内时有发生

3 重度损伤:意思是这一问题在特定时间内出现的概率大于或等于50%且小于95%,在强度上使得人们的日常生活部分中断,在最近30天内频繁发生

续表

4 完全损伤:意思是这一问题在特定时间内出现的概率大于或等于95%,在强度上使得人们的日常生活完全中断,在最近30天内天天发生

8 未特指:意思是没有足够的信息来说明损伤的程度

9 不适用:意思是不恰当地申请一个特殊的编码(如"b650月经功能"对于初潮年龄前和绝经年龄后的妇女)

身体功能简表

b1. 精神功能

  b110 意识功能

  b114 定向功能(时间、地点、人物)

  b117 智力功能(包括智力低下、痴呆)

  b130 能量和驱动能力

  b134 睡眠功能

  b140 注意力

  b144 记忆力

  b152 情感功能

  b156 知觉功能

  b164 高水平认知功能

  b167 语言功能

b2. 感觉功能和疼痛

  b210 视功能

  b230 听功能

  b235 前庭功能(包括平衡功能)

  b280 疼痛

b3. 发声和言语功能

  b310 发声功能

b4. 心血管、免疫和呼吸系统功能

  b410 心脏功能

  b420 血压功能

  b430 血液系统功能

  b435 免疫系统功能(过敏症、过敏性)

  b440 呼吸系统功能

b5. 消化、代谢和内分泌系统功能

  b515 消化功能

  b525 排便功能

  b530 体重维持功能

  b555 内分泌腺功能(激素变化)

b6. 泌尿、生殖和生育功能

  b620 排尿功能

续表

b640 性功能
b7．与神经、肌肉、骨骼和运动有关的功能
b710 关节活动功能
b730 肌肉力量功能
b735 肌张力功能
b765 不随意运动功能
b8．皮肤和有关结构的功能
其他身体功能

第二部分　　身体结构损伤

身体结构是指躯体(如器官、肢体及其构成成分)的解剖结构。

身体结构损伤是指由于明显的偏差或损失造成的身体功能或结构问题。

一级限定值:损伤程度	二级限定值:变化的性质
0 无损伤:意思是没有问题	0 结构没有改变
1 轻度损伤:意思是这一问题在特定时间内出现的概率小于或等于25%,在强度上可以忍受,在最近30天内很少发生	1 完全缺失
	2 部分缺失
2 中度损伤:意思是这一问题在特定时间内出现的概率大于25%且小于50%,在强度上妨碍了人们的日常生活,在最近30天内时有发生	3 附属部位
	4 异常维度
3 重度损伤:意思是这一问题在特定时间内出现的概率大于或等于50%且小于95%,在强度上使得人们的日常生活部分中断,在最近30天内频繁发生	5 不连贯性
	6 偏离位置
4 完全损伤:意思是这一问题在特定时间内出现的概率大于或等于95%,在强度上使得人们的日常生活完全中断,在最近30天内天天发生	7 结构上的性质改变,包括积液
	8 未特指
8 未特指:意思是没有足够的信息来说明损伤的程度	9 不适用
9 不适用:意思是不恰当地申请一个特殊的编码(如"b650 月经功能"对于初潮年龄前和绝经年龄后的妇女)	

身体结构简表
s1 神经系统的结构
s110 脑的结构
s120 脊髓和脊神经
s2 眼、耳和有关结构
s3 涉及发声和言语的结构
s4 心血管、免疫和呼吸系统的结构
s410 心血管系统的结构
s430 呼吸系统的结构
s5 与消化、代谢和内分泌系统有关的结构

续表

s6 与泌尿和生殖系统有关的结构

 s610 泌尿系统的结构

 s630 生殖系统的结构

s7 与运动有关的结构

 s710 头部、头颈部的结构

 s720 肩部的结构

 s730 上肢的结构(臂、手)

 s740 骨盆部的结构

 s750 下肢的结构(腿、足)

 s760 躯干的结构

s8 皮肤和有关结构

其他任何身体结构

第三部分　　活动受限和参与局限

活动是指由个体执行一项任务或行动。

参与是指个体投入生活环境中。

活动受限是指个体在进行活动时可能遇到的困难。

参与局限是指个体投入生活环境中可能体验到的困难。

活动表现限定值说明参与局限的程度,用来描述个体在他(她)的现实环境中执行一项任务或行动的实际活动表现。由于现实环境中有社会性的背景,使用该限定值记录活动表现可以理解为"投入生活环境中"或人们在其所生活的实际背景中的"实际经历"。这种背景包括环境因素——人们生活所处的自然环境和社会环境以及对人的生活有影响的所有方面,可以使用环境因素进行编码。活动表现限定值是用来测量被访者做自己想做的事所经历的困难程度。

能力限定值说明活动受限的程度,用来描述个体执行一项任务或行动的能力。能力限定值的重点在局限性上,那是个体自身所固有的、与生俱来的特征。这些局限性直接表现出被访者在没有辅助时的健康状态,这里的辅助是指别人的帮助,或是用适合的、特殊的用具,或是交通工具,或是对于家、工作场所等的任何形式的改造。这一级水平的能力可用于判断目前活动受限的程度及残存功能,并能预测人们在获得健康状况之前的功能水平和实际能力。

一级限定值:损伤程度,参与的局限性程度	二级限定值:能力(无辅助)限定值,活动受限的程度

0 无困难:意思是没有问题

1 轻度困难:意思是这一问题在特定时间内出现的概率小于或等于25%,在强度上可以忍受,在最近30天内很少发生

2 中度困难:意思是这一问题在特定时间内出现的概率大于25%且小于50%,在强度上妨碍了人们的日常生活,在最近30天内时有发生

3 重度困难:意思是这一问题在特定时间内出现的概率大于或等于50%且小于95%,在强度上使得人们的日常生活部分中断,在最近30天内频繁发生

4 完全困难:意思是这一问题在特定时间内出现的概率大于或等于95%,在强度上使得人们的日常生活完全中断,在最近30天内天天发生

8 未特指:意思是没有足够的信息来说明损伤的程度

9 不适用:意思是不恰当地申请一个特殊的编码(如"b650月经功能"对于初潮年龄前和绝经年龄后的妇女)

活动和参与简表

d1 学习和应用知识
  d110 看
  d115 听
  d114 学习阅读
  d145 学习写作
  d150 学习计算(算术)
  d175 解决问题

d2 一般任务和要求
  d210 从事单项任务
  d220 从事多项任务

d3 交流
  d310 交流/接收/口头信息
  d315 交流/接收/非语言信息
  d330 说
  d335 生成非语言信息
  d350 交谈

d4 移动
  d430 举起或搬运物体
  d440 精巧手的使用(拿起,抓)
  d450 步行
  d465 利用设备到处移动(轮椅、滑冰)
  d470 利用交通工具(轿车、小公共汽车、飞机等)
  d475 驾驶(骑自行车和摩托车、驾驶小轿车等)

d5 自理
  d510 盥洗自身(洗澡、洗手等)
  d520 护理身体各部(刷牙、刮胡子、修饰)
  d530 如厕
  d540 穿着
  d550 吃
  d560 喝
  d570 照顾个人健康

d6 家庭生活
  d620 获得商品和服务(购物等)
  d630 准备膳食
  d640 做家务(清洁房屋、清洗餐具、洗熨等)
  d660 帮助别人

d7 人际交往和人际关系
  d710 基本人际交往
  d720 复杂人际交往

续表

  d730 与陌生人的联系

  d740 正式人际关系

  d750 非正式社会关系

  d760 家庭人际关系

  d770 亲密关系

d8 主要生活领域

  d810 非正规教育

  d820 学校教育

  d830 高等教育

  d850 有报酬的职业

  d860 基本经济交易

  d870 经济自给

d9 社会、社区和公民生活

  d910 社区生活

  d920 娱乐和休闲

  d930 宗教和精神生活

  d940 人权

  d950 政治生活和公民权

其他任何活动与参与

第四部分　环境因素

环境因素包括指导人们生活的自然、社会和态度环境。

障碍因素：	有利因素：
0 无障碍因素；	0 无有利因素；
1 轻度障碍因素；	+1 轻度有利因素；
2 中度障碍因素；	+2 中度有利因素；
3 重度障碍因素；	+3 充分有利因素；
4 完全障碍因素。	+4 完全有利因素。

环境因素简表

e1 用品和技术

  e110 个人消费用的用品和物质（食物、药品）

  e115 个人日常生活用的用品和技术

  e120 个人室内外移动和运输用的用品和技术

  e125 通信用的用品和技术

  e150 公共建筑物用地设计、建设及建筑用品和技术

  e155 私人建筑物用地设计、建设及建筑用品和技术

e2 自然环境和对环境的人为改变

  e225 气候

  e240 光线

续表

　　e250 声音
e3 支持和相互联系
　　e310 直系亲属家庭
　　e320 朋友
　　e325 熟人、同伴、同事、邻居和社区成员
　　e330 处于权威地位的人
　　e340 个人护理提供者和个人助手
　　e355 卫生专业人员
　　e360 其他专业人员
e4 态度
　　e410 直系亲属家庭成员的个人态度
　　e420 朋友的个人态度
　　e440 个人护理提供者和个人助手的个人态度
　　e450 卫生专业人员的个人态度
　　e455 与卫生有关专业人员的个人态度
　　e460 社会态度
　　e465 社会准则、实践和观念
e5 服务体制和政策
　　e525 住房供给的服务、体制和政策
　　e535 通信的服务、体制和政策
　　e540 交通运输的服务、体制和政策
　　e550 法律的服务、体制和政策
　　e570 社会保障的服务、体制和政策
　　e575 全社会支持的服务、体制和政策
　　e580 卫生的服务、体制和政策
　　e585 教育和训练的服务、体制和政策
　　e590 劳动和就业的服务、体制和政策
其他任何背景性因素

(二) 作业治疗模式

作业治疗模式(occupational therapy model, OTM)是作业治疗的哲学构架和专业框架,是作业治疗专业技术的理论源泉,是作业治疗完整、系统、整合的理论观点和实践方法。这些实践模式是在哲学假说的指引下,在基础理论及范例的支持验证下形成的。在作业治疗学科中,包含了多种治疗模式理论,如作业表现模式(occupational performance model, OPM)、人-环境-作业模式(person-environment-occupation model, PEO)、人类作业模式(model of human occupation, MOHO)、河川模式(kawa model)等。本节仅简单介绍作业表现模式、人-环境-作业模式及人类作业模式。

1. 作业表现模式　最早由 Reilly、Mosey 等人于 20 世纪 60 年代初提出,是最早发表的作业治疗哲学框架。该模式强调作业能力是作业治疗的根本目标,作业技能是作业活动的基本组成

部分,强调作业活动要重复进行,各种技能之间相互影响。作业能力可根据个人背景及所处环境不同而改变。

作业表现模式基本内容及框架如下。

1)作业活动行为范围　包括日常生活活动、工作以及生产活动、休闲活动等。
2)作业活动行为技能　包括感觉运动技能、认知技能、社会心理技能等。
3)作业活动行为情景　包括时间范畴、环境范畴等。

作业表现模式中的"作业活动行为范围"与ICF中的"活动"和"参与"内涵高度一致;"作业活动行为技能"与ICF中的"身体结构与功能"相对应;"作业活动行为背景"与ICF中的"个人因素"及"环境因素"对应。

2. 人-环境-作业模式　由加拿大的Law博士等人于1994年提出。该模式阐明了作业活动的表现是人、环境及作业相互作用的结果。日常生活被认为是人与环境的互动,这一互动过程是通过作业活动进行的,互动的过程是动态的,随着环境变化而不断改变。人、环境与作业三者相互影响,关系密切。

人-环境-作业模式在人生不同发展阶段,有不同的变化。在婴幼儿及儿童时期,环境因素在该模式中占有较大比重,个人可通过充分利用环境学习各种技能,提高个人能力;在成年人中,环境因素的影响则相对较小,但个人因素所占比重则逐渐扩大,作业能力随个人能力、技能、技巧的增加而增强,个人会主动寻求工作、娱乐、友情及亲情的需要,进一步肯定自我的家庭角色和社会角色等,更多地认识自己;对于老年人,随着年龄的增长和个人能力的下降,个人因素会逐渐减少,角色内容要求降低,自我照顾和被照顾更加需求安全的生活环境,环境因素又会再次成为主导作业能力的因素。

人-环境-作业模式指出作业表现是人、环境、作业相互作用的结果,强调人、环境、作业之间的相互作用,与ICF中所提出的"个人因素"及"环境因素"对"身体结构与功能"、"活动"与"参与"的影响十分吻合。

3. 人类作业模式　美国的Gary Kielhofner教授于20世纪80年代提出。该模式为广泛多样的人类作业提供了较为完整和综合的解释,为世界各国广大OT所接受。MOHO提供了关于作业行为的思考,考虑到了"意志力"是推动作业的动机,"习惯"是推动作业行为的重要因素,人的精神及身体构成了执行能力,以及环境对作业的影响。

MOHO指出人的行为是动态的过程,并因每个人所处情景不同而表现各异,每个人的内部特性与环境的相互作用构成一个影响个人动机、行动和表现的网络。同时,MOHO指出作业对个人自我组织十分重要,通过做每一件事情,人们能保持、发展或者重建他们的能力并且产生新的经验和生活。

MOHO包括意志力次系统、习惯性次系统及执行能力次系统。①意志力次系统:意志提供作业动机与动力,推动个体参与作业活动,推动行为的产生。意志力次系统重点考虑个人的价值观及兴趣。②习惯性次系统:习惯是人们做事的惯常模式,作业行为也是由习惯推动的。习惯性次系统包括人的作业习惯及生活角色。③执行能力次系统:由人的精神及身体构成,精神能力是人类的心理、认知及智能等方面的功能;身体能力是身体的基本功能,包括感觉、运动等。所有能力构成了作业行为等客观表现。

综上所述,活动是由意志推动、习惯引发,意志和习惯是发动作业活动的源头,意志和习惯推动精神和身体能力,最终完成作业活动。

总之,作业治疗与ICF都强调整体观,强调以整体的人的"健康"状态为中心,强调"活动"和"参与"并考虑"环境因素"的影响。在作业实践中,作业治疗师也是以服务对象为中心,全面考虑服务对象的需要,关注他们的生活、工作与娱乐,通过强化"身体功能"、提高"活动"能力,促进"参与",并通过辅助技能与环境改造来促进"活动"和"参与"的实现。

三、作业治疗的临床思维过程

作业治疗的临床思维过程包括互动性过程和条件性过程。

1. 互动性过程　互动性过程是指基于双方交流、沟通中的本质,以作业治疗师作为一个工具,在互动过程中进一步了解障碍者。该过程描述作业治疗师是如何接近障碍者,并如何与障碍者互动,以及在作业治疗与障碍者互动的过程中,障碍者对个人疾病的认知、了解多少,障碍者人际关系模式如何。

2. 条件性过程　条件性过程是基于以障碍者为中心的治疗方针,能给个别障碍者制订针对性指标,并对转变中的条件做出治疗上的调整。每个障碍者都有个人治疗背景及不同环境,以充分发挥个人能力及完成条件性过程。

四、作业治疗常用的干预方法

作业治疗的干预是指在作业治疗学理论指导下有计划、按步骤地对一定对象的作业活动、作业特征或作业问题施加影响,使之发生朝向预期目标变化的过程。

常用的干预方法包括:①非人类环境;②有意识地对自我使用;③教与学的过程;④有目的性的活动;⑤活动小组;⑥活动分析和组合。

（一）非人类环境

环境分为人类环境、非人类环境及文化环境。非人类环境即不是人类的环境,是被掌握的一个实体。非人类环境包括自然环境,如光线、草木、环境设施、不同的建筑物、公共场所等。作业治疗师是康复团队中最了解环境对障碍者影响的成员,选择治疗活动时,甚至会因地制宜、就地取材,根据各环境具体情况选择治疗项目,并结合当时当地资源等进行选择。

功能障碍的改善与环境因素密切相关,作业治疗包括环境改造,配合无障碍环境设施,对不同类型的残疾进行评估,评估环境安全性问题,预防老年人跌倒等,以及使障碍者能够独立且安全地生活。

环境改良包括以下几个范畴:建筑环境改造、辅助技术等。

1. 建筑环境改造　环境不利因素可以成为障碍者独立生活的最大障碍。作业治疗师安排随访,评估由环境导致的问题,提出意见并进行家居改造,为障碍者解决居家及工作上的障碍。作业治疗师就不同的残疾情况提供适合的环境策略。

2. 辅助技术　为改善功能障碍者的状况而设计和利用的装置、服务、策略和训练。辅助技术是非人类环境的物体之一,主要包括辅助技术装置和辅助技术服务两部分内容。辅助技术的特色是不但能减轻照顾者的负担,而且能增强残疾人的工作及生产能力,使其能够最大限度地回归家庭与社会。

辅助技术可以分为以下类型。

(1) 自助具和适应性设备。

(2) 常用的辅助装置及日常生活辅助器具。

(3) 坐姿及干预。

(4) 坐垫及轮椅。

(5) 康复支架。

(6) 压力衣及压力垫。

(7) 信息技术、计算机辅助康复是辅助技术新的发展成果,包括:①环境控制;②辅助沟通方法和适应性开关、玩具;③OT项目的软、硬件设计和开发;④多媒体程序和软件设计;⑤虚拟现实等。

(二)有意识地对自我使用

自我使用的目的是减轻恐惧或者忧虑,有计划地利用作业治疗师或治疗对象本身与另一个人的相互作用。自我使用可以提供辅导;或提供必要的信息或建议,并且帮助其他人获得更多的欣赏,发挥及使用其潜在的内部能力。这种关系可以提升发展,改进并且保持既往的功能,是减轻生活压力的一种有用手段。

(三)教与学的过程

教与学的过程表明教师与学习者之间的紧密联系。只有当个人不能独立成功参与一个社区的活动,或不能获得其他人必要的对应技能时,教与学的工具才被使用。

(四)有目的性的活动

活动是有目的性的,按照障碍者在感觉、肢体活动、认知、社交及技能方面的需要来发展,并且能反映出他们的社会和相关文化价值。

(五)活动小组

活动小组的目的是帮助且共同关心有作业问题的障碍者。该方法适合互相合作的人,让他们面对或知道与他们类似的问题,增强他们的信心和某种程度的彼此信赖。小组可以是开放或封闭式,或应不同的需要以不同的结构或主题组合。

(六)活动分析和组合

活动分析是一项作业活动过程,旨在区分及检查活动组成部分。活动组合是针对障碍者的能力及需要的活动而进行有机的组织分析,再结合非人类环境的过程,以便设计一项适合有关评估的作业活动。

五、作业治疗的基本步骤

作业治疗中的医患关系可以看成教与学的关系,治疗中应以障碍者为中心而非作业治疗师为中心,学习应当是经验性的而非指示性的,应该强调在接近实际工作与生活条件下反复实践,而不是空洞地说教。治疗过程实际上是设置学习的目的、目标和达到目标的方法,学习的内容包括知识、技能和态度。

作业治疗的基本过程可分为六个步骤。

1. 评估 可概括为资料的收集及处理。收集障碍者有关资料,作为设定预期目标、制订治疗计划的判断依据。作业治疗师可针对具体活动障碍采用活动分析,而不是简单地进行徒手肌力测试或日常生活活动能力测试。

1)收集资料 收集有关障碍者的性别、年龄、诊断、病史、用药情况、工作、护理记录、社会经历等资料,进行有目的的评估,以确定障碍者目前的功能水平、病程阶段等。

2)分析问题 将上述数据进行全面分析,找出需要解决的问题。这些问题主要反映功能受限最明显或影响生活最突出的困难所在,妨碍其恢复的各种可能因素和导致功能障碍及个人社交能力不佳的症结,分析引起这些问题的实质和最终解决目标。

2. 设定预期目标 将各种有价值的资料综合在一起,分析障碍者残存的功能,确定妨碍恢复的因素,从而预测出可能恢复的限度,即预测目标的设定。步骤如下:首先了解必要的最低残存能力;发现妨碍因素,进一步检查;活用个人经验。治疗目标可分为最终目标(长期目标)和近期目标(短期目标)。

3. 制订治疗方案 在详细了解残疾程度及功能障碍的基础上,确定可达到的目标。根据评估亦可预测出可能出现的继发性畸形以及挛缩等,以此制订包括预防对策在内的为达到目标的治疗计划。确定治疗计划后,对近期目标提出具体的作业治疗方案,并用简明的形式表示出来。

4. 治疗的实施 根据处方或确定的治疗程序表,与各专科作业治疗师密切联系,进行综合治疗。作业治疗师可依据评估的结果,结合自己的工作经验及技术水平选择最佳治疗手段。可分步骤、分阶段完成。

5. 再评估 要进行客观的复评,并不断观察和记录。如未能完成预定目标,应检查原因,修正治疗方案。

6. 决定康复后去向 通过反复再评估,确认障碍者恢复已达极限,症状已固定之后,应确定障碍者今后的去向。

任务三 健康与作业治疗的发展

一、健康与作业治疗

1946年,WHO提出了"健康是一种躯体上、心理上和社会上的完满状态,而不仅仅是没有疾病或虚弱",这一概念至今仍然对促进健康和预防疾病起着指导作用。纵观医学发展史,无论中外哲人和医学家,其健康观皆为整体的健康观,把人体视为一个整体,各种构成人体的元素和外部环境形成平衡。

健康的概念非常复杂,不同的经济、文化、哲学背景,社会阶层,医学发展水平及对病因的不同认识使人们对健康的理解不同。随着后工业时代的到来,计算机和互联网的普及标志着信息社会的开始,人们对时间和空间的概念发生变化。在社会飞速发展的同时,人们的生活方式因社会竞争日益激烈、生活节奏的逐步加快而转变,人类的疾病谱悄然发生变化,新的健康问题突显。现代人的工作时间延长、生活压力增大、运动缺乏、异常姿势习惯、异常饮食习惯、吸烟、酗酒,加上日益恶化的环境污染问题,使得非传染性疾病发病率急剧增高。常见的有高血压、糖尿病、冠心病、肿瘤和肺心病等。同时,很大一部分人在不良的生活习惯下,长期处于"亚健康"和"灰色健康"状态。人们意识到单纯的医学和生物学的方法和研究远远不能控制和诠释我们的健康。始于20世纪40年代的"健康危险因素"概念和"多因多病的生物-心理-社会-环境新医学模式"在20世纪70年代基本成熟。

新医学模式认为,疾病的产生除了生物学原因之外,人的心理、社会、环境因素也会发挥很大作用。过去被一度忽略的整体观再次被重视。因此,对于人们的健康来说,最重要的不仅仅是医疗,还包括改变自然和社会环境及调动人们维护自身健康的积极性(如改变不健康的行为和习惯)。人们追求的应该是健康,不应该仅仅是看病和追求检查指标的合格。

WHO的健康概念也随之发生改变。现代社会的发展落后于科技的发展。一些国家部分地区滞后的经济发展导致贫富悬殊,人们的物质欲望不断膨胀,部分人为获取个人利益不择手段,道德失衡成为影响个人发展和社会健康发展的突出问题。WHO在1990年,将道德健康增补到原来的健康概念中,形成"身体健康、心理健康、社会适应良好和道德健康"的四维概念。1998年,WHO的文件中指出健康的核心内容包括承认达到健康是基本人权、促进健康相关政策的制定、将性别平等的观念融入健康发展战略中等。现代的健康不仅仅是没有疾病和寿命的延长,人们追求自身在各领域发展的同时还渴望自我的实现。由于人和人之间的不良影响也影响健康,所以人们还关注他人乃至全社会的健康,以及自然环境、社会环境、政治环境对健康的影响。

要达到现代健康,作业的重要性不可忽略。人类几乎所有的发展和进步都得益于参与作业活动,例如每日捕获猎物和寻找住所锻炼了原始人的身体;为发现和获取高处的食物,人学会了直立行走;为了使用工具和照顾幼儿,人解放了双手;由于使用工具占用了双手而无法进行手语,人发展出了语言……由此可见,与生存相关的作业活动是促进人类进化的原因之一。随着人类身体和认知功能的发展,作业活动被扩展到了生存以外的领域,人类开始在未知的环境中探寻新的作业活动,并逐渐改变了环境,这也是人类不同于其他动物的地方。随着人类作业活动范围的扩大,分工变细,各种职业慢慢诞生,最终产生了人类特有的社会、文化和经济环境。人的作业活动的熟练程度和科技的不断发展,持续改变着社会、文化环境;同理,诞生在社会里的人由于受到社会性的约束,必须从事一些社会已经赋予价值的既定的活动(如接受教育,找一份工作等),可见作业不仅影响个体,同时也与社会相互促进、相互影响。很多学者指出,人是作业的生物,参与了作业活动,人才有各方面的发展和社会的诞生,调整作业活动必然会对人的健康产生影响。

WHO 最新的健康概念指出,健康还包括承认每一个人的独特性,以及满足个人精神上对生命意义、目的和归属感的需求。而人类要达到自己的目标和实现生命的意义,只有通过作业活动才能实现,因此合理正确地使用作业活动不仅能促进障碍者的康复,也能帮助个人达到现代全面健康的要求。

二、作业治疗的产生与发展

作业治疗最早起源于 18—19 世纪,起初主要应用于对精神障碍患者的人道主义权利和治疗的探索中。最著名的是 18 世纪法国内科医生 Phillipe 和英国的 Tuke 家族的"道德治疗"(moral treatment),他们应用了身体活动和生产性活动来治疗精神障碍患者,也被称为作业疗法的哲学根源。

20 世纪初,越来越多的人开始实践并推动将作业活动作为一种疗法。1914 年,美国医生 George Edward Barton 提出"作业治疗"(occupational therapy)这一名称,并被广泛接受,且沿用至今。1917 年 3 月 15 日,George 成立了"国家作业治疗促进会"(National Society for the Promotion of Occupational Therapy),后更名为"美国作业治疗协会"(American Occupational Therapy Association,AOTA),是美国最大、最权威的作业治疗组织。

两次世界大战使作业治疗的原理、技术和应用范围得到了极大的发展。第一次世界大战期间,作业疗法工作者在前线设立医院,为伤员开展木工、编织等手工艺训练,扩大了作业治疗的对象,这些训练不仅在精神障碍患者中取得了很好的效果,对肢体功能障碍者也起到了积极的作用;有关作业治疗的专著和作业治疗的教育机构开始出现。被誉为 OT 之父的 William Rush Duton 于 1915 年就编写了《作业治疗—护士手册》一书。世界上第一所作业治疗学校——美国法维尔职业学院于 1914 年成立。第二次世界大战以后,随着现代医学的快速发展,伤残、障碍者的需求增加,全面康复概念被提出,作业治疗得到了飞速的发展,作业治疗科也相继在医院开设,作业治疗的对象由肢残人士逐渐扩大到骨关节、心脑血管等慢性病带来的功能障碍者。作业治疗组织机构不断涌现,1952 年,作业治疗师最权威的组织——世界作业治疗师联盟(World Federation of Occupational Therapists,WFOT)正式成立。

国内的作业治疗起步较晚。在中国香港,OT 被称为职业治疗,于 20 世纪 50 年代起步。1953 年,香港拥有第一位职业治疗师,1956 年建立第一个职业治疗部,香港理工大学是香港唯一一所拥有 OT 专业的高等学府,1978 年开始培训职业治疗师,2002 年即诞生首位职业治疗博士。在中国台湾,OT 被称为职能治疗,于 20 世纪 40 年代中期起步,1956 年成立第一个职能治疗部,1970 年台湾大学开始招收职能治疗学学生,目前台湾已有中山医学大学、高雄医学大学等 6 所大学培养职能治疗学学生,最高学位为博士。

中国内地(大陆)于 20 世纪 80 年代开始引进康复医学,同时引入了作业治疗的概念。1988 年,中国康复研究中心建立作业治疗室,早期作业治疗人员多由其他专业转行而来,没有接受系统、专业的培养。随着内地(大陆)经济水平的提高,康复医学逐渐发展,对作业治疗人才的培养逐渐规范。2002 年,首都医科大学招收康复治疗学专业本科学生,并探索分方向培养,2006 年,其作业治疗课程得到 WFOT 认证。目前,内地(大陆)已有四川大学、昆明医科大学等 8 所高校的作业治疗课程得到 WFOT 国际认证,而且有越来越多的学校在准备申请认证,国内作业治疗的人才培养越来越专业。虽然国内的作业治疗尚处于初级发展阶段,但随着国家"健康中国 2030"的提出,对康复的重视,作业治疗人才及师资队伍的培训越来越规范,这必将有力推动更早实现与国际作业治疗发展全面接轨的进程。

三、作业治疗专业组织及专业守则

(一)专业组织

世界作业治疗师联盟(WFOT)是 WHO 下属的康复治疗领域中最权威的国际专业组织,其职责是在全球范围内推广作业治疗,支持作业治疗在各个国家发展和应用。WFOT 于 1952 年成立。1954 年在苏格兰召开了第一届大会,后每隔四年召开一次国际会议。WFOT 拥有 105 个正式成员国,覆盖全世界 58 万作业治疗师,对于推动和引领全球康复领域中的作业治疗的发展起着至关重要的作用。WFOT 的专业教育认证标准被认为是作业治疗专业教育最重要和最根本的国际标准。符合其颁布的《作业治疗师最低教育标准》意味着其学生、其专业教育和专业素质已经得到国际专业组织和专业人员的共同认可。被认证通过的 OT 毕业生,可以去世界其他国家注册、就业或提升学历,为学生在世界范围内继续进行专业深造和进行全球范围内就业开启了大门。2018 年,南非开普敦举办的第 17 届世界作业治疗师联盟大会上已批准中国康复医学会作业治疗专业委员会加入。

(二)专业守则

不同国家对作业治疗师的从业资格要求不同。目前,学士学位已是大部分国家的基本要求,而在美国和加拿大,作业治疗师的教育已经发展到硕士甚至是博士准入。而我国内地的作业治疗师教育起步较晚,能够独立培养作业治疗师的学校有限,尚没有严格的学历准入要求,也没有形成完善的职业准入标准和体系。中国香港职业治疗师管理局制定的《香港注册职业治疗师专业守则》可供我们借鉴学习。

(1)尊重所有人的权利和尊严,服务不分地位、文化程度、宗教、政治、种族和国籍。

(2)全心全意工作,随时随地保持最高的专业水平,并坚持不懈地改进和提升自己的专业知识与技能。

(3)明确专业范围与局限,提供专业能力以内的服务,并在需要时将障碍者转介给其他专业人员。

(4)尊重同行和其他专业人员,善于合作,根据医疗判断情况提供治疗服务。

(5)严守职业操守,尊重障碍者隐私,切勿与非该顾客的其他治疗人员讨论其问题。

(6)对计划和提供充分的社会健康服务保持积极的兴趣。

(7)确保专业尊严不受牟利动机的影响,并有责任向有关部门举报非法活动或不道德行为。

(8)确保不将任何需要具备作业治疗师技术、知识及判断的工作,交由资质不符人士,并确保其监管或聘请的人士具备相应的工作能力。

作业治疗师在履行职务时,若有同行认为不名誉,或不符合该同行认为合理标准的行为或不作为,且该同行具有一定权威性,可视为"专业上不当行为"。

四、作业治疗的发展前景

在我国,作业治疗有着良好的发展前景。作业治疗关系到人们生产、生活、娱乐和工作的各个方面,关系到障碍者的生活质量,对障碍者能否最终回归家庭和社会起着至关重要的作用,因此越来越受到人们的重视。加之我国康复水平迅速提高,康复发展国际化趋势明显,也必将推动作业治疗突飞猛进地发展。

1. 作业治疗的范围广泛,涵盖了生产、生活、娱乐等各个方面 作业治疗的范围包括身体的和精神的两个方面。按治疗目的分为增强肌力、增强身体耐力、改善关节活动度、减轻疼痛、改善灵活性、改善平衡协调性、调节精神和转移注意力、改善认知和知觉功能、提高ADL能力、提高劳动技能的作业。实际工作中主要包括手上肢功能训练、ADL训练、文娱治疗、职前职业治疗、认知疗法、支具压力衣制作、辅助器具选择与使用、环境改建与环境适应训练等方面。

2. 作业治疗的意义重大,关系到障碍者的生活质量 作业治疗是连接障碍者个人、家庭和社会的桥梁,从障碍者个人功能的潜力和需要出发,经过作业的训练和治疗,使其逐步适应家庭和社会环境。它围绕着ICF-2001中"功能""活动""参与"障碍与它们和背景性因素(环境因素、个人因素)之间的相互关联而进行,作业治疗贯穿疾病的全过程。用作业治疗先驱William Rush Dunton的话来讲,它能"调动起人的兴趣、勇气、自信,通过健康的活动来锻炼身心,克服功能障碍,重新为社会生产做贡献",使人真正做到自理、自立、自信、自强,从而最终回归家庭和社会。

3. 作业治疗发展迅速,正逐步与国际接轨 我国康复水平的迅速提高,已由以针灸、按摩、理疗为主的传统康复转为以运动治疗、作业治疗、言语治疗、康复工程等治疗为主的现代康复。康复治疗的分工也会越来越细,康复治疗师的培养也将由一专多能向专科化发展。随着康复医学向国际化接轨,现代康复的发展趋势也将推动作业治疗突飞猛进地发展。

4. 作业治疗师择业范围广,是未来极具前途的岗位之一 作业治疗师的服务场所包括医院、康复中心、疗养院、老人院、残疾人特殊学校、医学院校、普通学校、社区等。据美国新闻,作业治疗师于2006年起连续被评为美国最好的职业之一,作业治疗行业也是21世纪最有前途的20大行业之一。

综上所述,虽然我国目前的作业治疗水平有待进一步提高,作业治疗师从业人数与发达国家相比还存在相当大的差距,但是随着人们生活水平的提高和健康观念的转变,人们越来越重视生活质量的改善,以提高生活质量为最终目标的作业治疗正面临着前所未有的发展潜力和机遇。

任务四 区分和选择不同类型的作业治疗

一、作业治疗项目的分类

作业活动在日常生活和工作中的种类很多,因此作业治疗的分类方法也很多。根据不同的分类方法大致有以下几种分类。

(一)按照作业治疗的名称分类

(1) 手工艺作业。
(2) 日常生活活动训练。
(3) 文书类作业。
(4) 治疗性娱乐、游戏作业。
(5) 园艺作业。
(6) 木工作业。
(7) 五金、金工作业。
(8) 皮工作业。
(9) 计算机作业。

(10) 编织、纺织作业。

(11) 电气装配与维修作业。

(12) 黏土作业。

(13) 书法、绘画作业。

(14) 认知作业。

(15) 制陶作业。

(二) 按照作业治疗的内容分类

(1) 日常生活活动训练。

(2) 工艺治疗。

(3) 文娱治疗。

(4) 功能性作业活动。

(5) 园艺治疗。

(6) 自助具、矫形器制作及训练。

(7) 就业前功能评估。

(三) 按照作业治疗的目的和作用分类

(1) 用于减轻疼痛的作业。

(2) 用于增强肌力、肌耐力的作业。

(3) 用于改善关节活动度的作业。

(4) 用于增强协调性的作业。

(5) 用于增强语言表达及沟通能力的作业。

(6) 用于改善步态的作业。

(7) 用于改善整体功能的作业。

(8) 用于调节心理、精神和转移注意力的作业。

(9) 用于提高认知能力的作业。

(四) 按照作业治疗的功能分类

1. 功能性作业治疗 又称日常生活活动训练或 ADL 训练,生活自理是障碍者回归社会的前提,因此,功能性作业治疗是康复医学中非常重要的环节。

2. 职业作业治疗 包括职业前评估、职业前训练及职业训练三个部分。

1) 职业前评估 当障碍者即将回归社会,重返工作岗位前,必须进行身体和精神方面的能力评估、测定,包括工作能力评估及身体功能评估。工作能力评估包括室内模拟工作测验及实地工作观察;身体功能评估是针对与工作能力密切相关的身体功能如搬运能力、心肺功能等进行评估。评估发现存在某些方面的影响工作能力的问题时,需要通过实际训练提高障碍者的相应能力,最终提高障碍者适应社会的能力,为重返工作岗位奠定基础。职业前评估不仅包括对工作质量、数量和工作效率的评估,还包括对工作的计划性、出勤、对上级和同事的态度等人际关系问题的全面评估。

2) 职业训练 包括庇护工场、辅助就业、职业技巧训练等。

3. 娱乐活动 包括娱乐及游戏活动评估与治疗两部分。

4. 作业宣教和咨询 在康复治疗过程中,为障碍者及家属提供宣教、咨询的目的是通过提供各种学习机会,帮助障碍者改变不良的健康行为并激励障碍者为实现预期的、适合障碍者自身健康水平的目标而努力。健康知识是教育的主要内容。

5. 环境干预 环境影响人的行为,同时,人的行为也改变着环境。在康复治疗过程中,通过环境干预可以达到意想不到的疗效。

6. 辅助技术　包括矫形器适配和使用训练、辅助器具适配和使用训练及假肢使用训练。

1）矫形器适配和使用训练　矫形器是用于人体四肢、躯干等部位,通过力的作用以预防、矫正畸形,治疗骨骼、关节、肌肉和神经疾病并补偿其功能的器械。如何适配和使用矫形器是作业治疗的治疗内容之一。

2）辅助器具适配和使用训练　障碍者辅助器具的选购、设计、改造和使用均需作业治疗师加以指导,以产生积极的康复辅助作用。

3）假肢使用训练　根据残疾者具体情况向康复工程师提出有关假肢处方的建议。对穿戴机械假手者训练其假肢的协调动作。对穿戴下肢假肢者进行负重与平衡训练、平地行走和上下台阶训练。

二、作业治疗项目的选择

由于作业治疗分类复杂,作业治疗师在选择具体的作业治疗方法时,应考虑到以下几个因素。

(1) 障碍者的个体因素:如障碍者的兴趣、爱好、性格、年龄等。障碍者的个体因素方面的区别导致每一位障碍者的作业治疗方法不同。性格开朗外向的障碍者,适合多人小组式的治疗方式,在与不同障碍者、工作人员的交流中进步;对于爱好打牌的障碍者,治疗师可以选择打牌这一文娱作业治疗方法进行治疗。

(2) 障碍者的生活背景:如职业、家庭情况、生活习惯、在生活中所扮演的角色(父母、工人、女儿、厨师等)等。这些信息可以帮助治疗师更深入地知晓障碍者的情况,且能帮助治疗师确定适合障碍者的治疗方法。

(3) 障碍者的病情及预后:根据病情及障碍者的恢复程度可以确定治疗的难易程度、强度及频率。而根据预后可以决定是否继续进行康复治疗,或者使用支具、辅助器具、环境改造等措施进行替代或代偿。

(4) 作业治疗方法的禁忌证和适应证。

(5) 治疗场所等条件限制:在选择治疗方法时,治疗师也要考虑在障碍者所处的环境下治疗方法的可行性。

三、作业治疗的适应证、禁忌证

(一) 作业治疗的适应证

作业治疗的适应证非常广泛,凡是需要提升ADL能力、职业能力、学习能力,改善手与上肢的功能、感知觉功能、认知功能,改善情绪心理状态,促进发育水平,以及改造住宅、职业、社会基础设施等环境等,都属于作业治疗范畴。作业治疗常见适应证如下。

1. 神经系统疾病　脑卒中、颅脑损伤、脑部肿瘤术后、脊髓损伤、脊髓炎、中枢神经退行性变、周围神经病变、老年性痴呆、老年性认知功能减退等。

2. 肌骨关节疾病　骨折、骨关节损伤、手外伤、截肢、断肢断指再植术后、关节置换术后、运动损伤、骨性关节病、强直性脊柱炎、类风湿性关节炎、肩周炎、颈椎病、腰椎病等。

3. 内科疾病　冠心病、心肌梗死、高血压、慢性阻塞性肺疾病、糖尿病等。

4. 儿科疾病　脑瘫、自闭症、发育缺陷、肢体残疾、学习困难或残疾等。

5. 精神障碍　精神分裂症、神经症、焦虑症、抑郁症、情绪障碍等。

6. 其他　烧伤、肿瘤、职业病、老年病等。

(二) 作业治疗的禁忌证

作业治疗没有绝对的禁忌证,只是不同情况下介入的方法不同,但需严格掌握不影响障碍者生命、不影响抢救、不造成损害、不违反伦理等原则。根据障碍者情况审慎进行，如危重症、心肺肝肾功能严重不全等需绝对休息者、出血倾向者通常被视为禁忌证，但对于部分重症障碍者，在确保安全的情况下，作业治疗的早期介入是十分必要的。而以往认为禁忌的意识不清、严重认知功能障碍不能合作者也常需要作业治疗介入来促醒和改善认知功能障碍。

任务五　作业治疗常用技术及基本要求

一、作业治疗常用技术

作业治疗技术的应用应以前面章节讲述的循证作业治疗的要求，根据障碍者的临床治疗实践过程中最好的证据，帮助治疗师为障碍者选择最适用的评价、方法和工具，选择临床上最有效和具有最高成本效益的干预措施，给障碍者提供最有效的治疗技术和干预方法。

作业治疗常用技术根据不同的标准会有不同的分类，若按照作业治疗的功能特点，可分为功能性作业活动、职业性作业活动、娱乐活动、作业宣教和咨询、环境干预和辅助技术。改善障碍者的作业表现是作业治疗的最终目标，故本教材根据作业治疗最常用的人-环境-作业模式（PEO）归类介绍作业治疗常用的治疗技术。

（一）基于个人的作业治疗

1. 改善运动功能的作业治疗技术　包括增强肌力、改善关节活动度、增强耐力、改善平衡和协调能力、肌肉放松技术等。

2. 改善感觉功能的作业治疗技术　包括感觉脱敏技术、感觉再教育技术、疼痛缓解技术、镜像疗法等。

3. 改善认知功能的作业治疗技术　包括针对注意力、计算力、定向力、记忆力、执行能力等的训练技术。

4. 改善知觉功能的作业治疗技术　包括针对失认症、失用症、单侧忽略、躯体构图、视觉辨别等的训练技术。

5. 改善社会心理功能的作业治疗技术　包括心理支持、压力管理、家庭治疗、小组治疗、自我管理等技术。

6. 发育障碍的作业治疗技术　包括感觉统合技术、引导式教育技术等。

（二）基于活动的作业治疗

1. 日常生活活动训练技术　包括进食、穿衣、如厕、个人卫生、洗澡、转移、步行、上下楼梯、大小便管理和家务活动训练等。

2. 工作能力训练技术　包括职业功能训练、职业前训练、工作强化训练、工作模拟训练、工作行为教育与训练、职业咨询与指导、职业技能再培训、工作职务调整及再设计、工作能力重塑、现场工作能力强化、工具使用训练、体力操作技巧训练、基本工作姿势训练等。

3. 休闲活动训练技术　包括评定和作业治疗干预。

（三）基于环境的作业治疗

1. 环境改造技术　包括家居环境改造及社区环境改造、无障碍设计及环境改造策略、工作环境改造。

2. 环境控制技术　利用各种硬件设施和软件技术来控制远处的设施。

3. 辅助技术　包括辅助器具、矫形器的选配和使用训练，假肢使用训练，轮椅评定与训练技术。

4. 压力治疗技术 增生性瘢痕的压力治疗技术、压力衣制作技术。

二、作业治疗师的基本要求

康复治疗有赖各有所长的多专业团队合作,包括作业治疗、物理治疗、言语治疗、假肢矫形、传统康复、心理治疗、社会工作、康复护理等。作业治疗是其中的重要组成部分,作业治疗师(occupational therapist)是经过专业培训,具有作业治疗从业资格,为服务对象提供作业治疗服务的专业人员,其专长在于以"全人"的整体观念,不仅仅考虑疾病,更重视疾病给障碍者日常生活活动带来的影响及障碍者适应生活环境的整体表现。

作业治疗师的职责是改善障碍者的多种状态,不仅要对所治疾病医学理论知识有很好的了解,了解疾病对障碍者的影响,预知治疗后障碍者的变化情况,同样要了解疾病是功能障碍和残疾的动因,与障碍者的社会、工作、娱乐等各方面都有关系。因而要研究障碍者的心理、社会、经济、休闲等多种状态。作业治疗不仅需要治疗师具有丰富的专业知识和技能,而且更要有敏锐的观察、综合分析和判断能力。作业治疗师应清楚了解自己工作岗位的职责,才能在日常治疗中,正确指导障碍者进行作业活动。下面从岗位职责、基本素质和技能三个方面说明作业治疗师的基本要求。

(一) 作业治疗师的岗位职责

(1) 功能检查及评定:包括日常生活活动、感觉及知觉、认知能力、家务活动能力等。

(2) 指导障碍者进行 ADL 训练。

(3) 指导障碍者进行感觉、知觉训练。

(4) 指导障碍者进行家务活动能力训练,包括简化操作、减少体力消耗、避免疲劳等。

(5) 指导障碍者使用生活辅助器具、轮椅、假手等,提供手部功能夹的制作或使用的指导。

(6) 指导障碍者进行工艺治疗。

(7) 指导障碍者在职业治疗车间进行职业劳动训练(木工、纺织、机械等),也可由技工指导。

(8) 指导障碍者进行认知功能训练。

(9) 单独或配合职业咨询师,对需改变职业工种的障碍者进行职业能力、兴趣的评定,并做职业前咨询指导。

(10) 了解及评价障碍者家居设施条件,如有对障碍者构成障碍不便之处,提出重新改造的建议。

(二) 作业治疗师应具备的基本素质

1. 树立以障碍者为中心、为障碍者服务的服务意识 如前所述,以障碍者为中心是作业治疗最核心的理念。在评估和治疗过程中,作业治疗师应将以障碍者为中心的理念落实到实践工作的每一步,要全面了解障碍者的功能状态及需要,树立全心全意为障碍者服务的思想;充分调动障碍者的主观能动性,使其积极主动地参与治疗过程。

2. 丰富的专业知识和技能 丰富的专业知识和技能是作业治疗的专业基础,作业治疗服务涉及障碍者学习、生活、娱乐和工作的各个方面,有了全面的专业知识和技能,以及相关知识的积累,才能更好地实现以障碍者为中心,全面为障碍者服务的目标。因此,作业治疗师应具备扎实的专业基础、精湛的专业技术和丰富的相关知识。

3. 良好的沟通技巧 沟通技巧对作业治疗师十分重要。作业治疗强调障碍者主动参与,如果没有良好的沟通,障碍者不了解甚至不理解所进行的治疗,治疗的积极性和效果将受到影响。相反,如果沟通良好,障碍者了解治疗的目的和意义,对治疗师的信任就会增加,治疗的主动性以及治疗效果也会相应提高。

4. 开拓思维和创新精神　作业治疗来源于生活,更注重障碍者的实用技能,因而没有绝对教条固定的模式和流派,需要作业治疗师具有开阔的思维和创新精神,根据障碍者的实际情况综合考虑,寻找适合障碍者的实用、有效治疗方法,开发适宜的训练器具和辅助器具。另外,作业治疗更强调障碍者的积极参与,而要调动障碍者的兴趣,也需要在治疗方法上不断创新。

5. 吃苦耐劳的敬业精神　作业治疗的重点是日常生活和工作能力的训练,因此,治疗项目较琐碎。治疗对象多为老年人、儿童和认知功能障碍者,其功能障碍多种多样,需要的帮助也各不相同,有很多工作需在工作时间之外完成。如 ADL 训练的很多内容是非工作时间在病房中完成的,有些治疗甚至要深入社区和障碍者家庭。因此,与其他治疗相比,作业治疗要求治疗师的工作要耐心细致,各种治疗安排要合理,而且作业治疗师应具备吃苦耐劳的敬业精神,这样才能将工作做到细致入微,更好地为障碍者服务。

6. 其他素质　除以上素质外,作业治疗师还应具备康复治疗师所应具备的其他基本素质,如身体素质、心理素质等。

（三）作业治疗师应具备的技能

根据中国康复医学会 2003 年制定的《康复治疗师人才准入标准》讨论稿,作业治疗师应具备作业治疗方面的技能包括以下方面。

(1) 能进行有关日常作业能力的评估,如 ADL 能力、认知能力、职业能力及社会生活能力等,并根据评估结果制订作业治疗计划。

(2) 能指导障碍者进行 ADL 训练,改善日常生活自理能力。

(3) 能指导障碍者进行感知觉训练。

(4) 能指导障碍者进行手功能训练,改善手的细致的、协调的、灵活的功能性活动能力。

(5) 能指导障碍者使用生活辅助器具、轮椅、假手、矫形支具及其他辅助性用品用具等,补偿或扩展活动功能。

(6) 能指导障碍者进行认知康复训练。

(7) 能指导障碍者利用"工作简化法"和"体能节省法"善用身体的剩余功能,防止劳损和过劳。

(8) 能指导障碍者进行手工制作治疗(陶塑、纺织等),改善手功能及调整心理状态。

(9) 能指导障碍者进行文娱活动、音乐治疗及书法、绘画等艺术治疗,调整精神及心理状态。

(10) 能指导障碍者进行一些职业性的活动练习(如机件组装、电脑操作、办公室文秘工作)。

(11) 能指导障碍者对家居建筑、设施、住所条件等有不适合残疾情况者进行必要的调整。

(12) 能对障碍者进行有关改善日常生活作业能力、提高生活质量的保健、康复宣传教育。

三、作业治疗所需器械的基本要求

作业治疗的服务范围较广,所需治疗用具也较多,很多器具不仅在康复机构内使用,还适用于普通家庭,有些需要特殊设计,有些直接取自日常生活用普通物品,现列举基本的常见器械如下。

(1) 运动功能训练器械:主要用于改善关节活动度、肌力,减轻痉挛,提高手眼协调性及手的精细活动功能。如滚筒、木钉板、磨砂板、肩抬举训练器、体操棒、抛接球、上肢协调功能训练器、腕关节训练器、前臂旋转训练器、重锤式手指训练桌、作业训练器(上螺丝、上螺母、日常生活训练板、夹子)、滑轮吊环训练器、分指板、套圈、手动功率车、可调式 OT 桌、矫正镜、沙袋、哑铃、肋木、肩梯、手指阶梯等。

(2) 感觉功能训练器械:主要用于改善感觉功能,以不同材质的物品提供刺激。若进行儿童感觉统合训练,应配备专业的感觉统合训练室。

(3) 认知功能训练器械：如几何、动物等图形插板，训练用卡片、计算机辅助认知训练系统、虚拟现实训练系统等。

(4) 日常生活活动训练用具：生活自助具，模拟或现实家居环境（包含厨房、卫生间、卧室等）。有条件者可提供模拟购物、模拟驾驶等设备和环境控制系统。

(5) 职业训练工具：如金工、木工、陶艺等系列用具及场所，计算机，BTE工作模拟器等。

(6) 娱乐活动训练工具：如绘画、书法、游戏设施，球类（足球、篮球等），棋牌类，套圈等。

(7) 支具、矫形器和其他辅助器具等。

任务六　实用技术训练

一、知识训练

（一）重点概念解释

(1) 作业　(2) 活动　(3) 作业活动　(4) 作业治疗

（二）问题理解

(1) 区别作业、活动和作业活动三个概念。

(2) 试将你一天的所有活动按照日常生活活动、工作或生产力活动、休闲娱乐活动进行分类。

(3) 试对比一个七十岁的老年人与一个七岁的儿童的作业活动内容的区别。请列出这两类人群各自最重要的作业活动，哪些因素促进重要活动的参与，哪些因素可能限制了重要活动的参与。

(4) 作业治疗与通常说的手术和药物等治疗方法有什么区别？举例说明作业治疗对一个人达到满意的健康状态的意义。

(5) 作业治疗与物理治疗的区别是什么？

(6) 作业治疗师的岗位职责是什么？作业治疗师的技能优势有哪些？

（三）知识应用

1. 单选题

(1) 下列哪项不属于基础性日常生活活动？（　　）

A. 睡眠活动　　B. 洗澡　　　　C. 穿衣　　　　D. 家务　　　　E. 进食

(2) 作业治疗活动是指（　　）。

A. 日常生活中的各种劳动及锻炼活动　　B. 有选择性和目的性的活动

C. 有选择性的活动　　D. 任何的治疗活动

E. 职业活动

(3) 个人卫生训练主要包括（　　）。

A. 洗漱　　B. 洗衣　　　　C. 做饭　　　　D. 购物　　　　E. 扫地

(4) 不属于治疗性作业活动的是（　　）。

A. ADL　　B. 缝纫　　　　C. 制作矫形器　　D. 下棋　　　　E. 木工

(5) 下列哪项不是作业治疗定义的重要成分？（　　）

A. 作业治疗是一项手法　　B. 以作业活动作为治疗媒介

C. 作业可作为作业治疗的最终目的　　D. 要求障碍者主动参与治疗活动

E. 使人可参与及对社会做出贡献

(6) 在作业治疗评定的目的中,下列哪项是障碍者最关注的?(　　)
A. 确定疾病伤残者的功能障碍　　　　B. 确定病变功能或残余功能
C. 比较治疗方案的优劣　　　　　　　D. 判定治疗效果
E. 确定作业能力有无障碍

(7) 下列哪项不属于作业层次?(　　)
A. 角色　　B. 活动　　C. 任务　　D. 技术　　E. 行动

(8) ICF编码中s代表(　　)。
A. 身体结构　　B. 身体功能　　C. 活动　　D. 参与　　E. 角色

(9) 作业治疗最早起源于对(　　)的治疗。
A. 肢体功能障碍　　　B. 精神障碍　　　C. 环境障碍
D. 慢性病　　　　　　E. 听力障碍

(10) 下列哪项不属于基于环境的作业治疗技术?(　　)
A. 环境改造　　　　　B. 环境控制技术　　C. 压力治疗
D. 感觉统合技术　　　E. 辅助技术

2. 多选题

(1) 下列哪几项属于作业治疗与物理治疗的区别?(　　)
A. 治疗目的不同　　　B. 治疗范围不同　　C. 治疗手段不同
D. 趣味性不同　　　　E. 社会效益不同

(2) 下列哪几项是作业治疗常用的干预方法?(　　)
A. 非人类环境　　　　B. 有意识地自我使用　　C. 教与学的过程
D. 有目的性的活动　　E. 手术干预

(3) 下列属于改善运动功能的作业治疗技术有(　　)。
A. 肌力训练　　　　　B. 关节活动度训练　　C. 感觉再教育技术
D. 平衡与协调训练　　E. 音乐治疗技术

(4) 下列属于工具性日常生活活动的有(　　)。
A. 家务活动　　B. 打电话　　C. 购物　　D. 上、下楼梯　　E. 进食

(5) 下列哪几项属于作业治疗师应具备的素质?(　　)
A. 以作业治疗师为中心　　B. 丰富的专业知识与技能　　C. 良好的沟通技巧
D. 开拓思维与创新精神　　E. 精湛的手术技巧

二、技能训练

(一) 案例分析

陌生的治疗手段——作业治疗

障碍者,王某,男,55岁,十年前是一名计算机工程师,由于突发重病,右侧肢体偏瘫,在当地的医院住院进行了为期一个月的药物治疗,辅助针灸、推拿和理疗,出院时右侧上肢仍不能活动,手功能障碍,首诊医生建议回家加强锻炼,休养,预防疾病复发。

家属回家按照首诊医生的指示进行锻炼,但是不知道如何锻炼。为了预防疾病复发,家属到处寻找能够根治疾病的"好药",经过一年,王某右侧肢体运动功能障碍稍有改善。王某由于生活不能自理,接受母亲的照顾,妻子打工挣钱养家,种种压力使王某患上抑郁症。家属听说王某的问题需要到专业的康复医院治疗,遂借钱前往某城市的康复中心接受了三个月的康复治疗,在该康复中心除了接受物理治疗、言语治疗和理疗等康复技术治疗外,治疗师还对王某采取了以下三种治疗:①在恢复上肢功能的治疗中选择了木钉盘的活动,要求障碍者双手交叉握手,以身体正

中线为对称轴,将木钉用双手夹起和正中线交叉,从身体的一侧摆放到另一侧。运动中注意双侧手掌尽量并拢,保持双侧肘关节的充分伸展,超越身体正中线越多意味着躯干旋转的幅度越大。运动可以在一个平面进行,也可以在三维空间进行。②进食训练。由于障碍时间过长,王某需要借助特制的进食自助具进行:摆放餐具,将食物分出一口大小,用自助勺子舀起食物,放入口中。③计算机键盘输入训练,借助自助具头棒、健侧手和患侧一个手指进行输入训练,由于王某是计算机工程师,其对该项治疗非常感兴趣,很努力,进步亦很快。

问题:
(1) 找出首诊医生出院时的指导弊端,分析应该如何进行出院康复指导。
(2) 结合案例讨论:什么是作业治疗?作业治疗与其他类型的康复治疗手段有什么区别?是不是只有医生的手术和药物才是治疗?
(3) 康复中心对王某使用了哪几类作业治疗技术?
(4) 实施作业治疗的目的和作用是什么?
(5) 分析并对比障碍者不去康复中心和去康复中心治疗的结局。

(二) 操作实训

实训项目　确立正确的作业治疗理念

1. 实训目的　帮助医务人员和障碍者家属树立正确的作业治疗理念。

2. 实训内容及要求　学生根据所给的背景资料,进行讨论交流,分析、辨别不同的治疗理念。

【实训背景资料】

专业康复医院(中心)康复技术较为全面,障碍者基本能够得到合适的康复服务,而且这些专业康复机构非常重视社会效益。多数伤、病、残者在综合医院接受临床治疗,部分综合医院康复医学科开展的康复业务不是很全面,物理治疗开展的比较多,作业治疗相对薄弱。障碍者出院回到社区,而目前,中国的社区康复服务不够完善。以上介绍了三种机构的康复治疗现状,请同学们针对不同康复机构的医务人员和障碍者家属的作业治疗理念进行分析,辨别不同的作业治疗理念。

假设你是刚刚毕业的治疗师,想在综合医院的康复医学科和社区开展新的作业治疗领域的服务,你对新业务有什么计划?预计会遇到什么阻力?怎样解决?最后请从全面康复的角度对作业治疗理念的优点进行评述。

3. 实训组织方法及步骤
(1) 教师将学生分为若干组,每组4～6人,课前安排任务,学生按小组讨论完成任务。
(2) 上课时小组派代表阐述本小组的观点和问题答案。
(3) 教师对每个小组的答案进行提问、指正、修改。
(4) 教师对学生的答案进行点评,根据统一标准给出考核分值。
(5) 教师讲解、阐述观点和答案,总结本次实训。
(6) 学生完成实训报告。

4. 实训评价标准(100分)
(1) 分析、辨别三种康复机构的作业治疗理念。(40分)
(2) 作业治疗新业务计划全面,能提出存在的问题并有较为合理的解决办法。(40分)
(3) 从全面康复的角度对作业治疗理念的优点进行正确评述。(20分)

(石　慧)

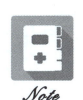

项目二 作业治疗的工作流程

扫码看PPT

学习目标

【知识要求】
◆ 掌握：作业治疗评定的内容和方法；作业活动分析的步骤和注意事项。
◆ 熟悉：作业治疗的流程。

【能力要求】
◆ 能结合常见疾病的功能障碍特点合理选择作业治疗评定量表并实施作业治疗评定。
◆ 能结合案例分析，提出主要问题并实施作业活动分析方法。
◆ 能结合案例制订作业治疗计划。

任务一 作业治疗评定

作业治疗评定是从作业治疗角度进行各项功能评测，根据评估结果，了解障碍者具有的残存能力、康复需求以及存在的问题，以此为依据确定作业表现障碍，分析障碍原因，确定作业治疗目标，制订作业治疗计划及促进作业治疗计划的实施。一个良好的评定过程体现了作业治疗师收集和解释资料的技巧，并结合康复医学评定方法为功能障碍者不断调整、修订作业治疗计划。

为了做好作业治疗评定，作业治疗师必须充分了解不同疾病、伤残的功能障碍特点，具有分析残疾或功能障碍的原因及预后的能力，熟悉各种康复评定内容和适用范围，合理应用评估方法，对作业治疗结果及随访结果进行综合分析。

与临床医学诊断有所不同，作业治疗评定的着眼点不是疾病，而是障碍者的功能障碍。作业治疗评定要求作业治疗师掌握障碍者的全身状态及心理状态，以各种方法判明障碍者的残存功能及恢复能力，并判明妨碍恢复的因素。同时，作业治疗评定与物理治疗等其他治疗评定也有所不同，它更强调障碍者的整体状况，尤其强调障碍者的日常生活、工作和娱乐等的独立活动状况。随着人们健康意识的不断提高和作业治疗技术的发展，未来作业治疗评定也将会有更科学、更严谨的新发展。

一、作业治疗评定的目的和意义

（一）作业治疗评定的目的

作业治疗评定贯穿于整个康复过程，包括初期评定（治疗前评定）、中期评定（治疗期间评定）和末期评定（治疗后评定）。三个阶段作业治疗评定的目的也有不同。

1. 初期评定 通过初期评定可以找出障碍者存在的主要问题及需要重点解决的功能障碍，合理地制订治疗目标及实施方案。其目的是结合障碍者个体特点分析并找出障碍者存在的活动障碍和功能障碍，推断治疗潜力，并确定针对性的有效治疗方案，为制订治疗目标和计划提供依据。

2. 中期评定 经过一段时间（一般为2~4周）的作业治疗，判断障碍者功能障碍的改善情况，其治疗效果是否明显，对治疗方案做出修订。根据障碍者的个性化特点，可以选择性地删除达不到的治疗目标，也可以补充更适合或更高的治疗目标。其目的是判定治疗效果，针对障碍者的功能状态调整治疗方案，并比较治疗方案的优劣。

3. 末期评定 判断障碍者最终康复结局，确定障碍者今后的生活模式。如脑卒中障碍者康复后期，通过末期评定可知手功能训练得到一定的改善，并确定障碍者今后穿衣服需要利用穿衣棒和纽扣器完成穿衣活动的生活模式。其目的是判断作业治疗的效果，并为指导障碍者出院后的继续康复训练提供依据。

（二）作业治疗评定的意义

1. 了解障碍者功能障碍程度 根据伤、病、残者功能障碍特点，分析功能障碍的种类、程度、性质、范围等，判断障碍者对自身功能障碍的认识及态度。通过康复心理教育，增强障碍者对康复的信心，取得障碍者的支持与配合，使其主动参与到康复训练中来，从而提高康复训练效果。

2. 掌握障碍者残存功能和作业能力 根据障碍者残存功能和具有的作业能力，选择适合其完成的作业活动。通过评定，分析并决定适时选用正确的、合适的自助具，提高障碍者完成作业活动的能力，以期提高障碍者的作业功能，树立其坚定的作业治疗信心。

3. 动态观察障碍者功能障碍发展、变化和预后 通过不同阶段定期进行作业治疗评定，可以预测障碍者功能障碍的发展变化和影响因素。在评定中，及时发现作业治疗中存在的问题，帮助作业治疗师客观、全面地了解障碍者的功能状态；经过训练，障碍者可以完成什么；回归社会时，是否具有一定的社会交往和就业能力等。结合日常生活活动能力、生活质量、职业能力，准确预测障碍者是完全恢复还是部分恢复或生活能力完全依赖。

4. 为制订作业治疗计划提供客观依据 由客观准确的作业功能评定、作业活动分析、作业环境评定获取的信息和资料，是选择和制订合理而有效的治疗目标和治疗方法的基础。系统和全面的评定有利于康复治疗团队内的相互交流，也为其他治疗计划的制订提供依据。

5. 解决障碍者特殊需求，及时观察治疗效果和调整治疗方案 根据障碍者的个体特殊需求，并结合功能评定的结果，采取适合障碍者特殊需求的治疗方法。在制订治疗方案时，要有针对性地为障碍者解决问题。通过阶段性的作业功能评定，作业治疗师可以了解障碍者不同阶段的功能状态以及对作业活动的兴趣，并及时调整治疗方案，从而提高作业治疗和康复疗效。

6. 通过环境评定，为障碍者适应、改造生活环境及简化活动程序提供依据 不同的环境条件可对障碍者作业活动产生很大的影响，而不同的障碍者所需的适合环境也有区别。在必要的时候，作业治疗师需要帮助障碍者适应、改造环境。

二、作业治疗评定的内容

作业治疗评定一般包括作业需求评定、作业表现层次评定、作业技能层次评定和作业情景层次评定。每一方面的内容包含若干具体的评定项目。其内容主要由一系列技能和功能活动组成，可根据评定量表对每一项技能或功能活动进行评分。

（一）作业需求评定

作业活动是人们在日常生活、生产和休闲三方面所做的所有活动，对这些活动的需要进行客观分析称为作业需求评定，是作业治疗的首要环节。作业需求评定有以下几种方法。

1. 收集病历资料 了解障碍者的年龄、职业、婚姻状况、家庭情况、诊断、临床及康复治疗过程及并发症等情况。

2. 访谈 作业治疗师根据本专业的特点与障碍者进行接触。一方面，听取障碍者关于过去、现在和未来的情况，特别是对未来的需求和想法。另一方面，培育和建立与障碍者的和谐关系，利用交谈对障碍者进行治疗。

3. 观察 作业治疗师观察了解障碍者实际完成作业活动的情况。

（二）作业表现层次评定

1. 日常生活活动（ADL）能力评定 包括基本或躯体的 ADL（BADL 或 PADL），如进食、穿衣、穿裤、穿袜、洗漱、修饰、如厕、洗澡、转移等；工具性 ADL（IADL），如打扫卫生、整理用物、做饭、购物、外出交通、照顾他人等。

2. 职业能力评定 学习、工作习惯和态度，家务劳动，工作耐力，工作技能等。

3. 娱乐和兴趣评定 如文体活动评定，社会心理（兴趣、价值观、自我概念、交往技巧、自我管理等）评定。

4. 生活质量评定 指生活于不同文化和价值体系中的个人对其目标、期望、标准以及所关注的问题、生存状况的主观体验。主要包含六个领域。

（1）身体状况。

（2）心理状况。

（3）独立能力。

（4）社会关系。

（5）生活环境。

（6）宗教信仰和精神寄托。

生活质量评定的主要工具是量表。量表分为两种，一种为通用量表，用于一般人群生活质量评定，如 SF-36、WHOQOL-100 等；另一种为疾病专用量表，用于特定人群（障碍者及某些特殊人群如吸毒人群）。临床上用于脑卒中障碍者生活质量评定的疾病专用量表主要有脑卒中影响量表等。

（三）作业技能层次评定

1. 运动功能评定 运动功能是作业的基础，无论是物理治疗还是作业治疗都需要进行运动功能的评定，主要包括以下内容。

1）关节活动度评定（ROM） 主动和被动的关节活动度测量。

2）肌力评定 徒手肌力评定和等速肌力评定。

3）耐力评定 肌耐力评定和心肺运动试验。

4）肌张力评定 改良 Ashworth 分级。

5）协调控制能力评定 指鼻试验、精细运动、视-运动协调、手功能肌肉的控制等。

6）平衡能力评定 Berg 平衡量表等。

7）神经反射评定 姿势反射、功能运动模式及各项反射检查等。

8）综合运动功能评定 Fugl-Meyer 运动功能评定量表、Brunnstrom 分级、上田敏偏瘫功能分级等。

2. 手功能评定

1）生理性评定 包括外形、血液循环、瘢痕、关节活动度、手部肌肉力量、握力、捏力等。

2）手部感觉评定 触觉测试（移动触觉、定点触觉），痛觉测试，振动觉测试，温度觉和敏感度测试等。

3）手功能客观性评定 手的灵巧性、协调性及综合的手功能评定。

4）手功能主观量表评定　障碍者对自己的上肢及手部功能的主观性评定。

3. 感觉功能评定　包括痛觉、温度觉、触觉、压觉、振动觉、运动觉、位置觉、复合感觉（皮肤定位觉、两点辨别觉、实体觉、图形觉、质地识别觉）等。

4. 认知功能评定　主要包括注意力、记忆力、抽象思维能力、定向力、概括归纳能力、判断能力、整理学习能力、空间立体能力、解决问题的能力、顺序编制、抽象思维、表达书写等。

（四）作业情景层次评定

1. 环境评定

1）家庭环境评定　根据疾病康复状态，评估改造前和改造后的环境。

2）社区环境评定　作业治疗师对障碍者将要使用物件的可获得性，使用者在实际情形中的作业表现以及进行功能活动场所的安全性、可进出性等方面进行评定和资料收集，并根据评定结果制订物理环境改造方案的过程。

3）工作环境评定　对障碍者工作场所的安全性、可进出性、人体功效学和在实际情形中的工作表现等方面进行评审和资料收集的过程。

2. 辅助器具评定

1）轮椅的评定　选择轮椅需要注意座位宽度、座位长度、座位高度、扶手高度、靠背高度、脚踏板高度等参数。

2）步行辅助器的评定　包括单臂操作的步行辅助器如手杖（单足手杖、多足手杖）、肘拐、前臂支撑杖和腋杖等；双臂操作的步行辅助器如助行架、轮式助行架、助行台等。

3）日常生活中所需辅助用具的评定　偏瘫、截瘫、脑瘫、周围神经损伤、外伤（骨折、肌腱损伤等）、烧伤等伤病引起的障碍者在进行ADL、工作、休闲娱乐等活动时，可能会需要不同类型的辅助用具，如吸管、盘碗吸垫、带环的杯子、粗柄汤勺和弯把勺、长柄汤匙、盘碗（一侧加高）、铅笔固定带、带胶带的梳子、穿袜自助具、上肢悬吊设备、转移板等。

（五）常用评估量表

常用评估量表包括改良的Barthel指数评定量表（MBI）、功能独立性评定（FIM）量表、功能活动问卷（FAQ）、WMFT功能能力评分、认知障碍成套测验评定表（LOTCA）、成套神经心理测试（HRB）、Rivermead行为记忆试验（RBMT）、韦氏记忆量表修订版（WMS-R）、记忆功能问卷、简易精神状态检查（MMSE）、神经精神问卷（NPI）、加拿大的《康复环境和功能安全检查表》、Valpar工作范例评定系统、生活质量测定量表（QOL）等。

三、作业治疗评定的方法和步骤

（一）作业治疗评定的方法

1. 访谈　通过面谈或问卷的形式，可了解障碍者的作业表现、习惯、兴趣爱好、生活方式、以往的作业活动、角色等情况。这种方法较其他方法更为主观，且比较安全。对于一些比较隐私、不便于观察或测量的项目，可以通过本方法获得信息，如评定障碍者洗澡的独立程度。

访谈时可以通过障碍者的表情、语气、态度及动作等获得书面答题所不能得到的内容。注意谈话时提问的方法，作业治疗师的目光、语态、姿势、态度，谈话时与障碍者的距离，面谈的环境等，了解相关的技巧与注意事项。在尽量短的时间内向障碍者和家属提出需要了解的问题，介绍本专业的工作内容和特点，交代治疗中的注意事项等。

2. 直接观察　包括观察、填表评分、测验和指令等方法。作业治疗师通过对障碍者直接观察，了解障碍者实际活动能力。如指令障碍者"请你画一个圆形"，观察障碍者整体反应以及可完成的动作，然后从功能上明确障碍者能做什么，从质量上分析是怎样做的，是否按照正常方法完成，了解不能完成某些动作的原因是什么等，进而确定采用何种作业方法、如何指导训练。可在专用评定室内完成,结合美国的凯尔霍夫纳方法,将作业活动分为工作、日常生活活动及娱乐游戏三种,设立专门的测评场所(同时也可作为作业功能训练的场所)。专用评定室能够让障碍者有回归到现实环境中进行活动的情景感受,更有利于作业治疗师掌握障碍者的实际活动能力。

3. 间接观察 作业治疗师按照作业活动的内容,通过提问、提示、讨论,帮助障碍者发现需要做、想要做而目前又不能做的活动或项目,将问题列出并记录。如了解障碍者控制大小便的能力等。

4. 工具测量法 使用测量工具进行评定,如评定关节活动度时使用关节活动角度尺等。

(二)作业治疗评定的步骤

作业治疗师根据障碍者主要功能障碍的特点,选择针对性的评估方法是非常重要的。他们需要正确找出障碍者问题所在。在治疗过程中,实施作业治疗评定时应遵循一定的步骤,才能更好地完成治疗计划。其基本的评定步骤包括以下几个部分。

1. 找到需求,发现问题 作业治疗师首先确定障碍者想做或需要做的作业活动,明确障碍者活动功能障碍的特点,病变的器官、组织,确定活动障碍的性质、损伤的程度等。如脑卒中偏瘫障碍者上肢屈肌痉挛,表现为异常运动模式,导致日常生活活动能力受限等。

2. 针对重要问题的评估 明确机体功能障碍的状态并列出存在的问题后,选择针对性检测或功能评定量表进行评估。对障碍者每一项问题做出重要性判断,并分别在相应量表中评分。

3. 现状和满意度的评分 让障碍者从相应量表内容中选出几个自认为重要的动作或活动障碍成分,并对完成这些动作的现状和满意度进行评分。

4. 评定并治疗 根据评估结果得出作业治疗"诊断",推断作业治疗质量的潜力和可能改善的能力,有效地制订出合理的治疗方案和计划,并进行正确的指导训练。

5. 治疗后再评估 经过一段时间治疗后,采用相同的评估方法对障碍者重新评估计分。计算出新评分及其变化差值,评估障碍者治疗效果,进而调整并完善治疗计划。

6. 随访 作业治疗师用一个新的相关评定量表评定,判断障碍者活动障碍状况,或出现的新的问题,并与原评定科学比较,目的在于制订出更科学的治疗计划或确定是否继续康复治疗的计划。

四、作业治疗评定的注意事项

在进行作业治疗评定时,作业治疗师要充分考虑到各种因素对评定结果的影响。应体现评定重点突出、所选方法熟悉、评估结果客观的原则,体现可信性、有效性、灵敏性和实用性。进行作业治疗评定时应注意以下几点。

1. 作业治疗评定目标要明确 根据障碍者的功能障碍情况,选择适当的作业治疗评定项目。单项评定只能提供一方面信息,不能综合评估障碍者整体功能、活动能力。如评定肩关节活动度、上肢肌力时,其具有一定的关节活动功能和肌力,但并不一定拥有能完成一项活动的能力,如到橱柜顶部取物。因此作业治疗评定的重点应放在日常生活、学习、工作活动等综合能力上。

2. 评定内容要符合障碍者自身的障碍情况 尽量避免不必要的检查,不要操之过急,应循序渐进。评定时结合障碍者的性格、习惯、兴趣、爱好以及使用的自助具、矫形器、假肢等康复辅助用具的情况,安排合适的作业训练项目。

3. 评定障碍者实际能力 障碍者活动能力的体现与个人的情绪、习惯、环境等因素有关,在评定中,要激发障碍者的实际活动能力,而不是潜能。可以用通俗易懂的语言指令,不得示范或帮助障碍者。

4. 评定结果应客观 临床上有很多标准化评定量表、操作评分表、指数法等,均能很好地、客观地执行评定,不应单纯凭障碍者或家属口头描述来进行评定,应排除主观影响因素。每次评定应最大限度地反映出治疗前、后的功能障碍改善的实际情况。

5. 思路要明晰 评估时,作业治疗师对要采取的训练活动内容要透彻理解,能够熟练掌握每一个训练项目的具体步骤,并能用正确的方法而不是专业术语来帮助、指导障碍者完成指令。

6. 综合分析评定结果 注重团队间的评估结果和交流,重视与障碍者及家属之间的沟通与交流,这样才能获得更多、更准确的信息,以帮助正确评估。

任务二 作业活动分析

一、认识作业活动分析

作业活动分析是针对人类的作业行为,从生物方面、心理方面、社会方面和文化方面分解出其构成的因素,并进一步明确相互关系的过程。作业活动分析中的作业是指目的活动。作业治疗实践活动将目的活动应用于具体的作业治疗中。作业治疗师通过作业活动分析能够明确障碍者潜在的活动能力,再根据作业活动的难易程度,选择适合障碍者的作业治疗课题,以便于有效地完成作业活动。为了能做好作业活动分析,作业治疗师要对障碍者所进行的主要活动进行具体的详细分析,并且能够将两者很好地整合起来,从而达到有效的作业治疗目的。

从作业活动分析的对象出发,可以将作业活动分析分为作业活动人的分析(欣赏水平、技术能力和动作功能)、作业活动中完成情况和过程的分析。作业活动分析除了运动、感觉、认知、社交等外,还要考虑环境、职业、文化等背景性因素,需要结合多方面进行综合分析。作业活动分析包括了一般的分析和限定的分析,其内容如表2-1所示。

表2-1 作业活动分析

一般的分析	限定的分析		
基础项目 (必要的道具、材料)	根据理论模式的分析	以治疗援助为目的的分析	其他限定的分析
作业环境特性	精神疗法的分析	生活技能训练目的的分析	工程分析
作业工程特性	认知疗法的分析	对人关系改善目的的分析	环境分析
作业活动运动功能特性	神经心理学的分析	就业援助目的的分析	动作分析
感觉知觉认知特性	生物力学的分析	利手交换目的的分析	心理社会分析
道具材料特性	感觉统合的分析	其他	
作业活动结果(作品)			

下面以日常生活活动分析为例,说明作业活动分析的内容和步骤。

(一)举例一

以戴假肢的障碍者准备茶水为例进行具体的活动分析。

1. 一般分析

1) 主动性 因口渴想喝茶,而且不愿喝其他饮料。

2) 相关因素 如年龄、性别、平常的爱好,所处社会、文化背景,平时是否冲过茶。

3) 时间 按照平时的生活习惯。

4) 安全性 知道有潜在的危险。
5) 情绪 平常乐意做。
6) 社会性 为两人准备。
7) 文化性 为客人服务。

2. 动作分析(分析步骤)

1) 进厨房 行走、视觉、感觉、智能需求等。
(1) 运动:能独立行走,协调性和平衡功能好,能持物行走,下肢、骨盆和躯干诸关节和肌肉能活动、能保持直立的姿势。
(2) 感觉:本体感觉、视觉正常。
(3) 智能:有吃喝的要求,如口渴;能进行社会交往;能做出决定;并知道在哪儿做。

2) 准备工作 如从橱柜和茶叶柜里拿壶、杯、勺、茶叶等。
(1) 运动:站立、行走、平衡、持物行走、弯腰、伸手拿物、四肢粗大运动、上肢精细运动和手的抓握。
(2) 感觉:本体感觉、视觉与触觉协调正常。
(3) 智能:记忆力、理解力、逻辑思维和操作顺序。
(4) 感知:空间结构、图形与背景的辨别力,有无失用、失认等。

3) 烧水 包括打开水壶盖至点火烧水等系列动作。
(1) 运动:在小范围的活动,与上述运动分析相同,对于上肢运动要分析关节的屈伸和旋转运动以及手的抓握功能。
(2) 感觉:手眼协调,浅感觉和本体感觉,听觉等。
(3) 智能:注意安全,记忆力,注意力,工作程序,合理安排。
(4) 感知:空间结构的辨别力,视觉失认和失用,图形/背景的辨认。

4) 将茶叶放进杯子里 除上述活动分析外,还要进行以下方面内容的分析。
(1) 运动:主要是抓握方式,如侧捏抓握、球形抓握、三指捏。
(2) 感知:立体觉。
(3) 智能:估计茶叶剂量。

5) 冲茶 包括倒水等系列动作。
(1) 运动:上肢控制能力。
(2) 感觉:空间定位。

6) 喝茶 包括端起杯子喝水的系列动作。
(1) 运动:端杯子,手眼协调,喝茶,吞咽。
(2) 感觉:解渴的满足感、嗅觉、味觉、温度觉。
(3) 情绪:成功后的满足感。
(4) 社会:人际交流的技能。

(二) 举例二

针对进食活动,如用勺子吃饭的动作,从以下几个重要方面进行活动分析,确定障碍者是哪方面的功能障碍(表2-2,图2-1至图2-6)。

表2-2 进食活动分析

动作成分	运动分析	感觉分析	认知分析
握勺	伸手取物 上肢粗大运动 手抓握能力	本体感觉、运动觉、视觉	吃饭的意识 辨别方向和定位

续表

动作成分	运动分析	感觉分析	认知分析
持续握勺	上肢稳定和协调控制,上肢肌耐力	本体感觉、触觉,视-运动协调	判断、定向觉、空间操作
盛起	腕关节旋转 手指灵活性	手眼协调、位置觉、压力觉、运动觉	注意力、理解记忆
送到口中	关节活动范围:肩、肘关节屈曲,腕关节掌屈	温度觉、味觉、触觉,手眼协调	空间结构、满足感

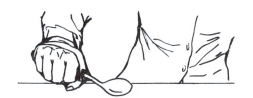

图 2-1 握勺

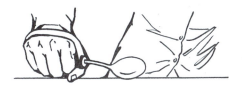

图 2-2 持续握勺

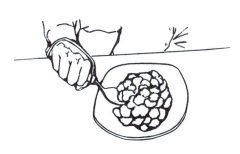

图 2-3 盛起

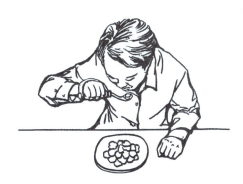

图 2-4 送到口中

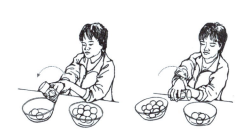

图 2-5 手抓握训练

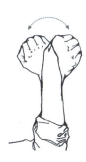

图 2-6 腕关节功能训练

如果障碍者感觉、认知功能正常,而上肢运动功能障碍,不能完成吃饭动作。现对障碍者用勺子吃饭的动作进行分析。

(1) 如不能完成握勺动作,重点训练手的抓握能力,可以选择治疗泥进行作业活动训练。

(2) 如不能完成盛起动作,则重点训练腕关节旋转功能,可以选择立式套圈进行作业活动训练。

二、任务分析和作业活动分析

（一）任务分析

1. 任务分析的定义 任务分析是指分析个人活动和行为构成、行为场景之间的动态关系，是对某一项日常生活活动、工作或生产性活动或休闲娱乐活动的基本行为构成以及障碍者完成该活动所应具备行为场景的一个分析认识的过程。

个人活动是指人类的所有基本活动，活动范围包括日常生活活动、工作或生产性活动和休闲娱乐活动。活动范围见表 2-3。行为构成是指活动中每一项动作的基本构成要素，包括动作的基本步骤、运动类型和所需的基本功能等。作业行为构成包括感觉运动构成、认知整合与构成和社会心理技能构成。其构成内容见表 2-4。行为场景是指活动发生的基本外界条件，包括时空条件、物质和社会环境等。

表 2-3 活动范围

日常生活活动	工作或生产性活动	休闲娱乐活动
口腔卫生、洗澡/淋浴、穿衣、进餐	家政管理	寻求休闲娱乐活动
如厕及个人卫生	衣物整理	休闲娱乐活动行为
个人用具的护理	清洁	
服药	食物准备及餐具清洗	
健康维持	购物	
社会化活动	管理钱财	
功能性交流	维持家庭	
功能性转移	安全事宜	
社区内转移	照顾家庭	
紧急反应	教育活动	
性行为	职业活动（求职、就业、职业活动、退休计划、志愿活动）	

表 2-4 作业行为构成表

作业行为构成——感觉运动构成		
感觉	神经、肌肉、骨骼	运动能力
感觉意识	反射	粗大运动协调
感觉过程	关节活动度	越中线运动
知觉过程	肌张力	单侧性运动、双侧整合运动
	肌力	运动控制能力
	肌耐力	改变惯性运动
	姿势控制	精细协调与灵活性
	姿势定位	手眼协调能力
	软组织完整性	听-运动控制能力

续表

作业行为构成——认知整合与构成		
感知与识别	记忆或概念形成	思维运用
警觉水平	活动开始	位置归纳能力
定向定位	活动终止	解决问题能力
辨认	记忆能力	学习能力
注意力维持	排序能力	归纳能力
	分类能力	
	概念格式化	
作业行为构成——社会心理技能构成		
心理能力	社会能力	自我保护能力
价值观	角色活动能力	应对技巧
兴趣	社会品行,社交能力	时间控制能力
自我认识能力	自我表达能力	自控能力

2. 案例分析　如对一位脑外伤障碍者,要评估其认知功能障碍,可以设计一项关于日常生活中的任务,观察障碍者执行完成任务的情况并分析,找出关于认知功能障碍的主要问题。

(1) 治疗师可以发出口令:"请取出盒子内的运动鞋并放到柜子里。"(备注:盒子内有运动鞋、皮鞋、拖鞋,柜子内有衣服和袜子。)

(2) 分析结果:治疗师发出口令时,障碍者伸手打开盒子左顾右盼,动作缓慢,手来回触及所有的鞋子,然后把运动鞋取出,转身打开柜门,把鞋子放在柜子内衣服的上面,没有关上柜门。评估障碍者是认知功能障碍,主要问题有注意力降低、记忆力减退、反应迟钝,存在执行和抽象思维能力障碍。

(二) 作业活动分析

作业活动分析是指评估在治疗性活动中障碍者的主动性和行为构成,是对一项治疗性活动的基本行为构成以及障碍者能够完成该活动所应具备的功能水平的一个分析认识的过程。

1. 作业活动分析的应用原则

(1) 以障碍者为主,以目标为中心。
(2) 对满足障碍者的社会角色等个人需求具有一定的意义。
(3) 需要障碍者全身心投入,积极配合。
(4) 为预防和改善功能障碍或残疾而设计活动。
(5) 发展可提高生活质量的活动技能。
(6) 尽量与障碍者的兴趣一致,从而提高活动分析的质量。
(7) 具有适应性,易于分析,并与年龄相适宜。
(8) 治疗师与障碍者共同选择。

2. 案例分析　穿衣活动包括穿/脱上衣、穿/脱裤子、穿/脱鞋子。以偏瘫者穿衣活动中的穿/脱开襟上衣为例进行活动分析。

1) 穿/脱开襟上衣基本要求
(1) 坐在有靠背的椅子或坐在床边,坐位平衡Ⅱ级。
(2) 坐位时双足能平放于地上。

(3) 认知功能尚可。

2) 穿/脱开襟上衣活动成分

(1) 放好上衣。

(2) 将患侧上肢和手穿进/脱出正确衣袖。

(3) 将衣领拉到/脱到健侧肩。

(4) 穿上/脱下健侧上肢衣袖。

(5) 系上/解开纽扣。

3) 穿/脱开襟上衣动作分析

(1) 穿开襟上衣动作共8步：①障碍者将上衣里面朝外，衣领向上，置于其膝上。②用健侧手帮助露出里面的袖口。③把患侧手穿进相应的袖口。④将上衣沿患侧上肢拉上并拐到健侧肩和颈部。⑤把健侧手和上肢穿进衣袖。⑥障碍者用健侧手抓住上衣的后襟将其拉开展平。⑦整理上衣使其对称并使纽扣对准相应的扣眼。⑧稳定纽扣边缘，用健侧拇指撑开扣眼套上纽扣。

(2) 脱开襟上衣动作共4步：①解开纽扣。②先将患侧上衣脱到患侧肩下，然后将健侧上衣脱到健侧肩下。③将健侧上肢和手脱出衣袖。④当健侧手脱出后，障碍者方可容易地将患侧的衣袖脱下，完成脱衣。

三、作业活动分析方法

作业活动分析是利用标准化的评定工具，测试障碍者完成与其所从事或将要从事的工作相类似的活动的能力。与资料库中障碍者具体从事的工种要求进行比较，以确定其是否具有从事该工作的能力，称为工作评定。评定范围包括体能、认知、社交心理、工作技巧和工具的使用等。分析方法有简单分析法和详细分析法。

（一）简单分析法

简单分析法主要包含的分析内容见表2-5。

表2-5 作业活动分析内容一览表

活动分析	注意事项
怎样进行活动(how)	是否需要一般的感觉
什么活动(what)	是否必须重复同样的动作
为什么要选择这种活动(why)	是否能够分级，活动量大小
活动将在哪里进行(where)	是否有难以忍受的噪声
什么时候进行(when)	是否能引起障碍者的兴趣
有什么人参与(who)	是否有职业和教育的价值

（二）详细分析法

详细分析法是活动分析的主要部分，包括运动、感觉、智能、知觉、情绪、社会性、自主性、文化背景等方面的内容。

（三）分析步骤

(1) 提出一项活动所能够达到的短期目标。

(2) 列出这项活动的每一个步骤，并将其分解成动作。

(3) 完成这项活动需要具备的功能和能力。

(4) 分析完成这项活动所需要的外部条件。

(5)明确使这项活动难度递增的分级。
(6)指导这项活动的注意事项。

四、作业表现评定

作业表现(occupational performance)是指障碍者从事某项作业活动时的表现,是作业治疗的目标,其涉及所有的作业活动。作业表现评定最常用的是加拿大作业活动行为评估(Canadian occupational performance measure,COPM),是一种以障碍者为中心、以障碍者意愿为主要治疗目标的评估方法。作业治疗师通过访谈的形式,使用COPM,可帮助作业治疗师和障碍者明确功能受限的项目,也可评估治疗效果,且可多次进行。

任务三 制订作业治疗计划

制订作业治疗计划是作业治疗实施的核心部分。拟订作业治疗计划时,必须要先对障碍者的残疾或功能障碍进行作业功能评定,然后以所分析问题的结果作为依据;应考虑哪些作业治疗有利于治疗目标的实现。对障碍者进行作业训练时要了解作业活动完成的情况,对前阶段作业治疗进行再评定并做出小结,提出更新、更高的作业治疗计划。作业治疗计划制订的过程是发现问题、解决问题的过程,可以促进障碍者恢复最佳功能状态,从而更好地回归家庭和社会。

一、制订作业治疗计划的步骤

作业治疗的流程:采集并分析障碍者资料→初期作业活动分析和评定→制订作业治疗目标→制订作业治疗计划→实施作业治疗计划(作业治疗训练)→中期评定→修改(调整)作业治疗计划→实施作业治疗计划→末期评定→出院小结及制订家庭康复计划。

(一)接诊

1. 查阅病历资料
1)一般情况 姓名、年龄、文化程度、兴趣、职业。
2)病史 通过在病史中获取资料和与障碍者交谈,重点收集与作业治疗有关的信息,包括既往史、用药史、文化程度、职业、社会经历等。对儿童障碍者要了解出生史、发育史、教育环境、生活环境、兴趣爱好等。

2. 了解障碍者的要求、治疗积极性等 通过对障碍者的访谈,了解其对残疾的态度,对自己治疗的要求,学习、接受能力,参加治疗的积极性。根据残疾问题提出可行的治疗目标。

(二)初期评定

作业治疗师根据障碍者功能障碍程度,选择针对性的作业活动进行分析评估,选择合理的评定量表,并结合各项功能及检查评估结果来评价运动功能、ADL能力、认知功能等。通过分析资料,找出障碍者存在的问题,并在此基础上提出问题,为制订治疗目标和计划提供可靠的依据。

(三)明确需要解决的问题

通过初期评定,明确障碍者在生活、学习、工作上具有的改善功能的条件和潜在的能力,找出存在的不利因素和功能障碍,明确问题的主次,列出序号,逐步解决。

作业治疗师只有掌握了作业活动分析技能,才能有效地进行作业活动指导。活动分析贯穿于整个治疗过程中,需要具体地分阶段、分步骤进行。在分析中确定作业活动的类型,明确选择的作业活动主要针对哪些方面的功能障碍,是否能提高和恢复障碍者的能力。生活中的很多活动都是由一系列独立的动作串联组成,多数障碍者最初很难完成其中的某一项动作甚至是连续性的动作,治疗师必须将活动逐项分解,针对每一个动作进行仔细分析,让障碍者逐一练习,并循序渐进地进行衔接,最终完成连续性的动作。

（四）制订作业治疗目标

作业治疗师与障碍者及其家属分析初期评定结果,提出功能障碍的问题,与障碍者讨论短期治疗目标,经过阶段治疗后,再制订长期治疗目标。

1. 短期目标 短期目标应具体、明确并具有可测量性。通过针对性的作业活动训练,可以达到治疗效果。如一名障碍者不能独立进食,通过一段时间的手功能训练,两周后,障碍者可以借助带有可调节硅胶手带的加粗、角度可调的勺子自己吃饭(图2-7);当目标达到后,及时确定下一个训练目标,如在一周后障碍者用筷子进餐(图2-8)。短期目标是通过作业治疗后能在短时间内达到的治疗效果,其目标是明确的。

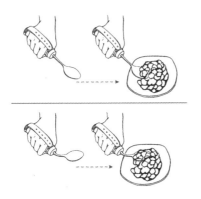

图 2-7 借助加粗、加长的勺子进餐

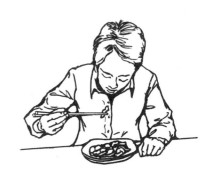

图 2-8 用筷子进餐

2. 长期目标 作业治疗结束时,障碍者能最大限度地恢复其功能活动,并能体现机体的综合活动能力。如一位截瘫患者出院时,能借助截瘫助行器完成行走、日常生活自理、计算机操作。从轮椅到辅助行走(图2-9、图2-10),这个目标可能短时间内不能完成,但治疗师要鼓励障碍者树立信心,向预期目标努力,最终达到终期目标,从而让障碍者以最好的功能状态重返家庭、回归社会。

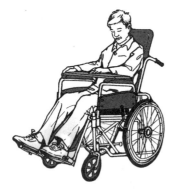

图 2-9 轮椅

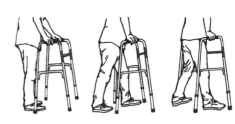

图 2-10 助行器

（五）制订作业治疗计划

作业治疗师是具体实施计划的执行者,与康复团队开展良好的合作,是实施有效康复措施的基础。在作业治疗过程中,要注意观察障碍者能完成的动作及任务并适当调整动作的难易程度,尽快达到短期目标,必要时可配合辅助工具的运用,让障碍者达到全面的康复。在制订治疗计划时应遵循以下原则。

1. 选择的作业活动应与康复目标相一致　通过合适的作业活动训练,帮助障碍者恢复或部分恢复丧失的功能,达到日常生活等方面的完全自理或基本自理。对于难以恢复的功能障碍,作业治疗可以通过调整生活方式、进行代偿训练等方法实施。

2. 根据障碍者的愿望和兴趣选择作业活动　充分调动障碍者的主观能动性和参与意识,激发机体内在的潜能。

3. 选择障碍者完成程度约80%的作业活动　每个障碍者损伤程度不同,存在个体差异,在制订作业治疗计划时,应根据障碍者具体情况,选择其能完成约80%的作业活动,随着能力的提高逐渐增加活动的难度。

4. 在训练中应考虑局部与全身功能之间的影响　作业治疗既要考虑治疗的局部效果,也要重视治疗的整体作用。

5. 作业治疗活动的选择需考虑障碍者所处的环境条件　根据障碍者残疾和环境评定,制订合理的作业治疗计划,训练障碍者适应所处的生活环境,同时进行适当的环境改造,方便障碍者生活自理。

6. 选择合理的作业治疗量　根据作业治疗评定结果和作业能力,结合障碍者身体的耐力,选择障碍者能承受的作业活动强度、时间和频率及体位等。

(六) 实施作业治疗计划

1. 作业治疗计划

1) 生活能力训练　根据障碍者的意识状态和运动功能情况,可以选择早期床旁和后期生活能力训练,可以结合日常生活能力进行训练,再次验证功能训练的效果,从而提高 ADL 能力和职业技能及社交能力。

2) 功能训练　结合康复团队对疾病、残疾的综合分析,按照总的治疗计划,针对功能障碍特点及评定结果、治疗目标和作业治疗处方的要求,分步骤、分阶段地完成作业训练,使障碍者充满信心,愿意接受和积极地参与到作业治疗活动中。在临床上,由于残疾程度不同,而且障碍者的生活经历、文化背景、对事物的理解能力各不相同等原因,作业治疗师在开始训练前,必须向障碍者解释、说明进行作业活动训练的目的,以及期望达到的治疗目标。在训练中仔细观察障碍者操作的每一个环节,随时纠正不良行为和动作。具体训练活动应遵循以下原则。

(1) 运动功能训练:①关节活动度:从被动运动、助力运动、主动运动到辅助用具的训练,从粗大运动到精细协调运动训练。②肌力和肌耐力:按照非抗阻力到轻微抗阻力、中度和重度抗阻力主动运动顺序。运动方式可以从等长运动到等张运动和等速运动。

(2) 感知觉训练:针对浅感觉、本体感觉、实体觉、平衡觉等,从睁眼训练到闭眼训练,循序渐进恢复精细感觉。

(3) 认知训练:从简单到复杂,逐渐增加治疗时间和任务难度,通过环境重建,从安静环境转移到正常的环境中来,必要时设置一定的障碍练习。

3) 环境设计　对环境进行改造的目的是让障碍者适应环境的要求,提高生活质量。要根据障碍者最终的能力和治疗目标进行设计。包括家居环境设计、社区环境设计等。

2. 实施作业治疗计划的方法　在不同时期、不同阶段、不同环境对障碍者采取合理的治疗方法,有利于康复方案的执行,并达到有效的治疗目标。

1) 个体训练　即一对一治疗。作业治疗师必须掌握正确的作业活动指导方法,根据障碍者病情的个体性差异调整不同的体位、姿位及作业设备的摆放方位,因不同的障碍者在做同一项作业活动时,其治疗侧重点并不完全相同。作业治疗师在指导障碍者重点训练手的抓握功能(图2-11、图2-12)时,在姿位、手势和木插板的摆放上均有特别要求。

2) 小组训练　可采用分组比赛的训练方法,提高障碍者的主动积极性,增强其对治疗的信

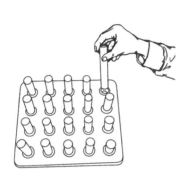
图 2-11 错误抓握

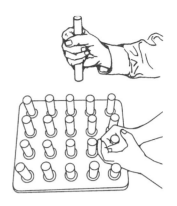
图 2-12 正确抓握

心。我们可以让有相同功能障碍的患者在一起操作练习,当达到一定的效果后,进行比赛训练,相互比较和学习讨论,最终达到理想的治疗目标。如对两位障碍者进行前臂、腕关节及手功能的作业训练,最终要达到的目标是恢复和提高 ADL 能力(图 2-13、图 2-14)。

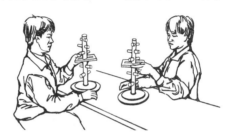
图 2-13 前臂、腕关节训练(比赛)

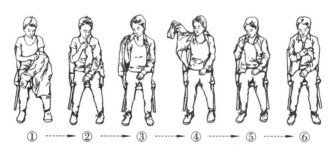
图 2-14 穿衣练习(个体目标)

3) 治疗性社团活动和家庭康复的训练　作业治疗训练也可以采用灵活的、多种多样的形式进行,如可以将作业功能障碍者根据病情相似性或者治疗目标相近性进行分类,然后形成社团性组织,如编织社团、乐队、书画社团、球队、游泳队等,进行集体活动;也可以在障碍者回归社区或者家庭康复治疗时,以实质性的家庭或者重新组建"家庭式"的活动单位开展训练。

(七) 再评定、再治疗

1. 再评定　在初期评定的基础上,经过一定时间的作业治疗训练,一般为 15 天至一个月,然后进行中期评定,并结合初期评定结果进行综合分析,对治疗效果进行评价反馈。若治疗效果不佳,找出问题所在,并修订治疗方案;若治疗显效,达到短期目标,则可以根据中长期目标,制订新的治疗方案。

2. 再治疗　通过再评定来修订治疗计划,在整个治疗过程中要不断进行评定、修订并实施。修订新的治疗计划包括有治疗目的的修订、作业治疗量的调整等。

（八）出院计划

1. 出院前的训练或指导　随着障碍者在康复过程中提升了一定的功能和能力，经过反复评定、训练、修订作业治疗计划、再评定、再训练等，当障碍者的功能恢复进入一个相对静止的平台期后，作业治疗师可以开始启动出院计划。出院计划的制订应由障碍者、家属及所有相关的康复人员共同参与。综合对障碍者的教育、职业、环境、社会能力等因素进行评定，帮助障碍者日常生活活动能力的继续巩固和提高，合理为他们提供日常生活技能训练的项目指导，使他们在作业上尽最大限度发挥潜能。如设计日常生活活动的时间表，在家中提供自我照顾及进行家务训练等。

2. 家庭康复指导、环境适应训练、环境改造、职业指导等作业治疗须长期进行　在系统指导下，安排障碍者在家中自行练习，直至障碍者能恢复生活自理能力或劳动能力。对所有准备出院，且经环境评定后，需要对其居住环境进行改造的障碍者，根据其能力和治疗目标，对其所处的物理环境的布置和构造进行更改，以创造机会使其能够适应环境的要求。改造完成后，评定障碍者使用情况，以判断是否达到了预期目标及是否需要进一步的训练和改造，必要时制订随访计划。围绕病、伤、残者所希望的职业目标，在技能、工作速度和效率、职业适应性等方面进行职业指导，以促进障碍者掌握必要的职业技能，建立自信，提高就业意愿，尽快融入社会。根据服务对象的个人特点和劳动市场需求提出职业选择的具体建议。

3. 跟踪调查，社区康复，回归家庭，重返社会　已出院的障碍者可在社区门诊的作业治疗室继续进行治疗，以期让障碍者能更好地重返社会。

二、作业治疗处方

（一）作业治疗处方的内容

在制订作业治疗处方时，必须充分明确障碍者的治疗目标。确定所选择的作业活动训练能否获得治疗效果，并与治疗目标相一致。掌握适合障碍者的治疗处方，对作业完成质量是很重要的，其包括作业治疗项目、目的、方法、强度、持续时间、频率及注意事项等内容。作业治疗原则一般是循序渐进、从简单到复杂、从轻到重，根据障碍者疾病的不同情况，调整作业活动，以适应不同障碍者的需要。

1. 治疗目标与作业项目　在选择具体的治疗项目时，作业治疗师应充分掌握各种作业活动特点和操作方法及其治疗性应用，结合障碍者具体功能障碍特点和具体治疗目标，选择恰当的作业活动项目，提高障碍者身体功能或精神状态，并增强其日常生活、学习、工作的能力。如改善手的精细活动、协调功能，以便完成日常生活中系纽扣活动等。

2. 作业治疗剂量　确定治疗剂量时要考虑到障碍者是否能够完成治疗任务。在确定时，不仅要考虑到作业活动的强度、实施的频率以及完成作业所需要的时间，还要考虑到障碍者的全身承受能力和疲劳程度。

1）作业活动的强度　作业活动强度的安排与调整必须遵循循序渐进的原则，与以下因素有关。

（1）障碍者身体素质、功能障碍程度：如脑卒中障碍者伴有心肺疾病，训练上肢肌力时，考虑呼吸频率和心脏负荷，从而调整作业强度。

（2）作业设备种类及大小、指导技巧：如以增强手部肌力和增大关节活动度为治疗目的时，可以选择不同强度的作业活动，从轻到重的作业活动有木刻、拧螺钉、和面、捏治疗泥、插钉等。

（3）障碍者的体位和姿势：根据障碍者的功能障碍特点选择不同的体位和姿势。如进行坐位肩关节外展训练，作业设备可放置体侧练习；若坐位时将肘关节固定，可充分训练腕关节屈伸功能等。

2）作业治疗频率和时间　根据障碍者的具体情况安排实际训练时间和休息时间，一般每日

1次,约30 min(20～40 min)。治疗中如果障碍者出现疲劳、厌烦等不良反应,应缩短时间,减少频度(表2-6)。

表2-6 作业治疗频率和时间举例

序号	治疗种类	治疗目的	作业活动	次数和分量	家庭康复
1	日常生活活动训练	改善手精细活动和协调功能	编织、手持碗筷、拧毛巾、拾豆子	40分/次 2次/日	回家自己练习
2	职业技能训练	恢复劳动能力	拧螺丝、锯木、绘图、计算机操作	30分/次 1次/日	结合自己的职业选择练习
3	精神心理活动训练	改善情绪	拼图、绘画、弹琴、剪纸	1～2时/次 2次/周	结合自己的兴趣爱好练习
4	社会适应能力训练	提高与人沟通的技巧及生活质量	购物、娱乐、集体活动	1～2时/次 2次/周	多参与社区活动

3. 辅助用具的选用 在作业治疗中,合理地应用辅助用具,对障碍者完成整个作业活动过程具有很好的帮助,并能增强障碍者练习的信心和提高作业活动能力。

(二) 作业治疗处方的临床应用

举例:障碍者,男,38岁,机械工人,手部损伤术后恢复期,拇指对指及食、中二指的对指和屈伸功能障碍,须进行作业治疗,经过作业功能的检查和评定后,为障碍者开出作业治疗处方。

1. 操作方法与步骤
(1) 根据手功能评定和需求评定结果选择适合的肌力训练项目。
(2) 确定活动处方,明确活动内容、运动量、时间、次数等。
(3) 准备合适的场地、设备及工具。
(4) 说明训练的目的、意义、方法、注意事项,演示操作方法。
(5) 进行肌力训练。
(6) 训练过程中作业治疗师进行评定、指导和反馈。
(7) 治疗结束后,整理场地及工具。
(8) 布置自我练习作业活动及说明注意事项。

以应用计算机辅助训练系统为例,步骤参考如下:①热身,进行轻柔的手部主动活动;②利用系统进行手部肌力评定;③根据肌力评定结果确定运动处方;④根据障碍者的兴趣选择游戏;⑤设定肌力、时间、难度、活动方式等参数;⑥应用特制手柄,利用游戏进行训练;⑦训练后进行放松活动。

2. 作业治疗处方 如表2-7所示。

表2-7 作业治疗处方

序号	治疗种类	治疗目的及活动次数剂分量
1	日常生活活动训练	恢复手细致活动功能,解、系衣扣,手持碗筷,梳头,拧干毛巾,使用不同阻力的夹子训练(每日1～2次,每次60 min)。可布置家庭作业回家自己练习
2	职业技能训练	为恢复劳动能力做准备,拧螺钉、使用生产性活动工具、娱乐与休闲工具、计算机辅助手功能训练系统。1次/日,每次30～45 min,循序渐进
3	作业活动训练	训练手精细运动,改善情绪,如泥塑、编织等。每周2次,每次1～2 h
4	就业前评估和就业咨询	治疗后期安排,决定是否需要改变工作

3. 注意事项
(1) 障碍者在操作过程中姿势和体位应正确,避免代偿;训练前应适当热身,训练后放松,避

免肌肉损伤；训练过程中注意调整呼吸，避免屏气，特别是心肺功能不佳者。

（2）工作台及工具符合人体工作要求。

（3）根据障碍者的需要和手部肌力情况选择合适的训练项目，尽量选择具有实用性和趣味性的活动进行训练。

任务四　书写作业治疗文书

对康复治疗的记录，各康复机构实际执行的文书并不完全统一，但总体原则是符合各自的工作实际及工作管理流程。一般来讲，主要包括门诊治疗单、康复治疗计划表、各种康复评定表、各期评定记录（病程记录）、转介治疗单（治疗处置单）、治疗记录（统计）表等。

一、门诊治疗单

门诊治疗单是根据障碍者的综合评定情况，康复医师将其转介到门诊治疗而执行的治疗计划和治疗记录。门诊治疗单在实际工作中其实也可以和住院部的康复治疗单及相关记录文件结合起来。一般门诊治疗单比较简单，在后续治疗中还要与实际的治疗登记表配合应用。

门诊治疗单类似于作业治疗处方，一般根据单位实际开展的康复治疗服务项目情况罗列，而后根据不同障碍者情况合理选择和搭配治疗服务项目，当然也包括对障碍者基本信息的记录（表2-8）。

表 2-8　康复门诊治疗单示例

×××市第一人民医院

康复门诊治疗单

姓名：　　性别：　　年龄：　　职业：　　住址：　　门诊号：

诊断：

治疗项目	代码	次数
作业疗法	ZYLF	
骨关节炎A（手法治疗）	GGJYASF	
肩周炎（手法治疗）	JZYSF	
颈椎病（手法治疗）	JZBSF	
腰突症（手法治疗）	YTZSF	
腰扭伤（手法治疗）	YNSSF	
肩关节（功能训练）	JGJXL	
肘关节（功能训练）	ZGJXL	
腕关节（功能训练）	WGJXL	
手指关节（功能训练）	SZGJXL	
髋关节（功能训练）	KGJXL	
膝关节（功能训练）	XGJXL	
踝关节（功能训练）	HGJXL	
肌力训练	JLXL	

续表

治疗项目	代码	次数
医疗体操	YLTC	
关节软组织 A（手法治疗）	GJRZZASF	
骨折后遗症 A（手法治疗）	GZHYZASF	
脑偏截瘫（功能训练）	NPJTXL	
医师签名	年　月　日	

二、评定记录

评定记录是收集障碍者的病史和相关资料，并借此制订出合适的康复治疗方案、评定治疗效果和预测预后功能等的过程总和。康复评定记录则是对康复评定过程中的所有文件资料的记录，是在康复医师的组织下，由康复协作组共同完成的工作记录。其主要包括早（初）期评定、中期（阶段性）评定和末期评定三期评定记录，其中，中期评定记录可以有多次。评定记录内容包括各种相应的功能评定量表（表2-9）记录，也包括康复协作组会议讨论意见记录，均需作为康复治疗文件资料进行收录（表2-9）。

表 2-9　康复治疗评定表

康复治疗评定表（OT）					
时间					
姓名	性别	年龄	职业	床号	住院号
诊断					

主要问题

治疗目标

治疗计划

三、康复治疗计划表

康复治疗计划表主要是针对住院障碍者个人而单独拟定的简易的治疗计划，供康复医师和各康复治疗师进行治疗服务时掌握和参考执行，也是后续采取更进一步和更具体治疗方案的依据。康复治疗强调"三期"评定，在后期修订康复治疗方案、调整完善康复目标、阶段性总结及出院治疗效果反馈时，康复评定结果都将作为依据和理由。康复治疗计划表记录内容需要全面反映障碍者功能障碍的状况、存在的问题、阶段性治疗后的效果评定反馈（包括主观的信息和客观检查测量的信息等）、康复团队成员之间协作的过程、下一步康复治疗计划的制订和修订、预期达到的短期目标和中长期目标等，也可以交代注意及说明事项。一般在康复评定会上，还由高年资的副主任医师或主任医师提出指导性意见，最后由主管康复医师做总结，提出下一阶段治疗计划意见，做相应医嘱的维持、调整或改变等（表2-10、表2-11）。

表 2-10 康复治疗计划表示例

×××医院

康复治疗计划

姓名：　　　　　　入院日期：　　　　　　住院号：

存在问题	治疗对策	康复目标
1	1	1 短期目标
2	2	
3	3	
4	4	2 中（长）期目标
5	5	
6	6	

医师签名：　　　　　　　　　　　年　　月　　日

表 2-11 OT 临床评定与治疗路径记录

姓名：　　　　　　年龄：　　　　　　性别：□ 男　□ 女　　住院号：

诊断：　　　　　　　　　　　　　　发病日期：

文化水平：　　　　职业：　　　　　　利手：□ 右手　□ 左手

患者一般情况：

神志：　□ 清醒　　□ 嗜睡　　□ 昏迷

精神：　□ 良好　　□ 疲倦

视野：　□ 正常　　□ 缺损（□ 左外　□ 右外　□ 其他）

情绪状态：

□ 焦虑　　　□ 抑郁　　　□ 烦躁　　　□ 淡漠

□ 强哭、强笑

现病史：

□ 昏迷

生命体征：体温____℃，血压____mmHg，脉搏____次/分，呼吸____次/分

语言能力：

理解	听理解：	□ 一步指令	□ 两步指令	□ 三步指令
	书面语理解：	□ 词语水平	□ 句子水平	□ 深层失读
	手势语理解：	□ 是	□ 否	
复述		□ 词语水平	□ 句子水平	
表达	□ 语言表达	□ 书面语表达	□ 手势语表达	□ 其他
命名	□ 图片	□ 实物		

续表

评估情况：	
Brunnstrom 分级	上肢____(1~6)期,手____(1~6)期,下肢____(1~6)期
MMSE/MOCA	____/30 分,____/30 分
Glasgow 昏迷评分量表	____/(3~15 分)
字母划消实验	注意力障碍____(+/-)
Albert 试验	□ 无忽略　□ 漏删 3~23 条(□ 左侧　□ 右侧)
等分线段试验	□ 无忽略　□ 单侧忽略(□ 左侧　□ 右侧)
LOTCA	____/91 分
韦氏成人智力量表(WAIS)	
Rivermead 行为记忆试验(RBMT)	____/(12 分)9~12 分,正常;<9 分,异常
FIM 量表	运动组____/126 分;认知组____/35 分;总分____/161 分
Barthel 指数	____/100 分
Fugl-Meyer 运动功能评定量表	上肢____/34 分;手____/30 分;感觉____/24 分
汉密尔顿焦虑/抑郁量表	焦虑(HAMA)____/分;抑郁(HAMD)____/分
简易手功能评定量表	左手：　　右手：
肌力： □ 上肢　□ 近端 　　　　□ 远端 □ 手　　□ 抓握 　　　　□ 侧捏	□ 一级　□ 二级　□ 三级　□ 四级　□ 五级 □ 一级　□ 二级　□ 三级　□ 四级　□ 五级 □ 一级　□ 二级　□ 三级　□ 四级　□ 五级 □ 一级　□ 二级　□ 三级　□ 四级　□ 五级
手的实用性评定	□ 实用手 A　　□ 实用手 B □ 辅助手 A　　□ 辅助手 B　　□ 辅助手 C □ 失用手

认知情况：

障碍点：	处理：
定向力 □ 地点定向　□ 时间定向　□ 人物定向	□ 定向力强化训练
注意力 □ 觉醒状态低下　□ 注意范围缩小 □ 注意力保持障碍　□ 选择注意障碍 □ 转移注意障碍　□ 分配注意障碍 □ 单侧忽略 (□ 单侧躯体忽略　□ 单侧空间忽略)	□ 视觉跟踪　　□ 删除游戏 □ 数字顺、逆背训练 □ 猜测游戏　　□ 迷宫游戏 □ 电脑游戏　　□ 找信息点 □ 阅读　　　　□ 听觉注意训练 □ 拍灯
记忆力 □ 瞬时记忆　　□ 短时记忆 □ 长时记忆 □ 记忆力减退　□ 遗忘　□ 虚构	□ 图片记忆训练　　□ 七巧板 □ 听觉记忆训练　　□ 触觉记忆训练 □ 口算除法　　　　□ 短文复述 □ 听电话记留言　　□ 路径记忆训练 □ 前瞻性记忆训练　□ 记忆技巧训练

续表

视空间关系	复制图形　　　□ 搭积木
□ 图形背景分辨障碍 □ 空间定位及关系障碍 □ 物体恒常性分辨障碍 □ 深度与距离分辨障碍 □ 结构性失用　　□ 穿衣失用	□ 穿衣板练习　　□ 拼图板
失认 □ 视觉失认　　□ 听觉失认 □ 触觉失认	□ 视觉、听觉、触觉反馈性练习
失用 □ 意念性失用　　□ 意念运动性失用 （□ 执行口令　□ 动作模仿　□ 实物操作）	□ 生活自理训练
计算 □ 数字失认　　□ 数字概念障碍 □ 简单运算障碍　□ 复杂运算障碍 □ 口算障碍　　□ 笔算障碍 □ 实际应用障碍	□ 数字概念训练　　□ 简单口算 □ 简单算术（笔算）　□ 进位口算 □ 进位笔算　　□ 应用算术 □ 模拟情景计算训练
执行能力 □ 类别概念障碍　□ 推理能力障碍 □ 计划和预见能力障碍 □ 分析能力障碍　□ 判断能力障碍 □ 解决问题能力障碍 □ 不适当反应的抑制（自我控制）障碍 □ 启动与控制有目的行为能力的障碍 □ 动作行为的序列分析障碍	□ 分类(实物,图片,抽象概念,抽象图形) □ 逻辑思维　　□ 常识强化 □ 思维推理训练　□ 问题解决训练 □ 日程安排训练　□ 模拟购物

备注：

任务五　实用技术训练

一、知识训练

（一）重点概念解释

（1）作业需求评定　（2）任务分析　（3）活动分析

（二）问题理解

（1）请为"刷牙"这一动作进行活动分析。

（2）请为右侧偏瘫患者（上肢功能障碍）设计一项任务，并进行分析，根据分析结果提出问题要点。

（3）请用简单分析法为左侧桡骨下端骨折患者进行作业活动分析。

(4) 请对下列两项日常生活活动成分进行分析,明确主要功能障碍并选择合理的作业活动。
① 系纽扣活动分析
② 洗脸活动分析

(三) 知识应用(单选题)

(1) 针对完成作业活动的人的作业活动分析,主要包括有(　　)。
A. 欣赏水平　　B. 技术能力　　C. 手功能　　D. 动作功能　　E. 认知功能

(2) 下列哪项不是作业治疗的评定方法?(　　)
A. 观察法　　B. 体验法　　C. 访谈法　　D. 调查法　　E. 量表评定

(3) 障碍者出院后计划包括(　　)。
A. 家庭康复训练　　　　B. 环境适应训练　　　　C. 环境改造
D. 社会活动　　　　　　E. 用药指导

(4) 对进食的活动分析不包括(　　)。
A. 身体状况　　　　　　　　　　　　B. 环境背景
C. 材料、工具、物品的性质特点及功能分析　　D. 对作业活动完成质量的分析
E. 以上都对

(5) 作业活动分析的目的不包括(　　)。
A. 明确服务对象的潜在作业活动能力　　B. 明确功能障碍及程度
C. 获悉在实际环境中会遇到的问题　　　D. 明确作业活动特点
E. 选择适合的作业活动治疗

(6~8题共用题干)康复科一名脑卒中偏瘫障碍者,女,51岁;作业治疗师在床边进行ADL评估,步骤如下。

① 治疗师口令:"分好衣服正反面。"障碍者按指令完成了动作。
② 治疗师口令:"请把患侧上肢和手穿进正确的袖管。"障碍者完成动作时速度较慢,但最终还是将患侧手套进了袖管。
③ 治疗师口令:"把衣服领拉到患侧肩。"障碍者将袖子拉过患侧肘部时出现困难,经治疗师提示和少量帮助后完成动作。
④ 治疗师口令:"将衣领拉到健侧肩。"障碍者伸手完成动作时不能保持坐位平衡,身体不受控制地向患侧倾倒,由治疗师扶持后坐稳。
⑤ 治疗师口令:"穿好健侧袖子。"障碍者顺利完成动作。
⑥ 治疗师口令:"整理好衣领并系上纽扣。"障碍者顺利完成动作。

(6) 根据评估情况,该障碍者存在哪两项功能/活动障碍?(　　)
A. 穿上衣与注意障碍　　　　　　B. 穿上衣与静态平衡障碍
C. 理解与穿上衣障碍　　　　　　D. 自动平衡与穿上衣障碍

(7) 评估过程中,治疗师存在下列何种问题?(　　)
A. 对穿上衣活动成分不能透彻理解
B. 在评估过程中给予障碍者提示和帮助
C. 治疗师口令有些术语化
D. 以上情况都是

(8) 对于该障碍者的穿上衣训练,下列哪种情况最为合适?(　　)
A. 让障碍者平时自己练习
B. 让陪护监督障碍者练习
C. 不用进行穿上衣练习

D. 先安排动态坐位平衡练习,待坐位平衡改善后再进行穿上衣训练

二、技能训练

(一) 案例分析

障碍者,李某,男,63岁。主诉:左侧肢体活动不利2月余。

李某两个月前晨起无明显原因出现头晕,左侧肢体无力,言语稍不利,无昏迷及大小便失禁。头颅CT显示颞叶及基底节区梗死灶。考虑"脑梗死",给予脱水、扩管等治疗,以"脑梗死、左侧偏瘫"入康复科。康复评定结果:①运动功能:左侧偏瘫。②分离运动:上肢无、下肢有。③Brunnstrom分级:上肢2级、手2级、下肢4级。④肌力:左侧上肢近端屈伸肌0级、远端屈伸肌2级。⑤肌张力:左上肢增高。⑥感觉功能:左侧肢体浅感觉减弱。⑦ADL评定:BI得分55分。分析得出障碍者主要问题:①左上肢活动障碍;②肌张力增高;③肩关节半脱位;④ADL依赖。作业治疗师为其制订治疗目标:①促进分离运动;②控制肌张力;③防止肩脱位;④改善ADL能力。作业治疗计划包括:①双手推滚筒、桌上活动20 min→木插板→套筒→磨砂板;②负重训练10 min;③耸肩运动;④ADL训练。

问题:

(1) 该作业治疗评估过程是否完整?如果不完整,你认为还应该补充哪些内容?

(2) 该评估过程是否体现了以障碍者为中心的理念?哪里体现的?如果没有体现,你认为应该重点体现在作业治疗评估的哪个步骤?采用何种方式体现?

(3) 作业治疗师制订的治疗目标和治疗计划是否合理?如果不合理,请说明理由。

(二) 操作实训

实训项目　制订作业治疗计划

1. 实训目的　能结合案例制订作业治疗计划。

2. 实训内容及要求　学生根据所给的案例资料,进行讨论交流,能够按照作业治疗流程,选择恰当的评估方法,制订合理的作业治疗计划。

【实训案例资料】

障碍者,赵女士,42岁,职业文员。患风湿性关节炎约十年,四周前双手功能变得越来越差,手指以及腕关节和膝部肿胀,拇指对指及屈伸功能障碍,所有关节都很疼痛。早上穿衣、系纽扣、拉拉链、系鞋带等所有事情都变成了障碍,刷牙、梳头很难。生活中,很难提起东西放到厨柜的顶部,擦窗户很困难。住在五楼,爬楼梯难。睡眠方面,经常醒后不能再入睡。购物时,只能买小东西,大东西写在购物单上,请家人代为购买。丈夫长期出差在外,赵女士和10岁的儿子一起生活。

目前的病情已经严重影响了障碍者的日常生活活动和工作,作为作业治疗师,请为该障碍者进行作业治疗评估,并制订作业治疗计划。

3. 实训组织方法及步骤

(1) 教师将学生分为若干组,每组4~6人,课前安排任务,学生按小组讨论完成任务。

(2) 上课时小组派代表阐述本小组的观点和问题答案。

(3) 教师对每个小组的答案进行提问、指正、修改。

(4) 教师对学生的答案进行点评,根据统一标准给出考核分值。

(5) 教师讲解、阐述观点和答案,总结本次实训。

(6) 学生完成实训报告。

4. 实训评价标准(100分)

(1) 遵循以障碍者为中心的理念,贯穿始终。(20分)

(2) 作业治疗评定项目选择恰当,评定规范。(20分)
(3) 治疗目标合理,围绕治疗目标,能提出存在的问题并有较为合理的解决办法。(20分)
(4) 作业治疗评定过程完整规范。(20分)
(5) 作业治疗计划详细,处方完整。(20分)

(汪玉娇　蔡　涛)

项目三　日常生活活动能力训练

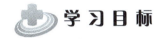

【知识要求】
- ◆ 掌握:日常生活活动的概念、分类;作业活动分析的步骤和注意事项。
- ◆ 熟悉:作业治疗的流程。

【能力要求】
- ◆ 能够正确区分不同类型的日常生活活动。
- ◆ 能结合案例分析,提出主要问题并实施作业活动分析方法。
- ◆ 能结合案例制订作业治疗计划方案。

扫码看PPT

任务一　认识日常生活活动及训练

一、日常生活活动的概念和分类

日常生活活动(activity of daily living,ADL)是指人们在每日生活中,为了照顾自己的衣、食、住、行,保持个人卫生整洁和独立地在社区中生活所必需的一系列的基本活动。日常生活活动能力反映了人们在家庭(或医疗机构)内和社区中活动的最基本的能力,因而是康复医学中很基本和很重要的研究对象。

ADL 分为两类:基础性日常生活活动和工具性日常生活活动(表 3-1)。

表 3-1　日常生活活动分类及主要项目

分　　类	项　　目
基础性日常生活活动(BADL)	进食
	个人卫生
	穿脱衣服
	洗澡
	如厕
	大小便控制
	功能性移动(如床上活动、转移、室内行走)
	性行为
	个人物品(如助听器、矫形器、假肢等)管理

续表

分　　类	项　　目
工具性日常生活活动(IADL)	健康管理及健康维持
	金钱管理
	购物
	社区移动(如搭乘交通工具、驾驶车辆)
	照顾他人或宠物
	养育孩子
	社交沟通(如使用电话)
	家中清洁与维护
	准备餐点及清理
	宗教信仰仪式
	紧急事件处理

1. 基础性 ADL(basic ADL,BADL)　人们在每日生活中与穿衣、进食、保持个人卫生等自理活动和坐、站、行走等身体活动有关的基本活动。

2. 工具性 ADL(instrumental ADL,IADL)　人们在社区中独立生活所需的关键性的比较高级的技能,如购物、家中清洁与维护、使用电话和电器设备、付账单、烹饪、洗衣等,这些活动多需借助或大或小的工具。

由于每个人的价值观及做事方式会受到个体及文化等因素影响,因此,每个人的 IADL 的项目差异性较大。

二、ADL 训练的重要性和多层次综合疗效

ADL 功能是障碍者生活内容非常重要的组成部分,作业治疗师让障碍者及其家属学会适应生活的改变和尽可能参与有意义的作业活动,最终提升障碍者的独立性。

生活能力可以分为以下几个层次:身体基本功能、动作技能、作业技能、生活能力和生活角色。

利用 ADL 训练可产生多层次综合疗效。

1. 功能性疗效　ADL 训练是维持生命、促进健康及正常成长的基本保障,通过技能学习及再学习,可促进基本功能训练及恢复,是维持器官结构与功能的基础。

2. 功用性疗效　ADL 训练通过功用性学习与应用知识和技能,可满足障碍者的日常需求,也可使其学会承担责任和树立目标。

3. 情绪性疗效　ADL 训练可以增加生活内容,促进正面情绪,减少负面情绪,维持良好心境,最终维持及促进心理健康。

4. 心态性疗效　ADL 训练可强化对知识、道理、定律的认识、领悟与内化,有利于自信的培养和自我形象的强化和接受,在一定程度上能提升自尊心及自我的成效感。

三、ADL 训练的目标

任何 ADL 训练计划的整体目标,都是帮助障碍者及其家庭,学习适应生活中遭遇的改变或情景,并尽可能参与对他们富有意义的职能活动。

ADL 训练的目标可以体现在日常活动表现的程度和质量,包括独立性、安全性以及适当。

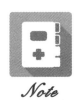

(一) 独立性

独立性是作业治疗介入最关注的日常活动表现的要素,为了促进障碍者 ADL 功能的独立性,首先需要对其层次有一个认识。

1. 独立的 障碍者在没有他人引导、监督或帮助的情况下独立地、完全地进行 ADL。如果障碍者在完成 ADL 时需要使用辅助用具或以较慢的速度完成,称之为辅助性独立。

2. 监督的 障碍者需要他人监督或需要口头的引导,但非手把手,以确保活动完全的安全性。

3. 备用的援助 障碍者需要照顾者或他人提供手把手的引导以安全地完成活动。

4. 最小量帮助 25%及以下的活动过程需要他人躯体上的帮助以安全地完成整个活动(障碍者能完成整个活动的 75%或以上)。

5. 中等量帮助 26%~50%的活动过程需要他人躯体上的帮助以安全地完成整个活动(障碍者能完成整个活动的 50%~74%)。

6. 最大量帮助 51%~75%的活动过程需要他人躯体上的帮助以安全地完成整个活动(障碍者能完成整个活动的 25%~49%)。

7. 依赖的 超过 75%的活动过程需要他人躯体上的帮助(障碍者能完成整个活动的 25%以下)。

(二) 安全性

安全性可以体现人、作业、环境三者之间互动关系的质量。ADL 表现的安全性与独立性是两个不可分割的要素,在进行 ADL 训练时,不能只追求一项活动完成的独立程度,需要同时关注该活动完成的安全性。

(三) 适当

适当是指为了符合有意义的目标,还需要关注一些要素,尤其是当障碍者能够独立地、安全地完成某项活动,但其对整个过程或是某些步骤并不感到满意时。这些要素包括以下方面。

(1) 活动过程中或活动后是否感到疼痛。
(2) 活动完成的疲劳程度。
(3) 活动完成所需要的时间。
(4) 是否符合社会的标准。
(5) 障碍者的满意度。
(6) 是否产生异常的行为。

四、ADL 训练的原则

进行 ADL 训练时应遵循以下原则。

1. 尊重每个个体的独特性 通过访谈了解其动机,获取障碍者的作业需求,制订有针对性的、个体化的治疗方案,充分调动障碍者参与治疗的积极性。

2. 由易到难,从简单到复杂 ADL 训练应当由简单任务构成的活动开始,逐步过渡到由复杂任务构成的活动。例如,建议自我照顾性活动的训练顺序如下:进食→个人卫生→转移→如厕→脱衣服→穿衣服→洗澡。这个顺序基于自我照顾活动独立性的正常发育过程。在进行某项日常活动训练时,也可逐渐增加该日常活动的需求,以增加训练的难度,如从为自己准备晚餐增加难度到为全家人准备晚餐。也可以按照日常活动完成的独立性来逐渐增加训练的难度,如从完全依赖到辅助,到监督,到完全独立。ADL 训练的进阶速度可以因个体的耐力、动机、技能以及恢复的潜能而不同。

3. 发挥个体的主观能动性 无论 ADL 有多少项或难易程度如何,困扰障碍者及其家属的往往是不知何时可以开始训练,从哪一项开始,会不会因而再次发病或产生其他并发症,是否要等到症状改善以自动重建病前作息及行为模式,还是学习并发展新的生活习惯。因此,在作业治疗训练过程中,除了依据实际评定的结果,治疗师与障碍者及其家属之间应当有积极的互动,协助障碍者明确认识自我角色,共同制订及调整治疗目标和计划,以引导障碍者顺利参与治疗过程。

4. 建立有效的训练环境 训练时,环境必须是安全的、可及的。另外,训练时应尽量让障碍者能在真实或接近真实的环境(如模拟的 ADL 训练室)中进行。真实的环境较模拟的环境更能诱发出顺畅、协调以及有效的动作出现。训练的时间可以与障碍者平时的作息时间相吻合,如进食活动可以在每日的早、午或晚餐时间段进行。最后,应鼓励障碍者在多种情景中进行练习,例如练习穿脱短袖和长袖上衣,在治疗室内及在病房内训练,以促进障碍者所学习的技能能运用于不同的环境。

5. 重复训练,养成习惯 反复地练习 ADL 的某个步骤或整个过程是非常有必要的,直到障碍者能够将所学习的技能自如地应用到平时的 ADL 以及真实环境中。养成习惯才是 ADL 训练的终点。这种重复可以是一次训练时训练多遍,也可以是一天内多次重复,以及每天重复训练。

五、ADL 的有效作业指导技巧

在指导障碍者进行 ADL 训练的过程中,治疗师应当根据障碍者不同的能力以及学习方式适当调整指导的技巧,以达到良好的指导效果。

1. 制订适合的治疗目标 通过需求评定,找到障碍者需要学习的日常活动项目和障碍者设定的目标,目标应该是明确的、可执行的,例如"在 5 min 内独立完成刷牙活动"。选择"有点难,又不会太难"的治疗目标和项目。

2. 所选择的指导技巧与障碍者的能力相一致 对于认知功能较好的障碍者,通过简单的演示及口头指导就可使其完成整个活动过程;对认知功能较差的障碍者,例如感知觉功能障碍、记忆力下降或执行口令有困难等,可以将一个活动分成若干个步骤,依照障碍者可以理解的步骤及速度进行示范,最后要求其重复一次。此外,一开始从比较简单的活动入手,步骤应尽量明确,以提高成功率,减少挫败感。对于文盲或识字不多的障碍者,如果要用书面材料予以指导,可以使用图片来取代文字。对于严重认知功能障碍但仍有学习能力的障碍者,可采用反向练习训练法,即利用前一步骤作为后一步骤的引导,治疗师先协助完成前面的步骤,只留最后一个步骤要求其执行,当障碍者完成最后一个步骤时,可获得一些成功感;接着再要求其完成最后两个步骤,并重复至其能够独立完成整个过程为止。

3. 障碍者家属或其他陪护人员的配合 由于障碍者家属或其他陪护人员与障碍者相处的时间较多,障碍者可以在他们的帮助下,不断练习其在治疗室内所学习的技能,以加强巩固,甚至产生泛化的效果。因此,对于障碍者家属及其他陪护人员的教育是非常重要的,家属不应当只是"照顾者",应当鼓励并督促障碍者"完成自己能够做的事情",以增加训练的机会。

六、树立以作业活动为目的的治疗理念

(一)作业治疗的介入方式

依据美国作业治疗协会(AOTA)的作业治疗实务参考架构,作业治疗的介入方式包括以下几种。

1. 治疗师本身 治疗师具有自我察觉的能力,并与障碍者建立有效的治疗关系,表达同理心,主动聆听,建立信任。

2. 作业活动和活动的治疗性使用 作业活动和活动的治疗性应该包括以作业为基础的活

动、有目的性的活动以及准备方法。

1) 以作业为基础的活动　让障碍者在实际的情景中真正参与有意义的作业活动,以符合障碍者的作业需求,达到作业治疗的最终目标。

2) 有目的性的活动　从事的活动可达到某些治疗性的目标,但不一定对障碍者有意义。

3) 准备方法　为了让障碍者参与有目的性的活动或作业活动,治疗师先行使用的方法。

3. 咨询　治疗师应用自己所储备的知识和经验,帮助障碍者发现问题,并与障碍者协商解决问题的办法。咨询是治疗师与障碍者双方互动的过程。

4. 教育　治疗师将知识传递给被教育者的过程。

5. 提倡　为了提升专业性以及让障碍者有能力去寻找和获得参与每日活动机会所做的努力。

(二) 作业治疗的介入途径及方法

以作业为目的的治疗理念是通过直接进行作业活动,使障碍者可以扮演好生活角色,做好角色所需要的 ADL。主要采用的介入途径为调适性介入,另外一种辅助性途径为矫治性介入。进行 ADL 训练时,可以采用以作业为目的的治疗理念来拓宽治疗思路,增加治疗的手段,让障碍者恢复有意义的 ADL 的能力。

1. 调适性介入　调适性介入首先注重 ADL 的作业表现,而缺损的身体功能、基本技巧也会随之改善。调试性介入通常采用的是代偿性的策略,具体包括以下三种方法。

1) 调整活动本身　例如使用宽松的衣服,便于穿脱;用魔术贴取代鞋带以便于穿脱鞋子等。

2) 改变做事的方式　例如偏瘫患者用单手穿脱衣服的代偿方式等。

3) 改造环境　例如卫生间安装扶手以提高如厕的安全性等。

2. 矫治性介入　矫治性介入主要是通过改善缺损的身体功能并提供基本技巧,来进一步改善 ADL 的作业表现。

七、日常生活活动分析

20 世纪 80 年代初,日常生活活动分析开始应用于 ADL 的评定与训练中。日常生活活动分析是作业治疗师的核心技能之一,也是治疗师能将活动有效地应用于治疗的重要能力。

ADL 的分析都源于一个基本的问题:当障碍者无法完成自理活动时,我们有什么方法可以帮助他完成?另一个重要问题:下一步怎样做?作业治疗师在障碍者 ADL 训练中担当的角色是提供方法,以提高其 ADL 的作业表现能力。

日常生活活动分析是解决问题的一种策略,是将每一项 ADL 分解成若干个"大小"相当的步骤。每一个步骤都可被观察及量度,然后根据先后的逻辑性将其列出,评定时使用,根据评定的结果进行针对性的训练,随后组合成一个完整的活动,并在生活实践中加以应用。

任务二　日常生活活动能力训练

一、各类功能障碍引起的 ADL 障碍训练的调适性原则

疾病不同,导致的功能障碍不同;功能障碍不同,所引起的 ADL 障碍的康复方法不同。引起 ADL 障碍的疾病主要包括神经系统疾病、手部疾病、骨关节疾病等,常引起以下几种常见的功能障碍:肌肉力量不足、关节活动受限、动作协调障碍、单侧肢体无法使用、认知功能障碍等。

各种功能障碍的调适性原则不同,治疗师应进行活动分析,将以下调适性原则应用于不同的

障碍者。

1. 肌肉力量不足 使用轻质物品、器具及工具以减轻重量;利用地心引力并提供外在支持;利用辅助器具或改变活动方式以代偿功能;利用电动工具、杠杆原理、摩擦力、双手代替单手等节省体能。

2. 关节活动受限 降低难度,如将常用物品放置在容易拿取的位置;使用辅助器具,如使用长柄器具或工具以增大够及的空间范围或降低弯腰角度,加以加粗、加大的手柄代偿抓握角度不够的问题;关节病变如类风湿性关节炎患者需遵循关节保护原则。

3. 动作协调障碍 降低难度。包括节省体能技术及简化活动流程;固定使用中的物体、近端肢体;使用可提供稳定性的辅具或使用较重的器具或工具改装。

4. 单侧肢体无法使用 使用辅具以取代缺失的功能,改变做事方式;练习使用单手取代双手执行的活动;使用辅助器具将双手操作的活动改为单手即可进行;利手交换练习。

5. 认知功能障碍 反复训练,养成新的习惯;利用辅助器具替代缺失的功能等。

二、常用 BADL 训练

(一) 进食训练

进食是指用合适的餐具将食物由容器中送到口中,包括咀嚼及吞咽过程。进食活动还需稳定的坐位平衡功能、良好的认知和知觉功能以及上肢运动功能等技能保证。

进食可分为以下步骤:准备工作,将食物放在障碍者面前一个平稳的台面上,使其在桌边坐稳,拿起并把握住餐具(碗、筷子、勺等)、食品及各种饮料杯、罐等,握住餐具、食物或水杯,将食物送入口中咀嚼、吞咽。在进食过程中,注意以下几个问题。

(1) 给予障碍者安全稳固的座位,保证头颈部有良好的支持。

(2) 必要时可提供对进食有帮助的辅助器具,如防滑垫、万能袖带,合适的勺子、筷子或者刀叉,以及带把手的水杯等。

(3) 治疗师的位置应在障碍者的患侧或正前方。

(4) 进食训练过程中,治疗师应指导障碍者及其家属,使障碍者一日三餐尽量多地主动参与。

(5) 随着障碍者进食能力的提高,主动参与的程度可以由少到多,直到独立进食。依赖他人喂食会导致障碍者失去其进食的主动性和趣味性,所以训练障碍者独立进食十分重要。

(6) 利用进食的动作和步骤来促进障碍者的功能恢复,利用调适性治疗方法解决不同功能障碍导致的进食过程中的问题,从而提高障碍者进食的功能水平。

进食障碍的原因:上肢或口腔、颌面部关节活动受限;上肢或口周围肌群肌力低下;上肢、颈部及口周围肌群协调性障碍;上肢偏瘫;认知、知觉及感觉障碍等。针对不同的原因和功能障碍,按照 ADL 能力训练的调适性原则选择适宜的调适方法进行训练。

1. 口腔、颌面部关节活动受限、肌力低下及协调性障碍者的进食训练的调适方法

(1) 端正头、颈及身体的位置以利于吞咽动作进行。

(2) 改变食品的硬度或黏稠度。

(3) 借助设备来帮助维持进食的正确体位(头中立位稍前屈、躯干直立、髋关节屈曲 90°、双脚着地)。

2. 上肢关节活动受限和肌力低下者的进食训练的调适方法

1) 适应或代偿方法

(1) 健侧上肢辅助患侧上肢送食品入口。

(2) 将肘关节放置于较高的台面以利于手到达嘴边,将食品送至口中(图 3-1)。

(3) 用叉、勺代替筷子。

(4) 将餐具(勺)绑或夹在手指间(图 3-2)。
(5) 用双手拿杯子。
(6) 利用肌腱固定式抓握(腕关节伸展时手指屈肌紧张)拿起玻璃杯或某样食品。

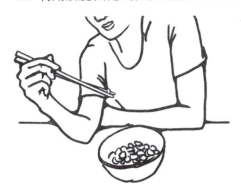

图 3-1　肘部支撑在桌面进食

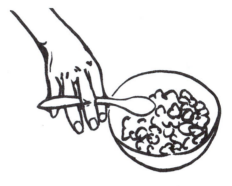

图 3-2　用指夹持勺子进食

2) 使用适应性辅助用具或设备
(1) 使用抗重力的上肢支持设备(如活动性前臂支持板、悬吊带)辅助障碍者移动上肢将食物送到口中。
(2) 使用假肢。
(3) 腕关节伸展及手指屈曲受限者可使用腕关节背伸固定夹板。
(4) 手握力减弱或丧失者可使用多功能固定带(如万能袖带)(图 3-3,图 3-4)。
(5) 握力减弱者可使用手柄加粗的勺(图 3-5)、刀、叉。
(6) 肩、肘关节活动受限者可使用手柄加长或成角的勺(图 3-6)、刀、叉。
(7) 手指伸肌肌力低下者可使用加弹簧的筷子。
(8) 取食过程中食物易滑落者可使用手柄呈转动式的勺、刀、叉。
(9) 不能单手固定餐具或食物者可使用防滑垫。
(10) 不能单手固定餐具或食物者可使用盘挡,防止食物被推到盘子以外。

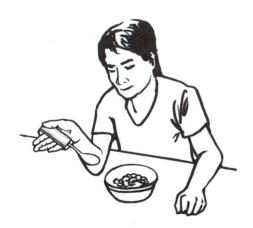

图 3-3　佩戴多功能固定带进食

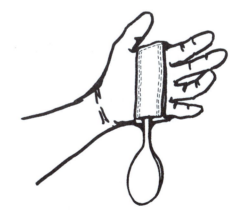

图 3-4　将勺子插进多功能固定带内

3. 上肢协调障碍者的进食训练的调适方法
1) 适应或代偿方法
(1) 增加肢体重量(图 3-7)。
(2) 一侧上肢固定另一侧上肢,躯干、肘、腕部靠在桌子上以保持上肢稳定。

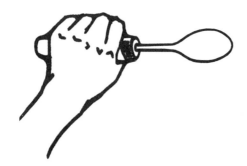
图 3-5 粗柄勺子

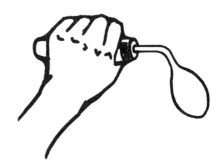
图 3-6 前端成角的勺子

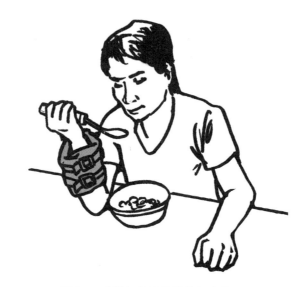
图 3-7 手臂远端用沙袋增加肢体重量

2）使用适应性辅助用具或设备

（1）使用增加阻力的设备。

（2）使用增加重量的餐具。

（3）使用防滑垫。

（4）使用加盖及有饮水孔的杯子，或用吸管喝水。

（5）将饮水设备安装在轮椅上或床旁。

（6）双手使用前后滚动式刀具切食物。

4．一侧上肢或身体障碍者的进食训练的调适方法

（1）使用防滑垫、吸盘等辅助用品固定碗或盘子。

（2）使用盘挡以防止饭菜被推出盘外。

（二）修饰障碍的训练

修饰活动包括洗手和脸、拧毛巾、刷牙、梳头和做发型、化妆、刮胡子、修剪指甲等。

修饰障碍的原因：上肢和颈部关节活动受限；上肢和颈部肌群肌力低下；上肢和颈部肌群协调性障碍；上肢偏瘫；认知和知觉功能障碍。

1．上肢和颈部关节活动受限、肌力低下者的修饰训练的调适方法

1）适应或代偿方法

（1）用健侧手辅助患侧手进行梳洗。

（2）将前臂置于较高的平面以缩短上肢移动的距离。

（3）用嘴打开盖子。

(4) 用双手握住杯子、牙刷、剃须刀、梳子等。
(5) 使用按压式肥皂液。
2) 使用适应性辅助用具或设备
(1) 抗重力辅助上肢支持设备(如活动性前臂支持板、悬吊带)辅助障碍者移动上肢至头面部。
(2) 假肢或机械式抓握-释放矫形器。
(3) 多功能固定带(如万能袖带)。
(4) 手柄加粗的牙刷、梳子。
(5) 手柄加长或成角的牙刷、梳子。
(6) 带有吸盘的刷子或牙刷,如固定在水池边的刷子或牙刷。
(7) 安装"D"形环的头刷。
(8) 在剃须刀上安装便于持握的结构。
(9) 带有固定板的指甲剪。

2. 上肢和颈部协调障碍者的修饰训练的调适方法
1) 适应或代偿方法
(1) 增加肢体重量。
(2) 用一侧上肢固定另一侧上肢或同时使用双上肢。
(3) 在洗脸、刷牙以及梳头时,将躯干、肘、腕部靠在水池边以保持上肢稳定。
(4) 使用按压式肥皂液。
2) 使用适应性辅助用具或设备
(1) 增加阻力的设备。
(2) 电动牙刷、电动剃须刀。
(3) 将刷子固定安装在水池边,用于洗手。
(4) 将饮水设备安装在轮椅上或床旁。

3. 一侧上肢或身体障碍者的修饰训练的调适方法
1) 适应或代偿方法
(1) 开瓶盖时,将容器夹在两腿之间。
(2) 可将毛巾绕在水龙头上,用健侧手拧干。
2) 使用适应性辅助用具或设备
(1) 将刷子和牙刷固定安装在水池边,用于洗手、洗指甲和刷牙。
(2) 将大号指甲剪固定在木板上以修剪健侧手指的指甲。

(三) 穿上衣障碍的训练

穿上衣的动作:将上肢放进袖口中,穿套头衫;用手将衣服的后背部向下拉;系上纽扣、关拉链和按上按钮;分清上衣的上、下、前、后及左、右以及它们与身体各部位的关系。

穿上衣障碍的原因:上肢和躯干关节活动受限;上肢和躯干部肌群肌力低下;上肢肌群协调性障碍;上肢偏瘫;认知、知觉及感觉障碍等。

1. 躯干关节活动受限、肌力低下者的穿上衣训练的调适方法
1) 适应或代偿方法
(1) 穿轻便、宽松的上衣。
(2) 穿前开襟的衣服。
(3) 穿前开襟上衣时不解开衣服下部的扣子,按套头衫的方式穿、脱。
(4) 躯干肌力弱,坐位平衡不稳定时给予支持。

2) 使用适应性辅助用具或设备

(1) 在接近衣领处安装一个环或襻,用于挂住手指或衣钩。脱衣时,将环拉起以协助将衣服上提过头。

(2) 用衣钩将衣袖上提至肩部或在腋窝水平协助将袖子脱下。

(3) 用尼龙搭扣替代扣子、拉链等。

(4) 在拉链上加上拉环,使手指对捏无力或不能捏者能够开关拉链(图 3-8)。

(5) 纽扣牵引器。

(6) 机械性抓握-释放矫形器。

(7) 乳罩在前面开口,开口处用尼龙搭扣。

(8) 套头式领带。

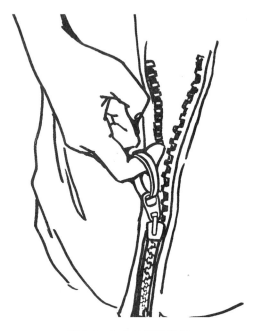

图 3-8 加上拉环的拉链

2. 上肢和躯干协调障碍者的穿上衣训练的调适方法

1) 适应或代偿方法

(1) 穿着宽松的服装。

(2) 提倡穿套头式上衣或前开襟上衣,按套头式服装穿脱。

(3) 必要时选用有大的扣子或按扣的衣服。

(4) 手工操作时,上肢应尽量靠近身体。

2) 使用适应性辅助用具或设备

(1) 尼龙搭扣。

(2) 手柄加粗、重量增加的纽扣牵引器。

(3) 拉链拉环。

3. 一侧上肢或身体障碍者的穿上衣训练的调适方法

1) 适应或代偿方法

(1) 穿着轻便、宽松的上衣。

(2) 坐位平衡较差时予以支持。

(3) 穿前开襟的衣服时,先穿患侧,后穿健侧(图 3-9);脱衣时,先脱患侧一半,再将健侧袖子全部脱下,最后退出患侧的衣袖。

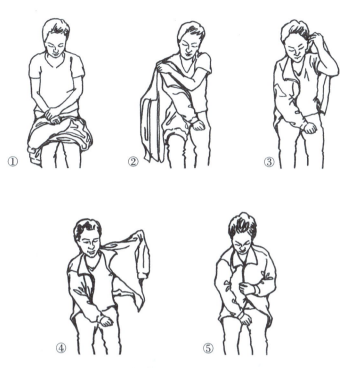

图 3-9　偏瘫患者穿前开襟的衣服

（4）穿套头式上衣时，先将上衣背朝上放在膝上；将患侧手插入衣袖，并将手伸出袖口；再将健侧手插入衣袖并伸出；用健侧手将衣服尽量往患侧肩上拉；然后将衣服后身部分收起并抓住；头从领口钻出；最后整理衣服（图 3-10）。脱衣时，将衣服后身部分向上拉起，先退出头部，再退出双肩与双手。

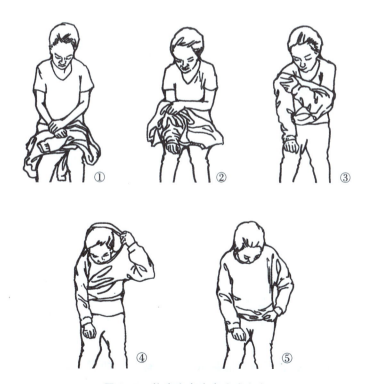

图 3-10　偏瘫患者穿套头式上衣

2) 使用适应性辅助用具或设备

(1) 纽扣牵引器。

(2) 用尼龙搭扣替代扣子、挂钩、拉链等。

4. 四肢瘫患者的穿上衣训练的调适方法

1) 适应或代偿方法

(1) 选择宽松的上衣,选择有伸展性的布料。

(2) 改进纽扣,在拉链拉锁上装一个小环。

(3) 坐位平衡较差时予以支持。

(4) 穿上衣训练方法一:用一只手的拇指勾住衣服,将衣袖完全穿好至上臂和肩膀;身体前倾,使衬衫落在肩后,尽量绕过背部,颈部后伸,用拇指或其余四指勾住衣领,并将衬衫进一步拉过背部;身体前倾,将一肘放在膝上,另一只手沿背后下降,伸进另一袖口,将臂伸直,通过抖动穿上衣袖;坐起,整理衣服(图3-11)。

(5) 穿上衣训练方法二:将衬衫前身打开,后身放在膝上,领子朝下放置;双臂伸入衣袖,腕关节伸出袖口,双手分开,将手放在胸前衬衫下面,将衬衫推至胸部低头,再将衬衫向上甩过头,当衬衫达到颈背部时,臂伸直,使衬衫落在肩部;身体前倾,使衬衫后身沿躯干滑下,整理衣服(图3-12)。

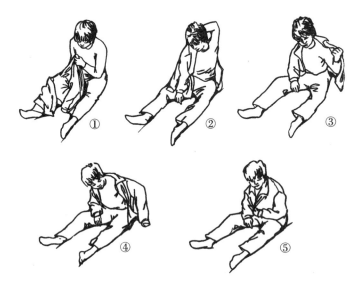

图 3-11 四肢瘫患者穿上衣训练方法一

2) 使用技巧和适应性辅助用具

(1) 徒手系扣:利用手指的残余功能抓住纽扣和纽扣孔,使纽扣慢慢通过纽扣孔,系扣时,可用牙齿帮助拉紧衣服贴边。

(2) 用尼龙搭扣替代扣子、挂钩、拉链等,用手掌的根部或手指将尼龙搭扣压在一起。

(四) 穿裤子、鞋、袜障碍的训练

主要动作:站着提裤子;抓住裤腰并系皮带;解开或系上扣子、开关拉链;系鞋带;分清裤子的上、下、前、后、左、右以及它们与身体各部位的关系。

穿裤子、鞋、袜障碍的原因:上肢、下肢和躯干关节活动受限;上肢、下肢和躯干肌群肌力低下;上肢偏瘫;移动障碍(无上肢损伤);认知、知觉及感觉障碍。

1. 下肢关节活动受限、肌力低下者的穿裤子、鞋、袜训练的调适方法

1) 适应或代偿方法

(1) 穿轻便、宽松的裤子。

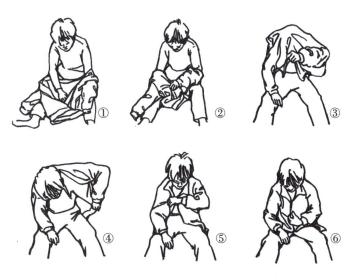

图 3-12　四肢瘫患者穿上衣训练方法二

(2) 运用穿、脱裤子的方法。
(3) 穿松紧口鞋或有尼龙搭扣的鞋。
(4) 避免穿高帮鞋或靴子。

2) 使用适应性辅助用具或设备

(1) 在开始穿裤子时,用拴在裤子上的拉襻、杆状衣钩或取物夹将裤子拉到手可以抓住裤腰的地方(图 3-13)。

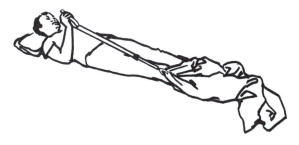

图 3-13　使用取物夹将裤子拉到腰部

(2) 用吊裤带、袜吊替代穿裤、袜用的拉襻。
(3) 长柄鞋拔。
(4) 穿袜辅助具。
(5) 纽扣牵引器。
(6) 拉链环。
(7) 用尼龙搭扣替代扣子、拉链、鞋带等。

2. 上肢、下肢和躯干协调障碍者的穿裤子、鞋、袜训练的调适方法

1) 适应或代偿方法

(1) 穿着宽松的服装,裤腰用松紧带。
(2) 在稳定的床上、轮椅、扶手椅上穿裤子。
(3) 用手触摸脚面时,用上肢顶住腿部以保持稳定。
(4) 肢体远端负重。

2) 使用适应性辅助用具或设备

(1) 尼龙搭扣。

(2) 手柄加粗、重量增加的纽扣牵引器。

(3) 拉链拉环。

(4) 弹力鞋带或尼龙搭扣。

3. 一侧上肢或身体障碍者的穿裤子、鞋、袜训练的调适方法

(1) 在床上穿裤子时,先穿患侧腿,后穿健腿;用健腿撑起臀部,上提裤子;用健侧手系皮带。

(2) 在椅子上穿裤子时,先穿患侧腿,再穿健腿;然后用健侧手抓住裤腰站起,将裤子上提;最后坐下,用健侧手系皮带。

(3) 在椅子上脱裤子时,先在坐位上松解皮带或腰带;站起时裤子自然落下;先脱健侧,再脱患侧。

4. 脊髓损伤患者的穿裤子训练的调适方法

(1) 在床上穿裤子时,注意维持身体的稳定性。

(2) 当把裤腰拉过臀部时固定一侧,活动另一侧。

(3) 穿裤子的方法因脊髓损伤平面不同、个人习惯不同各异。

(4) 截瘫患者坐位穿裤训练参考方法:患者坐在床上,把裤子散开放在面前;把一只手伸进小腿下面,屈膝,抬起下肢并使其外旋,使脚指向裤口,另一只手张开裤子,用双手把腿穿进裤腿内,再将腿放下;以同样的方法穿另一条腿;当裤子穿到臀部时,用一只肘支撑着,身体向后倾,抬起一侧臀部,把裤子拉过臀部(图3-14)。

(5) 截瘫患者侧卧位穿裤训练参考方法:患者侧卧,用同侧肘部支撑床面,另一只手伸到小腿下,屈膝,把下面的腿拉近身体;先穿下面腿的裤腿;以同样的方法穿上另一条裤腿;最后将躯干左右交替倾斜,分别将两侧裤子拉过臀部(图3-15)。

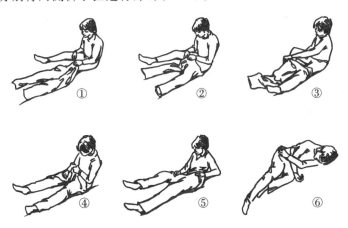

图 3-14 截瘫患者坐位穿裤训练

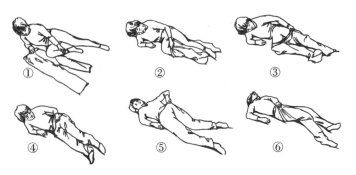

图 3-15 截瘫患者侧卧位穿裤训练

(五)床上活动训练

1. 偏瘫患者

1)卧位训练 偏瘫患者卧姿的关键是针对其病理变化采取抑制痉挛的正确姿势。

(1)仰卧位:头部应由枕头提供良好的支持,注意不能使胸椎屈曲;在患侧肩胛下放一枕头,使上肢前伸并处于抬高位置,保持伸肘、腕背伸、手指伸直并分开的肢位;在患侧臀部、大腿下方放置一个枕头,使骨盆向前,并防止患侧腿外旋;患侧下肢伸直,使髋关节稍内旋,膝关节屈曲,踝关节略背屈,足底平放于床上。在急性期,患侧肌张力低下,下肢多为伸展位,膝关节下用一小枕支持,保持膝关节轻度屈曲位。此体位尽量少采用,仅作为一种替换体位使用(图3-16)。

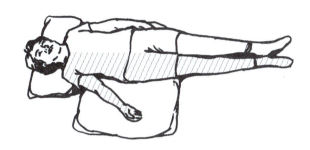

图3-16 偏瘫患者仰卧位

(2)患侧卧位:头部由枕头支持,使患者感觉舒适,躯干稍向后旋转,后背用枕头固定支持。患侧上肢前伸,肘伸直,腕伸展,掌心向上,手指伸开。患侧下肢在后,健侧在前,髋、膝屈曲,用枕头支持,使膝屈曲,踝背屈。该体位是一种最应该提倡的体位,因为该体位能够很好地增加患侧知觉刺激,并使整个患侧被拉长,从而减少痉挛,另一个明显好处是健侧手能自由活动(图3-17)。

(3)健侧卧位:患侧上肢放松前伸,放于枕头上,高于心脏,肩前伸,肘伸直,腕背伸,五指伸展。患侧下肢在前,稍屈曲放于软枕上,健腿在后,自然屈曲(图3-18)。

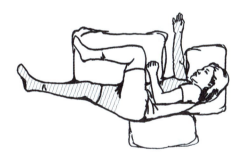

图3-17 偏瘫患者患侧卧位

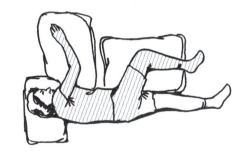

图3-18 偏瘫患者健侧卧位

2)床上翻身

(1)从仰卧位到健侧卧位:双手交叉握拳,双上肢前伸,肘关节伸展,健侧足插入患侧足下,用健侧上肢带动躯干,进一步带动骨盆及下肢,同时健侧足带动患侧足向健侧翻身。必要时,治疗师在骨盆处给予辅助(图3-19)。

(2)从仰卧位到患侧卧位:双上肢动作同上,健侧下肢略抬起,配合上肢向左右摆动数次后,借助惯性翻向患侧(图3-20)。

3)床上移动

(1)横向移动:向健侧移动较容易。将健侧下肢屈曲插入患侧小腿下,使双腿一同向健侧移动。然后抽出健侧下肢并屈髋屈膝,抬起臀部移向健侧。最后以头和臀部为支点,将躯干移向健侧(图3-21)。

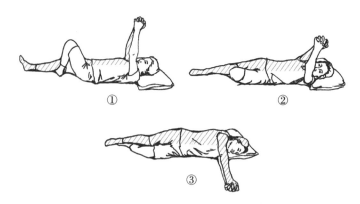

图 3-19　偏瘫患者由仰卧位到健侧卧位翻身

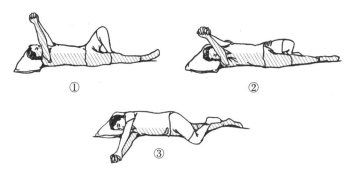

图 3-20　偏瘫患者由仰卧位到患侧卧位翻身

（2）纵向移动：向上移动较容易。健侧下肢屈髋屈膝，肘稍屈，以足部和肘为支点，抬起臀部向上移动身体（图 3-22）。

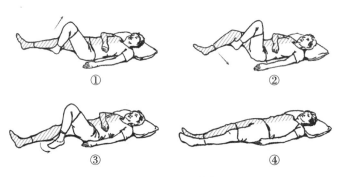

图 3-21　偏瘫患者横向移动

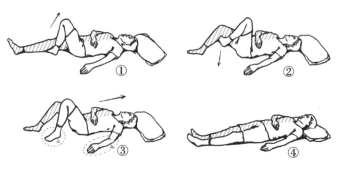

图 3-22　偏瘫患者纵向移动

2. 截瘫患者

1) 卧位训练 截瘫患者卧位训练的关键要是保持下肢处于正确的位置。伸髋并稍外展,膝应呈轻度屈曲位,踝背伸,双下肢间放软枕(防止髋内收,并可防止股骨内侧髁和内踝受压)。

(1) 四肢瘫患者仰卧位:头下放置薄枕,将头两侧固定(需要保持颈部过伸展位时,在颈部垫上圆枕)。肩可以放置在内收、中立位或前伸的位置,用毛巾卷将腕关节保持在30°~40°背伸位,手指稍屈曲,拇指对掌。

(2) 四肢瘫患者侧卧位:双下肢稍屈曲,踝背伸,下肢间放置2个枕头,使上方的下肢可以轻放在下方的下肢上;下方上肢、肩前屈,伸肘,前臂旋后,上方上肢、肩前屈,稍屈肘,前臂旋前,在胸壁和上肢之间放1个枕头;背后用长枕等靠住,以保持侧卧位。

2) 床上翻身 因截瘫而不能坐起的患者可以将两手上举,先举向转移的相反方向,然后突然向转移的方向摆动,利用惯性使躯干侧向翻转。

(1) C_6完全性损伤患者独立从仰卧位到俯卧位翻身(向右侧翻身):C_6完全性损伤患者缺乏伸肘、屈腕能力,手功能丧失,躯干和下肢完全麻痹。患者只能利用上肢甩动引起的惯性,将头颈、肩胛带的旋转力通过躯干、骨盆传到下肢,从而完成翻身动作。

(2) C_7完全性损伤患者由于肱三头肌有神经支配,故较C_6损伤患者容易完成翻身动作。其步骤:①患者仰卧,头、肩屈曲,双上肢伸展上举,对称性摆动,产生钟摆样运动。向左侧甩动,使右上肢越过身体左侧,以获得下一步向右翻转所需的动力。②再屈曲头、肩,双上肢迅速从左侧甩向右侧。③借助上肢甩动的惯性使躯干和下肢翻成俯卧位。④将左前臂支撑于床面并承重,右肩进一步后拉,使两侧前臂同等负重。⑤将双上肢置于身体两侧。

(3) 胸、腰段脊髓损伤的截瘫患者的翻身训练:同上翻身方法或直接利用肘部和手的支撑向一侧翻身。

(4) 四肢瘫患者辅助下从仰卧位到侧卧位的翻身动作(向右侧翻身):患者仰卧,治疗师立于患者的左侧,帮助患者将左上肢横过胸前,将左下肢跨过右下肢,左足置于右侧床面。治疗师一只手置于患者左侧腰下,另一只手置于患者左侧髋部下方,腹部抵住床沿作为支撑点,用力推动患者髋部向上,使患者右侧卧。最后帮助患者调整好卧姿。

3) 床上移动 床上直腿坐位(长坐位)是指脊髓损伤者在床上采取的屈髋、伸膝坐位方式。以C_6完全性损伤患者直腿坐位移动为例,因该类患者肱三头肌瘫痪,缺乏伸肘能力,转移较为困难。而截瘫患者双上肢功能正常,较易完成床上长坐位移动。

(1) 支撑向前方移动:①患者取长坐位,双下肢外旋,膝关节放松。头、肩、躯干充分向前屈曲,头超过膝关节,使重心线落在髋关节前方,以维持长坐位平衡。双手靠近身体,在髋关节稍前一点的位置支撑。因肱三头肌麻痹,应外旋肩关节,前臂旋后,以保持肘关节稳定伸展。②双手用力支撑以上抬臀部。③保持头、躯干向前屈曲,使臀部向前移动。

(2) 支撑向侧方移动(向左移动):①患者取长坐位,右手半握拳置于床面,紧靠臀部。左手放在与右手同一水平而离臀部约30 cm的地方,肘伸展,前臂旋后或取中立位。②躯干前屈使头超过膝部,上抬臀部,同时头和肩转向右侧,带动左肩向前移动、右肩向后移动。因背阔肌有神经支配,可拉动骨盆移向左手处。③用上肢将双腿位置摆正。

(六) 转移活动训练

1. 卧-坐转移 从卧位转移到坐位。

(1) 偏瘫患者:先向健侧偏身,用健侧手支撑使上身抬起,再调整回中立坐位。

(2) 截瘫患者:在腹肌肌力不足时,可以采用手拉悬吊带或缚在床尾的牵拉带,使上身抬高坐起。也可以先侧身,用一只手支撑上身,从侧面坐起;另一只手扶持床面,保持稳定和平衡。

2. 坐-站转移　从坐位转移到站立位。患者首先应该具备1~2级站立平衡能力才可以进行坐-站转移训练。

（1）偏瘫患者：先将足跟移动到膝关节重力线的后方，上身前倾，双手交叉握紧，手臂伸直向下，然后将手臂突然上举，利用手臂上举的惯性和股四头肌收缩，完成站立动作。

（2）截瘫患者：要练习使用矫形器坐起、站立，先用双手支撑椅子站起，膝关节向后伸以锁定膝关节，保持站立稳定。用膝踝足支具者，锁定膝关节后，可以开始步行。

3. 床-轮椅转移　由床上移动到轮椅或由轮椅移动到床上。分为独立转移和辅助转移。偏瘫患者一般没有显著困难。截瘫患者可以采用两种方式进行独立转移。

（1）轮椅靠在床边，刹住双轮，与床的长轴成45°，患者先在床上坐起，用手将瘫痪的下肢移动到床边，将臀部也移动到床边，将两腿放下，用一只手支撑轮椅不靠近床边的扶手，另一只手支撑在床上，将臀部摆动到轮椅上。如果轮椅的侧板能够移动，对患者的转移有很大帮助。

（2）上床时将轮椅正面推向床边，刹车，用手将瘫痪的下肢逐一移到床上，然后用手撑轮椅扶手，逐步使臀部和腿移动到床上，完成转移。下床时采用相反的方式，即将臀部移到床边，背对轮椅，再用手撑床面逐渐移动向轮椅。

（3）辅助转移指患者需要器械帮助，以及部分或全部需要他人帮助，才能够完成转移动作。①滑板：四肢瘫患者在上肢肌力不足以支撑躯体并挪动转移时，可以将滑板（牢固的塑料板或木板）垫在臀下，使躯体滑动到轮椅，或滑动到床上。②助力：患者上肢肘关节屈肌肌力为3~4级，但手腕无力时不能通过滑板完成转移，则可以用手搂住辅助者的头颈或背部，身体前倾；辅助者头置于患者一侧腋下，两手托患者臀部，同时用双膝关节固定患者的两膝，使用腰部后倾的力量将患者臀部拉向自己的躯干，使患者的膝关节伸直并稳定，然后侧身将患者转移到床上，或从床转移到轮椅上。

（七）洗澡障碍的康复训练

洗澡动作：进出浴盆或淋浴室；使用水龙头、肥皂、海绵、浴巾；手能够到身体的每一个部位和水龙头。

洗澡障碍的原因：上肢、下肢和躯干的主动及被动关节活动受限；上肢、下肢和躯干协调性障碍；一侧上肢或身体偏瘫；下肢被动和主动关节活动障碍（无上肢损伤）；认知、知觉及感觉障碍。

洗澡训练的调适方法。

1. 适应或代偿方法

（1）浴盆底部及淋浴的地面铺上防滑垫。

（2）湿毛巾搭在椅背上，患者坐在椅子上，通过背部摩擦毛巾擦洗背部；擦干背部也用同样的方法。

（3）如果手不能摸到脚，就在脚底部放一块有皂液的毛巾洗脚。

（4）将有皂液的毛巾放在膝上，将上肢放在毛巾上擦洗（用于一侧上肢损伤者）。

（5）使用按压式皂液。

2. 使用适应性辅助用具或设备

（1）坐便椅可使患者在座位上淋浴。

（2）用长柄海绵刷擦背。

（3）用扶手协助患者站起。

（4）长把开关水龙头有助于患者拧开水龙头。

（八）如厕障碍的训练

如厕动作：上、下坐便器；手能接触到会阴部；拿住和使用卫生纸；能穿、脱裤子；必要时能使用尿壶或便器，自己使用栓剂，能排空和护理结肠造瘘等。

如厕障碍的原因：上肢、下肢和躯干的被动与主动关节活动受限；上肢、下肢和躯干协调性障碍；一侧身体障碍；认知、知觉及感觉障碍。

如厕训练的调适方法：

1. 适应或代偿方法

（1）上厕所前后穿、脱裤子的方法：慢慢将身体从一侧转向另一侧，将裤子从臀部脱到大腿中部；便后，再次从一侧向另一侧转身，将裤子拉到臀部上。

（2）抓握功能差者，可将卫生纸缠绕在手上使用。

2. 使用适应性辅助用具或设备

（1）上肢关节活动受限、截肢或手指感觉缺失者可使用安装在坐便器上的自动冲洗器及烘干器清洁。

（2）肌力弱或协调性差者在如厕和清洁时可采用扶手保持稳定。

（3）采用可调节坐便器，如升高坐便器的高度有助于下肢关节活动受限者。

（4）夜间在床旁放置便器以免去厕所的不便。

（5）纸尿裤或床垫用于二便失禁者。

（6）插导尿管。

三、常用 IADL 训练——家务活动训练

家务活动包括做饭及清洗餐具，洗衣物，照顾婴幼儿，打扫卫生。

1. 一侧上肢或身体障碍的训练　临床上常用于脑血管病引起的偏瘫、脑外伤、截肢、一侧身体外伤或暂时性的损伤如烧伤、周围神经损伤等。采用辅助性用具和代偿性对策的目的：保证单手操作的安全性；固定；代偿丧失的平衡功能及活动功能。

1）做饭及清洗餐具

（1）适应或代偿方法：平衡功能受影响时，应坐着进行厨房里的各种工作，如用膝关节固定物品；挪动锅、壶等厨具时不要采用端、提等动作，可通过滑动达到挪动的目的。

（2）使用辅助用具：

①辅助固定物品的辅助用具：改造切菜板（可以在切菜板上安装各种类型的刀片或钉子，障碍者可以用一只手完成土豆、萝卜、苹果等蔬菜和水果的剥皮、切片和切丝等加工）（图 3-23，图 3-24）；海绵、湿毛巾或吸盘（用于固定碗、盘、盆、锅、壶等）。

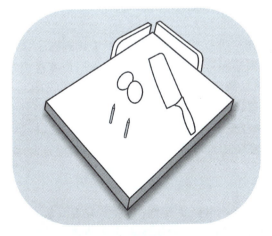

图 3-23　特制切菜板一

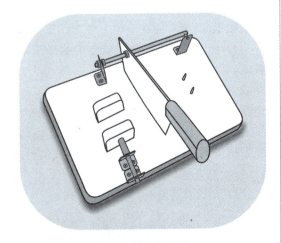

图 3-24　特制切菜板二

②辅助单手操作的辅助用具：开瓶器（可使用电动的罐头开启器或将开瓶器、开罐器安装在厨房桌边，障碍者用一只手就可以开瓶、开罐）；电器（如搅拌器、食品加工器）；前后滚动式刀

具等。

代偿耐力及活动能力下降时,可用手推车运送物品;坐在轮椅或椅子上做饭时,可在灶的上方安装一个有角度的镜子以使患者能够通过镜子的反射观察到灶上烹制的情况。辅助清洗餐具时,可用喷雾器冲洗餐具;在水池底部垫上橡胶垫以减少餐具破损;将有吸盘的刷子固定在池边用来洗玻璃器皿。

2) 洗衣物　可用洗衣机代替手洗;用手推车运送洗涤物品(衣服、床单、床罩等)。

3) 照顾婴幼儿　给孩子喂饭时,将孩子放在与患者同高的位置上,用保温器保温饭菜;用钳或夹子转移加热的餐具。给孩子洗澡时,将孩子安置在一个有负压吸引装置的座椅上。将孩子放在地板上穿衣服最安全。带孩子外出时,如果平衡功能正常,可用婴儿背架;亦可用健侧手将孩子跨靠在腰间。

4) 打扫卫生　可使用可调节式吸尘器,把手的长度及其角度均可以调节,使患者坐着就能清扫较大的范围;使用有长柄的用于打扫灰尘的掸子;使用长把簸箕;使用不用手拧的拖把;在整理和打扫房间的过程中,要灵活运用省力技术。

2. 双上肢关节活动受限或肌力低下者的训练　双上肢关节活动受限或肌力低下常由于四肢瘫、烧伤、关节炎、截肢、多发性硬化以及其他骨科创伤等引起。辅助用具及代偿性对策应用的目的是代偿已丧失的伸手和抓握功能、下降的肌力和耐力及平衡功能障碍,借助重力完成各种活动。

1) 做饭及清洗餐具

(1) 适应或代偿方法:类风湿性关节炎患者要采取关节保护措施;遵循能量节约的原则,将使用物品放在容易获得的地方,采取坐位工作等;用牙打开瓶盖;购买方便食品;采用肌腱固定式的动作(即腕关节背伸时手指屈曲;腕关节屈曲时手指伸展)拾起较轻的物品;使用重量轻的锅、壶及餐具。

(2) 使用辅助用具:采用改良的瓶罐开启器;手柄加粗的厨具、餐具,如菜刀、勺、各种锅;多功能固定带;用于取重量较轻物品的长把拾物器;用手推车或步行器输送物品;改制的切菜板等。

2) 打扫卫生　用长柄拾物器从地面捡起东西;用长把海绵刷清洗澡盆;用非手拧的拖把;用重量轻的工具如海绵拖把和扫帚清洁地面;在打扫地面前,先用清洁剂溶解污垢。

3) 洗衣物　如患者能够走动,宜使用从上方投放衣物的洗衣机,以免俯身弯腰;按键式的洗衣机优于旋钮式洗衣机,必要时可进行旋钮改装;熨烫衣服时,应将一块石棉放在熨衣架上,这样患者就可以直接将熨斗放在上面;遵循和运用能量节约的原则。洗衣时,用分装好的洗衣粉或按压式肥皂液;患者应在坐位上熨烫衣服等。

4) 照顾婴幼儿　坐在轮椅中的母亲,可使用一侧床栏可打开的婴儿床以便于接近孩子;喂饭时,可将孩子放在婴儿椅中或斜靠在枕头上,用电保温器保持饭菜温度;孩子的衣服应宽松、易穿着;使用一次性尿布;遵循和运用能量保存原则,如果母亲能够从地板上站起或坐下,应选择在地板上处理孩子的事物,如穿脱衣、换尿布、喂饭、游戏等。

3. 上肢协调性障碍的训练　上肢协调性障碍常由于脑外伤、脑瘫、脑血管意外以及其他神经系统疾病造成。使用辅助用具及代偿性对策的目的在于固定肢体的近端;减少震颤;固定所用物品;促进安全、高效的作业活动。

1) 做饭及清洗餐具

(1) 适应或代偿方法:在切菜或削皮时,稳定双上肢近端以减少震颤;将食品或餐具放在光滑的桌面上滑至目的地,代替手端或手提;为避免餐具破损,应尽量少用手端盘子或碗等。洗餐具时,可采取浸泡,然后用喷淋器冲洗餐具的方法。

(2) 使用辅助用具:使用较重的厨具以助肢体远端稳定;使用双耳壶、炒菜锅等;腕部绑上沙袋以减少震颤;切菜时用有钉子的切菜板固定食品;使用较重的手推车运送食品;洗餐具时,在水池底部铺一块橡胶垫。

2) 打扫卫生 使用较重的工具;打扫灰尘时不需要手握扫灰尘的掸子,而是用戴手套打扫灰尘;除去室内过多的装饰品或储藏品以减少打扫卫生的工作量。

3) 洗衣物 采用已分装好的洗衣粉或按压式洗涤剂以免在舀取时因震颤而致洗衣粉洒落、浪费;避免熨烫衣服,买衣服时挑选不需要熨烫的衣服或布料。

4) 照顾婴幼儿 使用尼龙搭扣替代婴儿衣服上的扣子;障碍较轻者用勺子给孩子喂饭;障碍较重者最好将孩子放在地板上照顾。

任务三 实用技术训练

一、知识训练

(一) 重点概念解释

(1) ADL (2) BADL (3) IADL

(二) 问题理解

(1) 日常生活活动能力训练包括哪些内容?

(2) 简述日常生活活动能力训练的注意事项。

(3) 请列出偏瘫患者床上翻身的活动成分。

(三) 知识应用

1. 单选题

(1) 下面哪项不是日常生活活动能力的训练?(　　)

A. 床上训练　　　　　　　　B. 进食训练　　　　　　　　C. 洗漱动作训练

D. 大小便控制训练　　　　　E. 转移训练

(2) 关于轮椅与坐便器之间的转移,错误的是(　　)。

A. 患者驱动轮椅正面接近坐便器,刹住轮椅手闸,移开脚踏板

B. 双手支撑轮椅扶手站起

C. 用健侧手抓住坐便器旁扶手,然后患侧足向前迈一步,健侧上、下肢同时支撑,然后转移身体,使臀部正对坐便器

D. 将患侧手先由轮椅一侧扶手移到另一侧扶手上,再移到坐便器旁另一侧扶栏上,站稳

E. 脱下裤子,确信双腿后方贴近坐便器,慢慢坐下

(3) 偏瘫患者床-轮椅转移的活动成分不包括(　　)。

A. 轮椅与床成30°放置　　　　　　　　B. 床与轮椅成45°夹角

C. 用健侧手抓住轮椅扶手以提供支撑　　D. 移动身体,使身体处于半站立位

E. 确认双腿后方贴近并正对轮椅后坐下

(4) 关于偏瘫患者仰卧位摆放,下列哪一项是错误的?(　　)

A. 头部垫枕　　　　　　　　　　　　　B. 患侧骨盆下垫薄枕

C. 小腿下方垫软枕　　　　　　　　　　D. 患侧肩胛和上肢下垫一长枕

E. 偏瘫患者痉挛明显时尽量少采取仰卧位

(5) 关于偏瘫患者的床上活动训练,正确的是(　　)。

A. 偏瘫患者向健侧翻身较容易

B. 偏瘫患者向患侧翻身较容易

C. 偏瘫患者向患侧翻身和向健侧翻身同样容易

D. 偏瘫患者不能向健侧翻身

E. 偏瘫患者不能向患侧翻身

2. 多选题

(1) 床上活动包括(　　)。

A. 床上坐起　　B. 体位转换　　C. 床上移动　　D. 保持良好体位　　E. 床上站立

(2) ADL 内容包括(　　)。

A. 个人卫生　　B. 家务劳动　　C. 运动转移　　D. 更衣训练　　E. 职业训练

(3) C_6 以上脊髓损伤患者床上活动依赖他人帮助，独立翻身较为困难，是因为(　　)。

A. 患者伸肘能力较弱　　　　　　　　　　B. 患者屈腕能力较弱

C. 患者手功能丧失　　　　　　　　　　　D. 患者躯干和下肢肌肉完全麻痹

E. 患者认知功能障碍

(4) 偏瘫患者洗澡时可以使用的辅助用具是(　　)。

A. 市售带长柄的海绵刷　　　　B. 专用的肥皂手袋　　　　C. 装环的毛巾擦洗

D. 洗澡椅　　　　　　　　　　E. 助行器

(5) 日常生活活动能力训练的主要目的是(　　)。

A. 尽可能获得生活能力最高水平的独立

B. 改善患者的躯体功能

C. 尽可能多地使用辅助用具

D. 充分发挥其主观能动性，调动并挖掘其自身潜力

E. 增强意志力

(6) 家务活动训练内容非常丰富，包括(　　)。

A. 备餐　　　B. 洗衣、做饭　　C. 清洁卫生　　D. 洗脸、洗手　　E. 听音乐

二、技能训练

(一) 案例分析

小张是一位 29 岁的女性，车祸后被诊断为 T_4 脊髓损伤，损伤平面以下所有的感觉与运动功能丧失，目前正参与住院康复计划。小张受伤前与丈夫、2 岁女儿同住在附近两室一卫的新购住宅，除了要照顾女儿，小张也花费许多时间在处理家务上，例如烹饪、洗衣、采购，以及掌管家中财物。小张前往教堂担任兼职记账员时，会将女儿送到幼儿园，而她丈夫结束一整天的汽车维修工作后，负责将女儿接回家。此外，家庭支出也需要小张的兼职所得来支付。小张的母亲在她出车祸后代为照顾外孙女，并同意在小张出院后暂时与小张一家同住，直到小张可以独自照顾她的孩子。

小张的活动持续度降低、背痛、躯干控制能力下降，因此最近在做床上活动、转移、下肢穿脱衣物时，需要轻度协助；在轮椅上进行重量转移、检查皮肤确保没有伤口等时，需要部分协助；对于相关技巧，也需要口头提示；小张表示，种种需要学习的新事物已超过她所能负荷的程度；另外她也需要中等协助来处理大小便与洗澡活动。小张能在室内平坦地面上独立以轮椅移动，但遇到狭窄处、角落或上坡时，则因疲倦、躯干控制能力不佳、上半身肌力降低的缘故，仍需要他人从旁监督，随时提供协助。此外，她能独立于坐姿下从事各种活动，例如：在洗手台执行个人盥洗，能够进行简单的烹饪工作。

小张与丈夫忧虑康复结束出院后小张无法完成所需要的协助量，眼前他们的房子也不适合

轮椅移动。此外,尽管他们感激小张的母亲愿意在小张回家后搬来同住,却也担心小张的父亲一向依赖其母亲准备三餐、处理家务而难以独立生活。

小张想要尽可能独立从事基本的自我照顾,并照料她的家庭,也希望最后返回工作岗位,恢复开车的能力。同时,小张也明白自己需要恢复兼职工作,来补贴部分家庭支出。

问题:

(1) 为了提高回归家庭独立生活的能力,并确保与家人同住时的居家安全,小张应该熟练掌握哪些ADL能力?

(2) 协助小张安全返家、最后达到独立目标的过程中,作业治疗师扮演什么样的角色?

(3) 在所有作业表现领域,有哪些需要格外注意?作业治疗师应如何安排优先顺序?

(二) 操作实训

实训项目　日常生活活动训练

1. 实训目的　能正确熟练地运用日常生活活动训练的方法针对其存在的功能障碍进行相应的治疗。

2. 实训内容及要求

1) 内容

(1) 床上活动训练。

(2) 更衣训练。

(3) 进食训练。

(4) 转移训练。

(5) 个人卫生训练。

2) 要求　进行康复评定和治疗之前要评定患者的日常生活活动功能,在进行康复治疗之前要明确患者的康复目标。

3. 实训组织方法及步骤

(1) 日常生活活动障碍者不同时期临床特点的模拟。

(2) 日常生活活动的训练方法。

4. 实训评价标准(100分)

(1) 掌握日常生活活动的概念、分类以及实训目的。(20分)

(2) 知晓日常生活活动障碍者不同时期的临床特点并能进行模拟。(40分)

(3) 能够熟练掌握各项日常生活活动的训练方法。(40分)

(王建晖　杨延平)

项目四 治疗性作业活动

扫码看PPT

学习目标

【知识要求】
◆ 掌握：治疗性作业活动的应用原则及治疗作用；作业活动分析和作业活动设计。
◆ 熟悉：治疗性作业活动的概念、分类，常用代表性活动及注意事项。
◆ 了解：各种治疗性作业活动的特点、发展，及实施治疗后的评估。

【能力要求】
◆ 能理解治疗性作业活动的概念。
◆ 能有针对性地开展作业活动。
◆ 能对作业活动进行必要的调整，以达到治疗目的。

任务一 认识治疗性作业活动

一、治疗性作业活动的概念、分类和作用

治疗性作业活动是指经过精心选择的、具有针对性的作业活动，其目的是维持和提高障碍者的功能、预防功能障碍或残疾的加重、提高障碍者的生活质量。

作业活动有多种分类方法（见项目一），因此治疗性作业活动也有多个类别。这里按照作业活动的名称和特点分为手工艺性作业活动、运动性作业活动、娱乐性作业活动和经典治疗性作业活动。

治疗性作业活动能够维持和提高障碍者的躯体功能，改善障碍者的心理状态，满足其情感需求，提高其社会适应能力，使其保持一种恰当的、能体现自身价值和改善生活质量的生活方式，并从中得到身心上的满足。其治疗作用有以下几个方面。

（一）躯体功能方面

1. 改善手功能 如编织、十字绣、刺绣、缝纫、折纸、豆贴画、马赛克镶嵌、绘画、书法、棋类、牌类、拼图、陶艺等。

2. 改善关节活动度 如木工、陶艺、套圈、飞镖、篮球、绘画、书法、编织、刺绣、迷宫游戏、虚拟情景互动游戏、滚筒、砂磨板等。

3. 增强肌力 如木工、金工、皮革、缝纫、陶艺、篮球、足球、园艺、爬山等。

4. 增强耐力 如木工、金工、皮革、缝纫、陶艺、篮球、足球、园艺、散步、旅游、演唱、演奏等。

5. 改善平衡和协调功能　如木工、编织、篮球、套圈、飞镖、园艺等。

6. 促进感觉功能恢复　如陶艺、编织、棋类、牌类等。

7. 减轻疼痛　如各类游戏、绘画、书法、演唱、演奏、园艺、购物等。

（二）心理方面

1. 调节情绪　如通过木工、金工、陶艺、演唱、演奏等可宣泄情绪，通过绘画、书法、园艺、音乐等可舒缓情绪。

2. 转移注意力　如通过音乐、绘画、书法、棋类、牌类等可调节精神，转移注意力。

3. 提高成就感或自信心　如通过园艺、木工、陶艺、编织、绘画、书法等获得产品或作品，可增强障碍者的成就感或自信心。

（三）职业能力方面

1. 改善认知、知觉功能　如绘画、书法、棋类、牌类、迷宫游戏、拼图、情景互动游戏等，可改善障碍者注意力、记忆力等，提高解决问题的能力。

2. 提高劳动技能，增强再就业信心　通过与其职业相关的作业活动，如木工、金工、陶艺、编织、缝纫、园艺等可提高劳动技能，增强再就业信心。

3. 提高职业适应能力　如棋类、牌类、球类、旅游、爬山、园艺等集体活动，可增强障碍者的竞争与合作意识，提高职业适应能力。

（四）社会方面

通过不同的作业活动提高障碍者的社会适应能力，从而促使障碍者重返社会。如木工、金工、陶艺、编织、缝纫、园艺等可提高障碍者劳动技能，园艺、棋类、牌类、球类、演奏等集体活动可改善障碍者社会交往能力和人际关系。将障碍者制作的工艺品展示或售卖，可增加社会大众对障碍者的理解和关爱。

二、治疗性作业活动的应用原则

应用治疗性作业活动时，要根据障碍者的功能障碍、活动的特点，以及活动想要达到的目的，有目的和有针对性地进行选择应用，否则可能会达不到相应的治疗效果，甚至会起到消极的作用，对障碍者造成身心的伤害。因此，在选择和训练时应遵循以下原则。

（一）在评定基础上，有目的地选择活动

评定是康复治疗的基础，没有评定就没有治疗，作业治疗也是如此。在选择治疗性作业活动前，应对障碍者的功能情况进行全面的评定。评定的内容包括障碍者的基本信息、身体功能、心理功能、认知功能、言语功能、兴趣爱好、文化背景、康复需求等，可通过查阅病历、询问、观察、问卷调查、检查等方法获取信息资料，并对资料进行分析，找出障碍者需要解决的问题，确定相应的治疗目标，再选取相应的作业活动。

（二）在作业活动分析基础上，选择可行的活动

治疗师在确定作业活动之前，应对该项作业活动进行活动分析，了解该活动所需要的技能和能力、活动顺序、形式、时间、场所、工具以及注意事项等，确保所选作业活动切实可行，并能够满足治疗的需要，达到治疗的目的。具体的活动分析方法见本书项目二。

（三）对作业活动进行调整，以适应治疗的需要

确定作业活动后，通常需要对活动进行必要的调整，也就是作业活动改造，即对常规的作业活动根据治疗需要进行修改，改造后的活动方式具有治疗价值并且可以根据需要将所选择的作业活动进行分级从而达到治疗目的。在治疗的过程中，活动的调整可从以下几个方面进行考虑。

1. 工具的调整　进行工具改造时，常用的方法是将手柄的形状与粗细进行变化。如加粗手

柄工具可使抓握功能稍差的障碍者较容易完成活动。在进行棋类游戏活动时，可通过改变棋盘、棋子的大小或形状来发挥治疗作用。如将象棋的底部粘贴尼龙搭扣以增加提取棋子的阻力，在游戏过程中训练手指的捏力或伸展力。

2. 材料的调整　在进行肌力的抗阻力训练时，可以通过改变材料种类或质地使阻力发生变化。如木工作业中开始可以在质地较软的材料上进行，逐渐过渡到质地坚硬的材料，通过加大阻力提高手指肌力和协调性。

3. 物品定位的调整　物品定位的调整同样会增强治疗的针对性，如将物品放到较高处时就可以诱发肩关节的屈曲或外展；将物品放在两侧则可以促进躯干旋转，肩关节水平内收和外展以及内旋和外旋；将物品放在较低的位置则可以促进躯干的前屈和侧屈。

4. 体位或姿势的调整　同样以下棋为例，站立下进行可增强站立平衡能力和站立的耐力，进而可以改善认知功能或提高视觉扫描能力，坐位下进行则比较容易完成。许多体育活动可以改为坐位，如坐在轮椅中打篮球、打乒乓球。必要时可以修改比赛规则以适应障碍者躯体功能状况。

5. 治疗量的调整　可以从治疗的时间、频率、强度方面进行调整，以改变治疗量。如心脏病患者步行训练时，要严格控制运动量，速度不宜过快，时间不应过长，运动量以达适宜心率为度。而对运动员，则运动量可大大超过前者。

6. 环境的调整　训练目的为改善认知功能时，多需要比较安静的环境以避免注意力分散，但若为了提高环境适应能力、实际生活或工作能力，则应在真实环境中进行，如木工车间、金工车间。

（四）尽量以集体的方式进行活动，以提高障碍者治疗的积极性和改善治疗效果

治疗性作业活动尽量以集体活动的方式进行，因集体活动为障碍者互相帮助、相互交流、相互学习提供了机会和场所。障碍者之间的合作和竞争，有利于提高治疗的趣味性，能充分调动障碍者的积极性，同时也可提高障碍者的社会交往能力，障碍者之间相互的交流还可起到激励和支持作用，以增强障碍者康复的信心等。

（五）充分发挥作业治疗师的指导、协调作用，以保证活动的顺利进行

作业治疗师是作业治疗活动的设计者，因此在治疗过程中起到组织、指导和协调的作用，以保证活动的顺利进行。

三、治疗性作业活动设计

治疗性作业活动是经过选择的、有目的的活动，这种活动是以目标导向的行为或任务来构成作业。只要障碍者是主动的、自主的参与者且如果活动导向一个目标，那么这个活动就是有目的的。如做一个黏土笔筒相对于捏黏土，或者做一幅豆贴画相对于捡豆子，做一个黏土笔筒、做一幅豆贴画是有目的的活动，而捏黏土、捡豆子是准备活动。有目的的活动可包括日常生活活动、工具性日常生活活动、职业活动、社交活动、运动、手工艺、游戏等。

作业治疗计划是以评估结果为基础的，治疗性作业活动的设计同样如此，首先根据评估结果，确认障碍者所存在的问题，然后确定治疗目标和实现目标所需治疗时间，接下来决定达到目标的方法，包括所采用的活动、需要的工具或设备、特殊的摆位、活动进行的场地、如何对活动进行分级及以集体或个人方式实行等。

如为慢性精神障碍者设计治疗性作业活动，步骤如下。

1. 分析患者特点　精神障碍病理以认知功能障碍为主，判断脱离现实。研究表明精神分裂症患者65%~70%会出现认知功能损坏、妄想性思考及异常判断等精神障碍症状，导致患者奇异行为及社交功能退化，无工作动机，从而影响自我判断与自信心，并且随年龄增长，精神障碍者

较正常人能力退化更严重。

2. 确定治疗目标 这类患者长期生活在精神病医院,缺乏外界环境刺激,思维容易单纯,生活易简单化,产生负性症状,所以职业治疗目的是改善负性症状,提升生活技能。

3. 确定作业治疗的活动 多种作业活动均适合精神障碍者,如手工艺、园艺、游戏等。经过分析,园艺活动能激发活动兴趣,改善认知功能,改善生活品质,增强自尊心。精神病医院有能力开展园艺活动,故选定园艺作为作业活动。园艺活动短期目标为体验园艺活动,减缓患者功能退化,改善患者生活品质;长期目标为培养患者对园区景观环境的维护能力,培养园艺生产职能。

4. 确定活动地点和对象 如某精神病医院,具有活动空间、庭院、农地与温室,对象为医院收治的需长期照护的精神障碍者。

5. 确定活动的时间和频次 如某年1—4月,共16周,每周1次,每次1 h。

6. 设计具体活动 根据患者特点,所选园艺活动需操作简单,减少挫折,诱发兴趣;需有变化刺激,选择生长速度快的植物,以提供感官刺激,也容易使患者获得成就感。设计室内栽植、户外栽植、工艺、餐饮等多元活动,维持新鲜感;种植可食用蔬果,具有实用性,并且可用吃诱发患者参与的动机。经过分析和选择,列出每周具体的作业活动,如第一周制作草头娃娃,第二周制作绿萝盆栽,第三周制作种子盆栽,第四周播种多种蔬菜等。

每次治疗,作业治疗师都应观察并记录患者的表现,填写相应的评估量表。

任务二 手工艺性作业活动

手工艺性作业活动是应用手工制作具有艺术风格的工艺品来治疗功能障碍的活动,具有身心治疗价值。我国的民间手工艺制作种类丰富,常用的有编织、织染、刺绣、剪纸、折纸、布艺、贴画、插花、雕刻等,本项目仅对编织、十字绣、刺绣、剪纸、贴画等进行介绍。

一、编织、十字绣作业活动

（一）编织作业活动

手工编织是将植物的枝条、叶、茎、皮等加工后,用手工编织工艺品,也包括各种编织丝线或毛线作品。手工编织工具简单,动作易学易练,产品多种多样,且易于开展,特别适合作为手功能差的障碍者的训练。以下介绍手工编织毛线作业活动(图4-1)。

1. 常用工具及材料

1) 常用工具 各型号毛衣棒针、各型号钩针、缝毛线针、剪刀、皮尺、编织或钩织图案参考书。

2) 常用材料 丝线、毛线等。

2. 代表性活动 常见的织法包括交织、针织、编织、钩织等。

3. 活动分析 编织毛衣的基本针法包括下针、上针、加针、浮针、滑针、并针等工艺。

4. 活动的选择与调整

1) 材料的选择 对于手功能稍差的障碍者,可先选用较粗的针和线进行操作。

2) 工具或方法的调整 为改善灵活性,可选针织或钩织并选稍复杂的图案或形状;如果治疗目的是扩大上肢关节活动范围,则可利用较大编织框进行大件物品的编织;手功能欠佳者可在钩针的末端增加套环或加粗钩针的把手以利于抓握和稳定。

3) 体位的调整 根据需要可选择站立位、坐位、轮椅坐位,以针对性训练站立平衡、下肢力

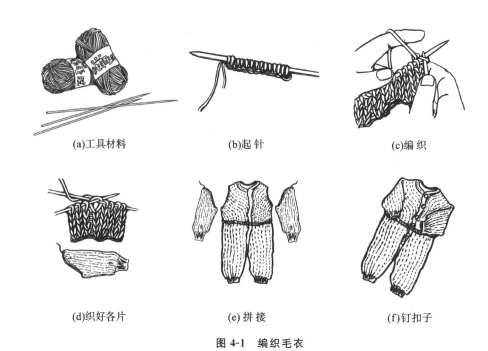

(a)工具材料　　(b)起针　　(c)编织

(d)织好各片　　(e)拼接　　(f)钉扣子

图4-1　编织毛衣

量和关节活动范围、坐位平衡和轮椅上的耐力,如为扩大肩关节或躯干的关节活动范围,则可将编织框挂于墙上较高处。

5. 注意事项

(1) 在进行编织时,会用到剪刀、钩针等具有危险性的工具,要注意安全防护。

(2) 进行毛衣编织时产生的细小绒线对障碍者的呼吸系统有一定刺激性,有呼吸系统疾病的障碍者应小心谨慎进行这项活动,必要时可以戴上口罩。

(3) 注意姿势正确,勿长时间低头,以免伤及脊柱。

(二) 十字绣作业活动

十字绣是用专门的绣线和十字格布,利用经纬交织搭十字的方法,对照专用坐标图案进行刺绣的方法。由于各国文化的差异,十字绣在各国发展形成了各自不同的风格,无论是绣线、面料的颜色还是材质、图案,都别具匠心。十字绣的特点是绣法简单,外观高贵华丽、精致典雅、别具风格。在刺绣过程中,人会沉浸在刺绣所带来的乐趣之中,还可培养耐心和专注力。十字绣作业方法易学易懂,易于在作业治疗中开展。

1. 常用工具及材料

1) 常用工具　各种规格的针、穿针器、剪刀、布尺、绣架、绷子、拆线器、绕线板等。

2) 常用材料　各色丝线、十字绣图案、塑料布、9格十字绣布、11格十字绣布等。

2. 代表性活动　常见的绣法包括扣眼绣、链绣、断绣、飞绣、羽毛绣、瓣绣、回针绣、克里岛绣、Crean绣、十字绣、法国结等。

3. 活动分析　十字绣的基本针法包括全针、1/2针、1/4针、3/4针等(图4-2)。十字绣作业活动如图4-3所示。

(1) 确定图案:在准备绣之前挑选图案。

(2) 识图:十字绣图由十字绣效果图、十字绣意匠图、十字绣色线符号对照表三部分组成。识图主要指的是识十字绣色线符号对照表。

(3) 开工:配齐与图相符合的线、布料、针及辅助材料,就可开工了。一般是从图案的中心动针,这样容易控制全局。绣完一种颜色后再绣另一种颜色。

(4) 后期处理:绣完后会有些脏,可以用中性洗涤剂和凉水清洗,放在水中轻轻地按几下,不

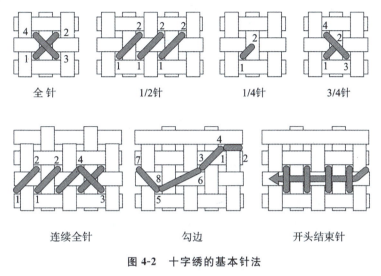

图 4-2　十字绣的基本针法

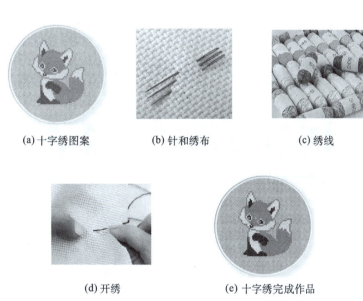

图 4-3　十字绣作业活动

用揉搓。洗完后，用熨斗熨平，熨的时候应在桌上铺一块布，将绣品正面反过来，再在上面隔一层淡色面料熨烫，效果更好。

4. 活动的选择与调整

1）工具的选择　手指欠灵活的选择长针孔，好穿线；选择针尖圆钝的，以防伤及手指。

2）材料的选择　根据治疗要求，结合自己的爱好，选择线与布的颜色、线的粗细与布的厚薄。也可以不用绣架，直接在布上绣。

5. 注意事项

（1）防止针与剪刀伤及手。

（2）注意姿势正确，勿长时间低头，以免伤及脊柱。

（3）熨烫绣品时温度不能高，以防止熨坏绣品。

二、刺绣和缝纫作业活动

（一）刺绣作业活动

刺绣（图4-4）是用针线在织物上绣制的各种装饰图案的总称。刺绣是中国民间传统手工艺之一，历史悠久，种类繁多。刺绣分丝线刺绣和羽毛刺绣两种，就是用针将丝线或其他纤维、纱线以一定图案和色彩在绣料上穿刺，以绣迹构成花纹类装饰织物。中国刺绣主要有苏绣、湘绣、蜀绣和粤绣四大门类。

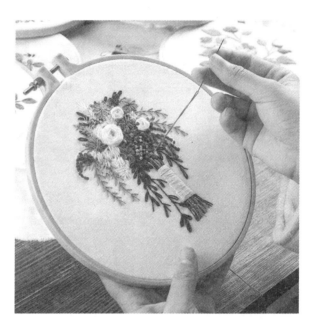

图4-4 刺绣

1. 常用工具及材料

1) 常用工具 绣花针、绣花绷子、纸、铅笔、皮尺、剪刀、粉饼、复写纸、参考图案。

2) 常用材料 布（各色棉布、绸布或各色粗布）、各色绣花线等。

2. 代表性活动 刺绣的技法有错针绣、乱针绣、网绣、满地绣、锁丝、纳丝、纳锦、平金、影金、盘金、铺绒、刮绒、戳纱、洒线、挑花等。

3. 活动分析

（1）确定制作作品的用途及规格。

（2）选择图案和绣线的颜色。

（3）确定绣花部位，并用复写纸将图案画于绣布上相应位置。

（4）用绣花绷子绷紧绣布，将图案置于绣花绷子中央。

（5）从背面开始进针，按顺序刺绣，直至全部绣完。

（6）清洗绣布作品，将图案痕迹清洗干净。

4. 活动的选择与调整

1) 材料的选择 根据治疗要求，结合自己的爱好，选择线与布的颜色、线的粗细与布的厚薄。

2) 工序调整 根据障碍者的手功能和刺绣基础，选择难易程度不同的图案和刺绣方法。或仅对某一技法进行训练。

5. 注意事项

（1）对于有呼吸系统疾病的障碍者，应该谨慎使用刺绣作业活动，因刺绣过程中产生的细小绒毛会刺激作业活动者的呼吸系统。

(2) 活动中所使用的针、剪刀等用具具有一定的危险性,使用和保管时均要注意安全。

(3) 本活动不适用于认知功能障碍者、严重视力功能障碍者、共济失调者和帕金森病患者。

(4) 注意姿势正确,勿长时间低头,以免伤及脊柱。

(二)缝纫作业活动

缝纫旧时指女子所做的纺织、缝纫、刺绣等工作,现泛指裁缝、补缀等工作。

1. 常用工具及材料

1) 常用工具 缝衣针、各式缝纫线、缝纫机、纸、复写纸、铅笔、皮尺、剪刀、粉饼等。

2) 常用材料 各种布料、丝绸、蕾丝、纽扣、拉链等。

2. 代表性活动 缝纫可以缝制多种物品,如衣服、布袋、手提包、窗帘、桌布等,代表性活动包括选材、测量、计算、画图、剪裁、缝制、试穿、调整等。

3. 活动分析 以制作衣服为例进行活动分析。

(1) 确定想要制作的衣服样式。

(2) 准备所需材料和工具。

(3) 测量人体尺寸。

(4) 在报纸或牛皮纸上画出图样。

(5) 按照图样剪裁布料。

(6) 将各片布料缝制到一起,缝上辅料,配饰。

(7) 试穿,调整。

4. 活动的选择与调整

1) 材料的选择 不同材质的布料,缝合难度不同,如较粗的棉布不易变形,缝制容易,柔软的丝绸缝制稍难。

2) 工具的选择 机器缝纫比手工缝纫容易。

3) 工序调整 根据障碍者的能力,选择难易程度适宜的样式和缝制方法。改良原有物品比创作容易。或几个障碍者流水线作业,如一人画图样,一人剪裁,一人缝制等。

5. 注意事项

(1) 活动中所使用的针、剪刀等用具具有一定的危险性,使用和保管时均要注意安全。

(2) 注意姿势正确,勿长时间低头,以免伤及脊柱。

三、纸工艺作业活动

广义的纸工艺是指包括造纸艺术在内的所有与纸有关的工艺;狭义的纸工艺是指以各种纸张、纸材质为主要材料,通过剪、刻、撕、拼、叠、揉、编织、压印、裱糊、印刷、装帧,或者高科技(如激光)等手段制作而成的平面或者立体的艺术品和纸工艺作品。

纸工艺很古老,表现形式多样,如东方平面或立体的剪纸、折纸、纸扎(彩灯、风筝、彩门、冥器纸扎、戏曲人物纸扎等),西方二维或多维的剪影、纸拼贴、纸构成、纸雕塑、纸装置、纸浆艺术、实用纸工艺(纸玩具、纸家具等),纸工艺受到世界不同国家、不同民族、不同年龄人群的喜爱,是作业治疗常用方法之一。这里仅介绍剪纸。

剪纸是指利用剪刀、刻刀将纸镂空一部分后形成图画、图案或文字的过程。剪纸按题材分为人物、动物、景物、植物、组字等;按颜色分单色、彩色、套色、衬色、拼色等。

单色剪纸是剪纸中最基本的形式,由红色、绿色、褐色、黑色、金色等各种颜色的纸剪成,主要用作窗花装饰和刺绣的底样。主要有阴刻、阳刻、阴阳结合三种表现手法。折叠剪纸、剪影、撕纸等都是单色剪纸的表现形式。本教材以单色剪纸(图 4-5)为例介绍。

图 4-5 单色剪纸

1. 常用工具及材料

1) 常用工具　剪纸工具非常简单,常用工具有剪刀、刻板、刻刀、订书器、铅笔、橡皮、尺子、胶水、复写纸、彩色笔等。

2) 常用材料　各种纸,如单色纸、彩色纸、金箔纸、银箔纸、绒纸、电光纸等。

2. 代表性活动　剪纸的基本形状包括柳叶形、锯齿形、小圆孔、月牙形、花瓣形、逗号形、水滴形等;基本工艺包括对折折叠法、四瓣形折叠法、五瓣形折叠法、六瓣形折叠法等。

3. 活动分析　将正方形色纸对折,压平,再进行折叠,折好后用订书器订好,在折好的纸面上画好图稿并用剪刀剪出需要的图案,打开折叠部分后,一件精美的剪纸作品就完成了。

4. 活动的选择与调整

1) 工具的选择　手抓握功能欠佳者可选用加粗手柄工具,手指伸展不良者可使用带弹簧可自动弹开的剪刀;不能很好固定纸者可使用镇尺协助固定。

2) 材料的选择　为增强肌力可选较硬和较厚的纸。

3) 姿势的调整　根据治疗目的可选坐位或立位进行训练。

4) 工序的调整　为增强手的灵活性可选折叠剪纸,手灵活性不佳者可选刻纸,为发泄不满情绪可选剪纸或撕纸,为训练耐心、提高注意力可选择刻纸。

5. 注意事项

(1) 因所用剪刀或刻刀较为锋利,要注意避免损伤,尤其是手感觉功能障碍者。

(2) 有攻击行为者只可选用撕纸而不能用剪刀或刻刀,以免伤及自身或他人。

(3) 刻纸前要先检查刻刀是否牢固,刻纸时刻刀要垂直向下以提高产品质量和防止刻刀断裂伤人。

(4) 剪好的图案应分开平放,不要相互重叠以免粘连、损坏,最好放在专门的文件夹内。

四、木工、皮革作业活动

木工和皮革作业活动原来属于生产性活动,目前国外已少用生产性活动进行训练,但是木工和皮革在作业治疗中依然有其意义,因此,本教材将木工、皮革放在手工艺性作业活动中进行介绍。

(一) 木工作业活动

木工作业活动是利用木工工具对木材进行锯、刨、打磨、加工、组装,制作成各种用具或作品的一系列作业活动,具有方便、实用、易于操作、安全的特点。木工是作业治疗中常用的作业活动之一,尤其适合于男性障碍者。

1. 常用工具及材料

1) 常用工具 包括锯、刨、木工台、桌椅、凳、螺丝刀、纸、钻、钳子、钢尺、锤子、软尺、记号笔、砂纸、刷子等。

2) 常用材料 包括木板、合成板、木条、钉子、油漆、白乳胶、腻子粉等。

2. 代表性活动 木工作业活动类型繁多,包括选料、量尺寸、画线、锯木、刨削、钉钉子、打磨、组装、着色等,其中最具代表性的是锯木、刨削和钉钉子。

3. 活动分析 本节仅介绍锯木、刨削和钉钉子。

1) 锯木的活动成分

(1) 固定木材:对于小块材料,用一侧下肢踩于矮凳上固定或用台钳固定;大块木材需用专门固定装置进行固定。

(2) 拉锯:用单手或双手持锯,利用肩肘关节屈伸的力量平稳完成拉送动作。

2) 刨削的活动成分

(1) 固定木材:用台钳将木材牢固地固定于水平桌面上,以保证所刨出的平面水平。

(2) 刨削:双手或单手持刨,利用躯干、肩肘关节屈伸的力量平稳完成推拉动作。

3) 钉钉子的活动成分

(1) 固定木材:固定方法同上,钉子可用手持固定或钳夹固定。

(2) 锤打:根据治疗目的不同,可分别应用肩关节内旋、肘关节伸直、腕关节屈曲、腕关节尺偏的力量用力向下敲打(图 4-6)。

4. 活动的选择与调整

1) 工具的选择 弯手柄锯子或环状手柄锯子可增加抓握的稳定性;加粗手柄锤子和刨子有利于抓握。

2) 材料的选择 增加木材的硬度可增强肌力;选择不同大小的钉子和锤子,会产生不同的治疗效果。

3) 位置的调整 对固定于较高位置的木材进行锯断时,主要训练肘关节的屈伸功能;较低位置时,主要训练肩关节后伸功能;木材固定于斜板上有助于扩大肩关节屈曲活动范围。

5. 注意事项

(1) 注意安全防护,必要时戴安全帽,噪声大时需使用防噪声设施(如耳塞),有粉尘和刺激性气体时需配备吸尘和排气装置并戴口罩。坐轮椅者需固定腰带。

(2) 使用锯、刨等锋利工具时注意避免割伤,尤其手灵活性较差和感觉障碍者。

(3) 打磨时注意避免磨伤手部皮肤。

(4) 木工作业时注意防火,木材、塑料、油漆均属于易燃品。

(5) 因油漆难以清除,刷漆时注意避免污染其他物品。刷漆阶段会产生刺激性气味,必要时戴口罩。

(二) 皮革作业活动

皮革工艺是指利用雕、刻等技法,对皮革材料予以加工,制作成工艺装饰品、日常用品的手工艺活动。皮革工艺方法简单,制品新颖、美观大方、有实用价值,而且从事皮革工艺的对象不受年龄、性别的限制,可以广泛应用于各种不同类别、性质、特点的治疗对象。

1. 常用工具及材料

1) 常用工具 橡胶垫板、剪刀、木槌、印钉工具、纸、笔、图案参考书、胶水、调色盘、胶皮手套、海绵、颜料、毛笔等。

2) 常用材料 皮革、3 mm 宽编结用皮带或尼龙线。

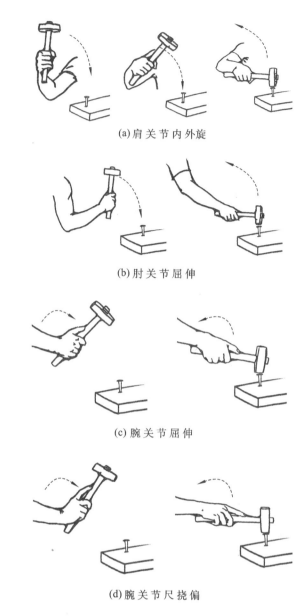

图 4-6 钉钉子作业活动中姿势的调整

2. 代表性活动　皮革作业活动内容繁多，包括选材、选择图案、描图、刻图、染色、上光、缝边等。

3. 活动分析

(1) 确定制作的物品。

(2) 选择图纸，将纸样临摹到相应大小皮革上。

(3) 将皮革置于橡胶垫上，使用木槌敲击印花冲头，将相应的图案刻于皮革上。

(4) 用蘸水的海绵将皮革的正、反面浸湿。用调色板调匀颜料进行染色。

(5) 染色风干后涂防水漆，干燥后再涂皮革用硝基漆。

(6) 最后对制作的物品做进一步加工，障碍者可按自己的设计完成工艺品制作后的成品加工。

4. 活动的选择与调整

1) 材料的调整　皮革包括牛皮、羊皮、猪皮、人造皮，它们的质地、纹理粗细均不同，在制作时,可以根据治疗目的、作品用途选择不同的皮革材料。

2) 工序的调整　可仅选用其中的一两个工序进行训练,也可几个障碍者流水线作业,如一人描图,一人刻图,一人染色,一人组装成品等。

5. 注意事项

(1) 运动失调和随意运动严重障碍者不得采用此活动。

(2) 注意裁革刀等危险工具的使用与管理。

(3) 使用油漆、染料等有毒物质时注意通风,必要时戴口罩。

(4) 选择适当环境,减少刻印皮革时发出的噪声造成的不良影响。

五、瓷片、贴画作业活动

粘贴工艺可使用各种颜色、大小不等的陶瓷碎片、种子、碎布、树叶等,根据选择的图案在一块面板上将材料粘贴成各种精美的装饰品。作品取材方便,操作简便,颜色丰富,趣味性和吸引力强,易于学习和创新,适用于各种年龄、性别的障碍者。本教材介绍以马赛克(瓷片)、各种豆类为材料制作贴画的作业活动。

1. 常用工具及材料

1) 常用工具　剪刀、锤子、镊子、马赛克钳、瓷砖刀具、圆规、笔、白乳胶、棉签、牙签、尺子、海绵刷、镊子等。

2) 常用材料　面板(三合板、铁板、塑料底板)、速干胶、马赛克、石膏、各种豆类和粮食等。

2. 代表性活动　粘贴作业活动内容繁多,包括选材、选择图案、描图、粘贴、干燥等。

3. 活动分析

1) 马赛克作品

(1) 把选择的图案临摹成纸样。

(2) 将纸样复写到面板上。

(3) 去掉纸样,按原图案的色彩标注,必要时可做相应着色。

(4) 用钳子、锤子将各种颜色的马赛克敲成碎片备用。

(5) 用镊子夹马赛克碎片蘸上黏合剂,按面板上的颜色粘到相应的位置。

(6) 在通风处干燥后用石膏将缝补平。

(7) 在石膏完全干燥前用湿毛巾将瓷片表面多余石膏擦拭干净,然后使作品自然干燥。

(8) 根据个人喜好及图案风格装饰面板。

2) 豆贴画(图 4-7)

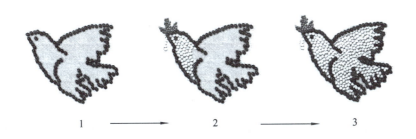

图 4-7　豆贴画

(1) 把选择的图案复写到厚纸板或面板上。

(2) 按原图案的色彩标注,必要时可做相应着色。

(3) 用镊子夹各种豆类和粮食蘸上黏合剂,按面板上的颜色及形状粘到相应的位置。
(4) 使作品自然干燥。
(5) 根据个人喜好及图案风格装饰面板。

4. 活动的选择与调整

1) 工具的选择　手灵活性较差的障碍者,可用筷子或镊子加强难度进行操作以达到训练的目的。

2) 材料的选择　对于手功能差的障碍者,为了增强手部训练,可选用豆类等较细小的材料进行操作,如选择花生米或芸豆或开心果壳来训练。

3) 姿势的调整　根据治疗目的可选坐位或立位进行训练。

4) 工序的调整　在进行贴画活动时,可独自完成一幅画,也可多人合作完成,例如在构图、采集原材料、加工原材料、涂胶水、粘贴过程中,可让多位障碍者分工合作,以培养团队合作精神。

5. 注意事项

(1) 注意刀、剪、钳、锤等工具的使用与管理。
(2) 对于有呼吸系统疾病、眼科疾病的障碍者,要避免碎片和粉尘飞扬。
(3) 注意防止马赛克碎片和刃器造成手外伤。
(4) 注意环境卫生,不使用粉末状材料。
(5) 使用无毒黏合剂。
(6) 将用料根据种类、颜色分别放于适当的位置,以利于下一步操作并提高计划性。
(7) 完成后的作品应置于干燥环境保存,注意防霉变和虫蛀。

六、陶艺、蜡染作业活动

(一) 陶艺作业活动

陶艺是指用黏土或其他非金属无机材料制作陶器等产品,然后加热硬化的艺术。中国陶瓷历史悠久,源远流长,多姿多彩,变化万千的中国陶瓷是宝贵的文化财富。陶艺作业活动趣味性及操作性强,取材方便,无年龄和性别限制,易于开展。

1. 常用工具及材料

1) 常用工具　包括转盘(陶车)、面板、面杖、金属棒、竹刀、针、石膏粉、容器、瓷器刀、剪刀等。

2) 常用材料　包括黏土(瓷土、陶土)、釉彩等。

2. 代表性活动　陶艺作业包含原料选择与处理、器物成形与装饰、烧成工艺三个部分,其中最具代表性的训练是调和黏土和成形工艺。

3. 活动分析　本节仅介绍调和黏土和成形工艺。

1) 调和黏土

(1) 准备好适量黏土,加水后在面板上反复揉搓,直至挤出所有空气。
(2) 自中心向外按压,制成厚饼状。
(3) 用面杖碾压黏土,使其平整且厚薄均匀,便于成形。

2) 成形工艺

(1) 泥条盘筑成形法:取适量泥料,用双手自然捏紧、转动成圆棒状;将圆棒状泥横放于工作台上,用手指均匀地搓动,边滚边搓,手指左右移动,使圆棒状泥从粗到细;自然、平和地搓泥条,根据需要搓成粗细一致、大小均匀的泥条;将泥条放在转盘上做一底部,然后将泥条边转边接边压紧,边转动转盘,依次加高,做成造型。每增加一层,均需要将内外压平、压密、压匀,以免干燥时开裂。

(2) 手捏(雕塑)成形法:可以不用工具,光用手捏,有较大的自由度,只需用手把泥团捏成想要的形状即可;还可用雕塑刀等工具做成雕像,在泥半干时将雕像挖空。

(3) 泥板成形法：将泥块通过人工或压泥机滚压成泥板，然后进行塑造。滚泥板时，把泥块放在两块布中间，从泥块的中心向四周扩散（转动布块）。制作时利用泥的柔软性，可以像用布一样成形；利用泥板的坚硬特点，又可把它当成木板一样来成形。

(4) 印模（印坯）成形法：利用石膏模具来进行成形，根据造型翻成若干块模具，待模具干燥后，即可印制坯体，印模成形。印模时要用力均匀，压紧，要分模印制，然后再合成，在接口处要用泥浆黏接好，坯体脱模后有残缺的要修补，多余的要刮掉。

(5) 拉坯成形法：利用旋转的力量配合双手的动作，在拉坯机上将泥团拉成各种形状。此法技术性强，需要花很长的时间才能掌握，坯体可以先从简单的碗、杯、盘开始，熟练后再拉瓶、罐等复杂的造型。

(6) 泥浆铸件成形法：先用泥或石膏做母模翻成石膏模（分块），石膏模留有注浆口，模具干燥后，把配制好的泥浆注入石膏模内，根据石膏模的吸水速度，及时注满泥浆，当石膏模吸浆达到一定厚度时，将模内多余的泥浆倒出，控干，待泥坯脱离模壁后，从石膏模内取出坯体即可。另外，还要保持一定的干湿度，以便进行下一步修坯、黏接、装饰等。

4. 活动的选择与调整

1) 材料的选择　可使用清洁易购买的替代品如硅胶土（泥）、橡皮泥等代替黏土。为改善关节活动范围和缓解疼痛，可使用加热黏土进行训练。

2) 体位的调节　根据需要，可选择站立位、蹲位、坐位，以针对性配合训练站立平衡、肌力和关节活动度、坐位平衡和耐力等。

3) 工序的调整　可仅选用调和新土和（或）成形工艺进行训练。

5. 注意事项

(1) 在陶艺作业过程中要用到竹刀等工具，因此要求障碍者注意安全，避免受到伤害。

(2) 在使用石膏粉时注意粉尘的防护。

(3) 烧制时要防止烫伤，尤其是感觉减退者。

(4) 未用完的黏土应装入塑料袋，置于密闭容器中保存，防止干燥。

(5) 在陶艺作业活动中，应根据障碍者的功能障碍情况来选择姿势，以针对性训练站立平衡、上肢肌力、关节活动度、坐位平衡和耐力。

（二）蜡染作业活动

蜡染是我国传统纺织印染手工艺之一。蜡染是用蜡刀蘸熔蜡绘花于布后以蓝靛浸染，即染去蜡，布面就呈现出蓝底白花或白底蓝花的多种图案，同时，在浸染中，作为防染剂的蜡自然龟裂，使布面呈现特殊的"冰纹"，尤具魅力。由于蜡染图案丰富，色调素雅，风格独特，用于服饰和各种生活实用品时，显得朴实大方、清新悦目，富有民族特色。

1. 常用工具及材料

1) 常用工具　蜡刀、牛角、石板或木板等。

2) 常用材料　蜂蜡、石蜡、黄蜡、白布、染料等。

2. 代表性活动　蜡染的代表性活动包括点蜡、染色、去蜡。

3. 活动分析

1) 点蜡　先把白色底布铺平在木板上，再将蜡放入金属容器里用小火熔化，用蜡刀蘸上蜡汁在底布上绘制图案。

2) 染色　把画好的布料放在染缸里，浸泡数小时或数天。

3) 去蜡　捞出布料冲洗，然后用清水煮沸，煮去蜡质，再次漂洗。

4. 活动的选择与调整

1) 材料的选择　可根据治疗目的、作品用途不同选择蜂蜡、石蜡、黄蜡等材料。

2）工序的调整 绘制难易程度不同的图案；选择单色印染或双色印染。也可流水线工作。
3）工艺的调整 也可用扎染代替蜡染，扎染是用绳子裹扎一部分面料，被扎住的部分不放到染料中，其他部分形成了与染料一致的颜色，捆扎部分由于液体的浸透形成了颜色的过渡。

5. 注意事项
（1）尽量选取天然无害染料。
（2）去蜡时防止高温烫伤。

任务三　运动性作业活动

生产劳动是体育的源泉。人类最初的生产劳动的一些动作孕育了体育，人类随着生产经验的积累，逐渐发现身体活动对于自身的作用，并有意识地利用身体运动达到强身、健体、娱乐等目的，如古代中国的"导引""养生"，西方的"体操""竞技"等。到了近代，随着人们对复杂体育现象认识的提高，出现了体育、竞技运动、休闲娱乐运动等基本概念。常用的作业活动包括篮球、足球、排球、乒乓球、飞镖、套圈、散步、游泳、太极拳、八段锦、购物等。

一、球类作业活动

常用于作业治疗的球类作业活动包括篮球、足球、排球、乒乓球等，本教材仅介绍篮球和排球。

（一）篮球作业活动

篮球运动具有广泛的群众基础，且其因入门容易，趣味性强，适合伤残人士进行训练，轮椅篮球是残疾人体育项目之一，是残奥会的正式比赛项目，参赛选手通常由下肢截肢、脊髓灰质炎后遗症或脊髓损伤运动员构成。篮球已成为作业治疗常用项目。

1. 常用工具及材料 适合练习的场地、篮球、篮球架、计时器、记录板等。
2. 代表性活动 篮球运动的代表性活动包括运球、传球、接球、投篮等。
3. 活动分析 以传球活动为例进行分析。

1）双手胸前传球 双手持球，两肘自然弯曲于体侧，置球于胸腹部位，身体以基本姿势站立，脚分前后。传球时，目视传球方向，两臂前伸，手腕由下向上转动，再由内外翻，急促抖腕，同时拇指用力下压，食指、中指用力弹拨，将球传出。出球后手心和拇指向下，其余四指向前。

2）单手肩上传球（以右手为例） 双手胸前握球，两脚前后站立，左脚在前，左肩对传球方向，将球引至右肩，右手执球，肘关节外展，右手腕后仰，指根以上托球，掌心空出，重心落在右脚上。传球时，右脚蹬地，转体，前臂迅速向前挥摆，手腕前屈，通过拇指、食指、中指拨球，将球传出。球出手后身体重心亦随之移到左脚上。

3）单手背后传球（以右手为例） 左脚向侧前方跨步，身体前倾，侧对传球目标，双手持球摆到身体右侧，左手迅速离开球体，右手引球继续沿髋关节横轴方向后摆至臀部的刹那，右手向传球方向急促扣腕，食指、中指、无名指用力弹拨，将球传出。

4）轮椅上肩上传球（图4-8） （以右手为例）轮椅左侧向前驱动半步，右手持球于肩上，上半身向右倾斜将球引至右肩，上臂抬起，出球时，将轮椅固定不动，迅速回转上半身，右前臂向前摆动，将球传出。

5）轮椅上背后传球（以右手为例） 轮椅左侧向前驱动半步，身体前倾，侧对传球目标，双手持球后摆至臀部，右手用力将球传出。

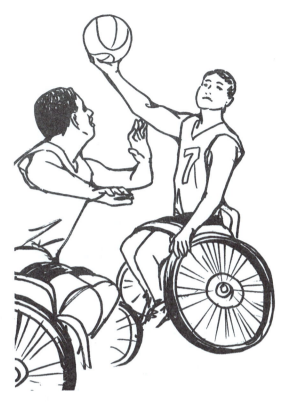

图 4-8　轮椅上肩上传球

4. 活动的选择与调整

1）工具的选择　如障碍者功能水平低或场地限制,可采用降低高度的特制篮球架。

2）体位的调整　可选择站位、坐位或轮椅坐位。

3）活动本身的调整　可选择投篮、传球、接球、运球中的一个或多个活动进行训练,也可选择以正式比赛或友谊赛形式进行。

5. 注意事项

(1) 注意安全,尤其注意防止障碍者在训练过程中摔倒。

(2) 选择合适的场地进行,如果没有标准比赛场地,也要尽量宽敞,无障碍物。

(3) 训练或比赛时不带多余物品,如手表、钥匙等,以避免造成伤害。

(二) 排球作业活动

排球运动趣味性强,运动量适中,男女老少都能参加。排球属于集体项目,通过开展排球活动可改善障碍者的平衡性、协调性和耐力,增加障碍者的集体荣誉感,促进沟通和交流,增进感情。坐式排球是专为双下肢残疾的人设计的一种坐地面打的排球活动,是国际上残疾人的比赛项目。参加残奥会坐式排球比赛(图 4-9)的选手是由截肢、脑瘫、脊髓损伤以及其他肢体残疾的运动员组成的。

1. 常用工具及材料　宽阔的场地、排球网、排球、计时器、记录板等。

2. 代表性活动　排球的代表性活动包括准备姿势和移动、发球、传球、垫球、扣球、拦网等。

3. 活动分析

1）传球活动

(1) 正面双手传球:最基本的传球方法,是掌握和运用其他各种传球方法的基础。正面传球多采用稍蹲准备姿势,两脚左右开立,约同肩宽,两膝稍弯曲,上体自然挺起,两手自然抬起,放松,置于脸前,准备传球。当球下降近额前时,蹬地伸膝,伸展,两手向前上方迎击来球。击球点

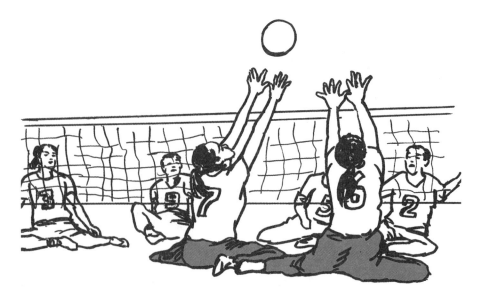

图 4-9 坐式排球比赛

以约在额前上方一球左右为宜,触球时,两手自然张开成半球形,手腕后仰,拇指相对成"一"字或"八"字,用拇指内侧,食指全部,中指的二、三指节触球的后下部,无名指、小指辅助控制方向。传球靠蹬地伸臂、手指和手腕力量以及球的反弹力将球传出。

(2) 背面传球:背面传球前身体背面要正对传球目标,上体保持正直或稍后仰,击球点比正面传球要稍高。微微仰头挺胸,在下肢蹬地的同时,上体向后上方伸展迎球,击球时,手腕适当后仰,使掌心向后上方,手指击球的底部,利用抬臂、送肘的动作使手指、手腕主动向上方用力以及两拇指主动上挑的力量将球向后上方传出。

2) 垫球活动

(1) 正面双手垫球:最基本的一种垫球动作。两脚开立,稍比肩宽,两手成垫球手型(抱拳、叠掌和互靠式),手腕下压,两臂外翻形成一个平面,移动至球距腹前一臂时,两臂夹紧前伸,插到球下,蹬地抬臂,用前臂腕关节以上 10 cm 左右的地方两臂桡骨内侧形成的平面击球的下部。

(2) 背面垫球:首先判断球落点、方向和背网距离,迅速移动到落点处,背对出球方向,两臂夹紧伸直,插到球下,蹬地、抬头挺胸、展腹,直臂向后上方摆动击球。

4. 活动的选择与调整

1) 工具的选择 如障碍者功能水平低或场地的限制,可采用降低高度的特制球网。

2) 体位的调整 可在坐位、站立位、轮椅坐位进行。

3) 活动方式的调整 可选择移动、发球、传球、垫球、扣球、拦网的一个或多个活动进行训练,也可选择以比赛的形式进行训练。

5. 注意事项

(1) 注意安全,尤其注意防止障碍者在训练过程中摔倒。

(2) 选择合适的场地进行,如果没有标准比赛场地,也要尽量宽敞,无障碍物。

(3) 坐位排球训练最好在室内进行。

(4) 训练或比赛时不带多余物品,如手表、钥匙等,以避免造成伤害。

二、套圈、飞镖作业活动

(一) 套圈作业活动

套圈是我国民众喜爱的传统游戏,起初的套圈盛行于庙会等农村集会,商贩摆上玩具、泥娃

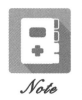

娃、玻璃茶杯、糖果等物品,投掷者购买套圈,站在指定的位置,瞄准物品,扔出去,套中特定的物品即可免费获得。传统的套圈需要有一定的场地。后来有人发明了用于作业治疗的套圈工具(图4-10),由若干靶棍和环圈构成,不需要很大的场地即可开展。

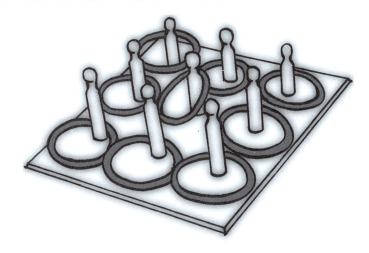

图 4-10 套圈工具

1. 常用工具及材料　各式套圈(靶棍、环圈)等。

2. 代表性活动　套圈训练的代表性活动包括水平投掷、垂直投掷。

3. 活动分析　障碍者取轮椅坐位、站立位(或平行杠间站立位),进行握圈、投圈、拾圈的综合动作训练,整个动作需要上肢的屈伸协调、手功能协调、手眼协调以及躯干、下肢的平衡。

4. 活动的选择与调整

1) 工具的选择　可以调整圈的大小、材质,物品大小,物品摆放密度。

2) 活动方式的调整

(1) 位置的调整:调整障碍者和套圈之间的距离。

(2) 体位的选择:在坐位、站立位、轮椅坐位上进行,以使活动更具针对性。

(3) 增设奖励或竞争:传统游戏以获得套中物品为奖励,改良后的套圈工具丧失了奖励作用,因此治疗师可以设置奖励或竞争环节,增加活动的趣味性和益智性,激发障碍者参与的积极性。

5. 注意事项

(1) 注意保持正确的姿势。

(2) 避免摔倒。

(二) 飞镖作业活动

现代飞镖运动出现在19世纪末的英国,20世纪初,成为西方一些国家的人们日常休闲的必备活动。20世纪30年代,飞镖运动职业化。飞镖运动集竞技、健身及娱乐于一体,易于练习掌握,不需要专门的场地,工具简单,不受年龄、性别限制,花费少,是作业治疗常用的训练项目之一。

1. 常用工具及材料　标盘和飞镖。

2. 代表性活动　飞镖作业的代表性活动是瞄准和投掷。

3. 活动分析

1) 基本姿势和动作　投镖时,肩、肘、腕要进行完美的配合,才能保证飞镖飞出一道完美的抛物线。

(1) 肩:必须保持肩部不动,投掷过程中只有手臂动,身体的其他部分应稳如泰山。

(2) 肘：在投掷动作的前期，即手臂后甩时肘部应基本保持不动，在手臂前挥飞镖加速过程中的某一点，肘部才顺势上扬。另外，手在脱镖后应继续沿着原来的路线，以保证飞镖脱手后的飞行路线。

(3) 腕：固定不动或通过甩腕加力加快速度。

2) 投掷过程活动成分

(1) 瞄准：眼睛、镖、目标三点对成一线。

(2) 后移：前臂后移，但不要移得太快、太远。

(3) 加速：手臂前挥加速时不要太快，也不要太用力，尽量自然圆滑地运动，沿着一定的抛物线方向，适当地提肘。如果要甩腕，也要遵循原来的曲线方向，直到飞镖脱手为止。

(4) 释放：松手掷出飞镖。

(5) 随势动作：出镖之后，手应继续沿着原来瞄准目标的方向顺势而出。

4. 活动的选择与调整

1) 工具的选择　为避免伤人和损坏物品，可使用吸盘式飞镖、粘贴性飞镖。

2) 体位的调整　可选择站立位或坐位进行训练。

5. 注意事项

(1) 注意投掷的动作和姿势。

(2) 避免摔倒。

(3) 避免飞镖伤及自身或他人。

三、散步作业活动

散步是指为了锻炼或娱乐而随便走走。散步具有调节情绪，促进血液循环，调节内脏功能等作用，能够消除压力，控制体重，促进心脏健康等，对多种疾病有辅助治疗作用，如骨质疏松症、腰椎病、肥胖症、高血糖、高血脂、高血压、冠心病、中风后遗症、抑郁症等。散步是一项最常见的体育运动，既安全又易行。

1. 常用工具及材料　散步通常无需特殊的工具和材料。但是如果想要增加散步的作用，可选择环境优美的场所，不同材质的地面，如草地、石子路、水泥路等，有变化的路面，如上坡、下坡、台阶等。

2. 代表性活动　散步的代表性活动包括准备活动、散步、结束后的整理活动。

3. 活动分析　散步包括独立步行，使用辅助用具步行，如拐杖、助行器，或者使用轮椅。

4. 活动的选择与调整

1) 移动方式的选择　根据障碍者的运动功能和治疗目的，可选择独立步行、使用辅助用具步行或使用轮椅。

2) 环境的调整　可选择室内或室外，室外环境可以多变，以满足不同的治疗目的。如为调节情绪，消除压力，可以选择环境优美的公园、庭院等，沿途可以欣赏花木，呼吸新鲜空气等。如为改善平衡协调性，改善运动功能，则可以选择崎岖不平、有坡度改变的路面。

3) 活动本身的调整　可通过调整步行的速度、时间、节律等达到不同的治疗目的，如缓步徐行，每次 5～10 min，适合老年人，可舒通筋骨、调和气血，有益于调节情绪、醒脑养神；散步时，两臂随步伐节奏做较大幅度摆动，每分钟 60～90 次，可增强骨关节和胸腔功能，防治肩周炎及呼吸系统疾病；倒退步行可防治老年人腰腿痛等症。

5. 注意事项

(1) 散步在光线良好的地方进行，防止摔倒。

(2) 散步最好以小组或团体形式进行。

(3) 在特殊地面散步时，注意保护障碍者，防止跌倒。

（4）注意行走的姿势，以免损伤膝关节和踝关节。

四、购物作业活动

购物是每个人维持正常的基本生活和社会生活所必需的技能之一。为了训练障碍者独立生活的能力，适应回归社会、回归家庭的需求和目标，作为生活能力训练的一部分，作业疗法经常将购物活动作为一项治疗内容而加以应用。

1. 常用工具及材料 购物活动一般不需要特殊的工具、材料，如有必要，可备纸笔。

2. 代表性活动 购物包括活动准备、步行或乘坐交通工具、选购商品、付款、返回。

3. 活动分析

（1）列出购物清单，准备好购物袋、现金或银行卡、手机，确定出行方式等。

（2）步行或乘坐交通工具到达目的地。

（3）进入商店，按照清单选购商品。

（4）至收银台付款。

（5）带着所购商品返回。

4. 活动的选择与调整

1）场地的选择 根据障碍者的体能和认知状况，选择距离近的小便利店或距离稍远的大型商场、超市。

2）活动方式的调整 利用计算机软件模拟购物或真实购物。

5. 注意事项

（1）根据障碍者能力决定治疗者是否需要跟随障碍者购物。

（2）在来回路途中，治疗者应随时提醒障碍者注意路面情况。

（3）归途中若有疲劳现象出现，可适当休息。

（4）购物活动应避免在节假日、休息日及上下班人流高峰时间进行。

任务四　娱乐性作业活动

一、棋类、牌类作业活动

娱乐性作业活动是指利用各种游戏、棋牌、书画、演唱、演奏、旅游等娱乐休闲活动，调节障碍者的精神心理状态，转移障碍者的注意力和丰富障碍者的生活，并使障碍者在心情轻松、愉悦的情况下，获得功能的改善。

（一）棋类作业活动

棋类游戏众多，如象棋、围棋、跳棋、陆战棋、飞行棋等，棋类游戏属于益智游戏，可以双人或多人参与，拥有广泛的群众基础，不受场地、年龄、性别的限制，是作业治疗常用活动之一。

1. 常用工具及材料 各种棋（如中国象棋、国际象棋、围棋、跳棋、陆战棋、飞行棋等）、棋盘等。本节仅介绍中国象棋作业活动。

2. 代表性活动 中国象棋的代表性活动包括认识棋的名称、下棋的规则、基本下法，下棋。

3. 活动分析 下棋过程分析如下。

1）摆棋 对局开始前，双方棋子在棋盘上的摆法见图4-11。

2）走棋 对局时，由执红棋的一方先走，轮到走棋的一方，将某个棋子从一个交叉点走到另

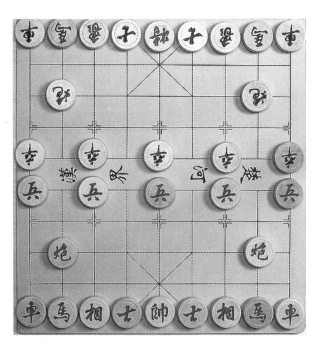

图 4-11 中国象棋

一个交叉点,或者吃掉对方的棋子而占领其交叉点,都算走了一招,双方轮流各走一子,直至分出胜负。

3)吃子　走一招棋时,如果己方棋子能够走到的位置有对方棋子存在,就可以把对方棋子吃掉而占领那个位置。吃子的一方,必须立即把被吃掉的棋子从棋盘上拿走。

4)将死和困毙　一方的棋子攻击对方的帅(将),并在下一招要把它吃掉,称为"照将"。被"照将"的一方必须立即"应将",即用自己的招法去化解被"照将"的状态。如果被"照将"而无法"应将",就算被"将死"。轮到走棋的一方无子可走,就算被"困毙"。如果被"将死"或"困毙",即为输棋。

4. 活动的选择与调整

1)工具的调整　可改变棋盘和棋子的材料和大小,如为训练下肢,可用脚使用改装的棋子进行训练;为增强手部肌力,可在棋盘和棋子上加上魔术贴以增加阻力,还可使用镊子夹持棋子进行训练以提高手的灵活性和日常生活活动能力。

2)体位的选择　可在站立位、坐位甚至蹲位下进行训练。

5. 注意事项

(1)避免大声喧哗,以免影响他人正常治疗。

(2)注意控制情绪。

(3)利用下肢进行改装棋子游戏时,应注意安全,小心摔倒。

(二)牌类作业活动

牌类游戏是中国传统的民间娱乐活动,包括扑克、麻将等。

1. 常用工具及材料　扑克牌、麻将牌、桌子、麻将台等。

2. 代表性活动

1)扑克　因地区文化的不同,玩法不尽相同,进行记忆和思维训练时可选择"拱猪""斗地主"等玩法。

2)麻将　可用于改善手的灵活性,促进感觉恢复,提高认知水平,改善心理状态。

3. 活动分析　在进行牌类游戏时,手功能差者或截肢者可以用持牌器代替抓握,或者通过改变麻将牌的重量和粗糙程度改变游戏的难度。

1)"斗地主"活动　能提高障碍者的兴趣,训练障碍者的计算、记忆和思维能力,培养团队合作精神。"斗地主"是一种三人玩的争先型牌类游戏(四人也能玩),每局牌有一个玩家是"地主",独自对抗另两个组成同盟的玩家。

2)麻将活动　可以促进手的灵活性,促进感觉功能的恢复,改善认知功能,改善心理状况。打麻将步骤包括洗牌、码牌、开牌、理牌、审牌、补花、行牌。

(1)洗牌:把牌全反扣过来,使牌面朝下。玩家双手搓动牌,使牌均匀而无序地运动。

(2)码牌:洗均匀之后,每人码一排,两张牌上下摞在一起为一墩,并码成牌墙摆在自己门前,四人牌墙左右相接成正方形。

(3)开牌:庄家掷骰,三颗骰子的总和所得的点数是开牌的基数。以庄家为第一位,按逆时针方向顺序点数,数到点数的位置为开牌的牌墙。从右向左依次数到与点数相同的那一墩,由庄家开始抓下两墩牌,下一家再按顺时针方向顺序抓牌,直到每个人抓3次,共12张牌,再由庄家跳牌(隔一墩)抓上层两牌,其他人依次各抓一张。庄家共有14张牌,其他人各有13张牌。

(4)理牌、审牌、补花:分类、整理手中的牌,整齐排列,审视牌势。

(5)行牌:由庄家打出第一张牌开始,包括抓牌、出牌、吃牌、碰牌、开杠(明杠、暗杠)、补牌直至和牌或荒牌。

4. 活动的选择与调整

1)工具的选择　手功能不佳或截肢者可使用持牌器(图4-12)代替抓握;失明者可在牌上打上盲文;使用自动麻将机或改变麻将牌的重量和粗糙程度以改变活动难度。

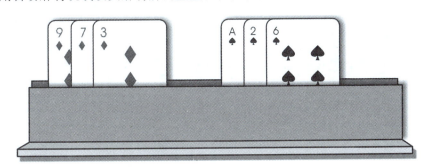

图4-12　持牌器

2)体位的选择　可采用站立位、坐位和轮椅坐位进行训练。

3)活动方式的调整　根据障碍者的功能水平及训练目的选择不同难度的游戏进行训练,也可增加一些额外要求,比如说出前面所打出的主要牌等。

5. 注意事项

(1)注意游戏的时间控制,防止障碍者沉迷牌类游戏而影响休息,打乱了正常生活习惯或耽误了其他治疗项目。

(2)注意情绪的控制,避免过度的激动和兴奋。

二、拼图、迷宫作业活动

(一)拼图作业活动

拼图游戏是广受欢迎的一种智力游戏,拼图的画面多以自然风光、建筑物以及其他一些人们所熟悉的图案为题材。拼图可以锻炼专注力、观察力、逻辑思维能力,可以改善手功能,培养耐心、恒心和毅力等。

1. 常用工具及材料　各种拼图、放拼图的盒子、桌子或一片空地。

2. 代表性活动　拼图的代表性活动包括观察原图、将拼图分类、拼图、检查等。

3. 活动分析

1）观察原图　仔细观察原图，找出特征。

2）将拼图分类　可以按照颜色、纹路、部位等将拼图分类。

3）拼图　可先拼边框，也可先拼画面中特征明显的部分，多次尝试，完成拼图。

4）保存　小型拼图、木制拼图、立体拼图等可以反复练习的拼图，可打乱放盒子里保存；大型拼图可装裱保存。

4. 活动的选择与调整

1）材料的选择　根据障碍者的认知能力，调整拼图的片数以增加或降低活动难度；根据障碍者的手功能，可以选择立体拼图和平面拼图，以及不同材质、不同大小的拼图；根据障碍者的年龄、文化背景和兴趣爱好，选择不同的画面，如孩子可以选择经典动画片、玩具等类，成人可以选择风景、名画等类。

2）活动本身的调整　可用电脑拼图游戏代替。

5. 注意事项

（1）注意不要长时间低头，防止损伤颈椎。

（2）准备一些盒子放拼图，防止拼图遗失。

（3）大型拼图完成后可以装裱，便于长期保存。

（二）迷宫作业活动

迷宫游戏训练也是作业治疗常用的活动之一，通过迷宫游戏训练可以提高障碍者的注意力和定向力。

1. 常用工具及材料　迷宫器具及玻璃球或金属球等。

2. 代表性活动　迷宫游戏训练的代表性活动包括手迷宫、脚迷宫及组合迷宫。

3. 活动分析

1）手迷宫　用手控制旋钮，使板面前后左右倾斜，令板上的小球沿迷宫的路线到达终点的游戏过程，主要用于手灵活性训练和思维训练。

2）脚迷宫　通过脚的控制旋钮，使板面前后左右倾斜，令板上的小球沿迷宫的路线到达终点的游戏过程，主要用于下肢协调性训练。

3）组合迷宫　通过手脚并用的方式完成的训练方法，可训练肢体的协调性，增强肌力。

4. 活动的选择与调整

1）工具的选择　根据障碍特征及治疗目的不同选择不同的迷宫游戏工具。

2）工具的调整　对手柄或控制旋钮进行改装，以适合抓握不佳者或力量不足者使用。

3）游戏方式的调整　可选手迷宫、脚迷宫、组合迷宫；通过改变小球的数量和路线调整训练的难易程度，如可选单个小球训练，或使多个小球同时到达终点。

5. 注意事项　多数障碍者可进行此活动。活动比较安全，无特殊注意事项。

三、绘画、书法作业活动

（一）绘画作业活动

绘画疗法是一种运用绘画治疗疾病和进行功能训练的方法，是心理艺术治疗的方法之一。绘画作业包括欣赏和自由创作两方面，按使用的材料分为中国画、油画、壁画、版画、水彩画、水粉画、素描等；按题材内容分为人物画、风景画、静物画、花鸟画、动物画、建筑画、宗教画和风俗画等。

1. 常用工具及材料

1）常用工具　包括画笔，如钢笔、铅笔、毛笔、水粉画笔、水彩画笔、中国画毛笔、木炭条等。

2）常用材料　包括画纸、颜料、调色盒、画夹、直尺、小刀、橡皮、胶纸等。

2. 代表性活动　绘画包括素描、水粉画、水彩画、中国画等，适用于作业治疗的代表性活动有涂色、写生、创作、素描、临摹等。

3. 活动分析　绘画的主要活动成分如下。

1）涂色　简单有趣，能激发障碍者的兴趣，增强信心。根据障碍者的功能水平和个人爱好选择不同的图画。选择好图画后，采用彩色铅笔、蜡笔、颜料等在图案上着色。

2）写生　写生前，要求障碍者仔细观察对象，确定作画对象的大小、长短和形态；写生中，先以几何形概括法描绘对象，构好图，安排好所描绘对象的大小位置，再用长线条从整体入手，概括出各大部分的几何形状，逐步描绘各个细部，用手中的铅笔当尺子比画所绘对象的倾斜度、平衡度、高低长短的比例。

3）创作　可给予一个命题，让障碍者独立创作或采用合作方式完成。给障碍者提供一张大的白纸，让其随意在白纸上画上自己的想法，可根据每个人的特长分工合作。如进行命题创作，发散思维，让障碍者分别画出自己想到的事物，最终形成一幅完整的画面，使每个障碍者都参与活动，培养团队协作精神，促进相互间的交流。

4）临摹　临摹前应仔细观察画的内容、布局、色彩、结构等，然后将画放在白纸旁边，照着画上的内容画。注意要有轻重节奏和粗细、明暗变化，以培养障碍者的耐心和恒心。

4. 活动的选择与调整

1）工具的选择　手功能不佳者可加粗画笔手持的部分，不能抓握者可使用自助具固定画笔于手上，或通过自助具用头、口或脚进行绘画；不能固定画纸的可使用镇尺或画夹固定。

2）姿势和位置的调整　可在坐位、站立位下进行训练，也可调整画纸的位置为平放、斜放、竖放而改变上肢的活动范围。

3）活动方式的调整　根据障碍者的情况选择不同的绘画方法进行训练，初学者可选素描；有一定基础者可选水彩画、水粉画；上肢协调障碍者选用不需使用颜料和特殊工具的方式进行训练；训练协调性或颜色识别能力时可选水彩画、水粉画等。

5. 注意事项

（1）绘画前做好准备工作，提供足够的画笔、颜料、画板等。

（2）作品不能太复杂，应选择生活中常见或障碍者比较熟悉的事物进行绘画。

（3）绘画中要注意障碍者的身体精神状况，避免绘画时间较长，过度疲劳。

（4）可在卧位、坐位、立位时进行；对于手功能差的障碍者，可以利用口、脚或自助具来进行绘画活动。

（5）可将障碍者的作品装入画框里挂在墙壁上，让障碍者随时看到自己的杰作，增强自信心及作画的兴趣。

（二）书法作业活动

书法是以汉字为表现对象，以毛笔及各类硬笔为表现工具的一种线条造型艺术，又称"中国书法"。运用书法来治疗疾病和进行功能训练的方法称为书法疗法。现代书法包括硬笔书法、软笔书法和篆刻艺术三大类，按字体分楷书、隶书、行书、篆书、草书。

1. 常用工具及材料　文房四宝（笔、墨、纸、砚）为书法的主要工具和材料，笔包括毛笔和硬笔（钢笔、圆珠笔、铅笔、粉笔等），此外还可能需要使用刻刀、字帖、剪刀、镇尺、直尺等。

2. 代表性活动

1）写字姿势　写毛笔字一般有坐姿和站姿两种姿势，写小字时以坐姿为主，写大字时以站姿为主。写钢笔字常用坐姿，与写毛笔字的坐姿基本相同。

（1）正确的坐姿需头正、身直、臂开、足安。

(2) 正确的站姿为头俯、身躬、臂悬、足开。

2) 执笔方法　毛笔执笔方法、钢笔执笔方法。

3) 其他　运腕方法、运笔方法。

3. 活动分析

1) 写字姿势　练习书法时，一般有坐姿和站姿两种姿势，坐姿以写小字为主，如钢笔字、铅笔字等；站姿以写大字为主。

(1) 正确的坐姿：①头正：头部端正，略微低俯，眼睛看着桌面。②身直：身体背部要挺直，前胸离桌沿一横拳的距离，上半身腰背力量差、不能挺直的障碍者，可在他人的帮扶下，立直上半身。③臂开：两只手臂自然张开，平扑在桌面上，胸前形成一个圆盘，右臂肘关节悬起，前臂放平，肘关节不能悬起者，肘尖可置于桌面上。④足安：两只脚自然分开，与肩同宽，平踏在地面上，不前伸、后缩，有足下垂或足外翻者可尽量踏地，或穿上特制的矫正鞋。

(2) 正确的站姿：①头俯：头朝前，略俯向桌子，与纸面保持一定距离。②身躬：身体略向前躬，腰不能挺得太直，要做到自然不紧张，前胸与桌沿保持一定距离。③臂悬：执笔的右手全部悬空，肘和腕都不能靠在桌子上，左手自然按在纸面上。④足开：两脚自然分开与肩同宽，右脚稍后，身体放松。站姿对下肢力量差的障碍者的要求较高，可以根据障碍者的具体情况选择合适的姿势。如下肢力量弱、不能站立的障碍者，为了锻炼下肢的力量和稳定性，可先借助高凳或椅子承受部分身体的重力，使膝盖弯曲，呈半蹲姿势，随着下肢力量的增加再逐渐减小臀部与凳子或椅子的接触面积，直到最后把凳子或椅子全部移开，障碍者依然不会跌倒或倾斜。

2) 执笔方法　常用的毛笔执笔法为五指执笔法，即按、压、钩、顶、抵。

(1) 按：大拇指上仰，按在笔杆内侧，由内向外用力。

(2) 压：食指弯曲下俯，压在笔杆外侧，由外向内用力。

(3) 钩：中指弯曲下俯，钩在笔杆外侧，由外向内用力。

(4) 顶：无名指弯曲下俯，指甲肉边际顶在笔杆内侧。

(5) 抵：小拇指弯曲下俯，紧贴无名指，起辅助作用。

3) 运腕方法　就是写毛笔字时，腕部随着运笔的上提下按、轻重徐疾而做相应摆动的方法，又叫腕法。运腕的方法主要有四种。

(1) 着腕：右手腕直接贴在桌上，适用于写蝇头小字。

(2) 枕腕：将左手垫在右腕的下面，或者用竹片（名叫搁臂）作枕来垫起右腕，适用于写一般的小字，写稍大一些的字便不适用。

(3) 提腕：将肘部撑在桌面上，使手腕提起来，又叫按肘提腕法。提腕是一种使用最广泛的运腕方法。对于障碍者，如果是初学写字，一般都采用这种方法，适用于写中字。

(4) 悬腕：腕和整个右臂全部悬空，将活动轴心移到肩上，也称悬臂。这种方法不适合初学写字和上臂力量差，尤其是腕关节不灵活的障碍者，也不大适用于坐势。

选用哪种运腕方法，要根据障碍者具体情况而定。坐着写字，主要用提腕法，立势则要用悬腕法。写小字、中字，可分别采用着腕法、枕腕法、提腕法，写大字则宜用悬腕法。初学写字，手部力量差的障碍者可用着腕法、枕腕法；写一段时间，力量增加后，则要转用提腕法、悬腕法练习。

4. 活动的选择与调整

1) 工具的选择　手功能不佳、不能抓握者可使用自助具固定笔于手上，双上肢功能障碍者可使用脚书写或通过自助具用头、口书写；不能很好固定纸的可使用镇尺固定。

2) 姿势和位置的调整　根据需要可在坐位、站立位下进行训练。

3) 活动本身的选择与调整　根据障碍者的情况选择不同的方法进行训练，所选毛笔、钢笔、圆珠笔、铅笔、粉笔、水笔等笔的种类不同，训练要求和针对性也稍有不同，同一种笔写大字和小字对手和上肢的灵活性及关节活动范围要求也不相同。

5. 注意事项

（1）根据障碍者的具体情况选择坐姿或站姿，尽量保持正确的姿势，避免长时间维持不良姿势而加重病情。

（2）对于手功能差、不能抓握者，可以利用自助具将笔固定在手上；上肢功能障碍者可使用脚或口在自助具的帮助下进行书写，利用镇尺来固定纸。

（3）根据障碍者的情况和训练目标选择不同种类的笔，练习相应的字体。

（4）进行毛笔书法训练时注意保持治疗环境的干净和整洁，同时，书法训练前后应注意对毛笔进行清洗和妥善的保管。

四、演唱（演奏）作业活动

演唱指以唱的方式来表演（歌曲、戏曲、歌剧等）。演唱由身体的发声器官包括呼吸器官、发音器官、共鸣器官和咬字器官协调工作产生，演唱时需要投入感情演绎歌曲，所以演唱运动能锻炼心肺功能，锻炼口齿，调节情绪，改善记忆，提高社会能力等。演奏指用乐器表演。演奏乐器可以锻炼手指功能、肺功能、平衡和协调功能等。

1. 常用工具及材料　各种乐器，如钢琴、手风琴、电子琴、口琴、小提琴、吉他、笛子、手鼓、架子鼓、二胡等；录音机、电脑、电视机、音箱、麦克风等。

2. 代表性活动　演唱的代表性活动包括呼吸练习、发声练习。

3. 活动分析

1）演唱

（1）演唱前热身：演唱前进行热身准备活动，主要针对颈部、胸廓、肩背舒展放松。常用完全呼吸运动法：一只手放在腹部，另一只手放在肋骨处；缓缓地吸气，感觉腹部慢慢鼓起，尽可能使空气充满肺部的每一个角落；当吸气吸到双肺的最大容量时，再缓缓地呼气，先放松胸上部，再放松胸下部和腹部，最后收缩腹肌，把气完全呼尽。

（2）发声练习：以中声区训练为主，进行深吸慢呼以控制延长呼吸时间：深吸气之后，气沉丹田；慢慢地放松胸肋，使气缓缓呼出。

2）演奏　可根据不同乐器操作的难易程度、障碍者对乐器的掌握程度以及功能状况选择不同的乐器。吉他等弦乐器演奏可改善手的灵活性和心理功能；手鼓等击打乐器可改善手的灵活性和上肢关节活动范围；笛子等管乐器可改善呼吸功能和手的灵活性。合奏可帮助障碍者培养团队合作精神，加强障碍者之间的沟通和交流，解决心理问题，改善精神状况。

4. 活动的选择

1）活动方式的选择　主要根据训练的目的和方式进行选择，如手灵活性稍差的障碍者选用击打乐器。

2）环境的选择　在相对独立和安静的环境下进行训练。

5. 注意事项

（1）所选择的乐曲一定要符合障碍者功能训练需要，如选用摇滚乐来训练只会使情绪激动者更加兴奋。

（2）治疗中注意观察障碍者的反应，集体治疗时注意控制相互间的不利影响。

五、园艺作业活动

园艺为生产花卉、果树、蔬菜、乔灌木的艺术和科学。园艺活动是指在有限的区域内栽培花卉、果树、蔬菜，或者是在居家周围进行植物栽植，如养花、插花、制作盆景等。许多研究已经证实植物对人们具有多重效益，如改善精神心理、提高社会交往能力、促进身体健康，园艺活动是一项值得推广的作业活动。

1. 常用工具及材料

1) 常用工具　花盆、铁锹、耙子、花剪、花铲、水桶、喷壶、喷雾器等。

2) 常用材料　营养土、园林植物、草花种子、肥料等。

2. 代表性活动　园艺活动包括种植活动(如栽植果树、蔬菜、花卉等植物)，工艺活动(如盆景设计、插花、压花、干燥花等)，户外教学(如参观植物园、公园、花园、花卉展等)。

3. 活动分析　以种植作业为例进行活动分析。在户外进行的园艺活动包括播种、育苗、移植、松土、除草、修剪、施肥、采摘蔬果等。

4. 活动的选择与调整

1) 工具的选择　根据障碍者手的抓握功能，可加粗工具手柄或改变手柄的形状；根据障碍者种植时的体位，距离花圃的远近，可使用延长手柄的工具(图4-13)。使用不同形状的花盆和器皿，增加视觉效果。

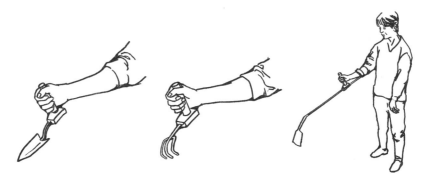

图 4-13　园艺工具

2) 材料的选择　根据障碍者的特点和治疗目的，可选择具有实用性的、外观类型不同的、生长周期不同的、种植环境不同的植物，如净化空气的植物(绿萝、吊兰、发财树、虎尾兰等)、蔬菜(小白菜、生菜、葱、蒜、南瓜等)、香药草植物(薄荷、迷迭香、鼠尾草等)、民俗节庆植物(如菊花、玫瑰、艾草、菖蒲等)。

3) 场地或位置的选择　根据障碍者的功能和天气气候，选择室内或室外活动；为方便老年人、行动不便及乘轮椅者栽种蔬果，可搭建不同高度的种植台(图4-14)。

4) 活动本身的调整　根据障碍情况和场地条件，选择不同活动或不同工序进行训练，如可仅选浇水、松土、修剪中的一个或多个活动进行训练。

5. 注意事项

(1) 种植时注意安全，防止跌倒，防止利器损伤。

(2) 种植时为增加障碍者的信心和兴趣，先从简单易活的植物开始。

(3) 生长周期不同的植物搭配种植，开花的、不开花的搭配种植，观赏的和食用的搭配种植，给障碍者多重刺激。

六、旅游作业活动

"旅"是旅行、外出，"游"是游览、观光、娱乐。旅游有各种各样的定义，1927年，德国的罗德对旅游的定义为那些暂时离开自己的住地，为了满足生活和文化的需要，或各种各样的愿望，而作为经济和文化商品的消费者逗留在异地与人的交往。罗德认为旅游是一种社会交往活动。中国古人也认为"读万卷书，不如行万里路"，旅游可以增长知识和见闻，陶冶情操。随着经济水平的提高，旅游受到越来越多人的喜爱，已经成为人们放松自我、调节紧张工作生活的重要途径和方式。

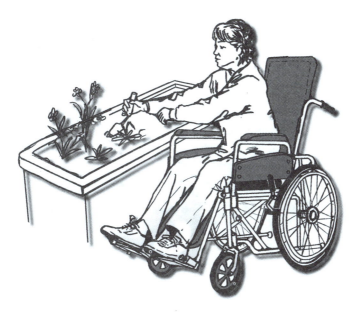

图 4-14　不同高度的种植台

1. 常用工具及材料　根据目的地和季节气候不同，旅游所需物品会略有不同，但通常需要准备方便舒适的衣服、鞋袜，防晒用品，雨具，常用药物，证件和旅行箱等。

2. 代表性活动　根据旅游方式，旅游分为自驾游、自助游、跟团旅游等。根据旅游地点分为国内游、境外游。根据旅游性质分为休闲游、观光游、商务游、疗养等。

3. 活动分析

(1) 根据旅游目的，搜集资料，确定旅游目的地。

(2) 确定到达目的地的方式、乘坐的交通工具。

(3) 预订住宿：提前预约酒店、民宿或疗养院。

(4) 出行：乘坐和驾驶交通工具。

(5) 到达目的地，住宿。

(6) 在目的地休闲、观光或疗养。

(7) 返程。

4. 活动的选择与调整

1) 工具的选择　老年人多选择乘坐火车，年轻人可自驾。远距离出行最好乘坐火车或飞机。

2) 活动本身的调整　儿童以及年轻人以学习、体验当地的民俗、文化，增长见闻为目的，所以以观光为主；中老年人以及身体功能障碍者以休闲、疗养为主。

5. 注意事项

(1) 幼儿及老年人旅游活动强度不宜大，避免爬高山、走远路及走马观花式旅游。

(2) 旅游消费要考虑自身收入。

(3) 提前做好旅游攻略，避免因行程安排不合理而影响心情。

七、虚拟情景游戏作业活动

虚拟情景游戏是伴随着科技的发展而出现的游戏方式，有体感游戏、虚拟情景互动游戏等。

体感游戏是一种通过肢体动作变化来进行(操作)的新型电子游戏。体感游戏(图 4-15)不需要手柄，直接利用肢体来完成游戏，即借助视频识别技术，依靠相机捕捉三维空间中玩家的运动，在游戏示范中，玩家们用脚踢仅存在于屏幕中的足球，并伸手设法拦阻进球。在驾驶游戏中，玩家转动想象中的方向盘来操控电视游戏中的赛车。虚拟情景互动游戏(图4-16)通过躯体感应装置,对人体的姿势、动作、位置等信息进行采集、分析、识别等处理,在一个完全虚拟的动画环境中,提供非常有趣的互动体验,如骑车、赛车等。虚拟现实游戏(图4-17)是让人在虚拟世界中感受真实感觉的技术,借助VR技术,为参与者呈现逼真的画面和音效。虚拟情景互动游戏趣味性、沉浸感、交互感更强,更容易为障碍者所接受。

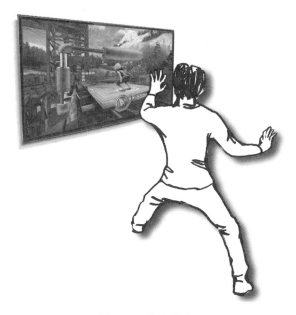

图4-15 体感游戏

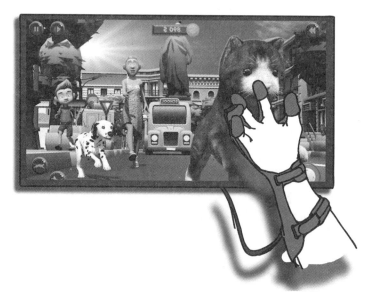

图4-16 虚拟情景互动游戏

1. **常用工具及材料** 电脑、电视、游戏软件、跑台、功率车等。
2. **代表性活动** 体感游戏和虚拟情景互动游戏。
3. **活动分析**
(1)打开设备,选择其中一项游戏。
(2)参与者穿戴或使用必要的装备,如跑台、功率车、VR等。
(3)开始游戏。

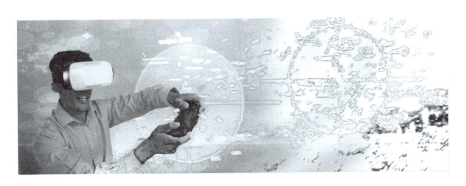

图 4-17 虚拟现实游戏

(4) 游戏结束,评估训练结果。

4. 活动的选择与调整

1) 工具的选择　根据障碍者的功能选择跑台或功率车。

2) 体位的选择　可在站立位、坐位或轮椅坐位等不同体位下完成。

3) 活动方式的调整　有针对性地选择相应的游戏进行训练,调节难度、力量或关节活动范围。

5. 注意事项

(1) 注意保持正确的姿势。

(2) 避免长时间坐位训练。

(3) 注意休息。

(4) 防止沉迷游戏。

任务五　经典治疗性作业活动

一、砂磨板作业治疗

砂磨板(图 4-18)由砂磨台与磨具组成,为一可调节倾斜角的桌面,上面放木盘样的磨具。砂磨板作业是通过让障碍者模仿木工砂磨的作业活动,对上肢功能进行训练的一种方法。可改善患肢的协调性、关节活动度和肌力等。

1. 常用工具及材料　各式砂磨板(多为木质)和可调式砂磨台。

2. 代表性活动(图 4-19)　训练时障碍者双手握磨具,用健肢带动患肢做屈伸活动,使磨具在桌面上反复运动。

3. 活动分析

(1) 身体坐端正,双脚平放地面,目视前方。

(2) 双手握住合适的砂磨板。

(3) 用健肢带动患肢做屈伸活动,使磨具在桌面上反复运动

4. 活动的选择与调整

1) 工具的选择　根据障碍者功能选择手柄形状、位置不同的磨具;手指灵活性欠佳的障碍者可通过自助具——万能袖带,代替抓握动作。

2) 材料的选择　磨具木板底面不加毛巾、加毛巾或加不同阻力的毛巾,或者在砂磨板上加

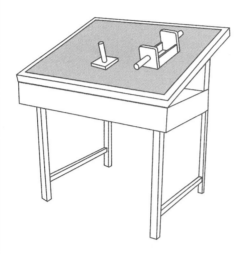

图 4-18 可调式砂磨板及组件

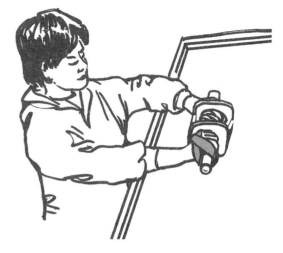

图 4-19 砂磨板作业活动

上不同重量的沙袋。

3）体位的选择　可在坐位、站立位、轮椅坐位等不同体位下进行。

4）活动本身的调整　通过改变磨具木板底面的摩擦力,在磨砂作业训练中获得不同程度的运动阻力。

5. 注意事项

（1）注意保持正确的姿势。

（2）避免摔倒。

二、滚筒作业治疗

滚筒是一个可以滚动的长圆柱体,由皮质外面、支架及高密度回弹海绵组成,滚筒作业活动可缓解肌痉挛,扩大关节活动范围,改善平衡和协调能力,促进脑瘫儿童的保护性姿势反射及抬头,用于偏瘫、脑瘫等障碍者的作业治疗。

1. 常用工具及材料　滚筒、桌子、PT 垫。

2. 代表性活动　滚筒在作业治疗中以筒滚动为主(图 4-20)。

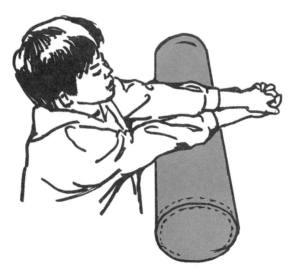

图 4-20 滚筒作业活动

3. 活动分析

（1）障碍者取端坐位，双脚平放地面，目视前方。

（2）障碍者 Bobath 握手，上举上肢，并把双上肢置于滚筒之上。

（3）利用健侧上肢带动患侧上肢推动滚筒向前滚动，在此过程中肩关节前屈，肘关节伸直，待肩关节能够前屈 90°时，利用健侧手带动患侧前臂做前臂旋后运动和患侧手腕关节做背伸运动。

（4）健侧上肢带动患侧上肢拉动滚筒向回滚动，在此过程中健侧手带动患侧前臂做前臂旋前运动，手腕回复中立，肘关节屈曲，肩关节伸展至起始位。

（5）反复练习（3）（4）动作。

4. 活动的选择与调整　滚筒训练可显著改善障碍者上肢各个关节的活动范围。按照 Bronnstrom 偏瘫患者肢体功能评定法，滚筒适用于痉挛阶段、联带运动阶段、部分分离运动阶段及分离运动阶段的障碍者。不同功能阶段的障碍者，滚筒的应用方法可做调整。如痉挛阶段，可只做肩肘屈伸，联带运动阶段加入前臂动作，分离运动阶段加入腕部动作。

5. 注意事项

（1）保护障碍者，防止障碍者摔倒。

（2）治疗师在训练过程中观察障碍者，给障碍者适当的指导和帮助。

三、木钉盘作业活动

木钉盘是锻炼障碍者上肢协调功能的木板，上面有孔洞，可插入木钉。其结构由一块木盘和若干木钉组成。木钉多为直径为 30 mm、15 mm 或 5 mm 的圆柱体。木钉两端通常采用不同的颜色或不同的结构进行区分。其主要用于上肢功能训练，其治疗范围包括手的精细功能、手眼协调性、上肢运动协调性、上肢关节活动度、坐位平衡、视觉扫描等。

1. 常用工具及材料　各式木钉盘和木钉、塑料盆、泡沫垫、桌子、椅子等。

2. 代表性活动　障碍者手持木钉，把木钉插入木盘的孔中。

3. 活动分析

（1）障碍者取端坐位，双脚平放地面，目视前方。

（2）低头拿起一个木钉，插入木盘孔中。

（3）全部木钉插完后逐一取出木钉，放入盆中。

（4）如此反复练习。

4. 活动的选择与调整

1）工具的选择　根据障碍者手功能状况，选择粗细不同的木钉以及材质不同的木钉。

2）姿势的调整　如障碍者手的抓握功能差，可让障碍者先练习双手叉握，由健侧手协助患侧手抓起木钉，反复练习，直至可由患侧手独立完成。

3）活动方法的调整　可让障碍者将木钉移至另一处放下，或将木钉翻转插至另一木钉盘上，可锻炼手的精细功能及认知功能。

4）物品摆放位置的调整　可将木钉盘放在障碍者身体的一侧，让障碍者将木钉移至身体另一侧放下，让障碍者反复练习身体过中线，可锻炼其坐位平衡和视觉扫描。也可在障碍者正前方叠放一些泡沫垫，让障碍者将木钉移至高处，锻炼肩关节、肘关节的关节活动度，促进和诱发分离运动（图 4-21）。

5. 注意事项

（1）注意保护障碍者，防止跌倒。

（2）向上举木钉时高度要合理，防止损伤肩关节，引起肩痛。

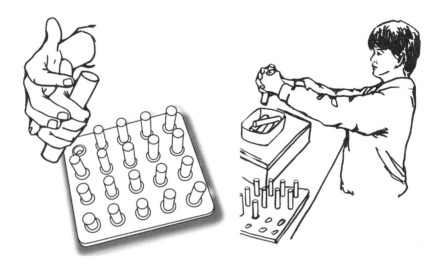

图 4-21 木钉盘作业中物品摆放位置的调整

任务六 实用技术训练

一、知识训练

（一）重点概念解释

治疗性作业活动

（二）问题理解

（1）治疗性作业活动的分类。

（2）治疗性作业活动的应用原则。

（3）调整作业活动的方法有哪些？

（三）知识应用（单选题）

（1）以下不属于治疗性作业活动的是（　　）。

A. ADL　　　　　　　　B. 缝纫　　　　　　　　C. 制作矫形器

D. 折纸　　　　　　　　E. 下棋

（2）以下可改善 ROM 的作业活动是（　　）。

A. 园艺欣赏　　　　　　B. 唱歌　　　　　　　　C. 听音乐

D. 书法欣赏　　　　　　E. 书法

（3）适合手抓握功能欠佳的偏瘫障碍者进行活动改造的是（　　）。

A. 加长工具手柄　　　　B. 使工具手柄变细　　　C. 加重工具手柄

D. 加粗工具手柄　　　　E. 鼓励使用利手

（4）改善手指精细动作的作业活动是（　　）。

A. 锯木　　　B. 十字绣　　　C. 打篮球　　　D. 园艺　　　E. 粉刷

（5）使用筷子夹持棋子进行训练达不到哪项目的？（　　）

A. 提高手的灵活性　　　B. 提高 ADL 能力　　　C. 提高注意力

D. 改善思维能力　　　　E. 宣泄情绪

二、技能训练

(一) 案例分析

恰好的挑战——治疗性作业活动

障碍者,王某,女,72岁,与女儿同住在郊区的一个社区中,家住一楼,有个小院子。王女士喜爱园艺及烹饪,尤其喜欢做饼干给外孙吃。她最近因糖尿病并发症及心脏病住院,现在耐力降低,且出现糊涂现象。作业治疗师小李在王女士住院期间每天为她做治疗。

她女儿准备餐点,负责主要的家务;王女士自己穿衣及洗澡,协助轻松的家务。王女士喜欢与家庭成员谈话及看电视、玩纸牌、拼图。

王女士有完整的关节活动度,维持姿势有困难且很快感到疲劳。她的手臂、躯干及腿的肌力不佳,耐力限制在 20 min 的坐姿活动。王女士以宽底不稳定步态行走,且走完 20 m 就感到疲劳。她可以用双手捡拾物品但手的力量有限,手眼协调足以执行精细动作。

她女儿考虑母亲出院后她将外出三个星期,母亲如果无法从事园艺活动及烹饪会无聊。

问题:

(1) 假如你是作业治疗师小李,请问你为王女士设定的作业治疗目标是什么?

(2) 如果王女士的作业治疗目标是烹饪(做饼干)、从事园艺活动,请选择烹饪或园艺活动进行活动分析。

(3) 为王女士设计作业治疗方案。

(二) 操作实训

实训项目 豆贴画

1. 实训目的

(1) 了解粘贴画的特点。了解不同豆子的形状与特征。

(2) 掌握用各种小豆子制作粘贴画的基本方法和技能。

(3) 体验豆贴画作业活动的治疗作用,体会制作豆贴画所需要的能力。

(4) 举一反三,利用生活中的其他材料创作粘贴画作品。

2. 实训内容及要求 将各种豆类(也可是瓷片、树叶或者鸡蛋壳等),按照一定的图案进行粘贴,制作出一幅作品。

3. 实训条件

1) 实训场地 作业治疗实训室。

2) 工具和材料

(1) 工具:图案参考书、纸、铅笔、镊子、白乳胶、擦拭用布等。

(2) 材料:各类豆子、木质底板或硬纸板等。

4. 实训组织方法

(1) 教师将学生分为若干组,每组 3~4 人,每组配备相同的工具材料。

(2) 教师集中授课,讲解豆贴画的制作过程。

(3) 学生自主练习制作豆贴画。

(4) 课堂结束,学生展示作品,教师引导学生进行活动分析。

(5) 学生完成实训报告。

5. 实训步骤

1) 绘图 从图案参考书上选择或自创一幅图案,并绘制或复制于木底板上。

2) 准备豆子 根据图案选择各色豆子。

3) 拼贴 用小木棒蘸白乳胶涂抹于豆子背面,贴于木底板相应的位置上,豆子间距随作品规格不同而不同。

4) 干燥　豆子全部拼贴完毕后,将作品置通风处自然晾干。

5) 装框　作品干燥后根据个人喜好装饰于镜框内。

6. 实训评价标准(100分)

(1) 制作完成一幅作品。(30分)

(2) 对活动进行作业活动分析。(40分)

(3) 设计作业活动改造方案。(30分)

(孟令杰)

项目五　认知与知觉功能障碍训练

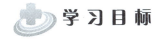

【知识要求】
- ◆ 掌握：认知与知觉功能障碍的评定及治疗作用。
- ◆ 熟悉：认知与知觉功能障碍的概念、分类，常用代表性训练方法及注意事项。
- ◆ 了解：各种认知与知觉功能障碍训练的特点、发展及实施治疗后的评估。

【能力要求】
- ◆ 能理解认知与知觉功能障碍的概念。
- ◆ 能对认知与知觉功能障碍进行评定，以便于分类。
- ◆ 能有选择、有针对性地开展认知与知觉功能障碍训练。

扫码看PPT

任务一　认识认知与知觉功能障碍

一、认识认知与知觉功能

认知是认识和知晓事物过程的总称，包括感知、识别、记忆、概念形成、思维、推理及表象过程。实际上认知是大脑为解决问题而摄取、储存、重整和处理信息的基本功能，当这些基本功能因大脑及中枢神经系统障碍出现异常时称为认知功能障碍。认知功能障碍通常有多方面的表现，如注意、记忆、推理、判断、抽象思维、排列顺序的障碍等，临床上以注意、记忆障碍多见。

知觉是人对客观事物各部分或属性的整体反映，是对事物的整体认识或综合属性的判别。知觉以感觉为基础，是对各种感觉刺激进行分析与综合的结果，是大脑皮质的高级活动。知觉功能障碍是指在感觉传导系统完整的情况下大脑皮质特定区域对感觉刺激的认识和整合障碍。知觉功能障碍的表现形式以各种类型的失认症、失用症、躯体构图障碍以及视觉辨别功能障碍常见。

对于认知康复，目前还没有学科间或跨学科用于临床和研究的标准定义。传统意义上的认知康复是使用一系列治疗技术来帮助改善受损的智力、知觉、精神运动、行为技能。现代认知康复指系统地运用医学和治疗学专科手段改善认知功能和因单一或多方面认知损害而受到影响的日常活动。认知康复是一个干预系统，通过改善处理和解释信息方面的障碍或改变环境来提高日常功能性能力。作业治疗师在认知康复中的角色定位为帮助障碍者减少或克服认知与知觉功能障碍，帮助其重获日常生活及工作所需的技巧及能力，提高生活质量，使障碍者重新融入社会。

1. 注意力及其障碍 注意力一般是指人们集中于某种特殊内、外环境刺激而不被其他刺激分散的能力。这是一个主动过程,包括警觉、选择和持续等多个成分。一般将注意按其水平分为以下五种类型。

1) 重点注意 对特殊感觉(视觉、听觉、触觉)信息的反应能力。如观察某人时,注意其特殊的面部特征、言谈举止的细节等。

2) 连续注意 连续一段时间注意某项活动或刺激的能力,又称为集中注意力,与警觉有关,它取决于紧张性觉醒的维持水平,也是信息处理的底线。如在公路上开车、看电视、在功能训练中观察障碍者等,都需要此类注意。

3) 选择性注意 选择有关活动、任务,而忽略无关刺激(如外界的噪声、内在的担心等)的能力。如在客厅里别人看电视,你却在看报纸或做作业。选择性注意与有意向选择某项活动有关。

4) 交替注意 两项活动之间灵活转移注意重点的能力。如正在做某项工作时,电话铃响了,你会暂停工作去接电话,然后再恢复工作。

5) 分别注意 对多项活动同时反应的能力,也称为精神追踪、同时注意。如驾车时,边开车边与旁边的乘客说话。

上述五种注意类型能够在意识支配下或自动发挥作用。日常生活中的大多数活动都需要两种以上类型的注意。通常,前三者影响障碍者日常生活的基本自理能力,而交替注意和分别注意则影响工具性日常生活活动(如家务活动)及工作能力等。有意识地注意一般缓慢又费力,需要精力集中并涉及一系列处理过程,如展现已知的技能。

注意力代表了基本的思维水平,这个过程的破坏对其他认知领域有负面影响。

2. 记忆力及其障碍 记忆是一种动态过程,一般是指既往经历、信息的获得、保留与提取。它涉及编码、储存和提取三个过程。传统三段式记忆模式包括以下内容。

1) 感觉性记忆 包括视觉、听觉、触觉信息的输入及短暂的加工处理。感觉性记忆是信息能否储存的关键,易受注意力的影响。

2) 短期记忆 又称为工作记忆,是大脑前额叶皮质功能的体现。短期记忆是记忆的临时储存库和过滤中心,将信息放在大脑中长期保存或者忘记。

3) 长期记忆 大量信息材料长期保留在大脑中,并根据含义进行编码分类。不同的长期记忆又分为以下两种。

(1) 显性记忆:包括语义性记忆、情节性记忆。

(2) 隐性记忆(程序化记忆):其区别在于信息的类型与脑中的储存部位不同,它由某一个瞬间的意识组成,在探索存档的信息时发挥重要的作用。

记忆障碍是脑受伤后最常见的主诉,通常发生在信息输入(视觉或听觉信息)、编码、储存及提取过程的某个环节,表现为不能回忆或记住伤后所发生的事件,但对久远的事情回忆影响不大。虽然记忆力随时间推移可逐步改善,但大多数人仍有严重问题,某种程度的记忆障碍可在脑损伤后 2 年才出现,对个人重返工作岗位和独立生活逐步产生影响。

3. 推理/判断问题 大面积脑损伤后,将出现高水平的以推理/判断问题为主的思维障碍。表现为分析和综合信息困难,抽象推理能力降低,判断能力差,解决问题能力差。

4. 执行功能障碍 执行功能指允许人们进行目标明确的活动时的多个认知成分;基本成分包括达到一个目标的策划和计划,启动和完成预定目标所需要执行的步骤;也包括监督完成工作,必要时修正行为的能力。许多脑损伤患者难以选择并执行与活动有关的目标,不能有效实施解决问题的办法。

5. 交流障碍 交流障碍是脑损伤后另一个常见的问题。通常表现为语言表达、听觉理解、阅读、书写等能力的障碍。较早期即可出现找词困难,不能用复杂的句子表达情感,听不懂他人的语言等。语言功能与其他认知活动如记忆和专注力密切相关,因此要达到充分交流的目的,也需要治疗有关的障碍。

严重的语言障碍在伤后可持续很长时间,可表现为思维障碍,如表达思想时逻辑顺序组织差、关于一个主题不能产生多种思考、交流行为差等。

6. 失认症　失认症是指并非感觉器官功能不全或智力低下、意识不清、注意力不集中、言语困难以及对该事物不熟悉等原因,而是由于大脑损伤,不能通过相应的感官感受和认知以往熟悉的事物,但仍可以利用其他感觉途径对其进行识别的一类症状。失认症是借助某种感觉来认识事物的能力障碍,是由于大脑皮质功能障碍而使感觉信息向概念化水平的传输和整合过程受到破坏所致。常见的失认症有视觉失认、触觉失认、听觉失认、单侧忽略等。

单侧忽略又称单侧空间失认,是指对来自损伤半球对侧的刺激无反应。表现为脑部病灶对侧肢体的感知觉缺失,不能注意到从对侧来的视觉、听觉、触觉的刺激,并伴有空间定位等行为能力的异常。单侧忽略多见于右脑顶叶以及颞-顶-枕叶结合部位的损伤,也见于枕叶、额叶以及丘脑、内囊等部位的损伤。单侧忽略与偏盲是性质完全不同的障碍。偏盲是由于视束和视觉中枢受损所致,障碍者通常了解障碍的存在并主动转头代偿;而单侧忽略者不能意识到存在的障碍而无主动代偿动作,即使反复提醒也不能完成。

7. 失用症　失用症是指在非肌力下降、肌张力异常、运动协调性障碍、感觉缺失、视空间障碍、语言理解障碍、注意力差或不合作等情况下,不能正确地运用后天习得的运动技能进行目的性运动的运用障碍。根据症状表现和发生机制的不同,临床上将失用症分为运动性失用、意念运动性失用、意念性失用、结构性失用、穿衣失用、步行失用、发音失用、口颜面失用等。失用症可以表现为双侧或一侧的失用。多见于左侧脑损伤患者,且常合并失语。

8. 躯体构图障碍　躯体构图障碍是指缺乏对自身的视觉和心理印象,包括对自身的感觉,特别是与疾病有关的感觉,不能辨别躯体结构和躯体各部位的关系。常见躯体构图障碍有左右分辨障碍、躯体失认、手指失认、疾病失认等。其中手指失认很少单独出现。当双侧手指失认同时合并左右分辨障碍、失写、失算时称为格斯特曼综合征。其与优势半球角回损伤有关,故又称角回综合征。

9. 图形-背景分辨困难　图形-背景分辨困难是指不能忽略无关的视觉刺激和选择必要的对象,故不能从背景中区分出不同的形状,不能从视觉上将图形与背景分开。表现为不能从抽屉中找到要寻找的物品,不能找到轮椅的车闸等。常见的有空间定位障碍、地形定向障碍、物体恒常性识别障碍等。

二、认识认知与知觉功能评定

(一) 目的

认知问题抽象复杂,作业治疗师应根据一系列系统性的步骤去评定障碍者的认知问题,从筛查评定到特定评定找出障碍者存在的问题,分析导致认知问题的原因,并做出如下两方面的判断。

1. 障碍者尚存的潜在的代偿能力及障碍程度　包括使其功能行为达到最佳状态所需要的帮助水平及类型。

2. 障碍者的康复潜能　包括维持治疗或将治疗效果转移到日常生活中应用所需的条件等。

(二) 方法

目前,有关认知与知觉功能障碍的评定方法很多,但尚未统一。在进行评定时,既要了解障碍者受损的功能,还应明确其残存的功能。对脑损伤患者的认知功能评定一般可进行标准化测验及功能活动行为观察。

1. 标准化测验　标准化测验要根据障碍者的具体情况来选择,否则会影响测验的可信度。

标准化测验的优点是可以提供客观、可靠的数据及重复记录的认知功能水平。包括筛查评定及特定评定。

常用的认知功能评定方法包括简易精神状态检查(MMSE)、神经行为认知状况测试等。

2. 功能活动行为观察 适用于评定因认知功能障碍而影响日常生活独立能力或不符合标准化测验要求的障碍者。通过观察功能活动行为,作业治疗师可留意障碍者做一些基本的自我照顾性活动时的注意力、记忆力、定向力、学习动机、应变能力及判断力等;也可利用日常生活问卷来向家属获得障碍者更多日常生活能力的资料。

日常生活活动评定分为基础性ADL和工具性ADL评定。

(三) 分析

作业治疗时要把标准化测验结果与通过功能活动行为观察到的情况进行综合分析,正确把握障碍者的实际情况。

(1) 听从简单和复杂指令的能力。
(2) 在一个过程中追溯几个步骤的能力。
(3) 设计出有次序的步骤去完成任务的能力。
(4) 专心于现有任务的能力。
(5) 预测和理解因果关系的能力。
(6) 解决问题的能力。
(7) 继续学习的能力。
(8) 解释标志和符号的能力。
(9) 进行心算和笔算的能力等。

在评定认知功能损伤者的结局时需要注意以下几点。

(1) 评定结局一定要结合临床全面考虑,切不可简单地"以评分为准",如有的老年人不能坚持长的评定过程,注意力差,会影响其他方面的实际能力。
(2) 要排除非大脑损伤因素对评定结果的影响,如发热、电解质紊乱以及某些药物等所致的有关认知功能评定结果异常。
(3) 要完成大部分标准测试需拥有完好的语言能力,因此,必须先测试障碍者的语言能力。
(4) 分析测验结果要考虑障碍者受教育的程度。

三、认知与知觉功能障碍的治疗原则

认知与知觉功能障碍的康复训练应遵循如下原则。

1. 训练计划个体化 在治疗前应先评定认知功能,确定认知功能障碍的类型、程度等,根据评定结果制订相应的、具体的训练计划。

2. 治疗由易到难,循序渐进 当障碍者有进步之后再逐渐延长治疗时间和增大难度。

3. 训练环境要适宜 刚开始训练时应注意选择安静、避免干扰的环境,以后逐渐转移到接近正常生活和正常工作的环境中练习。

4. 对障碍者及家属的宣教与指导 由于认知和知觉功能康复的长期性,必须教会障碍者及家属一些能长期在家中进行实用训练的方法,并鼓励障碍者和其家属积极参与。

有些认知与知觉功能会随时间自然改善,而有些认知与知觉功能障碍却是永久性的。所以,不同类型和程度的认知与知觉功能障碍的康复疗效不同,而且受多方面因素的影响,如学习及适应能力、开始康复的时间、个人动机、自我意识和训练信心、家属的支持、训练环境等。根据评定结果了解障碍者现存的认知能力,确定训练方法,以促进日常生活技能改善。已有研究结果肯定了康复训练可以增加及增强神经细胞与神经细胞之间的神经网络及正确的神经传导的连接与重建。

四、认知与知觉功能障碍的康复策略及治疗模式

（一）策略

认知与知觉功能障碍的康复训练分为功能性恢复和功能代偿（适应性）两大策略。

1. 恢复性策略 旨在通过进行系统性认知与知觉功能训练，改善某项特定的功能，恢复已丧失的基础认知与知觉技能。如采用功能法或技能法、训练转移法、感觉统合法、神经发育疗法等。

2. 代偿性策略 即教会障碍者利用未损伤的感觉通路来代偿某一感觉通路上的认知与知觉缺陷，主要采用功能代偿和环境适应的手段。如针对障碍者在日常生活中的活动能力进行直接的技能训练，学习代偿方法，加强练习受影响的日常生活功能，克服残损，增强学习能力，学会运用重复性的步骤及程序性记忆或代偿技巧。

虽然在训练中两种策略的侧重点有所不同，但认知与知觉功能康复的过程是两种策略的结合。通常在疾病和损伤的早期以改善功能的恢复性策略的作业活动为主，然后逐渐增加与实际生活相关的功能代偿和适应性训练的治疗比重。随着生活范围的扩大，逐渐增加对社会资源的利用以及对家属宣教的比重，通过环境调整使障碍者回归家庭和重返社会。

（二）治疗模式

1. 认知与知觉活动刺激 不是正规的认知与知觉功能训练，主要目的是让障碍者参与一些日常活动，降低脑部退化程度。如玩纸牌、下棋、打麻将、玩拼图游戏、智力游戏、拼字游戏、读报纸及书本等，多参与有意义的活动也是非常重要的。

2. 基本认知与知觉功能训练 其目的是利用障碍者现有的基本认知与知觉功能加以训练，从而增强其运用认知与知觉功能的技巧。现今的方法大多数采用计算机辅助治疗，流行的计算机认知与知觉功能训练系统有 Captain's Log、PSS 及 OT soft 等。这个方法在大部分障碍者中都可以使用。技巧、练习的时间和次数对治疗的效果非常重要。

基本认知与知觉功能训练过程中重点训练对日常生活活动的转移能力：①短距离转移：相似活动。②近距离转移：相同内容的活动及可重复操作。③远距离转移：不同内容的活动但原理相似。④非常远距离转移：相同内容的日常生活活动。

转移的最终目标是使障碍者能做有着相似认知与知觉原理的日常生活活动。基本认知与知觉功能训练的方法大多数为采用书面练习和计算机辅助训练。训练中治疗师、家属和照顾者的帮助非常重要。技巧、练习的时间和次数对于训练效果也非常重要。

3. 认知与知觉功能技巧训练 也称补偿技巧训练。其目的是帮助障碍者寻找适当的方法和技巧，从而适应日常生活活动的要求。训练方法是使障碍者使用和改良内在的技巧和方法或外在的辅助装置来处理日常生活问题。认知与知觉功能技巧训练在恢复功能方面扮演重要的角色，也是认知与知觉功能障碍的康复中最重要的一环。但是要懂得使用适当的方法和技巧，必须先拥有一定的学习能力，所以它比较适合具有后设认知与知觉能力者。研究显示，外在的方法较有效且所需要的训练时间短，因而被广泛使用；而内在的方法则适用于较年轻及受教育程度较高者。另外，也可以利用小组治疗模式来增强障碍者学习的动机。

1）内在的方法　有四个目的。

（1）帮助接收信息：例如通过不断重复、反复复习或者将内容说出来。

（2）帮助储存信息：例如把文字图像化、透过情景联想、配对联结数字等。

（3）帮助障碍者提高组织能力：例如处理新事物时要联系已有的习惯，把工作及事件分类、分组。

（4）帮助思考：例如用图像和插图加强理解，以及利用检讨的方法来减少错误的发生。

2) 外在的方法 利用和借助辅助装置去记忆和组织要做的事情。其中以日记簿、日历、时间表、简化工作及利用提示、活动时间指南最为有效,在记忆障碍训练中将重点介绍。

4. 环境改良 改良原有的环境,从而配合障碍者现有的能力及技巧。方法是通过控制及改良原有的工作及家居环境、设施和简化工作程序,使障碍者适应新的或原有的环境。这个方法较适合学习能力较差以及后设认知与知觉能力受损者。对于障碍者而言,最重要的是从容面对,接受自己在某方面的认知与知觉功能障碍,妥善使用现存的认知与知觉能力。

（三）注意事项

在认知与知觉功能训练中,要使障碍者保持最佳注意水平。逐步撤除提示,由简单到复杂,并且让障碍者在治疗活动中有成功感。在临床上各种认知与知觉功能障碍有时混杂存在并相互影响,要选出主要的功能缺陷并进行综合训练。

经过长时间的训练、不断重复及将步骤简化,在配合环境改良,障碍者会学习到一定的技能。家属应鼓励障碍者有恒心地接受长期性的康复治疗,以继续训练认知与知觉功能及日常生活功能。另外,帮助年轻障碍者重返工作和找寻新工作也是作业治疗师的任务,通过环境改良、职业训练及利用他们已有的程序性记忆和重复性学习,障碍者可以进行简单的工作。此外,家属应给予支持,但不应过分呵护。障碍者可照往常一样参与社交活动,例如到茶楼品茶、逛街或协助家人做一些简单的家务操作等。

任务二 注意障碍的作业治疗

一、注意障碍的评定

注意障碍的评定主要通过使用神经心理学测验对障碍者在注意的选择性、持续性、转移的灵活性等方面进行评定,亦可通过测试其对信息处理的速度来进行评定。

1. 划消实验 常用于检验注意的一种心理试验。有不同类型的划消实验,如数字、字母和符号的划消等。字母划消,即在每行中有 52 个英文字母,一共 6 行,每行有 18 个要划消的字母,随机地分散在每行字母中,要求障碍者尽快地把目标字母划掉。根据速度、错误数和漏数评分。

2. 同步听觉系列加法测验 测量时,要求障碍者将 60 对随机数字做加法。例如,主试者呈现下列数字"2、8、6、1、9……",障碍者在"8"后面即开始做加法,即将后面一个数字加前面的数字并将答数写下,正确的反应是"10、14、7、10"。数字由录音机播放,数字呈现的速度有四种,即每 1.2 s、1.6 s、2.0 s、2.4 s 呈现一个数字。每种速度均呈现 61 个数字,每一个正确反应得 1 分,故每种速度的最高分是 60 分。

3. 符号-数字模式测验 与韦氏测验中的数字-符号分测验相似,但呈现的是印刷好的符号,不仅使障碍者可书写出较熟悉的数字,也可以口头说出数字。共有 110 个符号,观察 90 s 内能填出或说出多少个数字。

4. 连线测验 检查注意和运动速度,因简单易行而被广泛使用。测试方法：一张纸上印有 25 个小圆圈,并标注上数字 1~13、字母 A~L,要求障碍者尽快地将 1~13 的数字和标有 A~L 的字母对应连接起来,即以 1-A,2-B,3-C……12-L 连接起来。以完成的时间评分。

5. 斯特鲁普测验 有英文单词、文字两种形式,一般有四页,第一页是用黑体字书写英文单词或文字,第二页则是不同颜色的色块,第三页和第四页则是使用不同的字义、颜色所书写的英文单词或文字。第一页和第三页分别要求障碍者尽快读出该页的英文单词或文字,第二页要求障碍者尽快读出色块的颜色,第四页的任务则是要求障碍者尽快读出书写单词或文字所用的颜色,分别记录读字和命名颜色所用时间。在这一测试中,第四页的测试被认为是测验障碍者的选择性注意。

6. 威斯康星卡片分类测验(WCST) 用四张卡片做刺激卡(如一个红色三角形、两个绿色五角星、三个黄色十字形、四个蓝色圆形),然后给出一张应答卡(根据不同颜色、不同形状随机组合而成),要求障碍者根据四张刺激卡模板对应答卡分类,测试者不告诉分类的原则,只说出每次测试的对与错。WCST 中的持续性反应数、持续性错误数、持续性错误百分比反映了障碍者的注意转移灵活性。

7. 数字的倒背和顺背测验 采用韦氏智力测验中数字倒背和顺背分测验,也可测试注意能力。

8. 持续性操作测验 测验内容是一系列的刺激或成对刺激的随机快速呈现,测验障碍者对指定目标的反应。有十多个版本,根据感觉通道不同,可分为视觉持续性操作测验和听觉持续性操作测验,测验结果用漏报数、虚报错误数来表示。漏报数反映障碍者的持续性注意能力,虚报错误数则反映障碍者持续性注意和冲动控制能力。

9. 注意网络测验(ANT) ANT 用于评估注意网络的三个功能,该测验简单易行,可用于儿童、成人的检查。ANT 通过改变暗示的方式(干扰)来检查注意网络的警觉与定向功能,通过靶子出现时的状态(是否冲突)来检查注意网络的执行功能,结果用反应时间表示。

10. 日常专注力测验(TEA) TEA 只评估选择性及警觉性的专注系统,将日常生活动作作为测验项目,如通过不同的声音和指示灯,在无和有背景噪声中分辨双向电梯的位置,在电话簿中查阅指定的一组电话号码,边数数边查阅电话,核对彩票等内容。本项测试可以预测右脑偏瘫的康复结果。

二、注意障碍的作业治疗方法

(一) 信息处理训练

1. 兴趣法 发现并应用障碍者感兴趣的东西和用熟悉的活动刺激注意,如使用电脑游戏、专门编制的软件、虚拟现实技术等。

2. 示范法 示范想要障碍者做的动作,并用语言提示他们,以多种感觉方式将要做的活动展现在障碍者眼前,这样有助于障碍者知道他们集中注意的信息。如打太极拳,一边让障碍者看到刚柔并济、舒展流畅的动作,一边抑扬顿挫地讲解动作要领,使障碍者视觉、听觉都调动起来,加强注意。

3. 奖赏法 用词语称赞和其他强化刺激增加所希望的注意行为出现的频率和持续的时间,希望的注意反应出现后,立即给予奖赏。临床上常用的代币法就是一种奖赏方法。具体操作时先让治疗师用简单的方法在 30 min 的治疗中,每 2 min 一次记录障碍者是否注意治疗任务,以连续五日作为行为基线。然后在治疗中应用代币法,每当障碍者能注意治疗时就给予代币,每次治疗后,障碍者得到的代币数要达到给定值才能换取障碍者喜爱的物品,当注意改善后,训练者逐步提高上述的给定值。因此在注意的认知训练时,治疗师可准备一些公仔、巧克力、各种卡通小贴片等作为小奖品,激发障碍者的热情。

4. 电话交谈 在电话中交谈比面对面谈话更易集中障碍者注意力,这是由于电话提供的刺激更有限。因此应鼓励不同住的家人、朋友、亲人打电话与障碍者聊天,对他所感兴趣的问题,可以无话不谈,无所不包。

(二) 以技能为基础的训练

以技能为基础的训练不仅要集中注意力,尚需要一些理解、判断能力。包括:①猜测游戏。

②删除作业。③时间感。④数目顺序。

(三) 分类训练

分类训练的目的是提高障碍者不同难度的注意力。多以纸笔练习形式进行，要求障碍者按照指示完成功课纸上的练习，或对录音、电脑中的指示做出适当的反应。其内容可分为连续性、选择性、交替性及分别注意训练。

1. 连续性注意训练　除删除作业外，还可以给予动听悦耳的音乐等声音刺激；需要大量精神控制和信息处理的竞赛性活动如击鼓传球游戏。

2. 选择性注意训练　如在视觉删除活动中，用塑料遮盖住引起注意力分散的图样，播放有背景噪声的磁带，找出要听的内容。

3. 交替性注意训练　可采用的方法也很多，如删除偶数后删除奇数，将纸牌按不同颜色分类，正在看报时要求接电话，看电视时将频道间隔一定时间更换一次。

4. 分别注意训练　让障碍者听写是一个好方法，在穿衣训练时同障碍者谈论时事。

根据注意障碍成分的不同，分清轻重缓急，精心设计与安排，原则上每天进行训练。

(四) 电脑辅助法

电脑游戏等软件对注意的改善有极大帮助。丰富多彩的画面、声音提示及主动参与(使用特制的键盘和鼠标)能够强烈吸引障碍者的注意，根据注意障碍的类型设计不同的程序，让障碍者完成操作。如模拟产品质量检验的软件可训练注意、警觉性、视知觉等。实际上，电脑辅助的认知康复训练(CACR)软件可归纳为两种不同类型的干预方法，即特殊活动的方法和分等级的方法。前者是针对某一特殊的认知功能障碍编写程序给予训练，例如为有注意问题的障碍者选择训练注意的程序软件，通过训练达到改善注意的目的。按循序渐进的方式，从基本训练开始，逐步过渡到更复杂的认知功能。如用CACR软件开始注意训练，然后升级到视空间和视知觉训练。同时伴有记忆再训练，最后进行复杂的解决问题的项目训练。国内专门针对各种认知功能障碍编写的软件尚少，在日常生活活动中以改善认知功能为重点的应用性软件的开发水平与康复技术发达国家相比差距更大，如驾车等虚拟软件的开发等。根据国内现状，一般市售的游戏软件、用于儿童益智教育的软件也可选择性用于脑外伤后注意障碍者。只要注意下列问题，使用这些软件也能收到较好的效果：①针对障碍者缺乏动机，对记忆力、注意力训练不感兴趣的问题，为障碍者专门制订一个评分表，让他们记下自己的训练得分，并让他们在训练期间或之前看到进步。②应用图示来维持障碍者的正性动机，这在电脑上很容易实现。③把同一个项目分段或者拆开成多个练习，直到得分显示90%~100%改善。不要轻易转换治疗项目，不要轻易扩大刺激。④将训练与每个障碍者独特的需求和靶目标的评估结合起来，将电脑训练与家中熟悉的生活活动结合起来。

(五) 综合性训练

综合性训练是在日常生活活动中应用的训练方法，例如一个接待员需要学习在工作环境中避免注意力分散的技能，保持警觉直到活动完成为止。对于一个在校学生，则需要训练上课期间记笔记和做指定作业，漏掉课堂背景噪声的同时集中听讲，组织和学习准备考试的材料，参加考试。由此可见，日常生活活动中的注意力训练因人而异。

三、注意障碍作业治疗的注意事项

注意障碍的康复是认知康复的中心问题，虽然它只是认知功能障碍的一方面，但只有纠正了注意障碍，关于记忆、学习、交流、解决问题的认知功能障碍的康复才能有效地进行。因此在训练中应遵循如下原则。

(1) 每次训练前，在给予口令、建议、提供信息或改变活动时，应确定障碍者在注意；如果可能,要求复述治疗师刚才说过的话。

(2) 应用功能性活动治疗时,在丰富多彩的生活活动中,提高注意能力与应变能力。

(3) 避免干扰。运用环境能影响活动执行这个概念,治疗先在一个安静,不易引起注意力分散的环境下进行,逐渐转移到接近正常和正常的环境中执行。颅脑损伤障碍者工作时,应将干扰严格限制到最低限度,如开始时只允许几个人和他在一起,在某个时间段,宁可让其一个人待着或在他自己的房间里工作,使环境变化最小。

(4) 当障碍者注意改善时,逐渐延长治疗时间和加强治疗任务难度。

(5) 教会障碍者主动观察周围环境,识别引起潜在的精神不集中的因素,并排除或改变其位置,如电视机/收音机位置或开着的门等。

(6) 强调按活动顺序完成每个步骤,并准确地解释为什么这样做。

(7) 与障碍者及其家属一起制订目标,实施训练计划,鼓励家属、照顾者参与训练,使其了解障碍者的情况及照顾技巧。鼓励他们在非治疗时间应用训练时所学到的技巧督促障碍者。

(8) 在训练注意的同时,应兼顾其他认知功能障碍的康复,如记忆力、定向力、判断力及执行功能等,在认知功能障碍整体框架下,有效地处理各种障碍。

任务三 记忆障碍的作业治疗

一、记忆障碍的评定

1. Rivermead 行为记忆试验(RBMT) 最常用的专门的评估量表,侧重于日常记忆能力的测验,由 Barbara Wilson、Janet Cockburn、Alan Baddelay 于 1985 年设计而成。有针对儿童、成年人等的四个版本,每个版本有 11 个项目。RBMT 主要检测障碍者对具体行为的记忆能力,如回忆人名、自发地记住某样物品被藏的时间,问一个关于某线索的特殊问题,识别 10 张刚看过的图片,即时和延迟记忆并讲述一个故事,识别 5 张不熟悉的面貌照片。完成整个测试需约 25 min。障碍者在此项行为记忆能力测验中的表现,可帮助作业治疗师了解障碍者在日常生活中因记忆力受损所带来的影响。该测验在我国港台地区及国外普遍应用。在香港,该测验在 1999 年被翻译成中文。但在我国内地,使用该测验的单位不多。评估内容详见《康复功能评定学》。

2. 其他记忆障碍评估 详见《康复功能评定学》有关章节。

二、记忆障碍的作业治疗方法

(一) 环境适应

环境适应适用于记忆系统功能大部分缺失的障碍者。通过环境的重建,满足他们日常生活的需求。此外,若使用得当,对严重智力障碍者也是唯一的解决方法。

1. 家用电器的安全 通常使用的电水壶、电炊具、电灯等,设计隔一段时间可自动关闭的装置以避免危险。

2. 避免常用物品损失 将细绳系在眼镜架上然后将细绳挂在脖子上,把手机、电子助记产品别在腰带上,可有效地预防遗失。

3. 简化环境 物品放置井井有条,突出要记住的事物。将重要的物品,如笔记本、钱包、钥匙、雨具放在室内显眼、固定的地方,如进出家门时必经之地,以提醒其出门时别遗忘。每次用过之后再将它们都放置在原来固定的地方。在生活中养成习惯,每天以同样的次序收纳衣服和穿衣服。在同一个地方脱鞋子,这样就知道在哪里能找到它们。对于记忆障碍者,通过有条理的物品放置可以提高工作效率。在前门的旁边设立一个"记事栏",安装一个壁柜,将第二天需要带走的东西写在记事栏里,并在壁柜里放上这些物品。

(二)外在记忆辅助工具

外在记忆辅助工具是利用身体外在的辅助物体或提示来帮助记忆障碍者的方法,适用于年轻、记忆问题不大严重,并且其他认知功能障碍较少的障碍者。常用的外在记忆辅助工具有以下几种。

1. 记事本 使用记事本是一种最通用有效的方法。在日常生活中,建议参考及运用记事本,减轻因记忆力下降而带来的问题。障碍者通过问卷方式学习有关记事本的目的、内容、名称、每一项目的使用方法等。在障碍者能阅读且最好也能书写时应用,可以记下约会地址、电话号码、交通路线,列出要做的事等。开始使用时要求障碍者能理出主要成分、关键词;开始时以15 min 的记忆为一段记事,记忆能力提高后酌情延长,并在实际生活中学会使用。治疗师每天应在不同的时间给予障碍者充分练习使用记事本的机会,以建立障碍者使用记事本的习惯和熟悉使用方法、时间。例如预约障碍者在某日开会,请他于某时会面,为他人庆祝生日等。注意要一人一本,适合装在衣袋里,随身携带,放在固定位置。

使用电子记事本等数码产品来代替传统的记事本,对于能够使用它们的障碍者来说会有更大的帮助,见后述。

对某些人而言,家中的挂历、台历也是很有用的记事本,特别是对于那些在脑受伤前就有习惯使用的障碍者。他们可以将一些特殊的活动、计划要做的重要事情记在上面,随时查阅。

2. 活动日程表 将有规律的每日活动制成大而醒目的时间表贴在障碍者常在的场所,如床头、卧房门上。开始时要求家人经常提醒障碍者看日程表,让他们知道什么时间做什么,若活动规律变化少,则较容易掌握。

3. 学习并使用绘图 适用于伴有空间、时间定向障碍的患者。用大地图、大罗马字和鲜明的路线表明常去的地点和顺序,以便利用。

4. 记忆提示工具 包括清单、标签、记号等。

1)清单 治疗师和家人为障碍者列出要记住的事情清单,让障碍者按清单完成任务。

2)标签 在橱柜、衣柜及抽屉、房门上用易粘贴纸条做标签,写上内置何种物品及位置,补偿记忆丧失。使用标签对于忘记物品在家中的放置位置,不知道哪间房属于自己的记忆障碍者是一个有效的方法。

3)记号 在日历牌上做记号,以刺激障碍者记住重要约会和事情。

4)言语和视觉提示 口头提示有关的问题,同时让他看有关的图画等。

5)神经传呼机(Neuropage) 这种装置简单,是记忆康复有效的替代工具。最初由美国加州一位工程师(一位颅脑损伤患者的父亲)与神经心理学家一起研制而成。其工作原理大致如下:配有调制解调器的电脑、电话与传呼公司连接,每个人的留言和提示的时序安排被输入电脑中,在适当日期和时间,传呼机自动地把留言信息传送到传呼公司,传呼公司再把信息传到个人呼机上,典型的留言包括"现在该服药了""今天是……""确信您已戴了眼镜""检查煤气是否关好"等。

这种装置的最大优点是免除了记忆障碍者在使用代偿性辅助工具和策略时面临的许多困难。例如记忆障碍者有时会忘记使用辅助工具,在公众场合下求助辅助工具而显得尴尬,Neuropage 有一个很大的控制钮,即使有运动困难的人也能按下,携带在身上有语音和震动两种提示供客户选择。实践证明,这种装置可明显改善脑损伤后的记忆障碍,同时也适用于正常老年人以及有记忆问题的儿童、精神分裂症者。

6）各种电子记忆辅助工具　这些产品种类繁多，功能五花八门，绝大多数是普通产品，并非为记忆障碍者专门设计，但足够记忆障碍者选择使用，不同记忆障碍者可按需选购。有些产品通过更改程序即可适用于特殊需求，如存储文字留言及语音信息、电话号码及人名，编制计划、约会、工作程序等各种文件文本，设置重要日期和各种报时、定时闹铃等。

由于记忆障碍者很难记住使用这些外在的记忆辅助工具，所以需要进行专门的使用练习才能使他们记住去使用它们。同时，还要纠正障碍者及其家属的错误观念，即使用这些外在记忆辅助工具会延缓记忆的自然恢复。对于记忆障碍者内部和外部的提示方法都需要用，治疗师要根据障碍者的兴趣、动机、情绪及情感、意志与决心等选择适宜的方法。如把一个笔记本给文盲，他是无法使用的。另外，对障碍者的体力和耐力也要充分重视。当障碍者需要长期使用外在记忆辅助工具时，家属给予充分的协调非常重要。

（三）内在记忆辅助工具

尽管外在记忆辅助工具和环境适应对记忆障碍者帮助很大，但它们不可能为日常生活需要的方方面面提供足够的支持。例如，虽然一个人的名字可以记在笔记本上，当在社交场合下向某人问候时，不可能通过翻看笔记本寻求帮助。在这种场合下翻看笔记本严重影响自然交流并令人尴尬。因此，在某些情况下，需要学习一些内在记忆的方法。

记忆康复不能从头开始，凭空而起。绝大多数障碍者并不是所有的记忆都丧失了，通常只是在某些时候记不住一些事情。在记忆重建过程中需帮助障碍者强化仍留在记忆中的东西，这是一个自然渐进的过程，并试图促进建立新的脑功能系统；另一个原则是在学习过程中要慎重考虑特异性。一般来说，脑损伤后记忆缺陷有两种类型：非特异性改变与特异性改变。后者是指脑局部损伤所发生的局限于某种感觉性记忆的障碍。如果颞叶损伤后，可发生听词语性记忆的改变；而记忆的非特异性改变基本上与边缘系统的损伤有关，涉及任一种感觉性记忆的改变。

1. 无错性学习　在学习过程中没有错误地学习。大多数正常人可以从错误中学习和吸取教训，因为正常人可以记住，并在以后的学习中努力避免再犯错误。但是片段记忆障碍者不能记住他们的错误，也难以纠正错误，如果行为是错误的，障碍者在从事这种行为活动中有可能会强化它。因此，应保证严重记忆障碍者要强化的行为是正确的。1994年，Wilson等人首次发表了这方面的研究，在此以后大量的研究表明遗忘症患者能够正常或接近正常地学习一些东西，即使他们不会有意识地回忆所学的内容。在词汇学习中，应给予正确的意思，避免猜测，以防出错。中山大学附属第三医院康复医学科窦祖林把无错性学习原则有机地与中国传统文化相结合，开发了一套专门针对记忆障碍的训练软件，称为记忆障碍训练课程。该课程共分为四个部分，包含20节专门针对记忆障碍的训练，每一节内容相对独立，从易到难，难度水平分为三级，供选择应用。整个课程密切关联，从瞬时记忆、工作记忆、视听记忆、词语记忆等基本记忆训练，逐步过渡到在日常生活中应用记忆能力。

2. 助记术　有助于学习和回忆已学过知识的技术，也是一个使人们更有效地组织、储存和提取信息的系统。常用的方法如下。

1）图像法　也称视觉意象，即把将要学习的字词和概念幻想成图像，这是记住姓名的好方法。将一个人的形象、独特的面容特征和他的名字结合起来，这样更容易记住他的名字，如胡长意脸上长了大胡子，长长的脸，像个意大利人。对遗忘症患者而言，这种方法优于其他方法。

2）联想法　当试图回忆一件事或一个事实时，想到有关的信息，或将新学习的信息联系到已存在和熟悉的记忆中，在大脑里产生一个印象，从而有助于记住它们，也称为关联法。如别人介绍一个新朋友给障碍者相识，这个新朋友与他以前熟悉的老朋友同名，一想到老朋友的容貌，他就记住了新朋友的名字。要记住电话号码"87335100"时要求学习者想象八个73岁的老人，爬到三座山上去看五位100岁的老和尚。

3）故事法　将所有要记忆的重点转化成一个简单的故事，通过语义加工，使这个故事中包括所有要记住的内容。中国的成语一般都有典故，在开发儿童的学习记忆力时，就是采用故事法。在此方面，有大量素材可以利用。

4）现场法　通过创建一栋房子的视觉图像来帮助记忆。例如，一个人记住买汽水、薯片和肥皂，他可以想象屋子里的每个房间的情景，如看见厨房里汽水溢出来洒在地板上，卧室里薯片撒落在床上，浴室的浴缸里布满肥皂泡泡。在百货商店里，他可以想象在屋里漫步并看到了每个房间物品的情景。

5）倒叙法　倒叙事件的各个步骤，找到遗漏的物品和回忆一件事。假如不慎将购物清单留在家里，通过想象购物清单写在什么纸上、在纸上的具体位置、写清单时的情景等，均有助于回忆起购物清单的具体内容，免除了再回家去找购物清单之苦。

6）关键词法　也称为首字母组合法，这是另一种助记术。如果需要记住某一活动的特殊顺序和同时要做的许多事，关键词法大有帮助。如要记住"地方""大海""物理""博览"这组词，可用"地大物博"这个词帮助记忆。

7）自问法　当回忆一件事时，问自己一些问题，开始是一般性的问题，探索情景时，要多问一些特殊的问题。

8）数字分段　这是一种有效记忆数字的基本方法，如门牌号码和电话号码的记忆等。例如：要记住"87335100"这个电话号码，可将其分为"8733""5100"或"87""33""51""00"等几组数字记忆。要记住"天河路1123号"门牌号，可以直接将它记为"1123"，也可以将数字组合成"11""23"。在银行柜机使用密码取钱时，人们发现使用数字组合来记忆密码是非常有用的。

3. 书面材料的学习

1）PQRST法　预习、提问、评论、陈述和测试的英文缩写，这是记忆书面材料的一种完整理想的学习方法，即理解性记忆。实践证明该法比单纯死记硬背效果好得多。

2）信息检索法　下列是一些常用的策略与步骤：①主动地浏览要记住的材料，提问，确定整个背景或者主题。②自发地把注意焦点转移到不同的刺激点上，如认为是最重要的信息，要学会记住细节。③把注意力保持在学习的材料上，然后自己一遍又一遍地重复要学习的信息。④将新的事实与熟悉的东西联系起来，把类似的东西归类和组合在一起。⑤把一些事实变成押韵诗或悦耳的曲调，帮助记忆。

三、记忆障碍作业治疗的注意事项

在临床实践中，让障碍者学会运用这些方法并非易事，因为脑损伤患者很难自发地使用它们。为了有效地应用助记术，下列几点值得注意。

（1）助记术的真正价值是用来教记忆障碍者记住新信息，家属、亲戚、照顾者以及治疗师必须采用这种方法鼓励记忆障碍者学习。

（2）记忆障碍者在采用视觉意象时，最好让他们看到纸上或卡片上的图画，而不是单纯依靠精神想象。

（3）双重编码，即用两种方法比单用一种方法学习更有效。

（4）要学习的信息应该是现实的并且与障碍者的日常需要有关，而不是来自操作手册中的资料。

（5）选择记忆方法要根据障碍者个人风格、需要和爱好等，并非每一个人都从同一个策略中受益。

（6）泛化问题应该被强调，不要以为教过记忆障碍者怎样使用助记术后，在一个新的情况下他们就会使用它。脑损伤患者很难自发地使用助记术。

任务四 失认症的作业治疗

一、触觉失认

触觉失认是指在触觉、温度觉、本体感觉以及注意力均正常,却不能通过触摸识别原已熟悉的物品,不能说出物品的名称,也不能说明和演示物品的功能、用途等。

(一)改善功能的作业活动

1. 感觉刺激　用粗糙的物品沿患者手指向指尖移动进行触觉刺激;用手掌握锥体以刺激压觉感受器。

2. 辨识训练　闭目用手感觉和分辨不同质地的材料,如砂纸、丝绸、毛巾等,强调把注意力集中在物品特征上。

(二)功能适应性训练

用视觉和健侧手的感觉帮助患肢进行感知,重视对物体的形状、材料、温度等特质的体验。让患者了解触觉失认在日常生活中的潜在危险性(如在厨房等场所),避免损伤。

二、听觉失认

听觉失认是指在非听力下降或丧失情况下,能判断声音的存在,但不能识别、肯定原本熟悉的声音的意义。

(一)改善功能的作业活动

1. 建立声与发声体之间的联系　治疗师吹一个口哨,患者吹另一个口哨,然后让他们将口哨的图片与写有口哨字样的图片配对。

2. 分辨发声与不发声体　治疗师让患者细心听(不让看)吹口哨的声音,然后让患者从画有锤子、水杯、闹钟、口哨的图片中认出口哨。

3. 声-词联系　治疗时用录音带提供猫叫、狗吠、鸟鸣等声音,让患者找出与叫声一致的动物的词卡。

4. 声辨认　治疗时从发"啊"音开始,令患者对着镜子模仿此音,数次后,出示一张写有"啊"字音的字卡,令患者模仿此音;下一步加入元音"衣""喔",分别出示相应的字卡。

(二)功能适应性训练

主要是指导患者利用其他感官进行代偿,如把门铃附加上闪灯等。

三、视觉失认

视觉失认是指在非语言障碍、非智力障碍、非视觉障碍等情况下,却不能通过视觉认知原来熟悉物品的质地、形状和名称,包括物体失认、面容失认、同时失认及颜色失认等。

(一)改善功能的作业活动

1. 识别训练　如让物体失认者反复识别常用品、必需品。

2. 训练中给予非语言感觉-运动指导　如通过梳头来辨识梳子。

3. 对面容失认者的训练　反复用家人、亲属、名人等的照片或录像借助语言提示进行辨识,找出照片与名字之间的联系;或从不同场景、不同角度、与不同人合影的照片中寻找熟悉的人或将某人的照片按年龄顺序进行排列以帮助比较辨认。

4. 对颜色失认者的训练 用色卡让其进行命名和辨别颜色的练习。

（二）功能适应性训练

1. 鼓励患者多使用视觉外的正常感觉输入方式 如教会面容失认者利用面容以外的特征，如声音、发型、身高、步态、服装等进行辨认。

2. 调整生活环境 如在物品上贴上标签，或把不能识别的人物名字写在其不同的拍摄角度和光线的面部照片上。

四、躯体失认

躯体失认是指识别自己和他人身体部位的能力障碍。表现为不能执行需要区别身体部位的指令。躯体失认的作业治疗包括以下内容。

（一）改善功能的作业活动

1. 感觉整合治疗 把感觉输入与特定的运动反应联系在一起，如令患者用自己的手或粗糙的毛巾摩擦身体的某一部位并说出该部位的名称；或模仿治疗师的动作，如用右手触摸左耳，将左手放在右膝上。

2. 强化辨识训练 强化对身体各部分及其相互间关系的认识。可按指令做动作，如"指出或触摸你的大腿"，或说出指定身体部位的名称；也可以练习人体拼图。

3. 神经发育疗法 用手法和运动给予触觉及运动刺激，鼓励用双侧肢体或患肢进行活动，建立正常的姿势体位及运动模式，重建正常的身体形态。

（二）功能适应性训练

在日常生活中正确地进行提示。当患者知道器官的功能但不能辨认器官或器官部位间的关系时用语言暗示，如让患者举手时说"请举起你拿东西的手"。

五、空间关系辨认障碍

空间关系辨认障碍是指不能感知两物体以及物体与自身的位置关系。患者可出现结构性障碍、穿衣困难、不能正确摆放物品、不能判断钟表时针与分针的位置关系而不能正确地读出时间、无法完成串珠作业等。常用连接点阵图、复制十字标记等书面评估。ADL 评估主要是观察患者在穿衣、转移等活动中是否存在障碍。如穿衣时把领口与袖口弄错、两条腿同时伸进一条裤腿、坐驱动轮椅时把手放在扶手上做驱动轮椅的动作，摆放餐具时不能将盘子、碗、筷子等放在合适的位置，把眼镜戴颠倒，不能正确地放置义齿等。

（一）改善功能的作业活动

通常先训练患者确定自己在空间中的位置，然后训练物体与物体之间的定向。

1. 自身空间定向训练 按指示进行自身定位，如"请站在我后面""请走到门外"等。也可以让患者把几种物品放置在房间的不同位置，离开房间，然后返回，说出这些物品的位置并逐一取回。也可用家具设计一个迷宫，训练患者从入口走到出口，或按照一张地图指示从一点到另一点。

2. 物体间定向训练 复制不同的图形，从简单到复杂，从平面图到立体图；也可练习用木块、火柴、木钉盘的复制模型；或选择日常熟悉的人物、动物和物品的图形进行拼图练习；或把虚线图形连接成实线图。

（二）功能适应性训练

（1）把常用物品摆放在相对固定的位置。

（2）贴标签：放置重要物品的抽屉、橱柜等贴上标签以便于寻找。

任务五 失用症的作业治疗

一、失用症的评定

（一）评定目的

评定患者是否患有失用症、属于哪种类型的失用症、失用症的严重程度，对于制订正确的康复治疗方案、评定康复治疗效果、及时调整康复治疗方案非常重要。针对不同类型失用症的治疗，其康复治疗策略是不同的。通过评定还能明确失用症对患者日常生活活动能力的影响程度。

（二）评定原则

主要是通过评定明确患者是否知道"要做什么""需要用到哪些物体""怎么去做"及"怎样去使用这些物体"，同时观察患者运动是否笨拙、在物体使用时能否根据要求的变化调整手势、是否存在运动步骤编排和组织困难等，来判定患者是否存在失用症及失用症的类型。

（三）评定方法

通常根据运动产生所依赖的神经的生理过程进行评定，主要包括动作概念系统和动作产生系统两部分内容，即评定患者用手势执行动作口令、动作模仿、实物操作的能力。在进行失用症评定之前，应对患者的运动、感觉、平衡、共济、言语、识别、认知功能进行评定，以排除这些方面功能缺失所导致的运用障碍。

1. 动作概念系统的评定　这部分主要涉及工具本身及功能知识、工具与行为相关知识、行为的时间空间知识。可通过语言、文字、图片或实物来检测患者对动作运用概念的了解，如：通过语言的指令让患者做"再见"的手势；给患者展示常用物品的图片，让患者用手势显示如何使用这些物品，如给患者展示"牙刷"图片，让患者做手势显示如何使用牙刷；给患者展示一组图片，让其找出功能接近或常搭配使用的一对，如展示"笔记本""钢笔""轿车""电视机"等让患者找出常搭配使用的"笔记本"和"钢笔"等图片；给患者展示一组工具的图片，让其先命名再示范使用，如展示"榔头""牙刷""梳子""勺子"等图片，先让患者说出各图片的名称，再示范如何用；辨别检查者所展示的正确和错误运动。

2. 动作产生系统的评定　要避开概念对其的影响。由于模仿不依赖概念的形成，可以通过让患者模仿有意义或无意义的手势，有意义的手势可以是"点赞""再见""敬礼"等，无意义的手势可以是"握拳""用手捏耳朵""用手捏鼻子"等，模仿复杂的动作或是模仿使用工具，从而检查其概念系统以外的功能。在临床实践中，目前多推荐采用一些常用的量表来评定动作概念系统和动作产生系统的损伤情况。常用的量表有上肢失用症测试、肢体失用症测试及失用症诊断测试等。

二、失用症的作业治疗方法

（一）运动性失用

运动性失用是对运动记忆的丧失。患者并不存在肌肉麻痹、共济失调、感觉障碍、异常反射等运动障碍，却不能按要求进行有目的的运动。常见于颜面部、上肢、下肢及躯干等部位，以一侧上肢和舌多见。动作性失用与动作的简单或复杂程度无关。有时并非完全不能，而是动作笨拙、缓慢等，在进行精细动作时更容易出现。运动性失用的作业治疗包括以下内容。

1. 改善功能的作业活动 包括：①进行特定的作业活动前先给肢体以本体感觉、触觉、运动觉的刺激，如制动轮椅训练前可使肢体进行活动。②在训练中给予暗示、提醒或亲手教，症状改善后逐渐减少提示并加入复杂的动作。

2. 功能适应性训练 尽量减少口头指令。

（二）意念运动性失用

意念运动性失用者可以理解指令却不能把指令传达到动作执行器官，即不能按指令完成动作，但在适当的时间与地点能下意识地完成那些从前熟练的技能动作；不能模仿使用某种工具的活动，但使用实物时动作的准确性明显提高。意念运动性失用的作业治疗包括以下内容。

1. 改善功能的作业活动

（1）在治疗前及治疗中给患肢以触觉、本体感觉和运动觉的刺激，加强正常运动模式和运动计划的输出。

（2）对于动作笨拙和动作异常尽量不用语言来纠正，而应握住患者的手帮助其完成，并随动作的改善逐渐减少辅助量。

（3）训练前先进行想象或观摩，即让患者的头脑以流畅、精确和协调的运动模式想象；或让患者观看治疗师演示一套完整的动作，然后再进行尝试。

2. 功能适应性训练

（1）意念运动性失用者往往能够较好地完成粗大的全身性活动，训练时不宜将活动分解，而应尽量使活动在无意识的水平上整体地出现，如站起训练时只给"站起来"的口令。

（2）ADL训练尽可能在相应的时间、地点和场景进行，如早晨在病房进行穿衣训练。

（三）意念性失用

意念性失用是一种较严重的运用障碍，是由于意念中枢受损所致动作意念或概念形成障碍，以致动作的逻辑顺序紊乱。表现为不能按指令正确地做动作，但能很好地模仿各种动作；在使用实物时不能自动或根据指令完成有目的、协调的多步骤动作，动作的逻辑顺序混乱、省略或重复；也不能描述一项复杂活动的实施步骤。还可以表现为工具的选择和使用障碍，如让患者折叠信纸、放入信封、贴邮票等寄信的系列动作时出现动作顺序错乱，只能完成系列活动中简单、孤立的某些部分。意念性失用的作业治疗包括以下内容。

1. 改善功能的作业活动

（1）故事图片排序练习：如摆放5张或6张卡片，要求患者按正确的顺序排列起来组成一段情节或短故事，并逐渐增加故事情节的复杂性。

（2）选择日常生活中的系列动作训练，如泡茶后喝茶、洗菜后切菜、摆放餐具后吃饭等。把活动分解为若干步骤进行练习，逐步串联起来完成一整套系列动作。如把点蜡烛动作分解为拿起火柴盒、取出火柴棒、划着火柴、拿起蜡烛点燃4个步骤并依次进行训练。由于动作顺序常混乱，除将动作分解外，治疗师有时还需要对下一个步骤给予提醒，或用手帮助患者进行下一个动作直到有改善或基本完成动作。

（3）让患者大声说出活动步骤，逐渐变为低声重复，直至默念；若不能通过描述活动顺序来促进运动改善，应回避口头提示而采用视觉或触觉提示。

（4）单项的技能训练：如患者的知觉技能改善困难，可集中改善其中某个单项的技能。通过组织很好的学习程序，并让其进行大量的重复来学习该技能。

2. 功能适应性训练

（1）应选用动作简化或步骤少的代偿方法：如使用松紧口鞋、弹力鞋带等。

（2）慎重选择需较高水平运动计划能力的自助具：如系扣器、单手开启器等。

(四)结构性失用

结构性失用是指不能将各个不同的部件按正常空间关系组合成为一体化的结构,不能将各个部分连贯成一个整体。表现为临摹、绘制和构造二维或三维的图形或模型有困难。其作业治疗包括以下内容。

1. 改善功能的作业活动

1)复制作业 ①复制几何图形:从简单的平面设计(如正方形、三角形和T字形)开始,逐步向复杂设计过渡(如连接点状图或虚线图,将平面图加工成立体图等)。也可以在木板或粗糙地面上画图以增加本体感觉和肌肉运动知觉的输入。②用积木复制结构:一般从简单的设计(三块)开始,逐渐增加积木数量及设计难度。从二维到三维、从单色积木到彩色积木、从大小和形状相同到不同,逐渐过渡到根据照片或图画再现三维结构。③用火柴棍、木钉板或几何拼图或图画拼图进行复制练习:从简单的图形或熟悉的人、动物或物品开始。刚开始进行复制作业时可给予较多暗示、提醒,有进步后逐步减少,并逐渐增加图形或构图的复杂性。

2)ADL训练 如做饭、摆餐具、组装家具、裁剪衣服等。

2. 功能适应性训练 应用逆向连接进行辅助,即让患者完成已经部分完成的课题。如进行摆餐具作业时先摆好筷子、杯子,然后让患者完成。

对动作成分进行分析,在完成困难的环节时提供辅助;也可先完成部分,再完成全部。在完成组装任务时按一定的顺序摆放配件或按顺序给配件做出标记,或提供模板(说明书或安装顺序)以助于提高效率。

(五)穿衣失用

穿衣失用指丧失了习惯而熟悉的穿衣操作能力,尽管患者具有良好的运动控制和感觉,但自己不能穿衣和按照正确的顺序穿衣。其原因不是不理解指令或肢体功能障碍,而是由于弄不清楚衣服的各个部分和身体相应部位的关系,穿脱衣服时在动作顺序和方式上出现错误,如顺序颠倒、内外反转、穿错部位、系错纽扣、拉错拉链等。

1. 改善功能的作业活动 在穿衣前让患者用手感觉衣服的质地、重量等。在穿衣过程中给予语言和视觉提示,如某个步骤出现停顿或困难,可重新给予提示。也可以教给患者一套固定的穿衣方法,反复练习以掌握要领。治疗师不在时,可利用录音机或口述提示穿衣的先后顺序,随着功能的改善,逐渐减少并去除指导。

2. 功能适应性训练 教会患者根据商标或做标记区分衣服的不同部位,如用不同的颜色区别衣服的上下左右;每次系纽扣时从最下面的扣子和扣眼开始或将每对扣子和扣眼做不同的标记。

三、失用症作业治疗的注意事项

在临床实践中,针对失用症患者的管理也是十分重要的。失用症患者的管理主要是指通过改变患者与环境之间的相互关系,以适应他们的行为缺陷。失用症患者常由于对运动缺陷存在疾病失认或者将残疾归结于右侧肢体偏瘫或不能使用左侧上肢。如果不能排除失用症患者存在工具使用问题,必须提醒康复人员或家庭成员,要避免失用症患者接触一些可能会危及安全的工具,如将刀放在餐厅的桌子上、剪刀放在离水盆很近的地方。另外,还有一些管理策略也是很重要的,如尽量用无需工具的任务代替需要用工具的任务(如避免用刀制作三明治)、避免涵盖多个步骤的任务、让患者完成他们最熟悉的任务(书法或烹饪)、利用语言(如"现在可以开始"或"继续做")和触觉的提示(先碰患者的手指,然后指向需要使用的工具)来帮助患者完成任务。

原则上可采用上述策略进行口面失用的治疗,如通过使用触觉和本体感觉的刺激、动作示范的训练来促进口面失用患者口面部肌肉自主运动的恢复。

任务六 实用技术训练

一、知识训练

（一）重点概念解释

（1）认知功能障碍 （2）失认症 （3）失用症 （4）知觉功能障碍

（二）问题理解

（1）认知与知觉功能障碍的分类。

（2）认知与知觉功能障碍训练的应用原则。

（3）认知与知觉功能障碍训练的方法。

（三）知识应用（单选题）

（1）下列现象属于选择性注意的是（　　）。

A.观察某人时，注意其特殊的面部特征、言谈举止的细节

B.在客厅里别人看电视，你却在看报纸或做作业

C.在公路上开车

D.正在做某项工作时，电话铃响了，你会暂停工作去接电话，然后再恢复工作

E.驾车时，边开车边与旁边的乘客说话

（2）划消实验主要用于哪几种认知功能障碍的评测？（　　）

A.单侧忽略　　　　　　　　　　　　B.记忆力障碍

C.物体恒常性识别障碍　　　　　　　D.推理功能障碍

E.定向力障碍

（3）无错性学习属于（　　）。

A.环境适应的一种　　B.外在记忆辅助工具　　C.内在记忆辅助工具

D.助记术　　　　　　E.电子记忆辅助工具

（4）视觉失认的常见类型不包括（　　）。

A.物体失认　B.手指失认　C.颜色失认　D.同时失认　E.面容失认

知识应用
答案

二、技能训练

（一）案例分析

恰好的挑战——治疗性作业活动

患者，李某，女，65岁，右利手。因"脑出血术后左侧偏瘫近4个月"入院。高脂血症病史十余年，无高血压、糖尿病等。查体：神清，精神可，理解力可，言语流利，口齿欠清。左侧胸锁乳突肌痉挛，面部转向右侧，右侧肢体活动正常，双侧浅感觉正常。左侧深感觉减退，肌力0级；肌张力 Ashworth 分级Ⅰ+。Brunnstrom 分级：上肢-手-下肢均Ⅰ级；腱反射（＋＋＋），踝阵挛（—），Hoffmann 征（＋），Babinski 征（＋）。简易认知状态检查正常，改良 Barthel 指数35分。

其他检查：①肢体忽略：发病初期，对左侧肢体不认识，表现为患者触摸自己左上肢时很疑惑，询问家属这是什么东西并要将其扔掉；入院时询问患者左侧在哪里，患者找不到自己的左侧肢体，当把其左手展示给患者时，患者承认是其左手，但不能具体指出每一根手指。②听、视觉忽

略:当站在患者左侧与之交谈时,患者不能定位声源方向,找不到说话的人;起床时不能准确抓握来自左侧的扶手;数床边人数时,不数左侧的人数。③空间忽略:吃饭时只吃盘子一侧的食物。④运动忽略:当患者左下肢恢复一定运动功能后,给以运动指令时,患者在一段时间后开始出现不连贯的下肢运动。⑤其他:端坐位时身体中线右偏,坐位平衡功能障碍。

问题:

(1) 请问李女士属于哪一种类型的认知和知觉功能障碍?

(2) 假如你是作业治疗师,请问你为李女士设定的作业治疗目标是什么?

(3) 为李女士设计作业治疗方案。

(二) 操作实训

实训项目　单侧忽略评定

1. 实训目的

(1) 了解单侧忽略的特点。

(2) 掌握单侧忽略评定的基本方法和技能。

(3) 体验单侧忽略的评定过程,体会评定时所需要的能力。

2. 实训内容及要求　学习单侧忽略评定常用的四种方法:二等分试验、字母划消实验、临摹实验、书写训练。

3. 实训条件

1) 实训场地　作业治疗实训室。

2) 工具和材料

(1) 工具:图案参考书、纸、铅笔等。

(2) 材料:字母划消实验模板等。

4. 实训组织方法

(1) 教师将学生分为若干组,每组2人,每组配备相同的工具材料。

(2) 教师集中授课,讲解单侧忽略评定过程。

(3) 学生自主练习单侧忽略评定。

(4) 课堂结束,学生展示评定作品,教师引导学生进行结果分析。

(5) 学生完成实训报告。

5. 实训步骤

1) 二等分试验　在纸的中央画一条水平直线,患者目测找出中点。

2) 字母划消实验　每行有52个英文字母,一共六行,每行有18个要划消的字母,随机分散在每行字母中,要求患者尽快把目标字母划掉。根据速度、错误数和漏数评分。

3) 临摹实验　临摹立方体和画出11点10分的钟表图。

4) 书写训练　抄写一段文字,查看是否遗漏偏旁部首或是否遗漏左侧字。

6. 实训评价标准(100分)

(1) 进行四个项目的单侧忽略评定。(40分)

(2) 对评定结果进行分析。(30分)

(3) 根据评定结果设置治疗方案。(30分)

(王　芳)

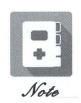

项目六　感觉统合失调训练

扫码看PPT

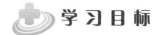

学 习 目 标

【知识要求】

◆ 掌握：感觉统合与感觉统合失调的概念、感觉处理过程的分类；感觉统合异常行为表现及功能评定；感觉统合治疗常用器具及其应用方法、治疗性活动应用。

◆ 熟悉：感觉餐单、Wilbarger治疗法、水域活动、眼动控制和口部感觉运动治疗等辅助手段。

◆ 了解：自然环境治疗和综合干预技术。

【能力要求】

◆ 能够区别感觉统合失调的类型。

◆ 能够选择适合的器具实施感觉统合治疗。

◆ 能够设计适合儿童的感觉统合治疗方案。

任务一　认识感觉统合与感觉统合失调

一、感觉系统与感觉统合

（一）感觉系统

感觉系统是神经系统中处理感觉信息的一部分，通常而言，感觉系统包括视觉、听觉、嗅觉、味觉、触觉、本体感觉、前庭系统等。其中，触觉、本体感觉、前庭觉三大系统是生存所需要的最基本且最重要的三大主干感觉系统。

1. 触觉系统　触觉感受器位于皮肤内。

1）基本功能　触觉系统是人类最基本、作用最广泛的感觉系统。触觉的两大基本功能是防御性反应和辨别性反应。防御性反应能保护自身免受伤害，本能地逃避刺激，比如，触碰到热水时快速缩手，避免烫伤。辨别性反应有助于判断肢体位置及外部环境中物体的各种物理性质等，对动作运用能力的发展起重要作用。

2）触觉活动效果　快速点状轻触皮肤可以提高人体警觉性，大面积缓慢深度用力刺激皮肤可以镇静安神、调节情绪。

2. 本体感觉系统　本体感觉感受器位于肌肉、肌腱和关节内。

1）基本功能　本体感觉系统能感知身体位置、动作和力量，觉察身体；感知和辨别肌肉伸展或收缩时的张力,调节四肢活动的力度,控制关节位置、关节活动的方向和速度。另外,本体感觉系统具有记忆功能,能增加运动反馈信息,调节大脑兴奋状态,使情绪平静,增加安全感。

2) 本体感觉活动效果　缓慢、有节奏地挤压关节可以安抚情绪;轻快、变奏的关节活动可以提高警觉性;抗阻活动以及爬、跳、跨、绕等越过障碍物活动所产生的本体感觉信息比被动活动的效果大得多,有利于儿童在觉醒状态发展动作计划能力、姿势控制和平衡能力。

3. 前庭系统　前庭觉感受器位于内耳,包括三对互成直角的半规管,以及与之相通的球囊和椭圆囊,感受头部任何位置变化。

1) 基本功能　前庭系统提供头的方位信息,在潜意识中探测头部、身体与地心引力之间的关系,并在脑干部位统合各系统的感觉信息,发挥多种神经系统功能,如调节身体及眼球的活动,维持肌张力、姿势和平衡反应,分辨运动的方向和速度,建立重力安全感,稳定情绪,参与视觉空间加工处理、听觉语言加工处理等活动。

2) 前庭觉活动效果　任何牵涉到头部的活动都能产生前庭觉信息。快速、大幅度、短暂活动时,前庭觉刺激强烈,具有兴奋作用;慢速、小幅度、持续性活动时,前庭觉刺激温和,具有镇静作用。

4. 视觉系统　视觉感受器位于视网膜。

1) 基本功能　眼球基本运动技能(注意、注视、扫视、跟随、前庭眼反射、调节与辐辏)、视觉动作整合(手眼协调、手部精细动作)、视觉分析技巧(图形分析、记忆、专注等)、视空间能力、帮助建立人际关系和沟通(如目光接触、情感表达等)。

2) 视觉刺激效果　红色、橙色、黄色令人亢奋;绿色、蓝色、紫罗兰色、粉红色令人放松;鲜艳、发光、移动、突然出现、陌生的物体,比暗色、静止物体容易吸引人的注意。

5. 听觉系统　听觉感受器位于内耳的耳蜗。

1) 基本功能　包括声音分辨、记忆,对声音和语言的理解、空间定向,判断声音距离感等功能。

2) 听觉刺激效果　节奏缓慢、旋律柔和、悠扬动听的音乐使人镇静;节奏鲜明的音乐使人振奋;突然出现的声音易吸引人的注意;重复、持续、熟悉的声音容易被人忽视。

(二) 感觉统合

感觉统合(sensory integration,SI)是一个信息加工过程,是大脑将从各种感觉器官传来的信息进行多次组织分析、综合处理,做出适当的反应,使机体和谐有效地生活、学习。感觉统合是儿童发育的重要基础,感觉统合发育的关键期在 7 岁以前。

1. 感觉统合与儿童发育　感觉统合是一种与生俱来的神经功能,是儿童发育的重要基础。在感觉统合从低级到高级,从原始到成熟的逐步发展和演变的自然过程中,儿童各方面的功能也随之同步发展。根据感觉统合与儿童发育过程,大脑学习的发展历程可以分为四个阶段。

1) 第一阶段　感觉通路的建立。个体具有正确接受、筛选、调整及封闭感觉刺激的功能。

2) 第二阶段　感觉动作的发展。触觉、本体感觉、前庭觉的整合,促进了包括身体形象感觉、双侧协调、动作计划和动作执行、肌张力、对地心引力的安全感、母子情感依恋、眼动控制、姿势控制、平衡等感觉动作的发展。感觉动作是个体对外界刺激做出适应性反应的不可缺少的要素,是儿童发育的基石。

3) 第三阶段　知觉动作技能的发展。三大主干感觉加上视觉或听觉信息的整合,为所见、所闻的事物赋予了意义,并将所获得的经验信息储存、累积于大脑,促进视感知、手眼协调、有目的的精细活动、身体协调活动以及听说、模仿等知觉技能的发展。

4) 第四阶段　认知学习的产生。所有感觉系统的信息整合形成了脑的整体功能,产生了认知学习。视觉与听觉之间互相赋予意义,促进抽象思维和认知能力的发展。专注力和组织能力使个体可以接受教育。自尊、自制、自信的性格有利于个体良好的人际关系。身体双侧分离和左右侧大脑半球功能的专责化，使大脑发挥最大功能。

2. 感觉统合的循环过程　感觉统合是从一个感觉输入到行为输出、反复循环的信息加工过程。大脑在同一时间内接收来自身体及环境的多种感觉信息（感觉输入）后，首先在脑干等部位进行信息筛选、调整及封闭等处理（感觉调节），继之丘脑等边缘系统结构对所输入的感觉信息进行辨别（感觉分辨），大脑皮质进行行动的计划和安排，形成动作指令（动作运用），最后输出行为完成指令（适应性反应）。大脑将接收的新信息与储存于记忆中的以往经验信息进行比较，而行为输出中所产生的信息又会反馈给大脑，因此大脑能正确地指挥身体做出适合的反应。感觉输入是大脑活动的原动力，行为输出是大脑接受刺激作用的结果。

3. 感觉处理过程的分类

1）感觉调节　大脑根据身体和环境的需要对所接收的感觉信息进行正确调节和组织，从而能以恰当的行为方式做出适当的反应，即大脑将警觉状态调整在理想的水平以应对日常生活的挑战。

2）感觉辨别　大脑利用前馈和反馈信息对所接收的感觉刺激的质和量进行分辨，以改变和调整运动计划，正确对外界做出反应。触觉、本体感觉、前庭系统的准确辨别在姿势控制、双侧协调性和顺序性动作的发展中具有重要意义。

3）感觉基础性运动　包括姿势控制和动作运用，是指大脑对新环境做出反应前所进行的一系列行动计划、安排以及动作执行过程。动作运用需要三个步骤：动作概念的形成（知道要做什么），动作计划（知道如何去做），执行动作（将动作指令传达到身体相关部位，完成动作）。

二、感觉统合失调

感觉统合失调（sensory integration dysfunction，SID）是指大脑不能有效地组织处理从身体各感觉器官传来的信息，导致机体不能和谐地运转，最终影响身心健康，出现一系列行为和功能障碍。

（一）感觉统合失调病因

1. 生物学因素　发育中的大脑容易受多方面生物学因素的影响而导致不同程度的脑功能障碍，包括源于遗传、环境的因素，发生于产前、产时、产后不同阶段等。

2. 社会心理因素　独生子女被溺爱，过度保护；抱得过多，缺少运动、爬行；缺少与同伴玩耍的机会；缺乏主动探索环境的机会；特殊家庭的子女被忽视甚至被虐待；与社会严重隔离，缺乏教育和良性环境刺激机会。

（二）感觉统合失调分型与表现

1. 感觉调节障碍　感觉调节障碍是指机体不能对所接收的感觉信息进行正确的调节组织，表现出害怕、焦虑、负面固执行为、自我刺激、自伤等不恰当的行为反应。所有感觉系统都可以发生调节障碍。

1）感觉反应过高　即感觉防御，是指机体对同一感觉刺激反应明显较一般人快速、强烈或持久，逃避刺激。

2）感觉反应低下　即感觉迟钝，是指机体对同一感觉刺激的反应明显较一般人低下和缓慢，需要更大强度和更长时间的刺激才能发生行为反应。感觉寻求是指机体因不能满足感觉需求而不断地寻求更强或更长时间的感觉经验，表现为好动、爬高爬低、故意跌倒等。

2. 感觉辨别障碍　感觉辨别障碍是指因大脑不能正确地诠释所接收的感觉信息，或者信息处理时间过长，影响了机体对环境的反应。所有的感觉系统都可以发生辨别障碍。躯体感觉辨别障碍（触觉、本体感觉、前庭觉分辨障碍）者无法完成灵活、协调的运动。视觉、听觉辨别障碍者看不明白、听不懂。

3. 感觉基础性运动障碍　感觉基础性运动障碍（动作计划及运用障碍）是指个体因不能正确地处理与运动计划相关的感觉信息，在行动计划和安排上存在缺陷。如儿童不能形成动作概念（缺乏活动动机），或者不能计划动作（想做而做不到），或者无法有效执行动作指令（适应性反应），导致个体学习、从事新的技巧性活动困难，不会玩新游戏、新玩具等新事物，动作笨拙、不连贯，手眼协调性差。

4. 各感觉系统统合障碍的表现　所有感觉系统都可以发生感觉统合失调。

1）触觉失调

（1）触觉反应过高（触觉敏感、触觉防御）：比如不喜欢站在人群中、挑剔衣服面料等。

（2）触觉反应过低（触觉迟钝）：比如无意识地掉落物品等。

（3）触觉辨别障碍、动作运用障碍等。

2）本体感觉失调

（1）本体感觉反应低下（本体感觉寻求）：比如走路用力跺脚。

（2）本体感觉反应过高（本体感觉防御）：比如扶站时哭闹。

（3）本体感觉辨别障碍、重力不安全感、动作运用障碍等。

3）前庭觉失调　包括前庭反应过高（前庭防御，即重力不安全感、对运动厌恶）、反应过低（前庭迟钝、前庭寻求、好动）、前庭分辨障碍、运动运用障碍。前庭觉失调可以影响多种感觉系统，如声音定向（听觉系统）、左右大脑功能的分化和发展（本体感觉系统）、视空间感（视觉系统）等。

4）视觉障碍　包括视觉防御、视觉迟钝、视觉寻求、眼球运动基本技能障碍、视觉分辨障碍、大脑对视觉信息的解读障碍。

5）听觉障碍　听觉反应过度、听觉反应低下、听觉寻求、听觉辨别障碍、听觉过滤能力障碍、听觉记忆能力障碍。

任务二　感觉统合评定

感觉统合失调表现为行为障碍，但有行为障碍表现不一定就有感觉统合失调，因此，要通过感觉统合评定评估是否存在感觉统合障碍。感觉统合评定必须与神经运动功能评定、智力测验、气质问卷、既往诊断等结果相结合，通过观察异常行为表现，并借助器具、量表进行全面评定，综合分析。

一、异常行为表现

由父母在儿童穿脱衣、用餐、游戏以及学习等活动中进行行为观察并填写记录，交由医生、治疗师等专业人员进行分析，必要时重新观察，以初步判断是否存在问题。行为观察只是大体的判断，准确的评定需要标准化评定量表。

1. 日常生活活动中的表现

1）穿脱衣困难　穿脱上衣、拉拉链、穿袜子、坐着穿脱鞋、系鞋带、站立或坐着穿脱裤子等动作过慢或笨拙，避免接触某些衣服，不肯穿袜子，拒绝穿衣服，或坚持穿长袖衣裤以免暴露皮肤等。

2）进食困难　喂养困难，拒绝含橡胶奶嘴甚至母亲乳头，否则容易诱发恶心、呕吐；儿童进食时容易掉饭粒、筷子用得不好，将水倒入杯中困难，整理餐具困难；严重偏食、挑食，不愿吃某些质地(如过于绵软、粘连、坚硬等)的食物;经常口含食物而不吞咽,或喜欢刺激性强的食物等。

3) 接触困难　儿童不喜欢被人触摸、拥抱,尤其不喜欢被触摸脸、口周,不愿亲吻;不喜欢洗脸,害怕手部接触黏性的胶带、胶水、颜料等,不喜欢剪指甲;不易察觉别人的触摸,拿东西容易掉落,对于碰触分不清位置,身体整体意识差,需要用力拍打才能取得注意,或过度喜欢别人的触摸及用力地触摸别人;喜欢扭动嘴唇、扯头发,喜欢咬指甲、铅笔、橡皮擦、衣服等。

4) 抗拒移动　抗拒乘坐交通工具或电梯,抗拒上下斜坡及楼梯等;动作非常缓慢,上下楼梯困难;害怕双脚离开地面,不喜欢玩举高高游戏,在高处时特别恐慌;不愿尝试移动性游戏,如秋千、旋转木马、摇篮等,旋转时特别恐慌甚至呕吐;厌恶低头、倒立、翻跟头、打滚、旋转等动作或游戏。

5) 好动　主动寻求过多的搂抱、抚摸;常打翻杯子、碗,乱扔、撕、扯玩具或衣物等;很少安静,经常从高处或台阶上跌落等。

2. 游戏时的表现

1) 协调性活动能力差　动作僵硬,如不会抛接球,不会在跑动中踢球,不能跟同伴一起玩踢球等动作快速连续的活动。

2) 参与性差　不能与同龄儿童一起玩游戏,如跳绳、跳格子、踢球、拍球等。

3. 学习困难

1) 书写异常　字体大小过度不一致,写反字,字与字之间空格过大等;身体动作幅度大,力度控制不良,执笔忽轻忽重,容易折断铅笔,字迹浓淡不均等。

2) 阅读困难　视物容易疲劳,抱怨字体模糊或有双影,厌恶阅读,经常跳读、漏读;注意力不易集中,阅读时间短,容易走神,无法做笔记。

二、感觉统合功能评定

(一) 器具评定

器具评定是常用的评定方法之一,治疗师可以通过运用小滑板、巴氏球等器具,设定针对性的活动,根据儿童的最初反应,发现可能存在的感觉统合障碍。

1. 小滑板　儿童对小滑板滑行方向的控制,操作小滑板时手的灵活性以及在小滑板上的情绪表现等都有助于判断是否存在问题。

2. 巴氏球　测试儿童前庭平衡能力和重力安全感的重要器具。采取俯卧巴氏球,如果儿童的头不能抬起,双手紧紧扶住球体或害怕,全身紧张僵硬,则表示身体和地心引力的协调不良。采取仰卧巴氏球,如果儿童的头部不能稳定在正中位置,容易左倾或右倾,便会使身体向同一方向滑落,提示儿童的前庭平衡能力发展不足。

3. 跳袋　身体平衡能力差、手脚协调不良的儿童,往往出现身体前倾、双脚跟不上的情况,容易摔倒,提示可能存在前庭平衡能力发展不足。

(二) 标准化量表评定

1. 儿童感觉统合能力发展评估量表　目前国内常用的标准化评估量表,适用年龄为3~12岁。量表由58个问题组成,分为前庭失衡、触觉功能不良、本体感觉失调、学习能力发展不足、大龄儿童的问题5项。量表由父母填写,按"从不、很少、有时候、常常、总是如此"5级评分,"从不"为最高分,"总是如此"为最低分。得到各项的原始分后,根据儿童年龄查表,得出标准T分,分数低于40分说明存在感觉统合障碍。通过量表评定,可以准确判断儿童有无感觉统合失调及其失调程度和类型,并根据评定结果制订出感觉统合训练方案。

2. 婴幼儿感觉功能测试量表　适用于4~18个月的婴幼儿,有较好的信度和效度,但个别项目与评定者经验关系较大。

3. 感觉问卷　适用于从出生到青少年、成年。不同年龄段有不同的量表,用于评定感觉调节功能。

注意：由家长填写的评定量表，结果可能与实际情况有出入，需进一步对儿童进行观察，并结合其他测试结果做出客观评定。

任务三　感觉统合治疗技术

一、治疗原则

感觉统合治疗是治疗师以一对一的方式借助特定的活动为儿童实施治疗，通过控制感觉输入的种类、剂量，为儿童提供正面的感觉经验，引导其做出成功的适应性反应。

（一）以儿童为中心

治疗师根据治疗目标和治疗方案，提供适当的感觉刺激，设定适宜的治疗活动难度，给予儿童充分的反应时间和机会；耐心引导儿童，对于正确的表现及时给予鼓励等正面反馈，根据儿童的反应对活动进行适当的调整；尊重儿童，充分利用肢体语言、对话、暗示等引导儿童主动参与活动，而非指导儿童被动完成目标；根据儿童的性格、兴趣爱好、年龄、性别等制订适合的活动方案，激发儿童兴趣和积极性，给予儿童主动选择和参与设计活动的机会。

（二）针对性原则

治疗师通过评估过程充分掌握感觉统合问题、各方面发育水平、日常生活能力和学习能力等，选择有针对性的治疗活动，提供合适的挑战；活动器具的选择要符合障碍类型，要能够提供多样的刺激，可以在一个活动中通过多方面进行感觉刺激。

（三）全面性治疗原则

让儿童通过治疗活动同时尝试到失败和成功，活动设计以动态与静态、粗大与精细活动互相搭配，使儿童接受全面的刺激，从而使大脑整合各种感觉信息，做出适合反应。

二、治疗流程

（一）分析感觉统合障碍

根据评估结果，全面分析儿童可能存在的感觉统合障碍，该障碍对儿童日常生活活动、学习等活动的影响。

（二）制订治疗目标、方案

（1）根据评估、分析结果，结合家长及儿童的意愿，为儿童制订治疗目标，比如通过减轻触觉防御，最终实现儿童书写能力的改善。

（2）根据治疗目标，制订治疗方案，包括活动内容、活动器具、治疗频率、治疗难度、注意事项等。

（三）实施感觉统合治疗方案

严格按照治疗方案实施治疗，实施过程中要遵循治疗原则，配合儿童正向心理引导，并与家长及时沟通，对家长进行宣教，取得家长配合。

三、感觉统合治疗器具

感觉统合治疗的各种器具是为了提供多种感觉刺激而特别设计的，游戏性强，对儿童有很大的吸引力,是感觉统合治疗的载体,起着关键作用。感觉统合治疗器具一般包括滑板、秋千、彩虹筒、跳床等,依靠这些器具,儿童能够学会整合前庭觉、触觉、本体感觉等多种感觉刺激,提高感觉统合能力,有助于儿童生活、学习能力的提高。除此之外,生活中常见的跳绳、毽子、沙子等,也都可以应用于感觉统合治疗中(表6-1)。

表6-1 常用感觉统合治疗器具的作用及使用方法

类型	名称	作用	感觉输入	使用方法
悬吊类	秋千(方板型、椅型、圆筒型、游泳圈型、南瓜型等)、吊缆	改善前庭平衡功能、姿势控制、肢体协调、注意力; 强化身体形象; 纠正触觉防御; 改善运动计划、平衡反应、视觉运动协调; 有助于稳定情绪(慢摇)	前庭觉 本体感觉 触觉 视觉	通过不同姿势,如俯卧、仰卧、骑坐等在器具上摇晃,必要时结合球类、插棒等手眼协调活动
弹跳类	蹦床	纠正感觉防御; 改善重力不安全感和运动计划不足; 提高下肢力量和肢体协调能力; 增强跳跃能力,强化姿势控制和双侧整合	前庭觉 本体感觉 视觉	在蹦床上双脚并拢跳,跳起时小腿屈曲至足跟踢至臀部,或结合抛接球、投篮、问答等活动
	羊角球			坐在羊角球上,双手紧握把手,身体自然屈曲,双脚蹬地,向前跳
	跳袋			站在跳袋中,双手提起袋边,双脚同时向前跳
球类	巴氏球	增强运动计划能力; 提高注视能力、手眼协调能力; 强化身体形象和身体与地心引力之间的协调; 改善对移动物体控制和运用的能力	前庭觉 本体感觉 触觉 视觉	仰(俯)卧巴氏球,或坐在球上,或滚压巴氏球,或结合抓放物体的活动
	皮球			抛接皮球、对墙壁打球、投篮等
重力类	重力背心、重力毯	强化本体感觉、触觉; 稳定情绪; 提高注意力	本体感觉 触觉	穿上重力背心或盖上重力毯,每次20 min左右,间隔2 h可重复使用
平衡类	平衡台、平衡木	提高前庭平衡能力; 强化身体形象; 提高视觉运动协调能力、眼动控制能力和改善视觉空间; 建立身体协调及双侧整合能力; 增强腰腹肌及下肢肌力	前庭觉 本体感觉 触觉 视觉	静坐、跪立、站立或仰(俯)卧于平衡台或平衡木上,被动或主动摇晃,可配合蹲起等动作
	独脚凳			坐于独脚凳上,结合抛接、踢腿运动、阅读等活动
	旋转浴盆			坐、蹲、站于旋转浴盆
滑行类	滑板、滑梯	提高前庭平衡能力; 促进双侧整合、身体保护性伸展反应; 强化身体形象和注意力	前庭觉 本体感觉 触觉 视觉	卧、坐于滑板或滑梯上,结合飞机式动作、青蛙蹬、乌龟爬等动作或投球、取物等活动

续表

类型	名称	作用	感觉输入	使用方法
滚动类	彩虹筒	提高姿势控制和平衡能力； 增强运动计划能力； 促进身体协调； 改善身体形象	前庭觉 本体感觉 触觉	俯卧于彩虹筒，滚动彩虹筒
触觉类	触觉板	增强触觉刺激，减轻触觉防御； 提高触觉分辨能力； 稳定情绪	触觉	赤足于触觉板上行走，可结合抛接等活动
	触觉球			触摸及感受触觉球，可结合抛接活动或与其他器具联合使用

四、治疗性活动的应用

(一) 被动多感觉输入

1. 适应证 严重运动功能障碍及感觉调节障碍。

2. 器材 软刷、手套、小毛巾、小振动棒、巴氏球、浴巾、秋千等。

3. 感觉统合刺激 用不同材质的小毛巾等擦拭皮肤，用小振动棒使皮肤振动，挤压关节，用浴巾或床单摇动儿童，同时进行视、听觉刺激。注意按照本体感觉→触觉→前庭觉的顺序操作。对于触觉防御或其他感觉防御者采取强压和本体感觉输入，对重力不安全感者以提供增加本体感觉和直线前庭觉的活动为主，对厌恶移动反应者以直线运动（平衡觉）和主动抗阻力运动（本体感觉）的活动为主。

(二) 触觉活动

1. 球池活动（图 6-1）

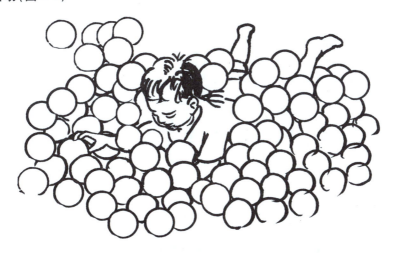

图 6-1 球池活动

1）适应证 触觉防御或迟钝、孤独症、身体协调不良、多动症。

2）器材 球池（海洋球）。

3）感觉统合刺激 将儿童放入海洋球池中，指导其进行各种站立、行走、爬行、翻滚、跳跃等动作；需注意儿童对各种感觉的喜爱、固执和排斥；30 分/次，2～3 次/周。

2. 巴氏球活动

1）适应证 触觉防御或迟钝、身体协调不良、多动症、孤独症。

2) 器材　巴氏球。

3) 感觉统合刺激　儿童俯卧于巴氏球上，伸展双臂支撑于地面，治疗师抓其小腿前后推拉或左右移动，儿童双手着地可产生手部触觉及本体感觉，促进手腕控制及动作计划能力；或由人辅助儿童坐在巴氏球上，左右倾斜，上下跳跃，可以刺激前庭觉及本体感觉，训练保护性伸展反应；巴氏球滚压背部利于改善触觉防御或迟钝；俯卧巴氏球且用手抓物有助于保持身体平衡，强化手眼协调、运动计划，有助于语言及自我控制能力的提高；20~30分/次，3~4次/周。

3. 倾斜垫上滚动

1) 适应证　触觉防御或迟钝、身体协调不良。

2) 器材　倾斜垫或三角垫。

3) 感觉统合刺激　将倾斜垫铺成约20°角的斜面，让儿童沿斜面自己滚下。提醒其滚下时手脚与头的配合；注意观察滚下时的姿势以及身体各部位协调情况；20分/次，3~4次/周。

4. 手脚印活动

1) 适应证　触觉防御或迟钝、身体协调不良。

2) 器材　水彩颜料、面粉、彩色纸、塑胶垫或地板等。

3) 感觉统合刺激　让儿童光着手脚，蘸上面粉或彩色颜料，手脚着地印在不同质地的彩纸或胶垫、地板上等。活动可增加触觉刺激，减低触觉防御。位置移动能刺激本体感觉、动作计划能力提高及手眼协调或手脚的协调。

5. 突出重围活动

1) 适应证　触觉防御或迟钝、本体感觉迟钝、身体协调不良。

2) 器材　弹力绷带、弹性塑胶袋、橡皮筋等。

3) 感觉统合刺激　在儿童身上均匀缠上橡皮筋、弹力绷带或弹性塑胶袋等，鼓励儿童行走、滚动数分钟，引导儿童松绑，提供触觉及感觉调节的机会，并提供本体感觉刺激以强化儿童身体位置感觉及控制能力。

6. 寻宝游戏（图6-2）

1) 适应证　触觉防御或迟钝、感觉调节障碍。

2) 器材　小玩具、豆子、沙子或米粒等。

3) 感觉统合刺激　将儿童喜欢的小玩具埋藏在装有沙子、米粒或豆子的桶中，鼓励儿童伸手将埋藏的玩具找出来。活动能够提供触觉刺激及锻炼动作计划能力等。

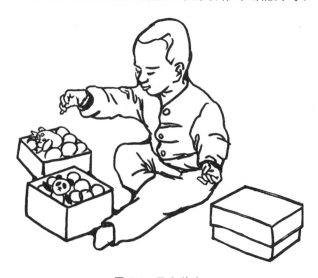

图6-2　寻宝游戏

（三）前庭觉活动

1. 平衡台活动

1）适应证　多动症、身体协调不良、本体感觉及前庭觉控制不良。

2）器材　平衡台、平衡板、球、篮筐、旋转浴盆等。

3）感觉统合刺激　儿童跪或坐在平衡台上，双人扶持并摇晃平衡台；儿童仰卧或俯卧平衡台上，在摇晃的平衡台上匍匐前进；儿童在平衡台上做蹲起动作。平衡台活动能够有效提高前庭平衡功能，控制重力感，发展儿童平衡能力，并起到强化身体形象、增强腰腹肌及下肢肌力、建立身体协调及双侧统合的作用。

2. "飞机飞"活动（图6-3）

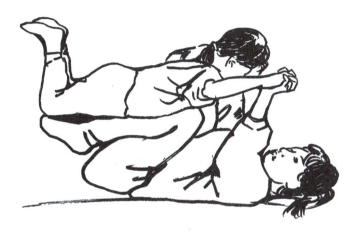

图6-3　"飞机飞"活动

1）适应证　多动症、孤独症、身体协调不良。

2）感觉统合刺激　治疗师抱住儿童胸腹部使其呈俯卧姿势，伸直双臂，做前-后-左-右各向摆动，也可以将儿童慢慢举起做上下降落活动；或治疗师仰卧，屈髋屈膝，双臂上举，将儿童托举于手上和屈起的小腿上，慢慢上下及前后摆动。活动能够有效提供大量本体感觉和前庭觉刺激，改善身体形象认识，稳定情绪及提高社交能力等。

3. 摇小船（图6-4）**和跷跷板**

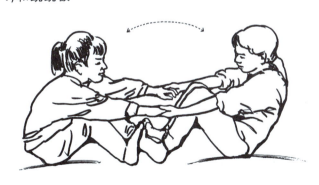

图6-4　摇小船活动

1）适应证　多动症、孤独症、身体协调不良。

2）感觉统合刺激　治疗师与儿童相对屈膝而坐，脚掌相对，拉住其双手，前-后-左-右摇晃，边唱边玩摇小船游戏；或让儿童双脚踏至治疗师膝部，轮流进行坐起与仰卧间转换的跷跷板游戏。活动能够促使儿童控制重力感，提高前庭觉刺激，发展儿童平衡能力，并起到强化身体形象、增强腰腹肌及下肢肌力的作用。

4. 球上爬行（图 6-5）

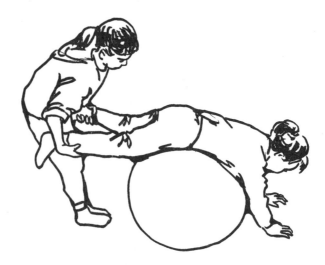

图 6-5　球上爬行活动

1）适应证　手眼协调不佳、身体协调不良。

2）器材　巴氏球。

3）感觉统合刺激　儿童俯卧于巴氏球上，伸展双臂，治疗师抓住其小腿前后推拉或左右移动，可以刺激前庭觉及本体感觉，训练保护性伸展反应；进行双手着地行走可获得大量手部触觉及本体感觉，促进手腕控制及提高动作计划能力。爬行可锻炼手眼协调性；不同姿势下的球上运动有利于改善姿势控制及张力。

5. 投球

1）适应证　触觉防御、手眼协调不佳、身体平衡感差、身体协调不良。

2）器材　巴氏球、羊角球、平衡板、平衡台、床、小皮球、篮筐等。

3）感觉统合刺激　儿童坐在晃动的平衡台上或巴氏球上，将手中的小皮球投掷到篮筐中；或双手抓住羊角球的把手，在原地上下跳动、前后左右移动或旋转并将手中的球投掷到篮筐中。在平衡板或平衡台上移动、在球上弹跳能够获得大量前庭觉及本体感觉刺激。向篮筐中投掷小皮球可以训练儿童手眼协调性及空间概念。跳动练习有利于动作计划及身体双侧协调能力的提高。

（四）本体感觉活动

1. 翻越障碍（图 6-6）

1）适应证　本体感觉及深触觉障碍、身体不协调、平衡感差。

2）器材　地垫、楔形垫、枕头、豆袋、被子、抱枕或海洋球池。

3）感觉统合刺激　将枕头、被子、楔形垫等堆积成小山，鼓励儿童在上面翻滚或从小山中爬出；或帮助儿童正着或倒着爬入海洋球池中，在球池中翻滚、爬行、跳跃、爬进、爬出等。此类活动能够提供大量本体感觉、深触觉刺激，同时能够训练身体双侧协调及动作计划能力等。

2. 大力士摔跤

1）适应证　本体感觉及深触觉障碍、身体不协调、平衡感差。

2）感觉统合刺激　儿童与治疗师在跪位或站立位等姿势下玩摔跤游戏。在不同姿势下进行摔跤，儿童需要在努力控制姿势的同时用力扭动身体。该游戏能提供强烈的本体感觉，有利于身体形象的认知、动作计划等。

3. 不倒翁

1）适应证　本体感觉及深触觉障碍、身体不协调、平衡感差。

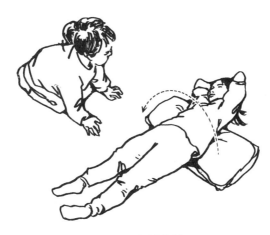

图 6-6 翻越障碍

2）感觉统合刺激　治疗师与儿童面对面，可尝试不同姿势，包括双跪位、单膝跪位、四点跪位或前后脚站立。治疗师与儿童双掌对合，十指紧扣，双方慢慢地用力互推，引导儿童保持不倒，取得胜利，或故意将儿童慢慢推倒在地。不同的姿势能让儿童感受不同身体位置、本体感觉及姿势控制，并能训练肌力。推倒的过程能训练平衡反应，强化上身肌力和下半身的耐力。

（五）视觉及听觉活动

1. 保龄球

1）适应证　注意力不集中、手眼协调性差、身体不协调、平衡感差。

2）器材　保龄球。

3）感觉统合刺激　儿童盘膝而坐，将小型球门放置对面，距离儿童 1.5 m 左右，鼓励儿童将各种颜色的积木、玩具、皮球等滚向或投向球门内，并计算其成功投准的次数。逐渐增加难度，如增加距离和改变角度，或采用半跪或手肘支撑姿势，甚至是边跑边用脚踢球入门的方式。滚球入门能够训练视觉能力及眼球追踪能力，并促进手眼协调及视觉空间位置的发展。采用不同姿势完成任务能增加本体感觉及提高姿势控制能力等。

2. 光影追踪（图 6-7）

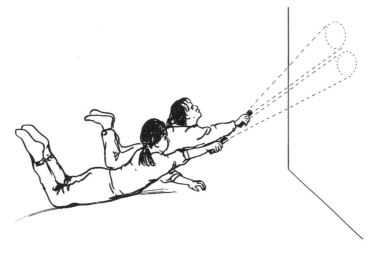

图 6-7 光影追踪活动

1）适应证　注意力不集中、手眼协调性差。

2）器材　激光笔或手电筒。

3）感觉统合刺激　在光线较暗的室内，治疗师手持激光笔或手电筒照在天花板或墙壁上，慢慢移动,引导儿童用眼睛追踪光影,并保持头部不动,重复4~5个来回;要求儿童用手指指着光影追踪;或让儿童手持激光笔或手电筒,追踪光影;改变光照路线,从一点突然跳到另一点,用三角形、8字形、口字形、之字形路线等增加难度。光影追踪能够促进眼球随意活动能力及追踪能力的发展。用手指追踪光影,有利于综合本体感觉及视知觉。由一点跳到另一点的视觉追踪,是抄写能力的主要基础。双手持激光笔过中线活动,能促进双侧协调、惯用手的建立。

(六)动作计划活动

1. 花样滑行(图6-8)

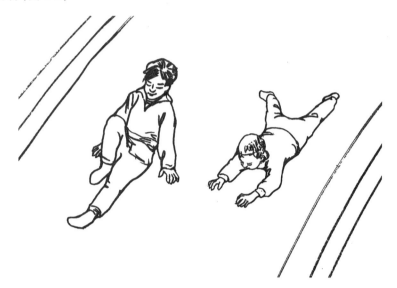

图6-8 花样滑行

1)适应证 姿势控制能力差、本体感觉及深触觉障碍、平衡协调性不良。

2)器材 滑板、斜坡滑梯、豆袋等。

3)感觉统合刺激 儿童俯卧在滑板上,双臂伸展,按指令向指定方向旋转滑行,按指令停止运动;从斜坡上滑下,边滑边向指定方位投掷豆袋等物品。根据儿童需要以坐、跪等不同姿势滑行。俯卧伸展姿势可增加头颈背部肌肉张力,提高姿势控制能力;旋转及在滑板上运动能增加前庭觉刺激;游戏活动中有利于手动作计划能力及视觉、动作整合能力的提高。

2. 跨越障碍

1)适应证 姿势控制能力差、本体感觉及深触觉、平衡协调性不良。

2)器材 大鞋盒、棉花、豆粒、橡胶粒、发泡塑料、硬体海绵等。

3)感觉统合刺激 将不同质感的东西如棉花、豆粒、橡胶粒、发泡塑料、硬体海绵等分别放入不同的大鞋盒内,将盒子(8~10个)排列成一条路线(呈直线或S形等),盒与盒之间距离10 cm左右(相隔距离不必完全相同)。儿童脱掉鞋,沿着盒子一步一个地行走。本游戏能够有效促进动作计划能力的发展,能锻炼视觉空间概念,改善平衡觉及眼脚协调,并能为双足提供丰富的触觉刺激。

(七)两侧协调及手眼协调活动

1. 拍球

1)适应证 姿势控制能力差,本体感觉、手眼协调性及平衡协调性不良。

2)器材 皮球、触觉治疗球。

3)感觉统合刺激 坐着或站着用双手拍球;用惯用手拍;左右手轮流交替拍;双手交叉拍;边拍边走路或转圈。注意:儿童身体左右摆动时,治疗师扶住其骨盆以减慢身体摆动;可选触觉治疗球代替,以增加触觉刺激。拍球能提供本体感觉及触觉刺激,改善手眼协调性及提高双侧协调能力,边拍球边走路能训练动作计划能力,改善视-动整合功能。

2. 飞人玩球(图 6-9)

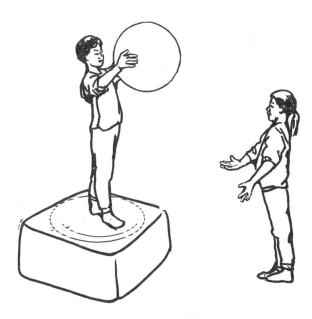

图 6-9 飞人玩球活动

1) 适应证　姿势控制能力差,本体感觉、手眼协调性及平衡协调性不良。

2) 器材　蹦床、皮球、触觉治疗球。

3) 感觉统合刺激　儿童站在蹦床上边跳边玩抛接球游戏,可以有效获得本体感觉、前庭觉刺激和更高要求的身体协调能力、手眼协调能力。

(八) 精细协调性活动

1. 适应证　手部小肌肉活动不灵活、手指力量不足、手部触觉不敏感、手眼协调性差。

2. 器材　包装用泡泡塑料袋、胶泥、橡皮泥、面粉团、各种珠子、不同大小的球、拼接棒、泡沫剃须膏等。

3. 感觉统合刺激　让儿童将包装用的泡泡塑料袋上的泡泡捏破;用胶泥、橡皮泥、面粉团等捏出各种不同形状的小玩偶;用彩绳将不同孔径的珠子穿成串;用泡沫剃须膏在镜子上涂抹画自己。挤泡泡、泥塑等活动可以训练手指力量、手眼协调、双手协调等,并能提供触觉刺激,减轻触觉防御及提高触觉分辨能力。在镜子上画自己,可以锻炼手眼协调,并有利于认识自己的身体等。

任务四　感觉统合辅助治疗

一、感觉餐单

感觉餐单是一种治疗策略,是根据儿童的感觉需求精心设计的一天的活动量和流程,包括一天、一周甚至一个月的餐单。如同关注儿童的饮食营养均衡一样,认真对待儿童的感觉"营养"需求,为儿童设计出实用的、治疗量适中的、精心安排的个人家庭活动方案。

(一) 目的

调节感觉失调,使儿童能正确接收感觉信息;促进感觉统合,使儿童建立理想的兴奋状态以适应环境;减少自我刺激或自伤的行为;最大限度地减少注意力分散,使儿童能集中精力于学习、社交,达到促进发育的目标。

(二) 方法

制作感觉餐单需要考虑多种要素,包括时间、空间、活动的可调整性、儿童的兴趣、治疗团队的接受能力。如每项活动的持续时间、活动与活动之间的时间间隔、训练环境的安排、训练器材的选择、活动流程的调整、活动与活动之间的合理搭配等。

二、Wilbarger 治疗法

(一) 治疗机制和目的

治疗性深触压皮肤和挤压关节,短时间内向大脑输入大量触觉和本体感觉信息,调节大脑觉醒状态,镇静安神,改善感觉防御。

(二) 适应证

年龄在 2 个月以上、生命体征平稳的感觉防御障碍儿童。

(三) 方法

1. 工具　选用柔软的高质量手术刷。

2. 治疗部位　手臂、手掌、背部、腿部、足底以及躯干和四肢关节。

3. 操作顺序　先刷擦皮肤,再挤压关节;先从感觉防御相对较轻的部位开始,通常从下肢开始,最后处理症状最严重的部位。

4. 刷擦方法　治疗师手持手术刷,直接刷在儿童皮肤上,将刷毛压下去,先顺着汗毛生长方向,缓慢地、连续地、均匀地移动刷子,每个部位只刷一次,不断更换刷擦部位。

5. 关节挤压法　每个部位刷擦后立即稳稳地、重重地、有节奏地挤压关节 8~10 次,挤压四肢大关节、脊柱关节和小关节。也可以鼓励儿童做跳跃、翻滚、俯卧撑等动作。

6. 治疗频率　每 90 min 至 2 h 治疗一次。

三、水域活动

水疗是以水为媒介,利用不同温度、压力、成分的水,以不同的形式作用于人体,以预防和治疗疾病、改善康复效果的方法。水是一种具有强大动力的治疗性介质,儿童可在水中进行全然不同的活动和学习,一边娱乐一边治疗。水疗既能促进其心肺功能、肌力、体能、姿势控制、人际关系、日常生活能力的全面发展,又能够使儿童在教与乐中获得全面丰富的感觉经验。

(一) 治疗机制

水疗能够为儿童提供多种感觉信息,从而产生类似于感觉统合治疗的效果。水的流动性使皮肤感受器始终处于敏感状态,不断向中枢神经系统传输触觉信息及温度觉信息。儿童在重力和浮力的作用下,所进行的任何平面、角度和任意姿势的运动都能够产生丰富的前庭觉信息。前庭觉失调的儿童在水中进行姿势的控制更有利于提高前庭觉统合加工能力。水疗中儿童对水的流动性、压力的抗阻运动以及水对皮肤的触觉感受器的挤压,都可以提供与陆地截然不同的本体感觉。在水中组织球类活动、小游戏等有利于儿童组织计划,改善专注力、认知、学习、沟通和社交能力。

(二) 水疗法

1. 水中运动池　可采用水泥瓷砖建成,或橡胶气垫式简易泳池,多采用圆形治疗池,深度为

0.6～1.05 m。

2. 水中运动疗法 让儿童进入水中，站在平行杠内，水面达到儿童能够站稳即可，双手抓杠练习行走。或治疗师从不同方向推水浪或用水流冲击儿童身体，并使其身体能够保持平衡。在水中最好的协调性运动就是游泳，开始可以让儿童在一个固定的位置进行原地游泳动作，以后逐渐过渡到儿童能完全独立进行游泳运动。

四、眼动控制

（一）治疗机制

视觉运动技能包括视觉注意、固视、扫视、追视、旋转等技能。在中枢神经系统正确支配下，视觉系统与前庭系统、本体感觉密切配合，促使视觉快速、连续地从环境中获取信息。前庭-眼球-颈是相互联系、互为影响的三角关系，使个体在凝视静态目标时能做到稳定头颈、双眼固视目标物；而个体在追视移动目标时，双眼随头颈平稳地移动跟踪目标物。前庭系统向视觉系统提供空间定位和空间定向信息，产生"空间视知觉"。前庭觉、本体感觉与视觉系统整合，协调头、眼和身体的运动。在前庭觉-视觉-颈部本体感觉的三角关系中，任何一方功能受损都会影响三角关系的稳定性。增加前庭觉、本体感觉输入，提高前庭觉、本体感觉和视觉的整合能力，可以促进眼动控制的发展。

（二）眼动控制训练

1. 持续注视和追视训练 儿童坐或卧在旋转训练器或旋转木马上等，治疗师顺时针或逆时针旋转训练器，引导儿童在旋转器上保持平衡，旋转结束后，引导儿童进行水平、垂直、前后、对角线等轨迹注视或由治疗师持一玩具在儿童面前无规律地变换位置，引导儿童跟踪注视玩具；在儿童面前不同的距离放置两个玩具，一个距眼 30 cm，一个距眼 50～90 cm，引导儿童交替注视。

2. 立体视觉和动态视觉训练 儿童坐在秋千、滑板、旋转木马上等，在儿童能够接受的情况下较大幅度地摇晃秋千、滑动滑板或转动旋转木马，并引导儿童持续注视治疗师持有的玩具。

3. 手眼协调性训练 让儿童在床上弹跳，同时与治疗师玩抛接球的游戏；引导儿童练习一边跨越障碍物一边拿取目标玩具；或是引导儿童跟随治疗师在黑板上画的线条轨迹画画。

五、口部感觉运动治疗

（一）治疗机制

口腔内有触觉、本体感觉、味觉等丰富的神经支配，可以发生反应低下、反应过高、感觉寻求等导致的各种感觉调节障碍、运动障碍和心理行为问题等，如吸吮、咽、呼吸失协调等口腔各器官的运动功能障碍，而口腔的感觉和运动障碍也会引发一系列与口部相关的心理行为问题。口部的感觉运动治疗有助于增强大脑对口腔结构的意识，促进口腔感知正常化，并进一步提高全身感觉统合功能。

（二）口部感觉运动训练

1. 体位及姿势 标准的治疗体位是端正的坐姿，有利于儿童正确接收前庭觉和本体感觉反馈，促进儿童与治疗师之间的沟通和学习。

2. 训练方法 使用棉签棒、振动棒、压舌板、硅胶奶嘴、硅胶磨牙器以及戴上橡皮手套的手指或各类质感的食物等，以合适的力度按摩口腔各个部位，提高口部感觉调节能力和改善辨别功能等。此外，使用各种口哨、不同型号的吸管、各种食物等进行游戏，能够让儿童接受口腔内器官和发声器官的活动练习，从而提高唇颊、舌、软腭等器官的活动度，以及发声器官的协调性活动能力。

六、自然环境治疗

感觉统合治疗的最终目标是提高儿童的社会参与能力。自然环境治疗是儿童将治疗室所学的能力应用于日常生活、劳动、学习、游戏、休闲的桥梁,可以使儿童取得更大更快的进步,更好地融入社会。

(一)治疗机制和目的

自然环境为儿童提供了丰富多样的感觉信息,应让儿童接近自然,与周围世界接触。土地、庄稼、动物、植物以及真实生活中的劳动、学习任务能增加儿童对周围事物的兴趣和注意,调动儿童的主观能动性(内驱力),使其从中学习新技能,丰富词汇量,提高泛化能力,更好地认识自我和处理人与人之间的关系,建立自信心。

(二)适应证

有冲动、自残、自伤等行为障碍的儿童,有语言发育迟缓、沟通障碍、缺乏社交技能的儿童(如孤独症谱系障碍),以及各类发育迟缓、学习障碍的儿童,在经过一段时间感觉统合治疗后,大脑感觉调节、感觉处理能力有了较明显提高后,可以走进大自然接受训练。

(三)方法

根据环境条件和儿童的兴趣,为儿童精心组织、合理设计活动。活动可以在社区、公园、农场等各种环境中进行。如让触觉防御的儿童与伙伴一起参与农场活动,搬运活动可以提供丰富的手部触觉、全身本体感觉信息,与伙伴合作、建立伙伴关系的机会。让社交障碍的孤独症谱系障碍儿童照料农场动物,通过与动物的交往过渡到与人交往。学习障碍的儿童,在喂鸡、除草、摘水果等劳动中,通过运用农场中可以感触到的实物学习数学计算。重力不安全感的儿童,在儿童社区、公园与正常儿童一起攀爬、蹦跳、荡秋千、坐旋转木马、骑自行车、滑滑板、放风筝等,都有利于改善前庭调节功能、手眼协调能力、动作计划能力和动作运用能力。

七、综合干预技术

感觉统合障碍包含感觉运动、语言认知、社会心理等多方面的功能障碍,影响儿童的作业表现。在感觉统合治疗过程中,治疗师往往需要综合运用多种康复理论和技术,如人体发育学、感觉运动、学习理论等多种理论和技术等。

(一)神经发育疗法

感觉统合治疗和神经发育疗法之间有很多相近之处,两者有共同的神经学基础,都强调了感觉与动作之间的关系,采用运动控制、运动学习理论解释运动障碍。同时,感觉统合治疗和神经发育疗法之间又存在明显不同之处。两者为儿童发育障碍提供完整、互补的解释。因此,在为脑瘫儿童提供感觉统合治疗过程中,治疗师往往会综合运用神经发育疗法以引导儿童以更好的运动模式做出适应性反应。如对于一个前庭反应低下、躯干旋转不充分、骨盆和下肢无分离活动的痉挛型脑瘫儿童,治疗师帮助儿童在巴氏球上头低脚高位向两侧翻身,这样既提供了丰富的前庭觉、本体感觉、触觉、视觉等信息,又能抑制躯干和肢体的肌张力,改善躯干、双下肢和骨盆分离功能,两种技术的结合可以同步改善感觉调节和翻身运动能力。

(二)感觉刺激

感觉刺激是一种治疗技术,很容易与感觉统合治疗相混淆。感觉刺激通常用于感觉调节障碍儿童,被动输入感觉信息,不强调行为输出,比如,让坐在秋千上的儿童接受被动摇 10 min,无视其有无刺激的需求和愿望,以及是否对刺激做出主动反应。而在感觉统合治疗中,只有最低层次的适应性反应为被动地感觉刺激,即便如此,治疗师也会非常谨慎和重视儿童对刺激的反应。

被动地感觉刺激不是感觉统合治疗,在感觉统合治疗中结合感觉刺激,有助于丰富感觉信息的输入,改善训练效果。如肌张力低下儿童直跪于方板秋千上投掷沙包,治疗师会经常轻快地拍打其身体,以保持其躯干、骨盆的稳定性;或用刷子或毛巾等刷擦手部以鼓励手的主动运动,将感觉统合治疗与感觉刺激有机地结合在一起。

任务五　实用技术训练

一、知识训练

（一）重点概念解释

（1）感觉统合　（2）感觉统合障碍　（3）感觉辨别障碍　（4）感觉基础性运动障碍

（二）问题理解

（1）感觉统合障碍分为哪几类?

（2）简述感觉处理过程的分类。

（3）前庭系统出现问题时,儿童会在日常活动中出现哪些障碍?

（4）利用触觉活动对儿童进行感觉输入的方法有哪些?

（5）方板秋千在感觉统合治疗中可以如何使用?

（6）请设计一个寻宝游戏,刺激儿童的感觉系统。

（三）知识应用

1. 单选题

（1）以下不属于感觉统合失调异常表现的是（　　）。

A. 不喜欢与同龄儿童一起玩耍　　　　B. 喜欢角色扮演类游戏

C. 抛接球困难　　　　D. 游戏时动作僵硬、不协调

E. 走路容易跌倒

（2）以下对感觉反应水平过高的描述不正确的是（　　）。

A. 产生感觉防御表现

B. 对同一感觉刺激反应明显较一般人快速、强烈、持久

C. 对同一感觉刺激反应较一般人迟钝

D. 会逃避刺激

E. 以上都对

（3）感觉基础性运动不包括（　　）。

A. 动作概念的形成　　　　B. 感觉调节　　　　C. 动作计划

D. 执行动作　　　　E. 姿势控制

（4）触觉迟钝的儿童在日常生活中应避免（　　）。

A. 接触过热或过冷或尖锐物品　　　　B. 使用带柄工具

C. 进行皮肤护理　　　　D. 佩戴手套

E. 听嘈杂的声音

（5）感觉统合治疗中,Wilbarger治疗法主要处理感觉统合失调中的（　　）问题。

A. 动作计划障碍　　　　B. 感觉防御　　　　C. 前庭平衡功能障碍

D. 姿势性控制障碍　　　　E. 协调功能障碍

(6)下列不属于感觉统合治疗原则的是(　　)。
A.培养儿童兴趣　　　　　　B.频繁增加活动难度　　　　C.及时正向反馈
D.按儿童表现调整活动　　　E.以儿童为中心

(7)以下哪一项不需要考虑感觉统合失调?(　　)
A.一个已经上幼儿园的5岁儿童不能与同龄儿一起玩荡秋千、滑滑梯游戏
B.6岁儿童出生时有难产史,右侧臂丛神经损伤,现仍然不能用右手写字
C.8岁儿童在学校里与同学关系差,经常打架
D.10个月的婴儿会移臀,不会用手支撑,不会爬行,拒绝俯卧位
E.入学后完成作业困难

(8)在感觉统合治疗中,治疗师的角色非常重要,下列做法不合适的是(　　)。
A.妥善使用肢体语言、鼓励性语言,暗中指导帮助儿童
B.设计的治疗性活动难度不宜过大,让儿童有更多的成功机会
C.当儿童非常渴望旋转、跳跃刺激时,应当满足儿童的需求,如捆在秋千上旋转一个小时、在蹦床上完成跳跃100次
D.感觉统合治疗活动必须有趣,具有游戏性
E.治疗师以一对一的方式借助特定的活动为儿童实施治疗

(9)下列说法错误的是(　　)。
A.所有的感觉系统都可以造成感觉统合失调
B.对于涉及空间感的手工制作,患儿完成困难,例如剪纸,可能是前庭系统出现问题
C.儿童注意力障碍治疗可以利用T形凳,原理是通过刺激前庭系统改善注意力
D.患儿走路踩脚,动作僵硬不协调,与本体感觉系统无关
E.旋转浴盆可用来评定儿童的平衡能力及运动计划能力的成熟程度

2. 多选题

(1)6岁男孩,接受治疗时,在坐位时喜欢反复摇晃座椅,不能停止,治疗师可以采取哪几种措施使男孩安静以便继续治疗?(　　)
A.拥抱或用花生球进行身体挤压　　　B.播放安静的音乐
C.使用柔和的灯光　　　　　　　　　D.换用黑白色或红黄色的房间
E.命令其不要摇晃座椅

(2)儿童进行乒乓球活动的基本要求是(　　)。
A.具有专业的球技　　　　　　　　　B.基本的平衡能力
C.一定的认知和感知功能　　　　　　D.具有一定的手眼协调能力
E.一定的心理调节功能

(3)下列属于感觉统合辅助治疗的有(　　)。
A.眼动控制　　　　　　B.感觉餐单　　　　　　C.Wlbarger治疗法
D.自然环境治疗　　　　E.物理治疗

知识应用
答案

二、技能训练

(一)案例分析

儿童,6岁,好动不安,坐不住,常常到处乱跑。注意力不集中,不专心听讲,小动作不断。常和同伴吵架,与同伴交往困难。

问题:

(1)该儿童属于哪种感觉统合失调?

(2)该儿童主要存在哪些作业活动障碍?
(3)请为该儿童制订治疗目标。
(4)请为该儿童制订治疗计划,包括使用器具、活动方案、游戏方案等。

(二)操作实训

实训项目 感觉统合失调训练

1. 实训目的 能够帮助儿童改善感觉统合失调问题,解决其作业活动障碍。

2. 实训内容及要求

【案例】 儿童,4岁,在精细动作发育方面明显落后于同龄儿,手指细小,害怕胶水、食物黏着与受伤,喜欢洗手,不愿意与他人产生肢体接触。

请为该儿童制订一个治疗性游戏方案。

3. 实训组织方法及步骤

(1)教师将学生分为若干组,每组4~6人,课前安排任务,学生按小组讨论完成任务。
(2)上课时小组派代表阐述本小组的观点和针对问题的答案。
(3)教师和学生对每小组的答案进行提问、指正、修改。
(4)教师对学生的答案进行点评,根据统一标准给出学生考核分值。
(5)教师讲解、阐述观点和答案,总结本次实训。
(6)学生完成实训报告。

4. 实训评价标准(100分)

(1)治疗性游戏方案。(40分)
(2)小组角色扮演。(40分)
(3)小组成果汇报。(20分)

(刘　庆)

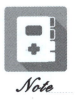

项目七 职业康复

学习目标

扫码看PPT

【知识要求】
◆ 掌握:职业康复的基本概念;职业康复的评定方法;职业康复的训练方法。
◆ 熟悉:职业康复的目的、作用和意义。
◆ 了解:职业康复的发展。

【能力要求】
◆ 能理解职业康复的相关概念,并能与其他康复手段进行区别。
◆ 能熟练运用职业康复评定方法对个案进行评定。
◆ 能针对个案设计出合理的职业康复训练方案。

任务一 认识职业康复

日常生活、工作和娱乐是作业治疗的三大治疗领域,职业康复是作业治疗的重要内容之一。职业康复通过康复的手段,使残疾人或伤病者就业或再就业,从而促进他们参与或重新参与社会。作为全面康复的重要组成部分,职业康复在残疾人就业与回归社会中发挥着重要作用,特别是在国内近年兴起的工伤康复中发挥着巨大的作用,是工伤康复的最终目标和发展方向。从某种程度上说,职业康复水平的高低反映了一个国家康复整体水平的发展状况。

一、相关概念

根据1983年国际劳工组织(International Labor Organization,ILO)159号文《残疾人职业康复和就业公约》,职业康复(vocational rehabilitation,VR)是使残疾人保持并获得适当的职业,从而促进他们参与或重新参与社会。

香港特别行政区政府在2008年康复服务计划中将职业康复定义为:职业康复通过强化残疾人的能力和发展他们的潜能并与社会各界协作,创造平等就业的机会和环境,促进残疾人就业。

二、职业康复的发展

职业康复人员将康复当作一种治疗媒介可追溯到18世纪晚期及19世纪早期的道德治疗运动(moral treatment movement)时期,职业康复人员让精神障碍患者参与一段时间的身体运动及操作性工作训练,以此来增进和恢复患者的职业能力。然而,在20世纪早期,职业康复在康复治疗中一直都不被认为是最重要的治疗活动,此时的康复治疗强调缓解伤痛,直到第一次世界大战后,为了协助受伤军人重回社区生活及获得有报酬的工作,康复治疗才开始涉及职业康复。

在20世纪20年代,早期的职业康复将工作视为一种转移患者对于生理障碍注意的消磨时间的手段,所用的治疗手段也多半是手工艺活动、木工活动以及电焊活动等。在20世纪40年代到20世纪60年代,随着医学的进步,慢性病患者增加,职业康复的人员开始增加,治疗主要针对生理功能的改善,促进患者在自我照顾及工作上的独立。职业重建及职业评估的框架初步开始搭建起来。再加上20世纪70年代晚期,《美国劳工补偿法》的修订以及工人中受伤人数的激增,使职业康复逐渐开始蓬勃发展。

现今的职业治疗既是治疗媒介,也是治疗目标。服务的对象以职业伤害和职业疾病为主,职业评估与职业治疗大多在非医院环境下进行,甚至有些直接在工厂等地开展。随着科学技术的发展,职业康复又加入了工作模拟器、工作样本等高科技产品,进一步推动了职业康复的进步。目前的职业康复除了强调治疗外,还着重于职业伤害及职业病的预防,以提高劳动人员的健康水平。

三、职业康复与职业教育

职业教育是指围绕病、伤、残者所希望的职业目标,在技能、工作速度和效率、职业适应性等方面所进行的教育培训。职业教育可促进残疾人(尤其是先天性残疾和长期残疾者)掌握必要的职业技能,建立自信,提高就业意愿,尽快融入社会。职业教育是开发残疾人潜能和促进残疾人就业的有效措施和方法,主要在残联和民政部门进行。近年兴起的工伤康复也开展了部分职业教育项目。

(一)职业教育的内容

1. 基础文化教育 掌握一定的文化知识是学习和从事一定职业的必要条件,也有助于提高残疾人的整体素质。为了提高职业教育的效率和质量,进行基础文化教育是十分必要的。

2. 专业技能教育 为提高职业技能所进行的教育服务。针对特定的工作或工种进行专业教育培训,如盲人按摩技能培训、家电维修培训、文员培训、电脑培训(打字、制作动漫、文书等)、印刷培训、手工艺制作培训、清洁培训、家政培训等。专业技能教育往往需要专业的人员才能完成,治疗师很难完成这部分工作,因此通常需要转介到专门机构进行。

3. 职业道德教育 职业道德是从事某一职业所必须遵守的道德准则,是从事职业活动的行为准则和规范。教育内容包括价值观、劳动观、择业观、法制观念、信誉观念、服务意识、质量意识、劳动纪律、人际关系等。

(二)职业教育的类别

1. 岗前教育 也称就业前培训,是指在上岗就业前先进行教育培训,使其掌握基本的专业知识技能后再上岗。岗前教育多在教育机构集中进行,如盲人按摩学校等。

2. 岗位教育 上岗后根据工作的需要,为提高完成本职工作的能力所进行的教育培训。岗位教育多由用人单位负责组织实施,并可请职业康复专家介入指导。分为达标性教育培训、适应性教育培训、提高性教育培训。

1)达标性教育培训 按岗位规范性的要求,为取得上岗、转岗、晋升等资格所进行的教育培训。

2)适应性教育培训 为适应工作需要及生产的发展变化所进行的教育培训。

3)提高性教育培训 为进一步提高在岗工作人员的能力所进行的教育培训。

(三)职业教育的方法

1. 操作法 主要在实际操作中边学习边操作的方法。如电脑教育培训,由老师边讲边示范,学员在听课的同时进行电脑实际操作。

2. 模拟训练法　在模拟的环境中进行的培训,如理发师教育培训,先在假模特的头发上进行模拟操作。

3. 生产实习法　在实际工作环境中,按照实际工作的流程和规范所进行的教育培训。如理发学员在模拟训练后,技能达到相应的水平就可进行实习操作。

4. 模块式技能培训法　模块式技能培训法(modules of employable skill,MES)是国际劳工组织于20世纪70年代所开发的方法。其特点为用时短、效率高、成本低,用最少的时间和费用取得最佳的教育培训效果。这种模式注重将一项工作严格按照工作规范和实际操作程序划分成若干个相对完整的工作部分(即模块),强调在实施一项职业(或岗位)培训前首先进行严格的工作分析,并根据所列出的模块分析完成每个模块所需具备的技能,以此为培训目标和依据来开发培训大纲和教材,形成不同的培训模式。受训者根据不同职业技能模式,选取组合培训课程,使整个培训像一个积木组合式的教学形式。

5. 以能力为基础的教育模式　以能力为基础的教育(competence-based education,CBE)是20世纪60年代加拿大开发的方法,是当前西方国家职业教育中较流行的模式。CBE模式强调受训者行业的需求和受训者在学习过程中的主体作用。其特点为:以从事某个专项职业的能力作为培养目标和评价的标准,强调受训者的自我学习和自我评价。

四、职业康复的目的、作用和意义

职业康复的最终目的是使病、伤、残者获得并维持适当的工作,促进其参与社会。具体来说,职业康复的目的、作用和意义包括以下内容。

1. 强化躯体功能　通过职业康复可增强患者的躯体功能,提高肌力和耐力,改善活动能力。

2. 改善心理功能　通过职业康复可调节情绪、增强信心,获得成就感和自我认同感。

3. 培养良好的工作行为　包括遵守工作纪律和规程、正确处理与领导和同事的关系、团结协作等。

4. 提高就业或再就业的能力　如提高职业技能、找工作技巧和面试技巧等。

5. 获得并保持工作　通过职业康复使患者就业或再就业,并能维持适当的工作。

6. 预防再次损伤　对患者进行人体工效学和工作环境改造等方面的指导,预防工作中受伤或再次受伤。

任务二　职业康复评定

残疾人职业评定的内容主要包括身体功能评定、心理功能评定、职业适应性评定等。但残疾人职业评定主要在民政部门或残联专门机构进行,本项目不做重点介绍。本项目主要介绍在卫生或工伤康复机构所进行的职业评定。

一、功能性能力评定

功能性能力评定(functional capacity evaluation,FCE)是对工伤工人的身体体能和功能进行系统的评定以确认其目前的体能状况和功能缺陷。通过评定所获取的信息可用于:①比较工伤工人剩余能力与具体工作要求之间的差距;②为制订康复目标和计划提供依据;③为工作场所进行适应性改造或重返合适的工作提供依据;④为评定工伤的伤残等级和赔偿标准提供依据。功能性能力评定又包括体能评定、智能评定、工作行为评定等内容。

1. 体能评定 利用不同的仪器评定活动能力、力量、感觉、手功能和手眼协调及心肺耐力等项目,从而判断障碍者整体的功能状况。具体内容包括肌力、耐力、关节活动度、平衡、协调、手功能、感觉、日常生活活动等功能评定。

2. 智能评定 智能评定包括注意力、记忆力、判断能力、思维能力、组织能力、学习能力、执行任务能力、交流能力、解决问题能力等评定。通过智能评定了解其工作上的智能,对于脑部受损的障碍者尤其重要。常用韦氏智力测验,从常识、领悟、算术、相似性、背数、词汇、数字符号、填图、积木图案、图片排列、物体拼凑11个方面进行智能评定,将评定结果转换成标准分,进一步换算成智商。以智商表示被评定者智力发展水平,以智力剖面图表示被试者智力结构上的特点。

3. 社会心理评定 社会心理评定主要是对残疾人的就业意向和处理社会问题的能力进行评定。常采用心理测试的方法,如利用残疾人就业意向调查表、残疾人就业动机调查表等。

4. 工作行为评定 工作行为评定是利用不同的方法,客观地测试和反映障碍者在工作上的行为表现,也可评定其工作意向及工作上的精神状态,加上工作场所的现场观察,从而评定出障碍者的实际工作行为情况。内容包括工作动力、自觉性、守时性、计划性、仪表、自信心、服从管理能力、接受批评能力、创造力、承受压力能力、行为-反应一致性等。

可参考广东省工伤康复中心职业康复科采用的功能性能力评定表格,如表7-1所示。

表 7-1 功能性能力评定表格

被试者: 性别: 年龄: 诊断: 测试持续时间: 评估者:

序号	项目	评分	备注
1	步行 1 min	_____米	
2	上下楼梯 1 min	_____阶	辅具:_____ 步态:_____
3	坐姿,手向前伸	_____厘米	
4	站姿,手向前伸	_____厘米	
5	站姿,弯腰	_____厘米	
6	眼睛睁开,单脚站(至多 30 s)	_____秒	
7	眼睛闭合,单脚站(至多 30 s)	_____秒	
8	脚跟或脚尖着地步行 6 m	_____秒	
9	双手抬举,从地面至腰部,来回 5 次(站姿)	_____千克	
10	双手抬举,从腰部至眼睛高度,来回 5 次(站姿)	_____千克	
11	双手抬举,腰部高度左右来回 5 次(站姿)	_____千克	
12	右手提举,前行 12 m	_____千克	
13	左手提举,前行 12 m	_____千克	
14	双手提举,前行 12 m	_____千克	
15	站姿,推重量车 3 m(BTE模拟重量车)	_____磅	
16	站姿,拉重量车 3 m(BTE模拟重量车)	_____磅	
	惯用手	1.右 2.左	
17	左手握力	_____千克	

续表

序号	项目	评分	备注
18	右手握力	_____千克	
19	左手握力（侧捏）	_____千克	
20	右手握力（侧捏）	_____千克	
21	右手扭小螺丝 3 min 测验	_____个	1.站姿　2.坐姿
22	左手扭小螺丝 3 min 测验	_____个	1.站姿　2.坐姿
23	双手扭小螺丝 3 min 测验（如 21、22 可完成，可免测，记满分）	_____个	1.站姿　2.坐姿
24	右手拆装大螺丝试验	_____秒	1.站姿　2.坐姿
25	左手拆装大螺丝试验	_____秒	1.站姿　2.坐姿
26	双手拆装大螺丝试验（如 24、25 可完成，可免测，记满分）	_____秒	1.站姿　2.坐姿
27	维持坐姿（最多 30 min）（治疗师评定）	_____分钟	是否有困难做出或脱离此姿势？ 1.是　2.否
28	（患者自评）	_____分钟	
29	维持站姿（最多 30 min）（治疗师评定）	_____分钟	是否有困难做出或脱离此姿势？ 1.是　2.否
30	（患者自评）	_____分钟	
31	维持蹲姿（最多 3 min）	_____秒	是否有困难？ 1.是　2.否
32	维持跪姿（最多 3 min）（治疗师评定）	_____秒	是否有困难？ 1.是　2.否
33	连续蹲姿取物再站起 10 次	_____次/分钟	
34	连续弯腰取物再站起 10 次	_____次/分钟	
35	站姿，双手举至眼睛高度工作（拧螺丝 3 min）	_____分钟	_____个螺丝
36	坐姿，双手举至眼睛高度工作（拧螺丝 3 min）	_____分钟	_____个螺丝
37	坐姿，双手在膝盖高度工作（拧螺丝 3 min）（若 31、34、35 项满分，则此项免测，记满分）	_____分钟	_____个螺丝

依照以上测试的结果，受试者适合哪种形式的工作：
☐ 静态型　☐ 轻度负重型　☐ 中度负重型　☐ 重度负重型　☐ 极重度负重型

级别	代码	偶尔	经常	常常
轻微（坐位）	S	<10 LB	—	—
轻	L	<20 LB	<10 LB	—
中等	M	20～50 LB	10～25 LB	<10 LB
重	H	50～100 LB	25～20 LB	10～20 LB
非常重	V	>100 LB	>50 LB	>20 LB

续表

手部功能 _____
姿势变化能力 _____
耐力 _____
移动能力 _____
平衡能力 _____
其他 _____

二、工作分析

工作分析(job analysis)是一种收集工作职位信息的方法,可以找出一份工作中的各种工作细节,以及包含的相关知识、技巧和工人完成工作任务所需的能力;可以根据工人身体功能、工作范畴、机器或工具、物料和产品、工人的才智和性格特征之间的关系,系统地分析一份工作。

(一) 工作分析的特性

1. 工作本身的特性 包括:①产品;②服务、数据、物件;③行业;④工具、仪器;⑤材料。

2. 工人所需具有的特性 包括:①教育水平;②文字、推理、数学能力;③职业技能培训;④能力倾向;⑤体能;⑥兴趣;⑦性格;⑧工作环境适应能力。

(二) 工作分析的目的

(1) 逐步分解指定的工作任务。

(2) 找出特定工作的主要工作要求。

(3) 确定导致人体功效方面压力的原因,该原因可能与工作方法、工作场所、工具使用或设备的设计有关。

(4) 分析改良设备的需要、工作方法或工作场所,这样可使障碍者工作更加安全,更有效率。

(三) 工作分析的参考依据

(1) 国家劳动部门颁发的《职业分类大典》,如《中华人民共和国职业分类大典》。

(2) 工伤/患病工人直接提供的资料。

(3) 雇主提供的详细工作资料。

(4) 专业人员于工作场所实地探访和考察获取的资料。

(四) 常用工作分析方法介绍

本项目以加拿大 GULHEMP 工作分析系统和美国职业分类大典(DOT)工作分析系统进行介绍。

1. GULHEMP 工作分析系统 由加拿大 Leon F. Koyl 博士提出,GULHEMP 为英文字母的缩略词,包含 7 个部分的内容,分别为 G(一般体格情况)、U(上肢功能)、L(下肢功能)、H(听力)、E(视力)、M(智力)、P(人格特征)。每一部分代表一个功能区域。每部分都分级为 7 个水平的匹配级,从完全适合(1级)到完全不适合(7级),评定员可以使用 GULHEMP 工作分析系统来评定工人在这 7 个部分的职业能力,同时获得的数据可以用来评估工作的功能要求(表7-2)。通过该方法可以很容易地完成这 7 个部分里面工人能力和工作要求之间的比较。例如,仓库工人必须具备的最低的水平:一般体格情况(2)、上肢功能(3)、下肢功能(4)、听力(4)、视力(3)、智力(4)和人格特征(4)。

表 7-2　GULHEMP 工作分析内容

分级	一般体格情况(G)	上肢功能(U)	下肢功能(L)	听力(H)	视力(E)	智力(M)	人格特征(P)
1	适合重体力的工作，主要工作包括经常性的挖掘、提拉、攀爬	适合大力提拉物体至肩部或以上水平，主要工作包括挖掘、推或者拖拉重物，如可以驾驶重型汽车，如推土机	主要工作中可以持续的跑步、爬、跳、挖掘和推，例如，可以驾驶重型拖拉机和推土机	对于任何职业而言，听力都很好	对于任何职业而言，没有眼镜的帮助，能够看得很清楚，包括因为工作的原因需要很好的视力	IQ130 或以上，或①优秀的语言技巧，口语和书写能力；②灵活、有创造性地解决问题的能力；③高级的（或适合的）教育水平；④领导的技巧和经验	稳定，可肯定的行为；能够利用智慧和才能做出快速和合理的决定；实现自我尊重；良好的判断；做出逻辑上的决定；能与其他人相处；取得良好的成绩；能够推动雇员做到最好
2	适合体力工作，包括偶然发生的、类似G1水平的重体力工作，能够加班工作	适合大力提拉物体至肩部或以上水平，挖掘、推或者大力拖拉，适合体力工作，适合偶然的在U1中出现的重体力工作	适合重体力劳动，可以完成偶然出现的在 L1 水平的站立、跑步、爬、跳和推	能够适合任何职业且敏锐的听力不是就业的主要要求	对于任何职业而言，在佩戴眼镜的情况下能够看得很清楚	IQ110～129，或①良好的语言技巧，口语和书写能力；②灵活、有创造性地解决问题的能力；③有能力根据工作要求接受高水平的训练	类似以上的P1但是可能在生产力上或人际关系上有一些小问题，导致某种程度上的受限；在适合的情况下能够稳定地向某一方向发展
3	除了重体力工作外适合所有的职业，有可能恶化（如因为经常加班而导致就餐不规律或者休息不够）	适合中等强度的提拉或装载工作，如可以驾驶轻型卡车	适合中等体力劳动，包括推拉和挖掘（较长时间的脚部用力可能导致疲劳），如能够驾驶轻型货车	能够就业，即使有中度的听力丧失	使用一个眼睛的视力就能够应付工作，对双眼的视力没有要求	IQ90～109或①一般语言技巧；②一般教育水平；③有能力较快地学习以满足一般的工作要求	总体上可靠和一致；很好地承担责任，但是仅局限于个人工作，而不是在管理能力层面；由于个性或性格上的原因，晋升上受到限制；这是一般员工的分类

续表

分级	一般体格情况(G)	上肢功能(U)	下肢功能(L)	听力(H)	视力(E)	智力(M)	人格特征(P)
4	适合轻便工作,有规律的工作时间和就餐时间	单侧残疾,允许有效率地进行轻体力工作	严重的单侧残疾,允许有效率地进行久坐或轻便的工作	能够听清楚,虽然有严重的听力丧失,但不妨碍	在佩戴眼镜的情况下,使用一个眼睛的视力就可以应付工作,没有急性病	IQ80～89,①能够阅读和书写日常材料;②能够学会简单的日常工作;③智力方面有可能出现恶化	需要鼓励和(或)指引;不能很好地承担责任,对压力过度反应,有时与伙伴或同事产生矛盾
5	适合受限制的工作或者兼职工作,有工作残疾的工人在家工作或者在外工作	双侧残疾或者完全的单侧残疾,仅允许几个粗大或者相对低效率的移动,允许担任受限制的或兼职的工作	双侧或严重单侧残疾,允许相当部分工作效率低的移动和允许受限制的工作,只适合久坐的工作	功能上完全聋,但没有额外的症状且能够看懂唇语	在佩戴眼镜的情况下,使用一个眼睛的视力可以应付工作,有急性病	IQ70～79,①有口语和书写的障碍;②读写能力受限严重;③明显的智力减退,如非常差的记忆能力	需要更多的鼓励、指引和监督;无法抵抗一般的压力;没有很好的适应性改变;熟悉的环境和有监督的保护
6	仅仅适合自我照顾	可以进行部分自理,如能够自我吃饭	因为严重残疾的原因不能再就业	功能上完全聋,且有进展性的疾病,不善于看懂唇语	严重的、进展性的疾病或盲且没有接受训练	IQ59或以下或完全无能力的精神障碍或沟通障碍	由于严重的精神方面的疾病,不能再就业
7	卧床不起——不能照顾自己	不能自理	卧床不起	功能上完全聋,且有进展性的疾病,不懂唇语	严重的、进展性的疾病或盲且没有接受训练	IQ59或以下或完全无能力的精神障碍或沟通障碍	由于严重的精神方面的疾病,不能再就业

2. 美国职业分类大典(DOT)工作分析系统 主要依据1991年美国劳工局出版的《美国职业分类大典》,该系统已设计好收集工作相关信息所需要的各种不同的评定表格。在该系统里,工作分析主要是由工作特性和工人特性两部分构成。任何一个包含工作特性和工人特性的组合或任何单一的工作特性或工人特性的要素都可成为职业能力评定的要求。例如,工伤职业能力评定多侧重于工人特性的身体要求和环境条件两要素,因为工伤事故往往具有突发性,工人发生工伤事故后,我们首先需要了解的问题是:该受伤工人现有的某些身体功能受限,安全地返回原工作岗位的可能性,环境因素的影响等。但从社会上残疾人职业能力评定的角度看,可能需要涉及较多的工作特性和工人特性的要素,如残疾人的适应能力、兴趣爱好、工作对象等。所以,需要从多角度看待职业能力所需评定的内容。根据力量的不同,DOT将工作体力要求分为5个等级(表7-3)。

表 7-3　DOT 中力量的分级

等级	标准
极轻（坐位工作）	最多提举 4.5 kg 的物体和偶尔提举或运送，例如文件、账簿或细小的工具。尽管极轻工作往往定义为经常坐下的工作，但是一定程度上的步行和站立是必须的。例如一份工作只是偶尔需要步行和站立，且符合其他极轻工作的条件，那该份工作可以说是极轻的工作
轻度	最多提举 9 kg 和经常提举和（或）运送 4.5 kg 的物体，尽管提举的重量往往是一个忽略的重量。轻工作分类为：①需要步行或站立；②大部分的时间需要久坐但必须承担涉及手臂和（或）腿的推和拉的动作
中度	最多提举 22.5 kg 和经常提举和（或）运送 11 kg 的物体
重度	最多提举 45 kg 和经常提举和（或）运送 22.5 kg 的物体
极重度	提举物体重量超过 45 kg 和经常提举和（或）运送 22.5 kg 或以上重量的物体

Matheson 博士于 1988 年在职业能力评定中使用该系统，并将其命名为"与工作特性相关的身体要求"（表 7-4）。该表格简单、实用且普及率高，它在概括工作的身体要求的同时，亦相应体现了工人与工作匹配的躯体功能。除 DOT 工作分析系统外，其他重要的包含在工作分析中的因素有攀爬、平衡、弯腰、跪地蹲、四肢爬、伸手拿取、操作、触摸、手指工作、说话、听力、视力等。

表 7-4　与工作特性相关的身体要求

身体要求水平	偶尔*	经常*	常常*	典型的能量要求
极轻	4.5 kg	—	—	1.5～2.5 METS
轻度	9 kg	4.5 kg	—	2.6～3.5 METS
中度	22.5 kg	11 kg	4.5 kg	3.6～6.3 METS
重度	45 kg	22.5 kg	9 kg	6.4～7.5 METS
极重度	超过 45 kg	超过 22.5 kg	超过 9 kg	超过 7.5 METS

注：*，偶尔代表少于 1/3 的工作时间，经常代表介于 1/3～2/3 的工作时间，常常代表大于 2/3 的工作时间。

三、工作模拟评定

工作模拟评定主要根据基于工作任务而涉及的各种身体活动，尽量通过设计和模仿现实工作、生活中实际的工作任务进行评定，从而得出能否重返工作岗位的职业能力建议。工作模拟评定一般包括以下三种形式。

1. 器械评定　工作模拟训练器包括 BTE（baltimore therapeutic equipment，BTE）工作模拟器、Lido 工作模拟平台等，该类工作模拟训练器利用多种工具配件来模拟大部分工作所需要的基本动作，可根据工作的实际需要而采用不同的阻力进行评定，此类器械一般配备电脑系统，可保存评定数据并打印报告。

2. Valpar 工作模拟样本评定　Valpar 工作模拟样本包含 20 多种不同设备，主要用于职业评定和职业训练，可以独立使用或与设备配合使用。该系统可以预测一个人的工作能力是否适合于大部分工业或生产行业的要求。该工作模拟样本需配合美国劳工局的职业分类大典进行评定。我国已有部分单位使用该系统，但还没有与国人的职业要求相匹配。

3. 模拟工作场所评定　治疗师特别设计不同的工作场所，如搬运工、木工、电工等工作场所，在真实或近似真实的工作环境中，评定工人的工作潜能或应付一般工作要求的能力表现。进行该类评定时，可以在评定前先对障碍者伤病前的工作环境进行现场探访，既可以向其雇主或同事了解该工作的详细的工作任务，也可以实际了解其工作环境，便于设计更真实的工作场所进行评定。

任务三　职业康复训练

职业康复训练可以根据所选介入类型、应用方法以及实施训练方案地点的不同,分为在医疗机构内进行的职业技巧训练,以及在工厂、企业内实施的就业前训练。

一、职业技巧训练

职业技巧训练是指通过循序渐进的具有模拟性或真实性的工作活动来逐渐加强障碍者在心理、生理及情感上的忍受程度,继而提升他们的工作耐力、生产力及就业能力。该训练侧重于与实际工作密切相关的劳动和生产能力(如速度、准确性、效率)、安全性(遵守安全法规和使用安全性设备的能力)、身体耐力(耐力、重复性工作的能力)、组织和决策能力等。

职业技巧训练的显著特点是利用真实或模拟的工作活动,以分级的方式经过一定时间的治疗和训练逐步重建病伤残者与实际工作相匹配的工作能力。工作强化的治疗时间一般是6周左右,每周3～4次,每次1～2 h。也可以根据每个人的具体情况制订针对性的训练和治疗时间。

职业技巧训练包括工作重整及强化、工作模拟训练和工作行为训练等方面的内容。

(一) 工作重整及强化

1. 目的　工作重整的目的是让工人参与运动,重新建立工作的习惯、能力、动力和信心。工作强化的目的是集中提升工作能力,以便工人能够安全、有效地重返工作岗位。

2. 常用的方法及器具

(1) 指导障碍者运用合适的方法(例如正确的姿势、人体动力学原理、工作方法调整等)来控制工作过程中可能受到的来自症状的困扰。

(2) 计算机或自动化的器材,例如BTE工作模拟器。

(3) 一些能模拟实际工作所需体能要求的器材,例如模拟工作台、多功能组装架等。

(二) 工作模拟训练

主要是通过一系列的仿真性或真实性的工作活动来加强障碍者的工作能力,从而协助他们重返工作岗位。

1. 常用的器具

(1) 运用各种不同的工作样本模仿障碍者在日常工作中的实际要求,最常用的是Valpar工作模拟样本。

(2) 计算机或自动化的工作模拟器。

(3) 运用各种不同的模拟工序,如电工或木工,来尽量模拟实际工作上所要求的工序。

(4) 与雇主联系,安排他们到实际的工作场地及岗位进行训练。

2. 模拟工作站　模拟工作站是特别为工人设计的不同工作模拟场所,如搬运工、木工、金工等工作场所。以实际或模拟的环境,来评定及训练障碍者的工作潜能及能力,使其能够面对一般工作上的要求。模拟工作站包括一般工作站和行业工作站。

1) 一般工作站　包括提举及转移工作站(不同姿势体位)、挺举及运送工作站(平滑路面步行、崎岖路面步行)、组装工作站、推车工作站等。

2) 行业工作站　包括建筑工作站(粉墙、翻沙、铺地板、铺砖)、木工工作站、电工工作站、维修工作站、驾驶工作站、厨师工作站、文职工作站、护理工作站、清洁卫生工作站等。

（三）工具模拟使用训练

治疗师安排障碍者使用一些手动工具，如螺丝刀、扳手、手锤、木刨、钳子等，障碍者通过使用实际工具或者模拟工作器具，可以增加运用工具的灵活性及加快工作速度。模拟使用工具，可以协助障碍者重新找回原工作中使用工具的感觉，有利于障碍者重新建立"工作者"角色。

（四）工作行为训练

此训练集中发展及培养障碍者在工作中应有的态度及行为，例如工作动力、个人仪表、遵守工作纪律、自信心、人际关系、处理压力或控制情绪的能力。训练也会教障碍者一些良好的工作习惯，例如在工作中应用人体功效学原理，工作模式及程序的简化。

二、就业前训练

障碍者由于长时间没有参加工作，身体功能减退。因为身体功能及工作习惯未能适应工作岗位的要求，障碍者返回工作后再次受伤的概率增大。

就业前训练主要通过真实的工作环境及工作任务训练，重新建立障碍者的工作习惯，提高其伤病后重新参与工作的能力，协助障碍者尽早建立"工作者"角色，使单位能够更早、更妥善地接纳障碍者，减少社会资源的浪费。该训练内容及流程如下。

（一）现场工作评定

每个单位、职工对现场工作强化训练的需求都不同。治疗师首先需要确定在现场治疗中需要提供怎样的特殊服务。为了确定一个现场工作强化方案的特殊要求，治疗师需要收集以下信息，包括：①障碍者的身体健康及功能康复情况；②障碍者就业意愿及期望；③障碍者的工伤、疾病处理进展；④雇主的态度；⑤该单位的服务性质及相关制度，尤其是单位已经实施的有关职业健康和安全的项目；⑥现场训练中能够安排的工作内容、工作岗位；⑦障碍者工作的流程及方法；⑧障碍者工作需使用的劳动工具、机器设备；⑨工作环境中的人体工效学风险因素；⑩单位可以提供的资源和协助。

收集这些资料最好的方法是联系关键人员，这些关键人员包括障碍者、单位负责人、单位人力资源主管、生产安全主管等，以及卫生保健部门的医护人员，这些人员可以为治疗师提供需要的信息。

进行现场工作评定后，治疗师即可确定在单位进行的工作强化方案，由治疗师设计出项目服务计划。

（二）选择训练设备和空间

重体力的工作任务容易发生腰背、肩关节和膝关节等受力较大部位的损伤。而工作强度较轻的生产行业（如生产线上装配零件）则存在上肢累积性损伤的风险。这些风险因素会影响现场治疗所使用的设备和空间。

评定时需要为工人单独提供一个隔离的区域。治疗师需要利用机器、设备和工作空间来评定工作所涉及的身体能力要求。同时，也可能用到临床上配套用来评定障碍者工作的工具，如秒表、握力计、推拉力计、卷尺、磅秤等。无论在工作现场还是在门诊部，在职业康复中有一个很重要的原则——关注功能，治疗师需把关注点放在提供给障碍者工具从而使他们获得管理自己健康的能力。

不要在工作场所过度使用障碍者不熟悉的工具。现场工作强化训练尽量少用传统的康复器材，但这并不是说需要远离传统的康复器材。治疗师可以使用一些轻便的工具，这些工具可以方便地被带到不同的地方。为工作行为教育提供独立空间很重要，例如，利用会议室或休息室都是不错的选择。

(三) 实施现场工作强化训练

根据障碍者工作内容的不同,选择在真实的工作环境中安排障碍者进行工作强化训练。治疗师将选出工作流程中关键性的工作任务,或者障碍者身体能力尚未能完全符合其要求的工序,通过安全筛选后安排给障碍者进行训练。训练内容包括体力处理、设备使用、工作姿势及方法、操作耐力和与同事协作等。训练强度需循序渐进,需特别注意障碍者对训练的反馈。

通过真实的工作环境、工作考勤制度及工作任务训练,提高障碍者实际操作能力,有利于障碍者重新适应工作。现场强化训练要求参与的障碍者遵守单位的正常作息制度,对于治疗时间,通常建议安排为全职或半日的工作训练。障碍者的现场治疗时间因个体差异有所不同,但每个训练疗程建议至少持续1周。

(四) 受伤的管理及预防

将工作行为教育应用于受伤管理的实践中,培训障碍者以防止再次受伤,包括广大工人群体的工伤预防服务。受伤管理服务包括肌肉骨骼系统评定、训练计划和工作行为教育等;另外,也包括现场治疗师提供功能性能力评定、现场工作分析评定、工作强化训练及工作适应等服务。在一些案例中,治疗师也能提供个案管理服务,从而作为单位、医护人员、社保及工人之间的协调人员。

现实工作中,预防活动是经常被现场工作强化的治疗师所忽略的。现场工作分析用来评定工人的能力与工作所要求的能力之间的配对,它同样用于鉴定一个伤害预防项目中的潜在风险因素。同样,工作适应和工作任务调整可帮助障碍者安全地重返工作岗位。在一个工伤预防项目中,工作调整用于更广泛的职工群体,用来减少影响健康的危险因素。

在一些情况下,治疗师是唯一的现场医护人员,由于一些单位只有有限的资源和空间,这时就需要治疗师在提供服务时能够灵活并且有创造力。

(五) 工作安置建议

现场治疗后,为单位及障碍者提出工作调整建议或转换工作岗位建议是协助障碍者安全返回工作岗位的一个重要项目。

从事这种工作的治疗师处在一个非常重要的位置来影响障碍者快速返回工作岗位,这种情况带来早期的干涉和预防效果。服务的提供可能因不同的单位而不同,但是常常包括传统的评定及治疗服务,另外,涉及个案管理、现场工作评定、工伤预防、工人宣教、工作调整等工作内容。

任务四 实用技术训练

一、知识训练

(一) 重点概念解释
(1) 职业康复 (2) 职业评定 (3) 功能性能力评定

(二) 问题理解
(1) 工作模拟评定具体包括哪三种形式?
(2) 职业技巧训练的显著特点是什么?

(三) 知识应用

1. 单选题

(1) 帮助障碍者制订一个重返工作岗位的计划和去向,属于下面哪一个环节?( )

A. 职业评定　　　　　　B. 职业咨询　　　　　　C. 职业培训
D. 就业指导　　　　　　E. 职业康复

(2) 下列哪一项属于工作康复的最终目的？（　　）
A. 恢复生活自理能力　　B. 回归家庭　　　　　　C. 回归社区
D. 重返工作岗位　　　　E. 重返体育运动

(3) Valpar 系列工作评定样本中的 VCWS 9 用于评定（　　）。
A. 力量　　　　　　　　B. 关节活动度　　　　　C. 视觉分辨水平
D. 注意力　　　　　　　E. 耐力

(4) Valpar 系列工作评定样本中的 VCWS7 用于评定（　　）。
A. 力量　　　　　　　　B. 关节活动度　　　　　C. 视觉分辨水平
D. 注意力　　　　　　　E. 耐力

(5) 在工作能力的评估过程中，如果一名工伤工人能在 20 min 内完成持续搬运约 4.5 kg 的重物而无明显身体不适，可推测该名工人重返工作后能从事的工作强度对身体的要求相当于下列中的哪一项？（　　）。
A. 静坐　　　　　　　　B. 轻体力　　　　　　　C. 中等体力
D. 重体力　　　　　　　E. 非常重体力

(6) 以下哪一项属于职业评定的内容？（　　）
A. 患者的家庭资料　　　B. 身体功能评定　　　　C. 就业政策
D. 社会制度　　　　　　E. 职业规划

(7) 患者，男，45 岁，半年前因车祸造成 L5、S1 损伤，经康复治疗后，目前患者恢复良好，但因二便障碍（程度不重），故有自卑感，为回归工作岗位，目前职业康复最应解决什么问题？（　　）
A. 运动功能　　B. 心理功能　　C. 社会功能　　D. 二便障碍　　E. 感觉功能

(8) 患者，女，27 岁，数月前因从高处跌落，造成左上肢桡骨骨折，不能伸腕伸指，但患者想通过康复，从事流水线装配工作，请问治疗师应关注什么训练？（　　）
A. 坐位平衡　　B. 手指灵活性　　C. 肌力　　D. 运动功能　　E. 感觉功能

(9) 对于不愿意回到工作岗位的慢性疼痛患者，为使其早日回到工作岗位，应重点进行的是（　　）。
A. 文化水平培训　　　　B. 职业道德培训　　　　C. 工作行为训练
D. 工作模拟训练　　　　E. 工作强化训练

(10) 患者经过职业康复后踏上工作岗位，此时治疗师的工作还没有结束，还应进行（　　）。
A. 职业指导　　　　　　B. 康复训练　　　　　　C. 跟踪服务
D. 心理矫正　　　　　　E. 职业训练

2. 多选题

(1) 不会影响个人工作能力的因素有（　　）。
A. 躯体因素　　　　　　B. 非心理因素　　　　　C. 社会制度因素
D. 工作的程序　　　　　E. 自然因素

(2) 以下项目中可以用 Valpar 系列工作评定样本中的 VCWS19 进行评定的是（　　）。
A. 力量　　　　　　　　B. 关节活动度　　　　　C. 协调性
D. 注意力　　　　　　　E. 平衡性

(3) 下列哪几项不属于工作分析的内容？（　　）
A. 工作目的　　　　　　　　　　　　B. 不确定工作的程序和具体步骤
C. 确定工作中的制度　　　　　　　　D. 明确工作对工人体能和技能的要求

E. 分析工伤保险条例和政策

（4）患者，女，40岁，经过康复治疗后欲重返工作岗位，下列哪几项不属于心理行为矫正？（　　）

A. 针对患者的文化再学习　　B. 对患者进行家庭咨询　　C. 指导患者自我调节
D. 职业指导　　E. 要求患者职业治疗

（5）对于有望回到原单位原工作岗位的工伤工人，（　　）不是主要进行的职业康复方法。

A. 职业技能培训　　B. 职业咨询　　C. 工作强化训练
D. 文化水平培训　　E. 职业道德培训

二、技能训练

（一）案例分析

王先生，男，36岁，建筑工人。病史：4周前在工地搬抬重物过程中不慎扭伤腰部，腰部疼痛难忍伴活动受限。当地医院诊断：急性腰扭伤伴L4～L5及L5～S1椎间盘突出。

问题：

请针对该个案做出职业康复评估和制订基本的职业康复治疗方案。

（二）操作实训

实训项目　职业康复训练后重返岗位的沟通协调

1. 实训目的　能帮助个案进行有效的多方沟通和协调，为个案争取最大的工作保障。

2. 实训内容及要求　联系设置有职业康复的机构，带领学生进行实地工作程序了解。选取一例职业康复后需要重返岗位的个案，先让学生跟个案进行沟通了解，然后到实地跟不同部门的不同人物沟通协调，从而掌握后期重返岗位的工作内容和工作要求。

【实训背景资料】

中国职业康复的医疗技术及职业训练的技术越来越全面，开展此项服务的国家机构也越来越多，但是患者在接受职业康复后亟须重返岗位的问题日益凸显，伤残程度越严重的患者越难以解决重返岗位的问题，因此，职业康复治疗师还担负着与原工作单位多方沟通的问题，包括与个案的原单位直系领导、人事科、部门负责人、工会等人员的直接沟通协商，也包括对个案需求的了解和有效引导。

假设你是刚刚毕业的职业康复治疗师，你将如何通过多方沟通协商有效解决个案回归工作单位的问题？预计将遇到哪些阻力？如何解决？

3. 实训组织方法及步骤

（1）教师将学生分为若干组，每组4～6人，统一带至某工作场所分配各个小组的协调任务。

（2）学生在规定的时间内按小组协作完成任务。

（3）每组派代表报告本组完成任务的进度、情况以及存在的问题，并提交相关报告和现场照片。

（4）教师和学生对每小组完成任务的情况进行点评和指导，对未达成协商任务的小组进行讨论分析，提出拟解决方案。

（5）教师对学生的答案进行点评，根据统一标准给出学生考核分值。

（6）教师总结本次实训。

（7）学生完成实训报告。

4. 实训评价标准（100分）

（1）是否正确理解个案重返岗位的需求和拟解决的问题？（30分）

（2）是否促使工厂工作人员与个案达成一致协议？（10分）

知识应用答案

(3)在二者意见不统一的情况下,是否积极沟通,并能小组通力协作重新给出最优方案?(20分)

(4)进出工厂是否正确穿戴工作服以及实施工伤安全防护措施?(30分)

(5)实训报告是否完整清晰?(10分)

(张 雪)

项目八 手功能康复

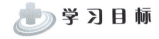

【知识要求】
◆ 掌握:手功能的基本评定技术及作业治疗。
◆ 熟悉:手部损伤及治疗。
◆ 了解:手功能的解剖特点及正常手部功能。

【能力要求】
◆ 能对手外伤患者进行必要的功能评定。
◆ 能针对手外伤患者的具体功能障碍情况制订作业治疗计划。
◆ 能够对手外伤患者进行必要的作业治疗。

扫码看PPT

任务一 认识手功能

一、手解剖特点

(一)皮肤

1. 手掌和指掌侧皮肤 手掌侧皮肤厚而坚韧,厚1~4 mm,在鱼际处较薄。掌心及小鱼际处较厚。为适应手的捏、持、抓、握和感觉等功能,手掌和指掌侧皮肤有以下结构特点:角化层较厚、皮肤弹性差、不易移动、皮肤无毛及皮脂腺、皮肤有许多皮纹。

2. 手背和指背侧皮肤 为适应手的抓、握功能,手背皮肤薄、柔软,富有弹性和伸缩性。这样在握拳时手背皮肤不会过紧,伸指时也不会过松,且握拳时较伸直时皮肤面积约增加25%。手背皮肤缺损修复时,应充分估计握拳时的缺损范围。由于人体其他部位皮肤大多不具有手背皮肤的弹性,以游离皮片或皮瓣修复时,须加大面积,并选择质量接近的供区,固定在屈曲或半握拳位。手指背侧皮肤在近侧和远侧指骨间关节处,有数条横纹和环形隆起,以适应手指的屈曲与伸展。

(二)指甲

指甲分为甲体和甲床。甲体是遮盖在手指与足趾末节背面的角质板,略呈弯曲的四边形,相当于皮肤的角化层。甲体附着于指端下面的部分称甲床。甲体的前线游离,后缘称甲根,两侧缘及甲根嵌入甲床的四周,其周围的皮肤皱襞称甲襞,甲襞与甲床之间的沟称甲沟。在甲体的基底部有一白色半月形区域,称弧影,指(趾)甲由此不断地生长、延长。弧影的细胞层较厚,甲床内的毛细血管不能透过,呈白色。指甲的生长速度,与年龄和生理情况有关,一般平均每日约增长 0.1 mm。

（三）神经

1. 桡神经 桡神经肌支支配肱三头肌、肱桡肌和所有前臂后肌群；桡神经皮支除分布于手背桡侧 1/2 以及桡侧二个半手指近节背面皮肤外,还分布于前臂后面的皮肤。上臂中段处受损时可导致不能伸腕伸指,前臂旋后功能减弱,抬臂时出现垂腕畸形,支配的皮区感觉障碍,特别是虎口部位。腕部损伤则只出现皮区感觉障碍。

2. 尺神经 支配尺侧腕屈肌,4、5 指深屈肌,小鱼际,拇收肌,骨间肌,第 3、4 蚓状肌,手背尺侧及尺侧 2 指半和手掌尺侧及尺侧 1 指半的皮肤。损伤后可导致屈腕力减弱、手偏向桡侧,小鱼肌萎缩,拇指不能内收,伸指时出现掌指关节过伸和第 4、5 指的指间关节屈曲的爪形手畸形,第 2～5 指不能做收展动作,支配皮区感觉障碍,尤以小指末端最为显著。

3. 正中神经 支配除肱桡肌、尺侧腕屈肌和指深屈肌尺侧半以外的所有前臂屈肌,返支支配拇收肌以外的鱼际肌。指掌侧总神经支配第 1、2 蚓状肌,掌心及桡侧三个半指的掌面,以及其中远节指骨背面的皮肤。正中神经在腕管部受损可表现为大鱼际萎缩、拇指不能对指和支配皮区感觉障碍,在旋前圆肌处受压还可出现桡侧三指屈指肌力减弱,上臂部受损除上述表现外,还表现为旋前功能障碍。神经分布如图 8-1 所示。

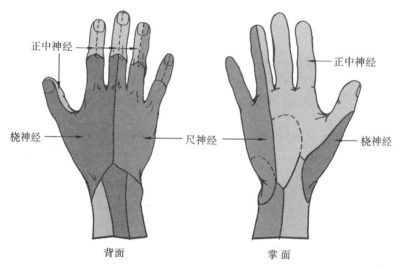

图 8-1 手部感觉神经分布示意图

（四）肌肉和肌腱

1. 屈肌腱 指深屈肌腱和指浅屈肌腱通过腕管通往 2～5 指,在掌指关节和远端指骨底的掌面各有一腱鞘包裹,在腕横韧带的近侧,8 条肌腱被共同包裹在尺侧囊里,通过腕管后行到掌心近处时 2～4 指屈肌腱逐个离开尺侧囊的盲端,唯有小指的腱鞘和尺侧囊是连接在一起的。拇长屈肌腱有腱鞘和单独的桡侧囊包裹,结构与小指类似。腱鞘的外层为纤维鞘,质地坚韧,其上有滑车包裹加固,环状滑车和十字滑车互相间隔排列。内层为滑液鞘,分脏层和壁层,分别包裹腱和衬贴于纤维鞘内侧壁,两层互相移行形成腱系膜和腱纽,供应从肌腱中通过的血管。纤维鞘和滑车有约束和引导肌腱的作用,滑液鞘有营养和保护肌腱及利于肌腱滑动的作用。

2. 伸肌腱 腕背面有一条横向的伸肌支持带覆盖着 6 个具有滑膜鞘的隔室,每个隔室有肌腱通过。第一隔室有拇长展肌腱和拇短伸肌腱；第二隔室有桡侧腕长、短伸肌腱；第三隔室有拇长伸肌腱；第四隔室有指总伸肌和食指固有伸肌共五条肌腱；第五隔室有小指固有伸肌腱；第六隔室有尺侧腕伸肌腱。在手掌背面有横斜的腱间结合,把相邻的两条指总伸肌腱连接起来。这个结构使正常人在屈曲食指和小指时无法单独伸直中指和无名指。食指和小指由于都有固有伸肌故能单独伸指。指总伸肌腱到掌骨头处变宽形成伸肌腱帽,其下方分出短小的肌腱附着于近节指骨底,然后分成三束,中央束止于中节指骨底,两侧束行至中节指骨远端合并为终末腱止于远节指骨底。

3. 手内肌 四条蚓状肌分别起自指深屈肌腱桡侧,经过掌骨深横韧带掌面与经过该韧带背面的骨间肌在指骨桡侧汇合,然后再分成两束分别加入伸肌腱中央束和侧束。桡侧两肌受正中神经支配,尺侧两肌受尺神经掌深支支配,有屈曲掌指关节和伸指间关节的作用。骨间掌侧肌有三条,分别起于第2掌骨干尺侧,第4、5掌骨干桡侧,止于同一指列近节指骨底的同侧。骨间背侧肌有四条,各有两个头始于相邻两掌骨的相对缘,第1、2骨间背侧肌分别止于食指和中指近节指骨底桡侧,第3、4骨间背侧肌分别止于中指和小指尺侧。骨间肌受尺神经掌深支支配,有屈曲掌指关节、伸指间关节的作用,掌侧骨间肌还有内收第2、4、5指的作用,背侧骨间肌还有外展第2、4指和使中指桡尺偏的作用。

4. 手内肌和手外肌的互相配合 手外肌单独收缩时出现掌指关节过伸、指间关节屈曲;手内肌单独收缩可使掌指关节屈曲、指间关节伸直。正常手部打开的动作顺序:早期指总伸肌收缩,伸掌指关节;中期骨间肌和蚓状肌辅助伸指间关节,并防止掌指关节过伸;末期肌肉继续收缩直到完全伸直。握拳时首先出现近、远端指间关节屈曲,紧接着掌指关节屈曲。轻握拳时指浅屈肌没有肌电活动,大力握拳或单独屈曲近端指间关节时指浅屈肌才主动收缩。伸指肌在握拳时起到拮抗作用,还可使指深屈肌力向远侧传递。大力握拳时腕伸肌强力收缩以拮抗屈腕力矩,并使屈肌处于最佳的长度张力曲线范围。

(五) 手部骨关节和运动生物力学

1. 掌骨、指骨的结构和手弓 掌骨和指骨都分为底、体和头,体的掌面纵向微凹,以容纳肌肉和肌腱。掌骨头粗大凸起,背侧有一后结节,掌指关节侧副韧带附着于其上。2~5掌骨底与腕骨形成腕掌关节,相互间还形成较紧密的近端掌骨间关节。手部有两个横弓和一纵弓,近横弓由远侧列腕骨构成,较稳定;远横弓由各掌指关节组成,可活动,弓顶为2、3掌指关节。纵弓主要由第2、3指列组成,弓的近端稳固,远端可活动,弓顶为2、3掌指关节。故2、3掌指关节结构障碍可导致整个手弓的塌陷。

2. 腕掌关节的结构和运动生物力学特征 由远侧列腕骨和掌骨底构成。第2、3腕掌关节为稳定关节,是手的中柱。第4、5腕掌关节为微动关节,通过轻微的屈曲和外旋可使远横弓弧度发生改变。第1掌腕关节活动度大、灵活,属鞍状关节,由大多角骨和第1掌骨底构成。大多角骨前后走向为凹形的长径,腕掌关节内收外展时,第1掌骨底沿此长径发生与生理运动方向相反的滑动;大多角骨内外走向为凸起的短径,腕掌关节屈伸时,第1掌骨底沿此短径发生与生理运动方向相同的滑动。对掌分为两阶段:掌骨外展,掌骨屈曲和内旋。对掌时,大多角骨相对小多角骨发生内旋,掌骨出现45°~60°内旋,掌指和指间关节也发生轻度内旋。对掌位是拇指的稳定位,此时大部分韧带被拉紧,拇指要求固定时通常选用此位置。

3. 掌指关节的结构和运动生物力学特征 掌指关节由卵圆形的掌骨头和微凹的近节指骨底所构成,两侧分别有桡、尺侧副韧带,掌侧有掌侧韧带和掌板。掌指关节侧副韧带起自掌骨头后结节,然后斜向掌面,粗壮的束状部止于指骨底掌面,薄而有弹性的附属部呈扇状附于掌板侧缘。掌板是盘状的纤维软骨结构,远端厚且硬,连于指骨底,近端薄且富有弹性,连于掌骨颈,其作用主要是防止过伸。掌指关节的运动包括屈伸、内收和外展。第2~5指屈曲幅度由90°至110°递增,内收外展各约20°。在半伸位可被动进行前后向、侧向和分离运动及轴向旋转运动,这有助于抓握各种形状的物品。掌指关节屈曲70°~90°时最稳定,此时侧副韧带拉紧,指骨底关节凹接触到掌骨头掌面的平面部分。拇指掌指关节只有一个自由度,屈曲约60°,过伸角度也较小。

4. 指间关节的结构和运动生物力学特征　指间关节属于滑车关节,近端指间关节屈曲达 100°~120°,远端指间关节屈曲 70°~90°。第 2、5 指屈曲时合并有轻度旋转,这有利于对指,握拳时手指延长线交汇于舟骨。关节两侧有侧副韧带,束状部有限制收展的作用,附属部附着于掌板。临床上需要固定时应把指间关节固定于伸直位,防止掌板、指伸屈肌挛缩。

二、正常手功能

手是人类进化的产物,也是创造世界文明的特殊劳动工具。行云流水似的演奏、天工神斧般的雕塑,均有赖于完美协调的手。手功能建立在精细而复杂的手部解剖结构基础上。当手遭受外伤时,最大限度地修复解剖结构,以恢复其功能是治疗的主要目标,熟练掌握及灵活运用以上手的功能解剖知识,是重要的基础。

感觉和运动是手的两个主要功能。为适应手的精细运动和灵敏的感觉功能,手部的皮肤、筋膜组织结构有其特殊性。皮肤神经末梢丰富,手掌和指掌侧皮肤的乳头层内有丰富的感觉神经末梢,尤其是在指端更加密集,因而有"手是人的第二双眼睛"之说。

手的运动功能非常复杂,它基本的功能形式包括悬垂、托举、触摸、推压等支持和固定作用;击打等重复性操作;球形掌握、柱状抓握、勾拉等力量性抓握;指腹捏、指尖捏、三指捏和侧捏等精细抓握;还有尺侧三个手指固定、拇指和食指进行操作的复合式抓握,如调节扳手等动作(图 8-2)。

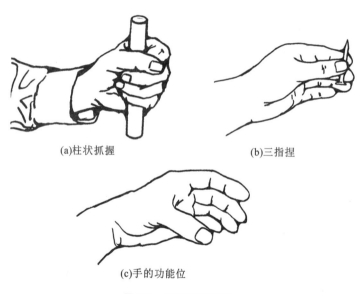

(a)柱状抓握　　(b)三指捏

(c)手的功能位

图 8-2　手功能示意图

三、手部损伤及康复治疗

人类的手是结构最精细、功能最复杂的器官,是人类生活和工作需要的重要器官。人类活动每时每刻都要使用手,因此手的损伤是十分常见的。机器制造业、木工、建筑业等体力劳动者发病率高,损伤类型以切割伤和压砸伤为多见。手外伤根据伤及组织部位的不同,可以分为手部肌腱损伤、手部骨折、手部神经损伤。

(一)手部肌腱损伤

1. 手部肌腱分区　每个手指都有伸肌腱和屈肌腱,所以手指能够做屈伸动作。在指背和手背的肌腱称为伸肌腱,能使手指伸直;在手指掌面和手掌内的肌腱称为屈肌腱,能使手指屈曲。

目前,国内外通用的手部肌腱分区是把手的指屈肌腱分为五个区(表8-1,图8-3、图8-4),将手的伸指肌腱划分为八个区(表8-2,图8-5),伸拇指肌腱划分为六个区。不同部位的解剖结构、治疗原则和方法不尽相同。

表8-1 指屈肌腱分区表

肌腱分区	拇指	其余四指	特点
Ⅰ	拇指近节中部至肌腱止点	远侧指间关节近端至肌腱止点	此段肌腱有腱鞘包绕,但只有一条指深屈肌腱
Ⅱ	鞘管部	鞘管起始部至远侧指间关节近端	三条肌腱被包于纤维鞘管内,如损伤或感染,易发生粘连;若浅、深肌腱均断裂,屈指功能完全丧失
Ⅲ	大鱼际部	手掌部	此区包含八条指浅深肌腱,单纯指浅屈肌腱断裂,对屈指功能影响不大
Ⅳ	腕管区	腕管区	在狭窄的隧道里,有九条肌腱及正中神经通过,肌腱损伤修复后,易发生肿胀、纤维组织增生,腕管内无缓冲空间,肌腱容易发生粘连
Ⅴ	肌肉肌腱交界处至腕管近侧缘	肌肉肌腱交界处至腕管近侧缘	此区肌腱间隙较宽,各肌腱有腱系膜及腱周组织包围,因此粘连机会较少,即使轻度粘连,因周围组织松软,对肌腱滑动影响也不大

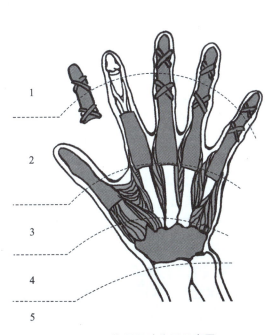

图8-3 手指屈肌腱分区示意图

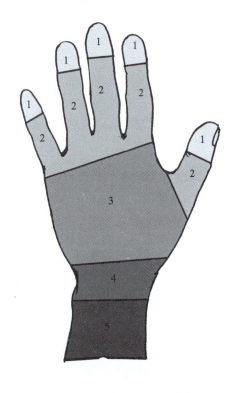

图8-4 手部屈肌腱分区示意图

表 8-2 指伸肌腱分区表

肌腱分区	拇指	其余四指
Ⅰ	指间关节背侧	远侧指尖关节部
Ⅱ	近节指骨部	中节指骨部
Ⅲ	掌指关节背侧	近侧指间关节部
Ⅳ	第一掌骨部	近节指骨部
Ⅴ	腕横韧带部	掌指关节部
Ⅵ	腕及前臂部	手背部
Ⅶ	—	腕背横韧带部
Ⅷ	—	前臂远端

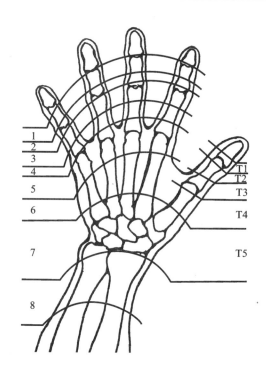

图 8-5 手指伸肌腱分区示意图

2. 手部肌腱损伤的表现 肌腱是关节活动的传动装置，是手部功能正常发挥的重要环节。肌腱损伤后，即使手部各关节的功能均正常，手部的功能也会部分或完全丧失。如：指深屈肌腱损伤，则远端指间关节不能屈曲；指深浅屈肌腱均损伤，则远近端指间关节均不能屈曲；多根屈肌腱断裂，则手指不能握拳。指伸肌腱不同位置断裂后，相应关节不能伸展，并可出现畸形。若肌腱为不完全性损伤，则关节虽可小范围活动，但抗阻试验时会出现无力、疼痛。

（二）手部骨折

手部骨折包括指骨骨折、掌骨骨折和腕骨骨折，指骨骨折有末节的、中节的、近节的，另外还有一些特殊类型的骨折。手部骨关节损伤易发生肌腱粘连、关节僵直及畸形愈合。骨折处理不当会给手的功能带来很大影响。如固定范围过大、打石膏范围过大、时间过长都会造成关节的广泛粘连而影响其功能。

（三）手部神经损伤

手腕和手指屈伸活动的肌肉及其神经支配的分支均位于前臂近端，正中神经、尺神经、桡神经于前臂近端及肘部,损伤可致屈指和伸指功能障碍。手部外伤时,常累及前臂远心端和腕部,除桡神经仅引起虎口部感觉减退外,正中神经、尺神经损伤可导致手内部肌功能障碍和手部重要感觉障碍。其主要表现如下。

1. 正中神经损伤 拇短展肌麻痹所致拇指外展功能障碍及拇、食指捏物功能障碍,手掌桡侧半掌面,拇指、食指、中指和无名指桡侧半掌面,拇指指间关节和食指、中指及无名指桡侧半近侧指间关节以远的感觉障碍,主要表现为食指感觉消失。

2. 尺神经损伤 骨间肌和蚓状肌麻痹所致无名指、小指爪形手畸形,即掌指关节过伸、指间关节屈曲畸形;骨间肌和拇收肌麻痹所致的 Froment 征,即食指用力与拇指对指时,呈现食指近侧指间关节明显屈曲、远侧指间关节过伸及拇指掌指关节过伸、指间关节屈曲,以及手掌尺侧、无名指尺侧半和小指的掌侧,手背尺侧和尺侧 1 个半手指背侧的感觉障碍,主要表现为小指感觉消失。

3. 桡神经损伤 桡神经在腕部以下无运动支,仅表现为手背桡侧及桡侧 3 个半手指近侧指间关节近端的感觉障碍,主要表现为虎口背侧局部感觉减退或消失。

任务二 手功能评定

一、临床检查

一般检查能评价手的结构与功能变化,包括望诊、触诊、动诊和量诊四部分。

(一) 望诊

1. 皮肤 包括皮肤的营养情况、色泽、纹理,有无瘢痕,有无伤口,有无红肿、溃疡及窦道。

2. 手的姿势 手的姿势有休息位和功能位。

(1) 休息位:手的休息位是指手的内在肌和外在肌张力处于相对平衡状态,腕关节背伸 10°~15°,并有轻度尺偏;手指的掌指关节及指间关节呈半屈曲状态,从食指到小指,越向尺侧,屈曲越多。各指尖端指向舟骨结节;拇指轻度外展,指腹接近或触及食指远节指间关节的桡侧。无论在手部损伤的诊断、畸形的矫正或是在肌腱修复手术时,都需要用"手的休息位"这一概念作参考(图 8-6)。

(2) 功能位:手的另一个重要姿势是手的功能位,是可以发挥最大功能的位置,如张开、握拳、捏物等,表现为腕背伸 20°~25°,拇指处于对掌位,掌指及指间关节微屈,其他手指略为分开,掌指关节及近侧指间关节半屈曲,远侧指间关节微屈曲。手外伤后,特别是估计日后关节功能难以恢复正常,甚至会发生关节强直者,在此位置固定,可使伤手保持最佳的功能(图 8-7)。

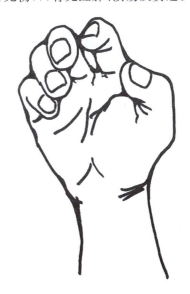

图 8-6 手的休息位

3. 手部畸形 组织损伤造成肌力平衡破坏或直接损伤皮肤、肌肉、神经、骨和关节等,在外观上可造成形态的改变,出现某种畸形。典型的畸形有以下几种:因正中神经损伤可导致猿手,尺神经损伤可见爪形手,桡神经损伤或外伤性伸腕肌腱断裂可见垂腕征,指伸肌腱止点断裂或撕脱骨折可见锤状指,类风湿性关节炎可导致鹅颈指或纽扣指等。

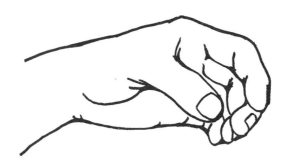

图 8-7 手的功能位

(二) 触诊

触诊可以感觉皮肤的温度、弹性、软组织质地,以及检查皮肤毛细血管反应,判断手指的血液循环情况。

(三) 动诊

动诊是对手部关节活动的检查。动诊可分为主动及被动活动范围的检查。

(四) 量诊

量诊包括关节活动度、肢体周径、肢体容积的测定,并进行左右对比。

二、功能评定

(一) 单项功能评定

主要包括手的关节活动度、肌力、感觉、体积和灵巧性及协调性方面的评定。

1. 关节活动度的测量 使用量角器分别测定掌指关节(MP)、近侧指间关节(PIP)和远侧指间关节(DIP)的主动和被动关节活动度。

2. 肌力评定 可采用徒手肌力测定或使用握力计、捏力计检查手的握力、捏力等。

3. 手部肌腱功能评定 可通过测定用掌指关节、近侧指间关节、远侧指间关节的主动屈曲角度之和减去上述关节的伸直受限角度之和。

4. 感觉功能评定

(1) 触觉、痛觉检查:用棉毛或软毛刷轻触指腹部位检查触觉;用针刺指腹皮肤检查痛觉。但针不能过于尖锐(以免刺破皮肤),也不能过于圆钝(以免与深感觉混淆)。从感觉异常区域向四周检查。

(2) 轻触-深压觉检查:一种精细的触觉检查,可客观地将触觉障碍分为五级,检查时采用 Semmes-Weinstein 单丝法,简称 SW 法。单丝为粗细不同的一组笔直的尼龙丝,一端游离,另一端装在手持塑料棒的一端上,丝与棒成直角,丝的规格有 1.65~6.65,共 20 种。测量时为避免受测手移动,可让患者将手背放在预先置于桌子上的一堆油腻子上。遮住患者双目,检查者持数值最小的单丝开始试验,使丝垂直作用在患者手指掌面皮肤上,不能打滑,当患者有触感时即应告知检查者。当丝已弯而患者仍无感觉时,换较大的单丝再试,直到连续两次丝刚弯曲,患者即有感觉时为止,记下该规格,然后查表。

(3) 两点辨别觉检查:一般可用专门的检查仪器,或者用圆规或回形针,但针尖不宜太尖。两点辨别觉检查用于了解某神经损伤后的恢复结果,对于正中神经,应在食、中指末节指腹处检查,对于尺神经,应在小指末节处检查,要注意与健侧皮肤对比。具体方法为检查者用手稳住患者手指,令其闭眼,使两针尖同时接触皮肤,用力不宜过大,按到皮肤稍发白即可。当针尖接触指腹皮肤 2~3 s 后应移动接触位置,重复测试,如测出距离超过 1 cm,表明神经恢复差。

(4) Moberg 拾物试验:检查用具有木盒、五种常用的日常小物件(如钥匙、硬币、火柴盒、茶杯和秒表)。让患者睁眼,用手拣拾物品,并放入木盒内,每次只能拣拾一件,用秒表记录患者完成操作所花费的时间。然后,让患者在闭眼下重复上述动作,并记录时间。假如患者的拇指、食指、中指感觉减退,或正中神经分布区皮肤感觉障碍,在闭眼时,很难完成该试验。

5. 肢体体积测定 所用工具包括有排水口的大容器和量杯。具体方法是将肢体浸入容器中,使肢体浸入容器中的一定位置,此时排出的水从排水口流出到量杯,用量杯测量排出水的体积即为肢体体积,应测量双侧肢体以对比,看是否存在肿胀或萎缩。

(二) 综合功能评定

综合功能评定常用的方法为三种标准测试方法:①Jebson 手功能测试;②明尼苏达操作等级测试;③Purdue 钉板测试。三种方法的基本操作相同,即令患者将物品从某一位置转移到另一位置。

(三) 日常生活活动能力评定

1. Sollerman 手 ADL 测试 在 20 世纪 80 年代,瑞典 Sollerman 提出了一种试验方法,主要测定手完成 20 种日常生活活动能力所需的时间,左右手分别测试,将治疗前后结果相比较即可了解有无进步。具体项目:将钥匙插入锁;切模拟的肉卷;拾起硬币并放入钱包;戴上手套;从钱包中拿出硬币;用笔写字;开、闭拉锁;折叠信纸并放入信封;拿起方木;夹上纸夹子;拿起电熨斗;拿起话筒;用螺丝刀上螺丝;旋转门把手;在螺栓上套紧螺母;将无柄罐内水倒入杯中;在水平放的广口瓶上取下瓶盖;将有柄罐内水倒入杯中;扣上 4 颗扣子;将杯中水倒回罐内。

2. DASH 量表 DASH 量表是 Hudak 从 150 项日常生活活动中,经过多次反复筛选,选出 30 项最能反映患者日常生活活动能力的指标后形成的调查表。此调查表在北美进行试验后被翻译成多种语言,目前已经广泛应用于临床。

任务三 手功能康复的作业治疗

一、介入时机

手功能康复的作业治疗在手损伤后或手术后越早开始越好。临床将其分为早期、中期和后期三个阶段。

(一) 早期康复

早期康复阶段为损伤或术后至第 3 周。从损伤或术后第 3 天开始,作业治疗师可以介入进行手康复,方法包括关节制动,减轻疼痛,减轻肿胀,促进创面愈合,防止并发症,避免不合理用力,维持关节活动范围,维持软组织柔韧性。

(二) 中期康复

中期康复阶段为损伤或术后第 3 周至第 9 周。方法包括改善瘢痕,维持软组织和关节的活动性,增强肌力、灵巧性和功能的协调性等。

(三) 后期康复

后期康复阶段为损伤或术后第 9 周以后。方法包括补偿适应,增强替代肌群的肌力,进行感觉再教育,预防畸形,环境干预,辅助器具的训练使用,非利手替代训练,对习惯行为进行矫治等。

二、治疗手段

(一) 手感觉功能训练

手外伤后,由于累及的神经种类和部位不同,患者手部感觉障碍的程度、范围和种类也不同。手的感觉恢复顺序:痛觉和温度觉、30 Hz振动觉、移动性触觉、恒定性触觉、256 Hz振动觉、辨别觉。因此,感觉训练程序分为早期阶段和后期阶段。早期主要是痛觉、温度觉、触觉和定位、定向的训练。后期主要是辨别觉训练。腕部正中神经和尺神经修复术后第8周,可以开始早期阶段的感觉训练。首先要求患者在手上画出感觉缺失区域;训练前进行感觉评定;当保护觉(痛觉)恢复时,感觉训练程序即可开始;感觉训练后的评定,每月1次;感觉训练时间不宜过长、频率不宜过高,每日3次,每次以10~15 min为宜。假如存在感觉过敏,则脱敏治疗应放在感觉训练程序之前。

1. 定位觉训练 治疗师在安静的房间里训练患者。用30 Hz的音叉让患者知道什么时候在什么部位开始出现移动性触觉,然后用橡皮擦沿需要训练的区域,由近到远触及患者。患者先睁眼观察训练过程,然后闭上眼睛,将注意力集中于他所觉察到的感受,然后先睁眼确认,再闭眼练习。反复进行,直至患者能够较准确地判断刺激部位。当患者能够觉察到指尖的移动性触摸时,即可开始恒定性触摸练习。使用256 Hz音叉作为导标,以确定何时开始训练。用橡皮擦点压,开始时压力较大,然后逐渐减轻。进行闭眼-睁眼-闭眼循环训练,直至患者能够准确地确认刺激部位为止。

2. 辨别觉训练 在患者有了定位觉以后,即可开始进行辨别觉训练。刚开始时让患者辨别粗细差别较大的物体表面,逐渐进展到差别较小的物体表面。每项训练都采用"闭眼-睁眼-闭眼"的循环式训练方法。

3. 感觉训练效果的评估 感觉训练效果的评估尚无一个精确的方法,临床上主要根据某些参数来进行评估,包括定位觉的错误次数;在限定的时间内,能够完成较多的"配对"测试或识别试验;完成各项训练的时间;两点识别能力;患者日常生活能力和作业能力。其中最重要的评估标准是患者在工作中和休闲活动中利用手的能力。预计神经恢复无望者,可考虑功能重建手术。要特别强调的是:正规感觉再训练结束,患者恢复主动活动后,后期阶段的感觉训练是依靠患者自己不断使用双手而得以维持的。这可能需要很长时间。

(二) 适应性活动训练

1. 治疗泥手练习(图8-8,图8-9) 根据早期、中期和后期的不同治疗目的,可调节黏土的量及其软硬度。该作业有增强手指肌力、耐力及改善手指灵巧性、协调性的效果。如粗大对指锻炼、粗大手指屈曲锻炼、单独手指屈曲锻炼、拇指屈伸锻炼等。

2. 弹力带锻炼 根据弹力强度和治疗用途不同,弹力带可分为轻度、中度和重度等数种强度,因此,可进行分级别的抗阻力练习。在手部作业治疗中,弹力带主要用于肌力、耐力、协调性和关节活动范围的训练。如指伸及指外展锻炼、拇外展及拇伸锻炼、指屈及掌指关节锻炼等。

3. 娱乐治疗 袖珍玩具和游戏机在手作业治疗中是非常有用的练习器具。它具有趣味性、治疗针对性强等优点,特别适合青少年手外伤患者的康复治疗。对于改善手的灵巧性、手眼协调,感觉训练,脱敏治疗,掌指关节、指间关节的主动屈曲有明显的治疗效果。

1) 掌指关节屈曲和对指练习 改善掌指关节屈曲,或者用于感觉训练、脱敏训练。训练方法:伤手从盒子孔中捡起某小件物品(如玻璃球),然后又将该物品放回盒中。如此反复进行,并记录每次花费的时间。目的是改善腕关节、掌指关节屈曲和手指灵巧度。

2) 利用镊子或衣夹进行对指、夹捏和手的灵巧和协调性的练习(图8-10) 例如可调节衣夹的弹簧强度,进行轻度、中度及重度的肌力、耐力训练。

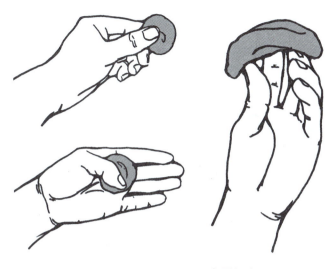

图 8-8 治疗泥手练习示意图(一)

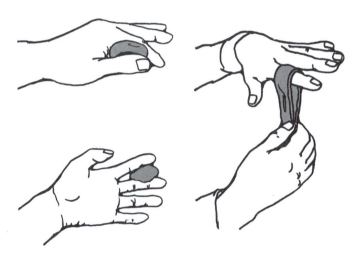

图 8-9 治疗泥手练习示意图(二)

3) 插孔板游戏(图 8-11) 可单人进行,也可双人或多人进行。记录每人完成动作花费的时间,花费时间短者为优胜者。练习的目的是消除肿胀,主动活动肘关节、肩关节。为了防止身体侧弯的代偿动作,应让患者坐下以稳定骨盆。

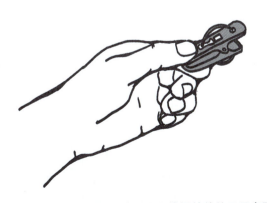

图 8-10 利用衣夹进行手的灵巧和协调性的练习示意图

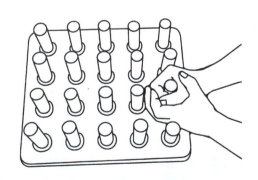

图 8-11 插孔板游戏示意图

4）串珠子游戏（图 8-12，图 8-13） 目的是增强手的灵巧性和手眼协调能力。嘱患者将木制的大小各异的珠子或玻璃球，按要求串在绳子上，并记录每次完成的时间。如进行强化训练，可换成更小的珠子。

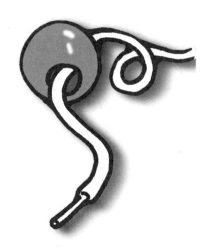

图 8-12　串珠子示意图

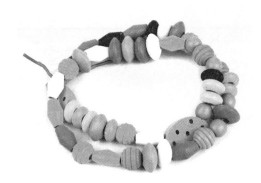

图 8-13　串珠子游戏

5）环器锻炼　用铁丝制成形状各异的环圈，铁丝上有垫圈。让患者手握把柄，设法将垫圈从铁丝的一端移动至另一端。目的是进行腕关节屈伸、旋转练习。

（三）手夹板

手夹板主要用于保持肢体处于功能位，防止挛缩，预防或矫正畸形，补偿肌力，减少功能障碍。手夹板按功能可分为静力型和动力型，可根据患者不同的功能需求进行设计。如手部骨折者根据骨折部位和功能情况可使用舟骨骨折矫形器、掌骨骨折矫形器、指骨骨折矫形器、腕固定矫形器、手功能位矫形器；肌腱损伤者可使用夜间固定矫形器、屈/伸肌腱损伤动态矫形器、锤状指矫形器、腕固定矫形器等；断指再植、拇指重建者可使用指固定矫形器、对掌矫形器等。

（四）压力治疗

从肢体远端开始向近端增加外界压力，促进淋巴液和血液的回流。可选用橡皮筋或弹力带、弹力指套或手套等材料进行治疗。

1. 橡皮筋或弹力带　用橡皮筋或弹力带缠绕手指时，缠绕要缓和、轻柔，自指尖开始缠绕手指至肿胀水平以上，抬起上肢 3~5 min，然后放开，每日重复 3~4 次。

2. 弹力指套或手套　弹力指套适用于单个手指水肿，弹力手套适用于多个手指水肿。穿戴弹力手套时应注意让指蹼部位与手套紧贴，否则指蹼区没有压力，将会成为水肿液滞留区。

3. 注意事项　治疗期间需密切观察局部的血液循环情况，如手部皮肤颜色、温度和麻木情况以防压力过大造成缺血。

三、具体应用

（一）手部骨折的康复

1. 治疗目标与原则　只有在牢固的骨骼结构作支持的前提下，肌腱才能有正常的运动，关节才能够有正常的活动。骨折患者必须经准确的复位及获得很好的稳定性时才能开始早期活动。在设计手的矫形器之前，治疗师必须与医生及患者保持紧密的沟通，了解骨折的严重程度及稳定性，患者也需明白早期活动的重要性，力求避免可能出现的不正常现象，如关节持续肿胀、疼痛、僵硬、变形。手部骨折的康复原则为保持关节的稳定性，促进愈合，尽快减轻水肿，防止关节僵硬及变形,渐进性地恢复关节活动幅度、手指灵活度及手的握力。

2. 治疗方法

1) 矫形器 根据不同部位的骨折和术后情况制作不同的矫形器。原则是尽量维持手的功能位,未固定部位的关节和手指早期即可做无阻力活动,有利于维持肌力和活动度。

2) 控制水肿 水肿是手部外伤或术后的并发症,长期水肿可导致关节、肌肉、血管和神经的纤维化,也容易引起感染,应特别注意预防和控制。具体措施如下。

(1) 抬高患肢:肘部应高于肩部,手高于肘部,肘关节尽量伸展。在术后有水肿时至少要抬高3天。

(2) 尽早开始主动运动:伤情允许时,在伤后及术后尽早开始主动运动,因为即使只有轻微的肌肉收缩活动,也对手和上肢的淋巴回流有很大的促进作用。

(3) 压力治疗:可用弹力绷带由手指远端向近端重叠包扎,持续5~15 min后拆开,每天重复数次。也可以佩戴弹力指套(单个手指肿胀)以及弹力手套,应注意指蹼部位与手套紧贴,防止水肿液滞留。

(4) 按摩:从远端开始,逐渐移向近端,促进水肿液回流。

3) 疼痛的处理 疼痛是手外伤中常见的问题之一,它大致分为3种:原发性疼痛、残留疼痛和慢性疼痛。

(1) 原发性疼痛:所有损伤和手术的患者都会感觉到疼痛,这是一种正常的反应。必要时使用止痛药治疗,一般疼痛在伤后及术后2~3周内消除。也可发生在后期的被动牵拉中,这种疼痛作用短暂,患者一般都可接受。

(2) 残留疼痛:由于肢体固定时间过长,缺少正常的运动或持续遗留的水肿,患者在损伤及术后3~4周后仍感到疼痛。

(3) 慢性疼痛:损伤后疼痛长时间持续存在,是一种难以治疗的继发性疼痛。

疼痛的作业治疗可选择患者感兴趣的作业活动,有助于转移注意力。如音乐疗法、绘画、皮革工艺等。

4) 肌力增强训练 根据治疗的早期、中期和后期不同的治疗目的和治疗量,选用不同的治疗方法。如早期肌力的增强主要以患者在不抗阻力的状态下进行主动运动为主。中期和末期要逐渐增加抗阻运动,如握橡皮泥、木刻工艺、铜板工艺、举沙袋等。

(1) 橡皮泥:中期可以选择稍软的橡皮泥,后期选择硬度高的橡皮泥。采用握橡皮泥时,指导患者用力握手掌中的橡皮泥,尽量将橡皮泥从手心中挤出,反复多次训练以增强患者手指的握力。采用捏橡皮泥时,指导患侧用拇指及食指指腹用力将橡皮泥捏扁,反复多次以增强指腹的捏力。

(2) 木刻工艺:利用雕刻刀等工具对木质材料进行雕刻,制成工艺品或日用品。在制作过程中,患者要一只手持雕刻刀,另一只手扶住木板,根据雕刻的图案,一点一点地用力将图案在木板上刻出来。既能够有效地增强手指的肌力,同时也使患者获得成功感,有利于减轻疼痛。

(3) 铜板工艺:将图案绘制在铜板上或合金板上,用刮板等工具在铜板上进行刮、压、磨等加工活动,使图案显现出来。制作程序中的各种动作,能够有效地训练和提高上肢和手的肌力。

(二) 手部肌腱损伤的康复

1. 治疗目的与原则 采用早期活动,包括主动活动及被动活动;减少肌腱粘连;减轻水肿;避免关节挛缩僵硬;促进肌腱愈合。

2. 作业治疗方法

1) 指屈肌腱损伤的康复

(1) 制动期的康复:术后用石膏托制作夹板固定患侧手,保持腕关节屈曲20°~30°,MP屈曲

45°~60°,指间关节伸直位。术后 2~3 天拆去辅料及石膏,改戴手支架,将手及手腕置于腕关节屈曲 30°的位置,掌指关节屈曲 70°,将受伤手指加上橡皮条牵引,近端关节屈曲 80°,末端关节屈曲 40°,必须全日穿戴。可以开始早期活动,利用橡皮条的弹性将手指带回屈曲位,每小时 10 次。治疗师为患者进行指间关节的被动活动,防止其关节僵硬。

(2)主动活动期:术后 4~6 周,佩戴腕关节伸展矫形器,指导患者自由活动手指,包括手指的屈曲和握拳,配合压力衣控制瘢痕增生,预防关节挛缩。

(3)手握力练习及功能训练期:术后 7~12 周,肌腱已基本愈合,可以进行抗阻力运动或活动,以增强肌力,做较大幅度的关节伸展,增加肌腱滑动,减少粘连。开始进行手指灵巧性训练,如皮革工艺、陶艺、弹琴、刺绣等。12 周后大部分患者可以重返工作岗位,少部分患者需接受第二期重建手术,如肌腱松解术。

2)指伸肌腱的康复 肌腱修复术后,需要将关节固定在伸展位。如 DIP 水平的肌腱损伤可引起杵状指畸形,所以需将 DIP 固定在伸展位。制动期佩戴相应的矫形器,使手和腕关节处于适当位置,做主动屈指、被动伸指练习。5~6 周练习腕关节主动伸展及屈曲。7 周后,开始渐进式抗阻力运动和练习,如进行拼图、下棋、拍球等作业活动。

(三)手部神经损伤的康复

1. 分期治疗

1)早期 术后 1~3 周,戴上保护性手矫形器,限制关节活动,预防突然伸展引起的神经缝合口断裂的并发症。

2)恢复期 关节活动度可逐步增加到背伸范围。恢复关节活动幅度的辅助运动可循序进行。

3)慢性期 维持和增强肌力,矫正畸形;环境改造及评估。

治疗师记录感觉丧失的部位、范围及神经恢复的进度,同时指导患者保护感觉丧失的部位,以免意外损伤或烫伤。

2. 作业治疗

1)神经损伤的表现及畸形预防

(1)正中神经损伤:猿手畸形,严重影响了手的精细动作,使得手部技巧性活动能力丧失。早期应佩戴动力型正中神经矫形器以防止猿手畸形的出现,尽早活动,刺激神经的生长。

(2)桡神经损伤:引起手腕及手指伸肌群瘫痪,导致抓握及伸展活动不协调。患者应佩戴动力型桡神经矫形器,防止垂腕。帮助患者早期活动,刺激神经生长。

(3)尺神经损伤:引起尺侧小指、无名指及第一背侧指间肌麻痹,导致爪形手,患者不能紧握物品。应及早佩戴动力型尺神经矫形器,防止爪形手出现。

2)感觉再教育 感觉再教育是周围神经损伤康复重要的训练内容。再生的神经束在原有的神经束对接时发生部分错位,使得感觉中枢对于一个以往所熟悉的相同刺激产生了与受伤前不同的反应。感觉再教育的目的就是促使大脑重新理解这些改变了的信号,促使感觉恢复正常。训练基本原则如下。

(1)每一项活动都要在有和无视觉反馈两种情况下进行。

(2)训练活动难易程度恰当,可从不同角度进行。

(3)训练时间不宜过长(10~15 min),每日 3 次。

(4)感觉训练及评估要求环境安静。

3)脱敏治疗 当神经开始再生时,大部分的患者可能会出现感觉过敏。脱敏疗法包括连续使用由软到硬的不同程度的刺激。脱敏技术是痛觉的再训练而非触觉的再训练。

(1)用各种不同质地、不同形状的物品刺激脱敏区域,先软后硬。如先用棉花刺激,当能耐受后,再用海绵刺激,最后用有棱角的硬的物品刺激以脱敏。

（2）选择性寻找物品:将各种不同的物品放入盒中,指示患者选择性地找出指定的物品。如将大小不同的豆类放入盒中,指示患者将绿豆从盒中挑选出来。

（3）脱敏与日常动作相联系:如使用电动剃须刀,利用振动刺激敏感皮肤,达到脱敏效果。

（4）敲击:用笔头敲击敏感区,增强其耐受力。

4) 手指精细动作及灵巧性训练

（1）手工制作的指导:针对患者上肢功能的情况,选择适当的手工活动项目。如手指恢复到能够用指腹捏物时,可指导患者做折纸等手工艺活动。

（2）治疗性作业活动:根据患者的兴趣爱好选择活动内容,动作最好由简单到复杂,活动负荷量和精确度逐渐增加。如陶艺制作可促进腕关节和手指的伸展;木工用刨子打磨刨光木板可促进腕关节伸展;捏珠子和小木钉、编织可训练精细动作;揉面、计算机游戏可训练粗大动作;书写可促进对掌功能。

5) 日常生活动作训练　根据手的功能,进行日常生活动作训练,最终达到生活自理、提高生活质量的目的。如对指功能差的患者,可以把笔杆和勺把加粗,进行相应的练习。如果患者手功能尚可,就要开始练习使用筷子进食和学习系扣子、拉拉锁及系鞋带等日常生活动作。

任务四　实用技术训练

一、知识训练

（一）重点概念解释

（1）手功能位　（2）手休息位　（3）原发性疼痛

（二）问题理解

（1）手部神经主要有哪些？其损伤的表现分别是什么？

（2）手康复的介入时期是什么时候？

（3）手的单项功能评定内容有哪些？

（4）如何进行手的感觉训练？

（三）知识应用(单选题)

（1）桡神经损伤后,会出现下列哪项特征？（　　）

A. 垂腕征　　B. 猿手　　C. 爪形手　　D. 鹅颈指　　E. 纽扣指

（2）尺神经损伤后,会出现下列哪项特征？（　　）

A. 垂腕征　　B. 猿手　　C. 爪形手　　D. 鹅颈指　　E. 纽扣指

（3）指屈肌腱的手指分区有五个,其中手掌部属于（　　）区。

A. Ⅰ　　B. Ⅱ　　C. Ⅲ　　D. Ⅳ　　E. Ⅴ

（4）指伸肌腱的拇指部分共有六个分区,拇指第一掌骨部属于（　　）区。

A. Ⅰ　　B. Ⅱ　　C. Ⅲ　　D. Ⅳ　　E. Ⅴ

（5）手的休息位腕关节背伸角度是（　　）。

A. 5°～10°　　B. 10°～15°　　C. 15°～20°　　D. 20°～25°　　E. 25°～30°

（6）以下属于手部感觉功能评定项目的是（　　）。

A. Jebson手功能测试　　　　B. 明尼苏达操作等级测试　　　　C. Purdue钉板测试

D. DASH 量表　　　　　　　　E. Moberg 拾物试验

（7）以下说法错误的是（　　）。

A. Semmes-Weinstein 单丝法用于检测手部轻触-深压觉

B. 肢体体积测定应测量双侧肢体进行对比，看是否存在肿胀或萎缩

C. 手部肌腱功能评定可通过测定用掌指关节、近侧指间关节、远侧指间关节的主动屈曲角度之和减去上述关节的伸直受限角度之和

D. 定位觉训练需要在安静的房间里进行

E. 手外伤后康复介入一般在损伤或术后第 9 周以后

（8）手部感觉功能中最先恢复的是（　　）。

A. 定位觉　　B. 温度觉　　C. 触觉　　D. 痛觉　　E. 两点辨别觉

二、技能训练

（一）案例分析

手外伤案例

患者，王某，男，45 岁，工人，入院诊断"右腕电锯离断伤术后"。一个月前工作时右腕不慎被电锯锯伤，当即完全离断，急送至当地医院行"右腕清创＋骨折复位内固定＋血管、神经、肌腱损伤修复＋断肢再植手术＋石膏托外固定术"（具体不详），伤口愈合良好，伤后 20 天后出院返家。现患者右手、右腕等无明显主动活动，右腕伤处远端皮肤感觉完全丧失，ADL 部分依赖。

入院功能检查：手指呈休息位，断端以远肿胀明显，手背尺侧部分创面未愈。患者肩关节前屈 90°、肘关节屈曲 90°抬高放置于桌面，前臂及手垂直向上，以利于消肿。腕部佩戴支具以固定断端。治疗师一只手固定手掌，另外一只手使 MP 屈曲，然后活动 IP（指间关节）；接着使 IP 屈曲，活动 MP，每个手指依次做以上检查，观察患者 2～5 指关节活动情况：嘱主动抓握，中指、无名指轻微屈曲活动；将手指各关节被动置于伸展位，嘱患者主动屈曲手指，各指均有主动活动。嘱主动伸指，2～5 指各 MP 达 0°位。被伸 MP 时被动屈 IP，基本达正常范围；被动屈 MP 达屈曲 25°受限，末端弹性感，此时 IP 处于基本伸直位；将 MP 被动置于屈曲位，嘱患者主动伸指，各 IP 基本伸直。拇指 MP 背侧内固定突出于皮下，右拇指 IP 被动屈伸范围约 30°，能轻微主动屈伸。

问题：

（1）请针对该患者手外伤情况进行简单分析。

（2）目前可以做哪些治疗项目？

（3）请列出治疗的注意事项。

（二）操作实训

实训项目　设计合适的系列游戏进行作业治疗

1. 实训目的　训练学生能够根据患者不同情况设计个体化方案的思维。

2. 实训内容及要求　学生根据不同手功能障碍的类型，设计作业治疗的系列游戏，并且阐述设计思维。

3. 实训组织方法及步骤

（1）教师将学生分为若干组，每组 4～6 人，学生按小组讨论，完成任务。

（2）教师给每组分配不同任务类型，分别是手部骨折、手部肌腱损伤、手部神经损伤等类型，保证每组任务皆不同。

（3）小组内部进行讨论，设计出适合于本组损伤案例类型的作业治疗系列游戏方案。

（4）每组派代表阐述和演示本小组设计的作业活动方案，教师和其他组学生对每小组的方案进行提问、指正、修改。

(5) 教师对学生的答案进行点评,根据统一标准给出学生考核分值。
(6) 学生完成实训报告。

4. 实训评价标准(100分)

(1) 设计方案符合本组所分配的手部功能障碍类型。(40分)
(2) 设计方案合理,适合于患者在医院、病房及家中操作。(40分)
(3) 所设计系列游戏新鲜有趣,可以提高患者的依从性。(20分)

(张　雪)

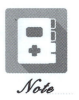

项目九 环境调试

扫码看PPT

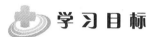 学习目标

【知识要求】
◆ 掌握：环境评定的概念以及环境评定流程。
◆ 熟悉：环境的分类。
◆ 了解：环境的影响。

【能力要求】
◆ 能理解环境的影响。
◆ 能对环境进行分类。
◆ 能够独立进行环境调适的评定。

任务一 环境与环境评定

一、环境的概念

环境是指围绕着人类的生存空间，是人类赖以生存和发展的外部条件的综合体，是可以直接、间接影响人类生存和发展的各种自然因素和社会因素的总体。

在所有主要作业治疗理论中，包括 PEO、MOHO、河川模式等，"环境"都在作业治疗的关注范围内，是作业治疗的目标，亦是作业治疗的手段。环境调适是通过对环境的适当调整，使环境能够适应障碍者的生活、学习或工作的需要，通过环境调适可以提升发育障碍儿童在活动中的表现。

二、环境的分类

环境包括多个元素，影响着人的作业选择及表现。作业治疗师可从三个方面分析及利用这些环境元素，包括物理性元素、人际社交元素及作业活动元素。这些元素都可以影响障碍者的安全及独立，也可促进障碍者的表现。

（一）ICF 中的环境分类

《国际功能、残疾和健康分类》（International classification of functioning, disability and health, ICF）将环境因素定义为"构成个体生活背景的外部或外在世界的所有方面，并对个体的功能产生影响"。ICF 将环境分为物理环境（自然环境、人造环境、设备、技术）、社会环境（社会支

持和社会态度)、文化、制度和经济环境等;并从用品和技术、自然环境和对环境的人为改变、支持和互相联系、态度、服务体制和政策等方面进行分别限定。

(二) 从干预角度分类

1. 物理环境 物理环境包括光线、空间、间隔、地板、家具、陈设及各种安全装置,如安全扶手、围栏等。

2. 人际环境 除物理环境外,人际环境也会影响及促进人的行为表现,是环境中的重要部分。生活中人的身份、角色,人际关系的性质、亲疏,人际关系互动方式,不同人物对障碍者的期望与要求,都会影响障碍者的作业选择及表现,影响治疗的动力及效果。

3. 作业活动环境 如:在餐桌前吃饭、在健身房运动、在教室上课等,都反映了不同生活环境中该有的活动,引导及限制人活动的选择及进行。

三、环境的影响

ICF 将"环境因素"定义为"构成个体生活背景的外部或外在世界的所有方面,并对个体的功能产生影响"。

发育障碍儿童常常会遇到日常生活、接受教育和社会参与等方面的各种障碍,作业治疗师应该发现障碍的原因,通过治疗方法、替代动作或者其他调整模式使儿童获得功能性的发展,调整策略包括活动改良、应用辅助技术和环境调适等。在以重建生活为本的作业治疗理念中,作业治疗师一方面通过调适治疗环境,以取得更好的疗效,另一方面通过调适障碍者在医院及回家后的生活环境,以促进安全、成功、有效的生活。

四、环境评定

同其他治疗一样,为确保服务水平与质量,环境调适也有专业的方法与流程,其中最基本也是最重要的一个环节为环境评定。环境评定根据目的可分为三类:环境调适需求评定、环境分析评定、随访与再评定。

(一) 环境调适需求评定

不是每一位障碍者都需要环境调试服务,但治疗师必须为每一位障碍者进行环境调适需求评定,以确保每一位需要服务的障碍者都可适时获得服务。环境调适需求评定是障碍者出院前计划的其中一个环节。出院前计划的制订包括环境调适需求评定,多以访谈方式进行。在作业治疗初期,治疗师应先掌握障碍者的生活能力,然后听取障碍者回家后的处境及可能的生活状况,一起评估是否会出现困难或障碍,如有困难,再考虑是否利用环境调适来解决困难或改善障碍。访谈可按情况分别与障碍者及其家属进行访谈,全面听取双方的观点及评价。也可安排障碍者与家属一起访谈,三方达成做环境调适的决定,再动员障碍者与家属一起设计环境调适方案。

(二) 环境分析评定

决定要进行环境调适后,治疗师可利用不同形式做好详细的环境分析评定,以便能够给出合适的环境调适的建议。评定可按实际需要以访谈方式、照片、视频及家访的方式进行。目的是找出对于障碍者可能构成家居安全隐患和影响独立生活的环境因素。治疗师可凭个人经验,亦可借助不同环境评定表做评定。

(三) 随访与再评定

障碍者正式回家后,治疗师应进行一次或多次的电话随访,跟进使用进展。必要时也可考虑家访,有需要时再做评定及干预。

任务二　环境调适技术

一、环境的无障碍调适原则

在1974年召开的联合国残障者生活环境专家会议上,无障碍环境的概念被首次提出,确定了重视残疾者身体功能特性的无障碍设计的定义。

环境调适(environmental adaptation)是指通过对环境的适当调整,使环境能够适应残疾人的生活、学习、玩耍、工作、休闲娱乐等的需求。环境调适是作业治疗的重要工作之一,也是影响障碍者生活自理、真正回归家庭和社会的重要条件。

环境调适的目的是通过建立无障碍设施,消除环境对功能障碍者造成的各种限制,为障碍者创造机会,满足其适应环境的要求,以最大限度提升障碍者的作业表现能力。环境调适的主要目的包括以下几个方面:①帮助和替代功能受损;②帮助更准确地完成动作;③降低能量消耗;④更快速地完成动作;⑤帮助障碍者从依赖向独立过渡;⑥逐步提高ADL能力;⑦增强障碍者的独立活动能力和信心。

（一）无障碍环境

无障碍环境是指能够进去、可以接近、可以获得、易到达的环境。理想的无障碍环境是指实现残疾人平等参与社会活动,使残疾人在任何环境下进行任何活动均无障碍的环境。

（二）调适原则

1. 可及性　可及性是无障碍环境设计的最基本原则。满足所有人特别是残疾人和老年人到达尽可能多的地方和建筑物,并在没有帮助的情况下可毫无障碍地接近、出入和通过,顺利地使用其中的设施。另外,无障碍环境设计还应该满足残疾人的人体尺度和行为特点的要求,尽可能使操作的难度最简化、方便化,避免出现两只手同时使用才能完成的操作动作。

2. 安全舒适　安全性是环境设计中不容忽视的一个功能性元素。无障碍环境的主要康复对象是残疾人士、老年人及一切行动不便者,由于自身的生理、年龄、疾病、特殊状态等原因,他们对环境的感知力较差,对刺激反应的灵敏性也比较低,有时难以克服某种障碍,易发生危险。因此需要从环境设计的方面给予弥补,使其能安全地使用。

3. 适用性　无障碍环境设计的目的是让所有人都能使用环境和享受环境,这是环境设计的重要原则。这些无障碍环境方便残疾人士的有效使用,并有助于老年人、儿童、孕妇、携重物者等行动不便的人使用,同时也考虑健全人的使用。面对各类群体对环境的不同需求,进行环境设计时必须仔细权衡利弊,综合考虑,做出最佳的决策,不能只偏重于某一类残疾人士的特殊要求而广泛选用,以免造成对其他使用人群的伤害。应提高某一类设施空间环境的适应性,促进无障碍环境的共用化。

4. 开放性　一个开放的无障碍环境有助于消除残疾人士心理上的自卑感、失落感、恐惧感、孤独感等消极心态,进而建立热爱生活的积极心态。因此,无障碍环境设计应该在满足使用者基本的生理、使用、安全需求以及必要私密性的前提下,创造便于人与人交往的环境,尤其是残疾人士可以充分参与的开放场所,创造层次丰富的交往空间,满足心理和精神层面的无障碍需求。

（三）国际无障碍环境的设计标准

(1) 在一切公共建筑的入口处设置坡道,取代台阶,其坡度(坡道高度/长度)应不大于1/12。

(2) 在盲人经常出入处设置盲道,在十字路口处设置利于盲人分辨方向的声音提醒。

(3) 门的净空间宽度要在 800 mm 以上,采用旋转门的需要另设残疾人士入口处。

(4) 所有建筑走廊的净空间宽度在 1200 mm 以上。

(5) 公共厕所应设有带扶手的坐便器(马桶),门应向外打开或为推拉式,以保证内部空间充足,便于轮椅进入。

(6) 电梯的入口净空间宽度应在 800 mm 以上。

二、家居环境调适

（一）概述

家居环境调适是指改变家居环境,用以满足障碍者的日常生活、学习等方面的需求,如调整灯光照明、地面、家具和物体的摆放,甚至需要完全改变房间的构造和布局及近距离社区环境(如门的宽度、走廊的墙面扶手、设置斜坡等)以便于轮椅、手推车和助行器的通行。

在进行家居环境调适时不仅要考虑障碍者移动方式、康复治疗和教育目标等方面,还应该从障碍者年龄、身体状态和心理感受、生活习惯、生活细节、休闲娱乐方式等方面入手,符合无障碍设计的同时,把设计细化到每一件家具的功能、尺寸和色彩,通过辅助设备提高残疾人士的自理能力,创造出温馨和睦的居家环境。由于不同疾病的障碍者日常生活活动自理程度及原居家环境条件差别很大,障碍者及其家属对障碍者日常自理能力和环境的需求各不一样,家居环境的调适可以主要从以下两个方面进行。

1. 非房屋结构的调适　指的是治疗师帮助障碍者找一些地方去存放那些可能诱发跌倒的物品、家具,或重新摆放物件以腾出更多的空间以方便日常的生活活动,提高活动的安全性。

2. 房屋结构上的调适　例如:在入口处增加斜坡、修补开裂和不平的地面、增加楼梯的扶手,门的宽度、浴室和厕所环境设置的调适等。调适的目的通常是增加活动的安全性和可出入性。当然,在考虑环境物理结构的调适时,一定要顾及障碍者及其家属的喜好以及文化背景等因素,要考虑费用由谁来承担,结构的调适是临时的还是长期的,障碍者的病情及其转归等。

（二）家居环境的无障碍要求

1. 室内安排

(1) 室内与室外地面高度差在 15 mm 以内,一般不需要特别改造。如果高度差大于 15 mm,对于轮椅使用者则需要在门口改建坡道。

(2) 轮椅进入的房间至少要有 1500 mm×1500 mm 的空间供轮椅做各个方向的转动,餐桌或工作桌的高度在保证可供轮椅进入的前提下不能高于 800 mm。

(3) 通过一辆轮椅的过道净宽度应不少于 1200 mm。

(4) 床应固定不动,床的周边至少要有 1500 mm×1500 mm 空间供轮椅转动,床的高度应与轮椅的座位高度接近。对于非轮椅使用者,床的高度应以障碍者坐在床边,髋关节和膝关节保持约 90°时,双脚能平放在地面为宜。障碍者睡在床上时,可用手触及电灯开关。床边应放置台灯、电话以及必要的药物。

(5) 电源的开关、插座、固定电话应该安装在方便、安全的位置,插座不应低于 500 mm,开关高度不应高于 1200 mm,柜子和电视机的高度建议在 900～1200 mm。

2. 卫生间

(1) 对于轮椅使用者,面积不应少于 1500 mm×1750 mm;门槛的高度不得高于 15 mm。

(2) 便池一般采用坐便器,坐便器与轮椅同高(400～480 mm),两侧安装扶手,扶手间距离为 800 mm 左右;扶手可采用固定式或移动式,方便轮椅使用者的转移。

(3) 洗手盆的高度应在 750 mm 以下,同时洗手盆下方至少应有高度为 550 mm 的空间可供轮椅使用者的双脚进入,便于接近水池洗手和洗脸。洗手盘不必太深,100 mm 左右即可,水龙头最好采用长手柄式,便于操作;排水口应位于障碍者可达处。

3. 厨房

(1) 操作台面的高度不应高于 800 mm,台板的深度至少应有 600 mm,操作台净宽和高度都不应小于 650 mm,方便轮椅使用者。

(2) 操作台面应有利于将重物从一个地方转移到另一个地方。如有必要,可配置一个带轮子的推车,以便转移物品。

4. 地面

(1) 室内的地面应平整,宜选用不滑且不易松脱的材料。

(2) 地面不应打蜡和放置地毯,房间之间的通道要畅通,所有物品要保证安全。

(3) 供视力障碍者使用的出入口、地面,宜铺设有触觉提示的地面材料或刷色彩艳丽的地面提示图标。

(三) 常见的居住环境障碍及调适方法

以肢体功能障碍为例,常见的居住环境障碍及调适方法见表 9-1。

表 9-1　肢体功能障碍者居住环境调试方法一览表

区域		常见障碍	环境调适方法示例
门口		门口有台阶	去除台阶,改为斜坡,门外留有至少 1.5 m×1.5 m 的平台
		有门槛	去除门槛或加装斜坡
		门口太窄	(1) 适当减少轮椅的宽度 (2) 加宽门宽
		门外有不平地面或斜坡	使地面平整,至少有 1.5 m×1.5 m 平台
卫生间		门太窄	适当减少轮椅宽度或加宽门口
		有台阶或高度差	(1) 去除台阶或高度差 (2) 增加小斜坡
		无坐便器	(1) 使用坐便椅 (2) 加装坐便器及扶手
		花洒过高	调低高度或使用高度可调节的滑动花洒
厨房、卧室等		门及通道过窄	适当减少轮椅的宽度或加宽门口
		活动空间不足	(1) 调整物品摆放位置 (2) 增大空间或减小轮椅尺寸
		衣柜、橱柜高度不合适	(1) 使用辅助器具,如拾物器 (2) 使用升降衣架、橱柜,或加装可升降物品托
其他		安全问题,如跌倒、突然发病等	(1) 进行防跌倒教育和安全教育 (2) 室内光线合理,物品摆放合理 (3) 去除地面障碍,保持地面干净、干燥,对厨房、卫生间、卧室地面做防滑处理 (4) 卧室、卫生间等处安装紧急呼叫按钮

三、工作环境

随着人类物质文明和精神文明程度的不断提高,残疾人士在生活独立和社会参与上的要求也日益受到重视。无障碍环境的建设成了社会文明程度的重要指标之一。下面选择性地介绍一些工作环境与社会环境调适的标准和要求。

(一)工作环境调适

工作环境应符合无障碍环境要求,门口净宽至少 800 mm,无门槛、台阶等障碍,如存在门槛,高度差不应大于 15 mm,并以斜面过渡;通道的路面应连续、平坦,光线充足、照明良好,没有台阶或台阶少,移除障碍物的阻挡。

在进行工作环境调适时应从以下两个方面进行考虑。

1. 人际环境障碍 部分单位可能存在同事间关系冷漠,缺少对功能障碍者的关爱;伤(病)后职工工作行为改变,同事关系紧张等。

2. 物理环境障碍 主要包括上下班交通问题;工作单位出入口、通道等不符合无障碍环境要求,进入工作场所困难;缺少无障碍厕所,工作期间如厕困难;工作场地、物品杂乱,工作台高度不适合功能障碍者的需要等。调适可参照无障碍设计原则,结合功能障碍者的功能情况进行物理环境调适,包括改台阶为斜坡、工作台调适、车间环境调适等。

(二)常见工作环境调适示例

常见的工作环境调适方法见表 9-2。

表 9-2 工作环境调适一览表

项目	常见障碍	环境调适示例
办公区	办公台无法靠近	更换工作台,工作台下面留空一个轮椅可进入的位置
	会议室不方便使用	会议室设轮椅专用位置
	物品柜内取物困难	(1) 使用拾物器 (2) 更换为方便拿取的柜子或增加升降物品筐
	没有无障碍卫生间	(1) 增加无障碍卫生间 (2) 使用如厕辅助器具
	电脑使用困难	(1) 使用电脑辅具,如敲键杖、轨迹球鼠标等 (2) 使用语音输入
工作间	活动空间不足	(1) 物品重新摆放 (2) 增大活动空间 (3) 减小轮椅尺寸
	工作台不合适	调整工作台高度和底部空间
	不安全的工作环境,如光线不足,地面湿滑,物品杂乱等	(1) 进行工作安全教育 (2) 良好的通风和采光 (3) 地面物品摆放合理,去除地面及通道障碍 (4) 设备设置使用规程和安全标识

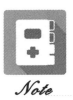

任务三　实用技术训练

一、知识训练

(一) 重点概念解释
(1) 环境调适　(2) 无障碍环境　(3) 物理环境

(二) 问题理解
(1) 什么是家居环境调适？
(2) 简述环境调适的原则。
(3) 简述无障碍环境的基本要求。

(三) 知识应用

1. 单选题

(1) 环境调适的目的不包括(　　)。
A. 帮助或替代功能受损　　　　　　　　B. 帮助更准确地完成动作
C. 使家庭环境舒适漂亮　　　　　　　　D. 更快速地完成日常生活动作
E. 提高日常生活活动能力

(2) 以下不属于环境调适内容的是(　　)。
A. 厕所旁加扶手　　　　B. 使用手杖步行　　　　C. 去掉地毯
D. 简化穿衣过程　　　　E. 尽量减少出门次数

(3) 供使用轮椅者进出的门口宽度应不少于(　　)。
A. 60 cm　　B. 80 cm　　C. 100 cm　　D. 120 cm　　E. 150 cm

2. 多选题

关于环境调适，以下错误的是(　　)。
A. 所有有功能障碍的患者均需进行环境调适
B. 尽量少进行环境调适以维持患者平时的生活环境
C. 主要是进行物理环境的调适
D. 必须严格按无障碍设计标准进行调适，如门宽必须大于80 cm
E. 进行活动方式的调整也属于环境调适的内容，如简化活动过程

二、技能训练

(一) 案例分析

陈某，男，62岁。因脑卒中致右侧偏瘫两个月入院，既往有高血压病史。入院前情况：陈某过去是一名技术工人，发病前是右利手，现已退休两年，与妻子住在一楼的单元房里。
问题：
(1) 请设计评估环节对陈某进行环境调适评估。
(2) 陈某如需要环境调适，请简述如何对陈某的家居环境进行调适。

(二) 操作实训

1. 实训目的　能结合案例制订环境调适方案。

知识应用答案

2. 实训内容及要求 学生根据所给的案例资料,进行讨论交流,能够按照环境调适评估流程,对环境进行评估,制订合理的环境调适方案。

【实训案例资料】

陆某,男,13岁,因车祸导致右腿骨折入院,入院前障碍者为初二的学生,每天需骑自行车上下学,和父母住在五楼无电梯的单元楼内。

作为作业治疗师,请你为该障碍者进行环境调适评估,并制订环境调适方案。

3. 实训组织方法及步骤

(1) 教师将学生分为若干组,每组 4～6 人,课前安排任务,学生按小组讨论完成任务。

(2) 上课时小组派代表阐述本小组的观点和问题答案。

(3) 教师和学生对每小组的答案进行提问、指正、修改。

(4) 教师对学生的答案进行点评,根据统一标准给出学生考核分值。

(5) 教师讲解、阐述观点和答案,总结本次实训。

(6) 学生完成实训报告。

4. 实训评价标准(100 分)

(1) 遵循以障碍者为中心的理念,贯穿始终。(20 分)

(2) 环境调适评定流程完整规范。(30 分)

(3) 调适目标合理,围绕障碍者需求,提出存在的问题并有较为合理的解决办法。(20 分)

(4) 环境调适方案详细完整。(30 分)

(朱芙荣)

项目十 社区康复

扫码看PPT

学习目标

【知识要求】
- ◆ 掌握：社区康复的概念，社区作业治疗的概念及工作内容。
- ◆ 熟悉：社区康复的目的及内容，社区作业治疗的实施步骤、治疗评估。
- ◆ 了解：社区康复的发展，社区作业治疗的人员及作用。

【能力要求】
根据障碍者的实际情况，能够为其回归家庭及社会提供科学的指导意见，达到适应家庭及社会环境、促进康复的目的。

任务一 认识社区康复

一、社区康复及发展

(一) 社区康复的概念

社区康复（community-based rehabilitation，CBR）是世界卫生组织向世界各国，尤其是发展中国家建议的一种新型、经济、有效的康复服务形式。1981年，世界卫生组织专家委员会定义社区康复：在社区层次采取的康复措施，这些措施是利用和依靠社区的人力资源而进行的，包括依靠有残疾、残损、残障的人员本身以及他们的家庭和社会。1994年，新定义为"社区康复是社区发展计划中的一项康复策略，其目的是使所有障碍者享有康复服务，实现机会均等、充分参与的目标。社区康复的实施要依靠障碍者、障碍者亲友、障碍者所在的社区以及卫生、教育、劳动就业等社会保障相关部门的共同努力"。

(二) 社区康复的发展

1978年，社区康复的概念由世界卫生组织首次提出，以帮助大量处于发展中国家的障碍者获得基本康复服务。到目前为止，国际社区康复已有40余年的发展历史，不论是理论研究还是实践探索均取得了一定的成就，为世界各国的社区康复提供了理论框架、技术支持、经验借鉴等，惠及众多弱势人群。

1. 国际社区康复的发展 1978年，《阿拉木图初级卫生服务国际会议宣言》首次提出康复要以社区为基础的思想，主张利用社区资源开展残疾卫生服务。1994年，由世界卫生组织、国际劳

Note

工组织和联合国教科文组织联合发表的第一份《社区康复联合意见书》阐明了社区康复的概念、目标、实施方法和可持续发展的要素,将社区康复从"社区治疗"模式转变为"医学—社会"模式。2003年5月,社区康复国际协商会议在赫尔辛基召开,提出在社区康复实施过程中,不但要提供高效的服务,更要注重将社区康复发展融入社区发展整体规划中。2004年,由世界卫生组织、国际劳工组织和联合国教科文组织联合发表的第二份《社区康复联合意见书》反映了社区康复的发展演变,强调社区康复的受益人不仅仅是障碍者,而是社区内所有人,它是一种社区整体发展战略。2006年,《障碍者权利公约》提供了权威性的障碍者法律与政策性框架,为保障障碍者权利,促进障碍者全面发展以及有效开展社区康复服务提供了理论依据。2010年,世界卫生组织、国际劳工组织、联合国教科文组织和国际残疾与发展联盟共同出版了《社区康复指南》,运用包容性发展的理论与方法,全面构建新的社区康复体系。

2. 国内社区康复的发展

1)第一阶段是起步阶段(1986—1990年) 1986年8月,我国派工作人员参加世界卫生组织举办的"现代康复原则、计划与管理培训班",标志着我国社区康复的正式开展。同年,卫生部在山东、吉林、广东、内蒙古4省(区)开始试点工作。

2)第二阶段是试点阶段(1991—1995年) 《康复医学事业"八五"规划要点》和《中国残疾人事业"八五"计划纲要》将社区康复纳入其中。在此期间,全国已有62个县(区)开展社区康复示范工作。与此同时,民政部门也将障碍者康复纳入其城市社区服务的范畴。

3)第三阶段是全面推广阶段(1996—2001年) 《中国残疾人事业"九五"计划纲要》明确了社区康复的目标,促进了其在全国范围内的推广,康复服务指导站初步建立,由中国残联统一管理,并给予技术上的指导。与此同时,一系列的康复教材、指导丛书相继出版,社区康复训练与服务指导专家组成立,使得我国社区康复向规范化、科学化发展。

4)第四阶段是快速发展的全新阶段(2001年至今) 在前三个阶段发展的基础上,我国的社区康复建设已初见端倪。社区康复作为社区发展的一项长期战略,必将惠及社区内所有人,在整体的社会发展中占有越来越重要的地位。

二、社区康复的工作目标和工作内容

(一)社区康复的工作目标

(1)让障碍者最大限度地恢复他们的躯体、社交及心理适应能力,能够享受正常的公益服务机会,并为社区和整个社会做出积极贡献。

(2)激活社区的积极性以及通过社区内部改变的方式保护残疾者的权利,消除障碍者参与社会活动的障碍。

(3)通过社区康复,初步实现国民"人人享有康复服务"的目标。

(二)社区康复的工作内容

社区康复依照全面康复的原则,为障碍者及其他康复对象提供医疗、教育、职业、社会康复的具体内容和方法如下。

1. 依靠社区的力量开展残疾预防工作 通过预防接种、营养保健及卫生宣传教育工作,减少社区中残疾的发生及降低残疾程度。

2. 开展社区康复需求和康复资源调查 了解残疾的类别、人数、程度、致残因素及社区康复资源,有利于制订康复计划和社区康复的实施。

3. 建立完善的康复训练服务体系,提供康复服务 依靠社区力量,以基层康复站和家庭为基地,采取各种简便易行的治疗和训练手段,最大限度地恢复伤、病、残者生活自理的能力,充分发挥伤、病、残者的潜能,利用各种辅助具,减少残疾造成的功能障碍。

4. 建立和完善各种特殊教育系统,开展特殊教育　组织残疾儿童接受义务教育或特殊教育,充分开发残疾儿童大脑智能的潜力,使每一位残疾儿童获得基本的、所能达到的最高知识水平,为今后就业及参与社会生活打下基础,使残疾儿童能与健康人一样享有教育的机会。

5. 开展职业康复　依靠社区的力量,为社区内还有一定劳动能力、有就业潜力的青壮年障碍者提供就业咨询与辅导,或介绍到区(县)、市职业培训中心进行就业前评估和训练。尽可能将障碍者安排在社区工厂、商店、公司等单位工作。

6. 开展社会康复　组织障碍者与健康人一起参加文娱体育和社会活动,增强健康人与障碍者之间的理解和联系,在社区对公众包括障碍者家属进行人道主义的宣传教育,提倡人人平等,克服偏见及歧视等不道德现象,形成尊重、关心、扶持、帮助障碍者的良好社会风气,形成一个和谐的社会环境,帮助障碍者重返社会。

三、社区康复工作实施

(一) 社区康复管理方面

(1) 各地政府将障碍者康复训练与服务工作纳入当地社区建设规划,明确部门职责,实行目标管理。

(2) 民政、卫生、教育、残联部门将障碍者康复训练与服务工作纳入社区服务、社区卫生、初级卫生保健、特殊教育和障碍者事业发展计划,并组织实施。

(3) 地方各级障碍者康复工作办公室将康复训练与服务工作纳入成员单位的职责范围,加强沟通,密切合作,制订工作计划,分解任务指标,动员社会力量,共同完成方案规定的各项任务,并进行统计检查。

(二) 社区康复技术方面

(1) 成立障碍者社区康复专家技术指导组,制定技术标准,统编培训大纲及教材,培训骨干,深入地方指导,推广实用技术,参加检查、评估、验收。

(2) 省、市、县三级建立健全障碍者社区康复指导机构,形成网络。依托当地的专业技术机构分别成立肢体残疾、精神残疾、视力残疾、言语残疾、智力残疾康复技术指导中心,对障碍者社区的综合服务在计划、培训、技术指导方面提供支持。

①省(自治区、直辖市)级:建立省(自治区、直辖市)障碍者康复服务指导中心。

②市(含县级市)级:建立市障碍者康复服务指导部。

③县级:建立县障碍者康复服务指导站。

(三) 社区康复训练方面

建立以障碍者家庭为基础、社区康复站为骨干、康复综合服务指导机构为指导的社区康复服务体系。

1. 县(区)障碍者康复服务指导站　由县(区)卫生、民政部门及县医院或康复医疗机构懂得康复管理和康复医疗或训练的行政/专业人员负责"指导站"工作,指导本地社区残疾调查、社区康复计划制订、社区康复站点布局及康复训练的组织和实施,提供转诊服务或指导安排社区的转诊上送。

2. 社区基层康复站(简称社区康复站)　依托乡镇或街道卫生院(医院),或社区服务中心,由一名懂得康复(接受过工作培训)的院长(副院长)或主任(副主任)担任站长,负责指导和管理基层康复员,组织指导全社区障碍者的康复训练。社区康复站内设有康复室,可供障碍者在指导下应用一些器械或用具进行训练,并可提供其他简单的康复服务。

3. 家庭训练点　以家庭为基地的功能训练是社区康复的主要内容,在有障碍者的家庭建立家庭训练点,由基层康复员、家庭训练员或志愿工作人员负责指导、观察障碍者在家进行必要的功能训练。

任务二　社区作业治疗

一、社区作业治疗的概念

社区作业治疗是社区康复的重要组成部分，是指在家庭或社区为障碍者提供与日常生活活动、休闲娱乐、学习、工作等相关的训练和指导，实地评估和改造家居和社会环境，是医院康复服务的重要延伸。旨在帮助障碍者提高日常生活、社会生活或工作的独立能力，提高生存质量，使障碍者真正融入家庭和回归社会。

二、社区作业治疗的人员及其作用

在社区开展作业治疗，主要依靠社区作业治疗师、障碍者家人或照顾者。

(一) 社区作业治疗师的作用

1. 康复训练　依靠社区的力量，在家庭和(或)小区康复站，对需要进行功能训练的障碍者，开展必要的、可行的功能训练，例如，日常生活活动训练、游戏活动训练、步行训练等是社区康复的最基本内容。

2. 教育康复　依靠社区力量，帮助残疾儿童解决上学问题，或组织小区内儿童开展特殊教育学习班。

3. 职业康复　依靠社区力量，为社区内还有一定劳动能力的、有就业潜力的青年残疾者提供就业咨询和辅导，或介绍到区、县、市的职业辅导和培训中心，进行就业前的评估和训练，为个别障碍者指导自谋生计的方法。社区内障碍者的就业，如有可能尽量安排在社区开办的工厂、车间、公司、商店等单位。

4. 社会康复　依靠社区的力量，组织障碍者与非障碍者在一起的文娱体育和社会活动，以及组织障碍者自己的文体活动；帮助障碍者解决医疗、住房、交通、参加社会活动等方面的困难和问题；对小区的群众、障碍者及其家属进行宣传教育，使其能正确地对待残疾和障碍者，为障碍者重返社会创造条件。

5. 心理康复　在心理社交方面，协助障碍者接纳疾病或意外带来的转变，内容包括接纳现阶段的康复进度，提升康复动机，帮助障碍者重建自信，建立新的生活角色和人际关系。帮助障碍者有效处理疾病带来的压力，制订有效的康复目标。

6. 家居社区生活技巧训练　帮助障碍者改善家居生活技巧，如单手操作技巧及省力技巧。预防家居意外及运用适当辅助器具。评估障碍者户外活动独立能力及能否安全使用公共交通设施，包括使用助行用具及乘车技巧，从而加强融入社会的信心。

7. 独立生活指导　依靠社区的力量，协助社区内障碍者组织"独立生活互助中心"，提供有关障碍者独立生活的咨询和服务，如有关障碍者经济、法律、权益的咨询服务，有关障碍者用品、用具的购置和维修服务，独立生活技能咨询和指导等。

(二) 照顾者的作用

(1) 学习与分享照顾障碍者面临的困难和经验，同时由专业人员教授照顾技巧及康复注意事项，促进家庭沟通，加强彼此了解，缓解压力，互相支持。

(2) 积极参与互助小组活动，使障碍者能积极面对漫长的康复治疗。包括认识自助互助的重要性，有效自助互助的重要性，有效处理因疾病带来的压力，制订有效的康复目标。

(3) 掌握相应辅助器具的使用及维修。

(4) 协助障碍者将生活简化和应用辅助记忆有效法,改善其在日常生活中遇到的困难,如辨认方向、记忆步骤及生活习惯程序。

(5) 帮助和监督障碍者完成家庭康复训练。

(6) 掌握基本护理操作技能。

(7) 监测障碍者病情变化情况,定期复查。

三、社区作业治疗评定

社区作业治疗着重评定障碍者的身体功能、生活方式、自我照顾能力、家居安全情况和环境的互动情况及照顾者的照顾能力等,治疗师可以应用PEO框架来评定障碍者的需要。

(一) 个人情况评定

1. 身体机能情况评定 包括体能、感官、认知、心理及社交情况,初步了解障碍者的能力。

2. 日常生活活动能力及自我照顾能力评定 采用Barthel指数或职业能力评分表评定自我照顾能力和日常生活活动能力。

3. 信心评估

1) 障碍者照顾自己的信心 若障碍者能力足够但自信心不足,会使他们减少参与作业活动,而能力不足但过度自信,则会增加他们参与作业活动时的危险。能力和自信心的适当配合,有助于障碍者和治疗师研讨及制订确实可行而且切合他们生活需要的治疗目标及方法,增加治疗的成效。障碍者日常生活自我照顾信心调查是一个问卷调查,它有4个项目,需要对参与以下活动的信心进行评分:①穿脱上衣;②上厕所;③洗澡;④到就近地方购物。1分代表完全没信心,10分代表充满信心。治疗师可以比较他们在进行每个项目时的能力和信心,亦可以用4个问题的总分做不同时段的比较。例如比较出院前的信心及完成社区康复作业治疗后的障碍者在日常生活中自我照顾的信心,可以让治疗师了解障碍者在参与日常生活自我照顾活动时的信心转变。

2) 照顾者信心评定 照顾者照顾障碍者时的信心及压力,同样影响治疗成效及障碍者的作业活动的表现,因此应给予相应的评定。作业治疗师可以通过调查障碍者家人照顾障碍者日常生活的信心及照顾者压力指数来进行评定。照顾者和被照顾者日常生活信心调查的内容、测试方法及应用相同。照顾者压力指数描述13个照顾障碍者的处境,用于调查照顾者在照顾障碍者时是否遇到困难,每个处境得1分,总分最高13分,最低0分,分数越高,压力越大。

(二) 环境评定

社区环境是障碍者回归家庭后赖以生存的周围空间,因此环境评定是社区作业治疗的重点,社区作业治疗师可以根据临床经验、服务接受者的类型及其处所环境的类型,设计适用的环境评定清单,评定障碍者的家居环境,记录可以影响障碍者作业活动表现及安全的数据,例如座椅高度、坐便器高度、床高、门宽、通道宽度、门槛高度及斜坡斜度等。建议社区作业治疗师在障碍者许可的情况下拍摄环境情况,方便日后制订环境改建方案。环境评定应主要从安全性、无障碍性、可使用性等方面进行。

(三) 再评定与转介

作业治疗师会在治疗期间和结束后对障碍者治疗进行再评定,了解治疗是否正确,治疗进度、效果及障碍者或家属的满意度。而当社区作业治疗师发现障碍者有作业治疗服务以外的诉求时,如经济困难、缺乏支持等,治疗师应转介障碍者到其他单位,务求利用有效的社区资源,使障碍者能克服功能问题及环境障碍,协助他们融入社会,提升生活质量,达到作业治疗的目标。

四、社区作业治疗内容

(一) 家庭训练

根据障碍者的生活需要,社区作业治疗师协助他们计划日常生活活动,并为他们提供日常生活技能训练及余暇活动训练,在作业上发挥潜能。例如对于脑创伤障碍者、精神障碍康复者或老年性痴呆障碍者,应为他们设计日常生活时间表,帮助他们及照顾者应对日常生活需要,让他们选择有意义的生活。此外,在其家中实地提供自我照顾及家务训练,使训练能更有效地贴近其日常生活需要,达到提升独立生活能力的目的。

(二) 社区训练

社区训练包括购物训练、使用交通工具训练、认识社区资源及使用公共设施训练等。

(三) 社区无障碍设计

常见的社区环境障碍包括以下几类。

(1) 楼梯、行人天桥、行人隧道,上下坡坡度太陡,街道的路边石太高。
(2) 没有失明人士过路设施。
(3) 在斜道及楼梯两旁没有合适的扶手。
(4) 梯级边缘与梯级颜色的对比不够鲜明。
(5) 人为障碍,如行人天桥的一端设有斜道供轮椅及婴儿车上下,但另一端只有楼梯上下;为防止小贩车子进入,路口会加装铁柱,使轮椅及婴儿车不能进入。遇到诸如此类情况,社区作业治疗师和政府机构如城建局磋商及协作,在社区环境设施的设计及规划工程中提供专业意见,共同缔造无障碍的社区环境。

五、社区作业治疗实施

应该从障碍者准备出院时就开始着手为其制订康复计划,突出合理建议,为障碍者回归家庭、重返社会搭建桥梁,促进障碍者适应家居和社会环境,并获得自我照顾能力。

障碍者回到家庭和社区后,作业治疗师应根据障碍者的功能评定结果和障碍者的实际生活居住环境,制订切实可行的康复治疗目标和方案,开展作业治疗工作,并指导障碍者家人或陪护者帮助及照顾障碍者的技巧,告知训练过程中的注意事项。作业治疗师应为障碍者的转介或转诊服务提供指导和帮助。

定期地进行随访和评定,分析和了解训练过程中存在的问题,判断治疗效果,检讨或修改康复治疗计划,以保证障碍者能在家庭和社区得到持续及巩固的康复治疗服务,增强障碍者的生存自理能力,提高障碍者的生存质量,使障碍者从躯体、心理、社会等方面,获得全面康复,从而真正达到回归家庭和重返社会的目的。

任务三 实用技术训练

一、知识训练

(一) 重点概念解释

(1) 社区康复 (2) 社区作业治疗

（二）问题理解

(1) 社区作业治疗师与医院作业治疗师的职责有何不同？
(2) 社区作业治疗与医院作业治疗有何不同？
(3) 简述社区作业治疗的意义。
(4) 简述社区作业治疗中环境改造的重点。

（三）知识应用

1. 单选题

(1) 最常用的社区作业治疗模式是（　　）。

　　A. 个人、环境、作业活动模式　　　　　　B. 人类作业模式
　　C. 康复模式　　　　　　　　　　　　　　D. 作业表现模式
　　E. ICF 模式

(2) 在我国经济实力还不够的情况下，要想尽快达到人人享有康复的目标，最有效的途径是开展（　　）。

　　A. 职业康复　　　　　　B. 社区康复　　　　　　C. 康复诊所
　　D. 综合医院康复科　　　E. 教育康复

(3) 社区康复主要指在哪个层次采取的康复措施？（　　）

　　A. 政府层次　　B. 医院层次　　C. 家庭层次　　D. 社区层次　　E. 社会层次

2. 多选题

(1) 社区作业治疗师的作用是提供（　　）。

　　A. 康复训练　　　　　　B. 独立生活指导　　　　C. 心理康复
　　D. 教育康复　　　　　　E. 用药指导

(2) 社区作业治疗的基本原则是（　　）。

　　A. 障碍者一定是在社区开展康复治疗
　　B. 障碍者与家属共同参与作业治疗
　　C. 鼓励应用简单、实用的治疗方法
　　D. 充分利用社区资源
　　E. 配合药物进行治疗

(3) 我国社区康复服务体系包括（　　）。

　　A. 康复服务指导站　　　B. 康复医学会　　　　　C. 社区康复站
　　D. 家庭训练点　　　　　E. 综合医院

二、技能训练

（一）案例分析

障碍者张某，女，65岁，3年前无明显诱因出现左侧肢体麻木感，当时未做特殊处理。1年前无特殊诱因突发口齿不清，右侧肢体乏力，活动障碍，当时医院诊断为"脑梗死、高血压"，经降压、降脂、控制血小板聚集及康复治疗后上下肢活动功能有所改善，回到社区。现障碍者能在少量帮助下在床边站起、在床与轮椅之间的转移，能独立保持坐位 10 min，能扶物站立 5 min，在一人辅助下能步行 5 m 左右。今障碍者来社区医院进一步接受康复训练。

问题：
(1) 如何制订该障碍者社区康复的目标？
(2) 采取什么训练可以增加障碍者坐位、立位时间？
(3) 如何训练障碍者的步行功能？

知识应用
答案

（4）如果你是社区作业治疗师，如何对障碍者家庭环境进行评定？

（二）操作实训

实训项目　社区康复

1. 实训目的　提高人们对社区康复的认识，并充分利用社区资源，促进社区康复的发展。

2. 实训内容及要求　社区作业治疗的核心是帮助各种功能障碍者在家庭或社区实施康复治疗，促进家庭与社区承担对障碍者康复的责任；并充分利用社区资源，鼓励应用简便、实用、有效的作业治疗手段，对障碍者进行全面康复。

（1）障碍者自主定义自己的患病情况，主要从记忆力、注意力、思维逻辑、肌力、肌张力、触觉等方面评定自己的病情。

（2）治疗师对障碍者进行全方面评定，制订康复目标，实施训练计划。

3. 实训组织方法及步骤

（1）学生2人一组，分别模拟障碍者和治疗师，障碍者刚刚从康复医院回到家中。

（2）治疗师对障碍者现在的身体状况及家庭环境进行评定，制订康复目标，书写康复计划。

（3）完成后，2人互换角色，保证全部实训学生均能进行"治疗师和障碍者"角色扮演。

4. 实训评价标准（100分）

（1）评定内容是否能够反应障碍者的全部病情？（30分）

（2）康复目标是否切合实际？（30分）

（3）训练内容是否充分利用社区资源？治疗手段是否简便、实用、有效？（40分）

（刘福泉）

项目十一　辅助技术

扫码看PPT

学习目标

【知识要求】
- ◆ 掌握:辅助技术的概念及作用。
- ◆ 熟悉:辅助技术的应用流程和节省体能技术。
- ◆ 了解:常用辅助器具、辅助技术的分类方法。

【能力要求】
- ◆ 能理解辅助技术的概念和分类。
- ◆ 能为障碍者提供合适的辅助器具及辅助技术服务。

任务一　认识辅助技术

一、相关概念和分类

(一) 概念

辅助技术(assistive technology,AT)是指用来帮助残疾人、老年人进行功能代偿以促进其独立生活并充分发挥他们潜力的多种技术、服务和系统。其内涵包括三个方面。

1. 技术　包括硬件(器具)、软件(方法)。

2. 服务　包括适配服务和供应服务。

3. 系统　包括研发、生产、供应、服务和管理。

(二) 分类

辅助技术主要分为辅助器具和辅助技术服务两大类。

1. 辅助器具(assistive device)　辅助器具是指残疾人使用的,特别生产的或一般有效的,防止、补偿、减轻及抵消残损、残疾或残障的产品、器械、设备或技术系统。2001年世界卫生大会将其定义为:为改善残疾人功能状况而采用的适配的或专门设计的任何产品、器具、设备或技术。辅助器具有以下分类方法。

1) 按使用人群分类　肢体障碍者辅助器具、视觉障碍者辅助器具、听觉障碍者辅助器具、言语障碍者辅助器具、智力障碍者辅助器具、精神障碍者辅助器具六类。

2) 按使用环境分类　移动用辅助器具、生活用辅助器具、信息用辅助器具、训练用辅助器具、教育用辅助器具、就业用辅助器具、娱乐类辅助器具、宗教用辅助器具、公共和私人建筑用辅助器具等。

3) 按使用功能分类　国家标准《残疾人辅助器具分类和术语》GB/T 16432—2004 /ISO 9999:2002(等同采用的国际标准),将残疾人辅助器具分类为 11 个主类、135 个次类和 741 个支类。11 个主类:个人医疗辅助器具,技能训练辅助器具,矫形器和假肢,生活自理和防护辅助器具,个人移动辅助器具,家务辅助器具,家庭和其他场所使用的家具及其配件,通信、信息和讯号辅助器具,产品和物品管理辅助器具,用于环境改善的辅助器具和设备及工具和机器,休闲娱乐辅助器具。

2. 辅助技术服务(assistive technology service,ATS)　是指在选择、获得或使用辅助器具过程中协助身心障碍者的服务,包括研发、购买、使用、改造等。

辅助技术服务包含 6 个项目:辅助技术服务需求评估,辅助器具的取得,与辅助器具使用有关的服务,整合医疗、介入或服务的辅助器具资源,为使用者提供辅助器具使用的训练或技术协助,为相关专业人员提供辅助器具使用的训练或技术协助。

二、辅助技术的作用

辅助技术在一定程度上补偿、抵消或减轻了功能障碍者的功能缺陷,促进其独立生活并充分发挥潜力,提高了其生活质量。

1. 代替和补偿丧失的功能　如肌电手可代替所丧失的上肢及手的部分功能,助视器、助听器可补偿视听功能。

2. 提供保护和支持　如矫形器可用于骨折、肌腱神经断裂的早期固定和保护。

3. 改善运动功能,减少并发症　如轮椅、助行器及假肢等可以提高行动和站立能力,减少长期卧床造成的全身功能衰退、压疮和骨质疏松等并发症。

4. 提高学习和交流能力　如助听器、交流板、电脑等可提高学习和交流能力。

5. 节省体能　如助行器具的使用减少了步行时的体能消耗。

6. 节约资源　可缩短住院时间,减少人力、财力、物力浪费,大大提高投资效益比。

7. 改善心理状态　如障碍者可借助辅助器具重新站立和行走,脱离终日卧床的困境,可平等地与人交流,从而大大增强其生活的勇气和信心,改善心理状态。

8. 提高生活自理能力　如日常生活中使用的辅助器具和自助工具能够提高衣、食、住、行、个人卫生等方面的生活自理能力。

9. 增加就业机会,减轻社会负担　如截瘫患者借助轮椅或其他辅助器具可以胜任一定的工作。

10. 提高生活质量　运动能力的增强、独立程度的增加、心理状态的改善可使病伤残者平等地参与家庭和社会生活、娱乐及工作,从而提高生活质量。

11. 全面康复的工具　辅助技术涉及家庭康复、医疗康复、教育康复、职业康复和社会康复等各个领域,是康复必不可少的工具。

三、辅助技术的应用原则

(一) 使用原则

使用辅助技术的基本目的是通过使用合适的辅助器具或辅助技术来改善日常生活活动能力、工作或生产性活动能力及休闲娱乐活动能力,从而提高生活质量。

1. 代偿与适应　通过代偿与适应的方法,利用辅助技术完成日常生活活动、工作或生产性活动及休闲娱乐活动。

2. 节省体能原则　通过合理地应用辅助技术,减少体能消耗,预防并发症。

3. 学习基础理论　通过学习基础理论可正确应用辅助技术。

4. 因人而异　必须考虑使用者的个人情况,以供选择使用辅助技术时参考。

1) 认知因素　包括认知能力、学习障碍、注意力缺陷、感觉/知觉困难、记忆问题、抽象推理能力、问题解决能力。

2) 动作因素　如随意动作能力、不随意动作能力、固定姿势与体位需求、继发无意义动作、肌肉张力过低、僵直、手足徐动及震颤等。

(二) 选配原则

选配以实用、可靠、经济为原则,辅助器具应易清洗、易保存、易维修、安全可靠,最好是市场有售的用具,如无市场售品可由作业治疗师或假肢矫形师制作,或在市售品的基础上修改而成。

(1) 符合功能需要:能改善障碍者的生活自理能力。

(2) 简单、易操作、易调节:辅助技术应操作简单并可以调节,应根据障碍者体型上的变化、功能上的变化随时调节辅助器具。

(3) 美观、安全、耐用:多数障碍者需要长期使用,外形美观可提高障碍者的使用积极性,坚固耐用可以减少障碍者的使用成本。

(4) 使用的材料易清洗:保持辅助器具的清洁卫生。

(5) 轻便舒适:因障碍者多数存在运动功能障碍,使用轻便舒适的辅助器具可以节省体能。例如有的轮椅在具有良好功能性、稳定性、舒适性的同时,重量几乎只有普通轮椅的一半。

(6) 价格适中,易于购买,维修方便。

(三) 辅助技术对治疗师的要求

在康复治疗过程中,主要由作业治疗师或假肢矫形师为障碍者提供辅助技术服务,所以作业治疗师或假肢矫形师应熟悉辅助器具和辅助技术的相关知识。美国作业治疗师协会要求作业治疗师在辅助技术应用上应遵循以下 4 项原则。

(1) 了解市场上的辅助器具,分清普通产品与高科技产品的用途与价值。

(2) 了解市场上专用辅助器具的使用方法,以便指导障碍者使用。

(3) 了解辅助器具在各类层面的服务。

(4) 了解需要或不需要辅助技术服务的情况。

四、辅助技术的应用流程

康复辅助器具的选配需要经过专业人员严格的评定、使用前后训练、必要的环境改造、安全指导和随访等程序。不适当的辅助器具或使用不当,不仅造成资金的浪费,还可能导致残疾加重,甚至带来严重的安全问题,所以对康复辅助器具需要进行严格管理,规范流程,以便最大限度地发挥辅助器具的功能并减少不必要的浪费(图 11-1)。

(一) 功能评定

制作或购买辅助器具前应详细系统地评定障碍者的功能,以便设计适合障碍者的最为方便及实用的自助具。障碍者的功能障碍不同,所需使用的辅助器具也不同。其评定内容包括以下 7 个方面。

1. 运动功能评定　如肌力、耐力、关节活动度、平衡协调能力、转移能力等。

2. 感觉功能评定　如深浅感觉、复合感觉、视觉、听觉等。

3. 认知功能评定　如注意力、记忆力、学习能力、理解力、沟通能力、应变力等。

4. 心理功能评定　如抑郁、焦虑等。

5. 情绪行为评定　如攻击行为、自伤行为、过激行为等。

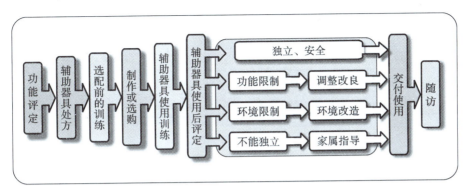

图 11-1 辅助技术的应用流程

6. 日常生活活动能力评定 如衣、食、住、行、个人卫生、大小便管理、上下楼梯、使用交通工具等。

7. 环境评定 如家居环境、学习环境、工作环境、社区环境等。

(二) 辅助器具处方

1. 处方内容 辅助器具处方主要包括辅助器具类型、尺寸、材料、使用范围。如需购买,处方中需注明辅助器具名称、型号、尺寸、材料、颜色、承重、其他配件、特殊要求等。如需制作,则需提供辅助器具名称、尺寸、材料、承重、其他配件、特殊要求、图纸等内容。此外,还要考虑使用者的意愿、操作能力和辅助器具的安全性、重量、使用环境、外观、价格等问题。

2. 不同功能障碍者所需的辅助器具 因功能障碍的性质和程度不同,所需要的辅助器具也有所不同。下面列表简单介绍脑卒中、脊髓损伤及脑瘫患者在日常生活活动中所需的常用辅助器具(表11-1 至表11-3)。

表 11-1 脑卒中患者常用的辅助器具

功能活动	辅助器具
进食	带弹簧片的筷子、加粗手柄器具、防滑垫、防洒碟、防洒碗、万能袖套
修饰	改装指甲钳、电动剃须刀、长粗柄梳、带吸盘的刷子
穿衣	穿衣器、扣纽器、穿袜器、魔术贴
大小便	坐便椅、(加高)坐便器、扶手、便后清洁器、厕纸夹
洗澡	长柄刷、带扣环毛巾、防滑沐浴垫、洗澡板、洗澡椅、洗澡凳、扶手装置
转移	手杖、助行架、轮椅、转移带、转移板、移位器
交流	沟通板、带大按键的电话、书写器、扬声器、电脑输入辅助器具
做饭	特制砧板、切割器、特制开瓶器、钳式削皮器、开罐器(供单手使用)
其他	特制手柄钥匙、矫形器

表 11-2 脊髓损伤患者常用的辅助器具

功能活动	辅助器具
进食	万能袖套、带C形夹的勺子、带腕固定带的勺子、防滑垫、防洒碟、防洒碗、自动喂食器等
修饰	电动剃须刀、带C形夹的梳子和剃须刀、带固定带的牙刷
穿衣	穿衣器、扣纽器、穿袜器、鞋拔、带指环的拉链等
大小便	坐便椅、(加高)坐便器、扶手、床边便器、厕纸夹
洗澡	带扣环毛巾、长柄刷(海绵)、防滑垫、洗澡板、洗澡椅、洗澡凳、扶手装置

续表

功能活动	辅助器具
转移	电动轮椅、手动轮椅、手轮圈带有突起的轮椅、转移板、助行架、腋杖、肘杖、手杖、移位器
交流	电话托、书写器、翻书器、电脑输入辅助器具(头棍、口棍等)
其他	特制手柄钥匙、拾物器、开瓶器、环境控制系统、矫形器

表 11-3 脑瘫患者常用的辅助器具

功能活动	辅助器具
进食	特制筷子、加粗手柄器具、万能袖套、带 C 形夹的勺子、带腕固定带的勺子、防滑垫、防洒碟、特制碟、特制碗、万能袖套
修饰	改装指甲钳、长柄梳子、加粗手柄梳子
穿衣	穿衣器、扣纽器、穿袜器、特制外衣纽扣、鞋拔
大小便	坐便椅、座厕、扶手、便后清洁器、厕纸夹
洗澡	长柄刷、带扣环毛巾、防滑沐浴垫、洗澡板、洗澡椅、洗澡凳、扶手装置
转移	手杖、肘杖、助行架、步行推车、轮椅、转移带、滑板
交流	沟通板、带大按键的电话、书写器、扬声器、翻书器、电脑输入辅助器具(头棍、口棍等)、折射眼镜等
其他	加大码钥匙、钥匙旋转器、马形钥匙柄、易松钳、环境控制系统、矫形器

(三)选配前的训练

选配不同的辅助器具前应对障碍者基本状况进行康复评定,针对康复评定中的主要问题设定康复治疗目标和康复治疗计划,然后根据康复治疗计划进行系统的康复训练,使障碍者能够更好地应用辅助器具。康复训练主要内容包括肌力训练、耐力训练、关节活动度训练、平衡训练、转移训练、感觉训练、认知训练、心理治疗等。

(四)制作或选购

根据处方的要求制作相应的自助具,制作过程应特别注意边缘是否光滑,关节处或骨突处是否容易压迫或破损,连接处是否牢固,美观性如何。或根据处方的要求选购辅助器具,最好能给使用者提供样品并试用,以便其选择最喜欢并且适合的产品。

(五)辅助器具使用训练

对于配置的辅助器具,应进行专门的使用训练,训练至使用者掌握正确的方法后才能交付使用,并教会使用者如何清洗、保养。训练内容包括穿戴或组装、保持平衡、转移、驱动、利用辅助器具进行日常生活活动等内容。

(六)辅助器具使用后评定

辅助器具使用训练后要再次进行康复评定。评定目的:了解是否达到预期的目标;能否正常使用;能否独立使用;是否需要进行改良;有无安全方面的顾虑等。经过康复评定,如果使用者可以安全、正常地使用辅助器具而且适配良好,可以达到预期目标,即可交付使用并给予详细的使用保养指导及注意事项。如达不到训练目的,则需要针对评定中存在的问题进行辅助器具改良、环境改造并进行环境适应训练,及教会使用者或护理者正确的使用及保养方法等。

(七)随访

辅助器具交付使用后要根据产品情况定期进行随访,了解使用过程中存在的问题及是否需要进行跟踪处理。随访最好以上门服务的形式进行,以了解使用者是否正常使用,有无安全隐患,是否需要进行调整,如需调整或更改,应及时处理。

五、辅助器具应用注意事项

辅助器具的使用不能全面代替障碍者的康复治疗。因此,无论是暂时还是长期使用辅助器具,均应与其他康复治疗方法相配合,以达到最佳的康复效果。

任务二 自 助 具

一、相关概念和分类

(一)概念

自助具是为障碍者利用残存功能,在不需要借助外界能源的情况下,单靠自身力量就可以独立完成日常生活活动而设计的一类器具。大部分自助具与上肢功能和日常生活活动有关,主要用于那些功能无法恢复的障碍者。

(二)自助具的分类

自助具包括进食类、穿衣类、梳洗修饰类、取物类、沐浴类、阅读书写类、通信交流类、炊事类、文娱类等。

二、选用和制作原则

治疗师根据障碍者的需要选择自助具,并指导障碍者正确使用。选用以实用、经济、可靠为原则。利用障碍者现有的日常生活用具,适当加以改造就可以制作成简单的自助具。选用和制作应遵循如下原则。

(1) 改善障碍者日常生活活动能力,达到自理的目的。
(2) 简便、易学、容易操作。
(3) 美观、轻便、坚固、耐用、舒适。
(4) 使用的材料对障碍者无损害,容易清洁。
(5) 价格便宜,购买方便,容易维修。
(6) 大小、松紧可调,便于多人使用。

三、常用自助具

(一)进食自助具

1. 改装手柄的餐具

1) 弹性筷子 筷子间由弹簧连接,适用于仅能完成抓握而不能主动伸指的偏瘫或高位截瘫障碍者(图11-2)。

2) 改装勺子 粗柄易于抓握,餐勺的角度可补偿手腕活动受限带来的进食困难。带C形夹的勺子可使四肢瘫、偏瘫、类风湿性关节炎等手部无抓握能力的障碍者自行用餐(图11-3)。

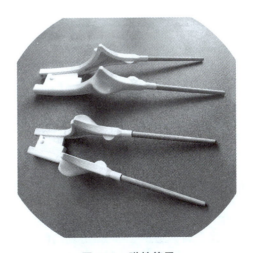

图 11-2 弹性筷子

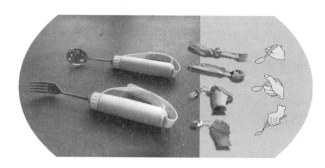

图 11-3　改装勺子、叉子

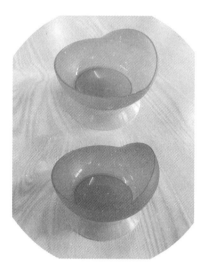

图 11-4　防洒碗

2. 防洒碗　碗的底部有吸盘,放于承托物的表面,使碗更具稳定性。碗体的碗口有弧形延伸,远离碗体的中心轴方向,防止进食者将饭食舀到饭碗外。适用于手功能障碍者或单手操作障碍者(图 11-4)。

3. 自动喂食器　适用于手功能严重障碍而无法用手或上肢进食的障碍者。

（二）穿衣自助具

1. 穿衣钩　通过穿衣钩的牵引实现穿衣功能的器具,用于身体活动受限者。为偏瘫和截瘫障碍者常用的自助具。

2. 扣纽器　插入纽扣孔,钩住纽扣使其旋出的器具。适用于手精细功能障碍者,如四肢瘫或偏瘫障碍者(图 11-5)。

3. 穿袜器　向上拉动穿袜器两侧的带子可实现穿袜功能。适用于躯干活动障碍者、手精细功能障碍者、肢体协调障碍者等(图 11-6)。

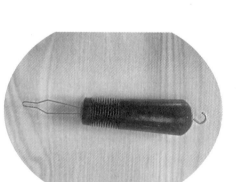

图 11-5　扣纽器

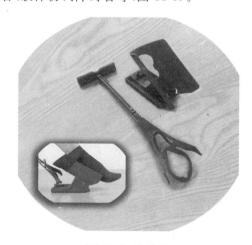

图 11-6　穿袜器

4. 鞋拔　可辅助穿鞋,一步到位,不必解鞋带或用手提,也不会把鞋子后面踩坏。适用于平衡功能障碍者、躯干或四肢活动受限者(图 11-7)。

（三）如厕自助具

1. 坐便椅　适用于平衡、协调功能障碍者,下肢无力或关节活动受限障碍者,以及体力低下者(图 11-8)。

项目十一　辅助技术

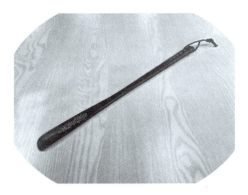

图 11-7　鞋拔

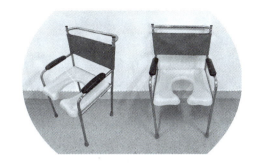

图 11-8　坐便椅

2. 加高坐便器　在坐便器周边加装坚固扶手,适用于坐轮椅转移或下肢关节活动受限障碍者(图 11-9)。

3. 扶手　适用于平衡功能障碍者及步行障碍者(图 11-10)。

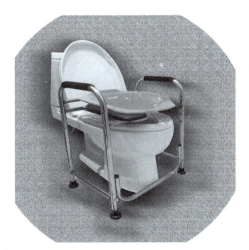

图 11-9　加高坐便器

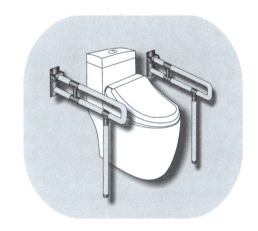

图 11-10　扶手

4. 厕纸夹　辅助障碍者取厕纸以完成会阴部清洁卫生。

(四) 洗浴自助具

1. 洗澡椅　适用于平衡、协调功能障碍者,下肢无力或关节活动受限障碍者,以及体力低下者(图 11-11)。

2. 带套环的洗澡巾　适用于上肢关节活动受限或手部运动障碍者(图 11-12)。

3. 洗澡手套　适用于手功能障碍者(图 11-13)。

4. 洗澡刷　适用于单手障碍者(图 11-14)。

(五) 个人卫生自助具

1. 剪指甲自助具　可以增加自身稳定性,易于操作。适用于手功能障碍者,如偏瘫、截肢、手外伤等障碍者(图 11-15)。

2. 改装牙刷、梳子　粗柄易于抓握,适用于手功能障碍者(图 11-16)。

(六) 书写、阅读及交流自助具

1. 书写自助具　将掌套置于手掌部,可调整笔的角度,获得最佳的书写位置,适用于手抓握或抓捏能力障碍者(图 11-17)。

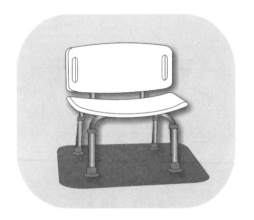

图 11-11 洗澡椅

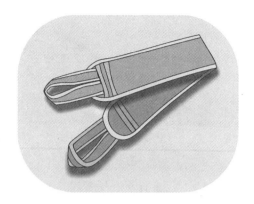

图 11-12 带套环的洗澡巾

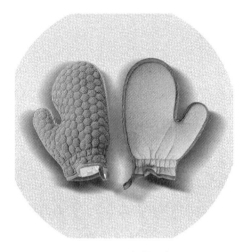

图 11-13 洗澡手套

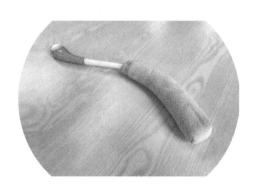

图 11-14 洗澡刷

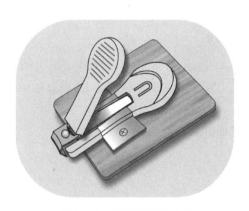

图 11-15 剪指甲辅助器具

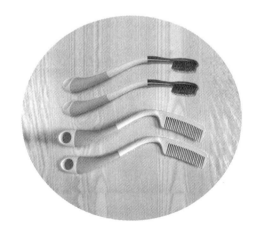

图 11-16 改装牙刷、梳子

2. **翻书器** 增加摩擦力,适用于手功能障碍者。
3. **打电话自助具** 适用于手不能握听筒而上肢存在部分功能障碍者(图 11-18)。
4. **电脑输入自助具** 适用于用手指输入有困难的障碍者。
5. **沟通板** 适用于认知功能障碍或言语表达障碍者。

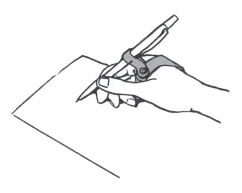

图 11-17 书写自助具

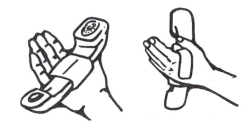

图 11-18 打电话自助具

(七) 转移自助具

1. 转移车(图 11-19)

1) 水平转移车 适用于转移困难者的搬运,尤其是肥胖患者。
2) 垂直转移车 适用于将障碍者进行上下转移,如移至浴缸或水疗池等。

2. 转移板 适用于存在部分上肢功能障碍者而支撑力不足的障碍者进行转移(图 11-20)。

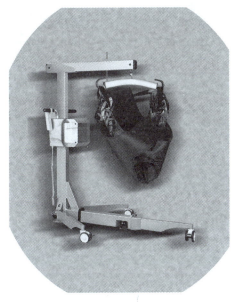

图 11-19 转移车

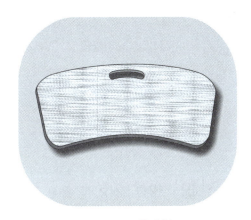

图 11-20 转移板

(八) 其他自助具

1. **拾物器** 用于拿取稍远处的物品,适用于躯干活动障碍者或转移障碍者(图 11-21)。
2. **改装柄** 如钥匙、剪刀、水龙头等器物的改装柄。适用于手抓握功能障碍者(图 11-22)。
3. **特制砧扳** 可以固定食物,适用于单手操作障碍者(图 11-23)。
4. **防止压疮的坐垫及床垫** 如图 11-24 所示。
5. **坐姿保持器** 常用于高位截瘫患者。
6. **环境控制系统** 如声控开关、电话语音拨号等,常用于四肢瘫痪或其他重度残疾患者。
7. **康复机器人** 如康复护理机器人等。

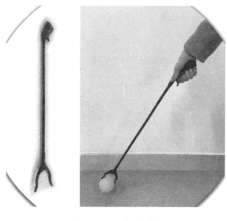
图 11-21 拾物器

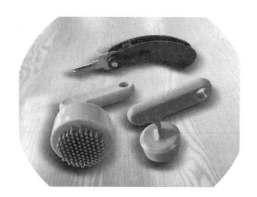
图 11-22 改装柄

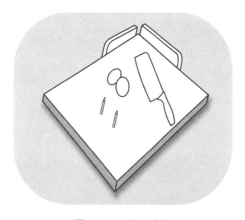
图 11-23 特制砧板

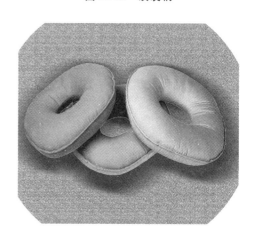
图 11-24 防止压疮坐垫

任务三 节省体能技术

一、认识节省体能技术

节省体能技术是指通过利用人体功效学原理,结合自身功能状态,采用合适的姿势、正确的活动方法和(或)使用辅助技术,以减少体能消耗,准确、高质量地完成功能性活动的技术和方法。

在临床中,各种功能障碍者及能力障碍者均可以进行节省体能技术训练,尤其是心肺功能差的障碍者,如部分伤残人士或老年人,由于心肺耐力不足或肌力低下,难以应付正常的生活和工作,因此,指导他们利用人体功效学原理进行自我保护、节省体能和预防继发性损害是十分必要的。

二、节省体能技术的应用原则

节省体能其实是尽量避免无谓的体能消耗,要节省体能需要记住以下几项原则,在日常生活和工作中多加应用,并养成良好的习惯。

(一) 合理地安排活动

(1) 提前安排好每日的活动:将繁重及轻巧的工作交替进行,并减少不必要的工作。

(2) 提前做好准备：在开始活动前，先准备好活动所需的物品，并放于容易拿到的地方，避免不必要的身体前倾和旋转。

(3) 适当的休息：每办完一件事，都要休息充分后才做下一件事。尽管不疲劳，仍要注意休息。每工作 1 h 至少休息 10 min，最好躺下来休息，因为卧位与坐位的体能消耗比例是 1 : 3。

（二）简化活动

(1) 使用现代化家居产品简化工作，如使用吸尘器代替扫把。
(2) 使用辅助器具，如使用长柄梳子和电动剃须刀进行修饰。
(3) 利用手推车搬运比较重的物件。

（三）工作节奏要适中

(1) 给予自己充足的时间去完成活动，活动的节奏不宜太过急促。
(2) 在感到疲乏前，应减低活动速度或停下来休息。
(3) 在事情上多花一点时间，不要急躁。

（四）保持正确的姿势

(1) 坐下来工作，避免站立过久、蹲着或弯着腰工作。
(2) 减少手部活动，避免双手提举过高；肘不要放在高于肩膀的位置；避免拿或推重物。

（五）运用合适的身体力学

(1) 进行活动时要挺直腰背，不良的姿势会浪费体力。
(2) 尽量不用单手而是双手做事；活动时双臂紧贴身侧。
(3) 将手肘承托于桌面工作（如用电脑打字时），会使活动变得较轻松。

（六）活动中配合呼吸

(1) 基本练习：控制呼吸节奏，用鼻轻吸气约 2 s，然后用口慢慢将气吹出，时间 4~6 s。
(2) 呼吸要配合姿势：做伸展扩胸的动作（如伸直腰、举高手时）时应吸气；做收向身体的动作（如弯腰、手收向身体）时应呼气。
(3) 呼吸要配合动作：当准备用力前，应吸气；当出力时，应呼气。

三、节省体能技术的实施

（一）日常生活中的应用

1. 进食 进食时要注意坐姿，不宜弯腰或半卧；将拿碗筷的双手及肘部承托在桌面上，将菜碟尽量移近自己；使用加粗手柄的勺子和防滑垫；使用防洒碗、碟。

2. 梳洗 由于洗头和化妆要花更多的时间，所以应坐下来完成。如果需要 5 min 以上，应将肘部置于桌上进行或双肘撑在面盆上支持双手进行活动。洗脸时用轻便的小毛巾，而不要直接用手，因为直接用手要花更多力气；拧毛巾时配合正确的呼吸方法；抹脸时，不要将鼻及口同时掩盖。留短发以减少沐浴时间和活动量，洗发与沐浴同时进行。用电动牙刷、电动剃须刀、长柄梳子，以减少上肢的活动。

3. 穿脱衣、裤、鞋、袜 将衣服放于随手可及的地方；坐下来穿脱衣服；先穿患侧，再穿健侧，脱衣时则相反；在面前放一张椅子作为扶手；选择没有鞋带的鞋，以免弯腰系鞋带；使用穿衣钩和长柄鞋拔。

4. 如厕 使用坐便椅或坐便器，留意坐便器高度，需要时，加以改装或使用坐便器加高垫。平时多吃蔬菜、水果以使大便畅通，养成良好的排便习惯；大便时，必须分几次用力，保持均匀的呼吸，以免过度气喘或憋气。

5. 洗澡 选择身体状况及精神最好的时间洗澡，提前准备好所需要的洗澡用品，坐下来洗澡或使用浴缸洗澡;洗头需用水盆者,可将水盆放高,避免弯腰或蹲下;保持浴室空气流通,可使用抽气扇或打开窗;清洁背部时可用长柄海绵刷或长毛巾,并配合呼吸来洗擦。若洗澡中途需要休息,可用大毛巾围住身体保暖,如先洗上身,围着毛巾休息后,再洗下身;洗澡完毕,用大毛巾包着身体,擦干水分,保持正确的呼吸并放松休息,然后穿衣服。利用扶手及放置防滑垫。

6. 做饭 提前准备好所需材料及用具。做饭过程中,不应心急和贪快而同时处理几项工序,因这样容易使人紧张;尽量少用煎炸的烹饪方法,因会造成烟熏,容易引致气喘;在厨房内或门外放置椅子,以便中途休息,择菜、削皮及调味等工作应坐下来处理;使用辅助器具,如用长汤匙打开锅盖,这样手就不会被烫;开瓶子时,使用开瓶器或放一块布在盖子上,这样容易将瓶盖打开。

7. 洗、熨衣服 尽量利用洗衣机及干衣机。坐下来洗、熨或和折叠衣物。如衣物太重,可分数次从洗衣机拿出或放入;若要将衣物晾干,应先坐下,然后把衣物逐件晾在衣架上,再慢慢配合呼吸,将衣架挂起;如距离较远,把衣服放在推车里,推至晾衣处。

8. 清洁及打扫 编排好每天家务分工,如周一扫地、周三擦柜子等,避免过于操劳;如室内多尘,可使用吸尘器并戴上口罩;使用辅助器具,如利用长柄垃圾铲及拾物器从地上拾起物件,减少弯腰、伸腰动作;用小推车装重物。

9. 收拾房间 整理床单时在两侧进行,整理完一侧再整理另一侧;床不要靠墙摆放;叠床单时不要抛。

10. 购物 先计划购物路线及列好需要物品,避免浪费力气;使用购物推车,尽量避免使用手提袋;对于重的物品,尽量使用送货服务,或找家人及朋友帮助购买,必须自己买时则分开买。

(二) 工作中的应用

1. 保持正确的工作姿势 如坐位下使用电脑工作时上臂应垂直放于体侧,肘屈曲不超过90°角,腕、手放松。

2. 合理的工作台或工作平面高度及位置 坐位工作时所有物件应在坐位所及范围,手部尽量在15 cm范围的工作平面内完成工作;对于立位下的工作平面高度,女性应在95~105 cm之间,男性应在100~110 cm之间。

3. 工作时应避免的活动 需进行重复或持续性活动时,避免肘部维持在超过头部的位置;应避免肘部过度屈曲;避免前臂持续旋前或旋后;避免腕部反复向尺侧或桡侧偏移;避免持续抓握或拧捏。

(三) 不同障碍者的应用

对于一些功能障碍者来说,通过功能强化训练和使用辅助器具并不能解决活动中的所有问题,障碍者需要面对功能障碍的现实,对自身或环境做出相应的调整,如修改活动方法、简化活动或降低生活的难度与需求,以适应日常生活的需要。

1. 运动障碍者 骨折或偏瘫等单侧上肢功能障碍者可训练单手完成系纽扣、系鞋带、穿脱衣服,或用非优势侧书写、掷球、开锁等。此外,在日常活动中可以采用以下方法来适应生活。

1) 穿衣 用大纽扣代替衬衫纽扣;用魔术贴代替纽扣;用弹性鞋带代替手系鞋带等。

2) 卫生 加高坐便器;安装扶手;用长柄镜子检查身上皮肤状态等。

3) 进食 使用加重量的餐具以减少手抖;用单柄/双柄杯;把碗、碟放在湿毛巾上以防滑等。

4) 家务 使用杠杆门锁;关节炎障碍者使用轻金属厨具以减少手腕用力;帕金森病障碍者使用稍重的厨具防止手抖;使用张力剪刀;开关安装在正面以方便轮椅使用者操作;使用高度可调的桌子等。

2. 感觉障碍者 对于感觉功能障碍者需要采取感觉替代等以适应感觉障碍。

1) 听觉缺陷者 对于听力丧失者可用计算机交流甚至利用计算机进行口头与书写语言的

转换；调整环境,用地毯和窗帘减少噪声,家具应放置整齐；说话时注视对方,这样才能吸引听者的注意力；学习通过口型和肢体语言猜出说话者的意思,并通过反复询问来确认。

2) 视觉缺陷者　可以利用听觉和触觉替代视觉,从而定位环境和人物,其替代效果对于盲人相当好；将物品靠近身体；增强光线,减少反光,形成强烈对比,如将浅色的东西放在黑色背景中；将发光颜料涂在楼梯等的边缘,以提高警觉。

3) 触觉缺陷者　教育障碍者利用视觉代偿；常戴手套保护手部,免受伤害；进食或沐浴时用温度计测温；不使用尖锐的工具和物品等。

3. 认知功能障碍者　对于认知功能障碍者可以调整某些认知活动,计算机辅助是最省力而又能提供反馈的方法。

(1) 在障碍者房间内挂大的钟、大的日历,并利用卡片提醒其要做的活动。

(2) 将每日经常要进行的活动,分步骤地写成清单或画成图画放在床边。

(3) 门上贴障碍者家庭的合照或其本人的照片帮助他找到自己的房间。

(4) 让障碍者常带记事本,本中记有家庭地址、常用电话号码、生日等,并让他经常做记录和查阅。

(5) 使用闹钟提醒其需要进行的活动。

4. 言语障碍者

(1) 放慢讲话速度,多进行重复。

(2) 用简短的句子或只说关键词。

(3) 学习使用手语和表情。

(4) 通过书写或图画进行交流。

任务四　实用技术训练

一、知识训练

(一) 重点概念解释

(1) 辅助技术　(2) 自助具　(3) 节省体能技术

(二) 问题理解

(1) 简述辅助技术的分类方法。

(2) 简述辅助技术的应用流程。

(3) 简述节省体能技术的应用原则。

(4) 简述节省体能技术的实施。

(5) 简述自助具的分类。

(6) 简述自助具的选用和制作原则。

(三) 知识应用

1. 单选题

(1) 下列哪项辅助器具是按照使用功能分类的？(　　)

A. 视觉障碍者辅助器具　　　　　　　　B. 听觉障碍者辅助器具

C. 生活自理和防护辅助器具　　　　　　D. 宗教用辅助器具

E. 公共和私人建筑用辅助器具

(2) 下列哪项辅助器具是按照使用环境分类的？（　　）
A. 视觉障碍者辅助器具　　　　　　　　B. 听觉障碍者辅助器具
C. 生活自理和防护辅助器具　　　　　　D. 家务辅助器具
E. 公共和私人建筑用辅助器具

(3) 下列哪项辅助器具是按照使用人群分类的？（　　）
A. 视觉障碍者辅助器具　　　　　　　　B. 教育用辅助器具
C. 生活自理和防护辅助器具　　　　　　D. 家务辅助器具
E. 公共和私人建筑用辅助器具

(4) 下列哪项属于辅助技术的使用原则？（　　）
A. 代偿与适应　　　　　B. 简单、易操作、易调节　　　C. 美观、安全、耐用
D. 轻便、舒适　　　　　E. 价格适中

(5) 下列哪项属于辅助技术的选配原则？（　　）
A. 代偿与适应　　　　　B. 节省体能　　　　　　　　　C. 学习基础理论
D. 因人而异　　　　　　E. 美观、安全、耐用

(6) 下列哪项符合进食时节省体能的要求？（　　）
A. 菜碟尽量远离自己　　　　　　　　　B. 弯腰进食
C. 在床上半坐卧位进食　　　　　　　　D. 使用防洒碗、碟
E. 将拿碗筷的双手及肘部悬空

(7) 下列属于自助具的是（　　）。
A. 弹性筷子　　B. 防洒碗　　C. 扣纽器　　D. 厕纸夹　　E. 以上都是

(8) 下列属于自助具的是（　　）。
A. 穿衣钩　　　B. 洗澡刷　　C. 改装梳子　　D. 穿袜器　　E. 特制砧板

(9) 下列属于穿衣辅助器具的是（　　）。
A. 沟通板　　　B. 洗澡刷　　C. 厕纸夹　　D. 扣纽器　　E. 特制砧板

(10) 下列属于个人卫生辅助器具的是（　　）。
A. 防洒碗　　　B. 转移板　　C. 改装牙刷　　D. 改装勺子　　E. 鞋拔

2. 多选题

(1) 下列哪些属于辅助技术的选配原则？（　　）
A. 符合功能需要　　　　B. 简单、易操作、易调节　　　C. 美观、安全、耐用
D. 轻便、舒适　　　　　E. 价格适中

(2) 下列哪些属于辅助技术的使用原则？（　　）
A. 代偿与适应　　　　　B. 节省体能　　　　　　　　　C. 学习基础理论
D. 因人而异　　　　　　E. 美观、安全、耐用

(3) 下列哪些辅助器具是按照使用人群分类的？（　　）
A. 视觉障碍者辅助器具　　　　　　　　B. 听觉障碍者辅助器具
C. 言语障碍者辅助器具　　　　　　　　D. 智力障碍者辅助器具
E. 精神障碍者辅助器具

(4) 下列哪些辅助器具是按照使用环境分类的？（　　）
A. 移动用辅助器具　　　B. 就业用辅助器具　　　　　　C. 教育用辅助器具
D. 宗教用辅助器具　　　E. 公共和私人建筑用辅助器具

(5) 下列属于辅助技术作用的是（　　）。
A. 代替和补偿丧失的功能　　　　　　　B. 提供保护和支持　　　　C. 节省体能
D. 节约资源　　　　　　E. 无法改善心理状态

知识应用答案

二、技能训练

(一) 案例分析

患者,李某,女,51岁,会计,脑出血后偏瘫2个月,既往有高血压病史。患者意识清醒,情绪低落,右侧偏瘫,认知尚可。现准备出院回到家中生活,李某有一个正在外地上大学的儿子,目前日常生活由老公照顾,但老公因工作繁忙,工作日无暇顾及,故希望能回到家中以后实现生活自理,做一定的家务活动,减轻丈夫的负担。经评定后发现以下问题:①运动功能障碍:Brunnstrom偏瘫运动功能分级提示上肢Ⅱ级,手指Ⅰ级,下肢Ⅳ级。②平衡能力尚可,可进行家庭内步行。③轻度抑郁,抑郁自评量表55分。④未见明显认知功能障碍。⑤ADL障碍:BI指数60分,日常生活活动中度障碍,主要表现在穿衣、如厕和洗澡方面。

问题:

(1) 请结合患者目前的功能水平和诉求,为患者制订合理的康复目标。

(2) 为实现这一康复目标,应重点加强哪些作业活动,为患者进行哪些有针对性的康复训练?

(3) 为更好地完成这些作业活动,我们可以为患者提供和建议使用哪些辅助器具?请具体说明。

(二) 操作实训

实训项目 正确适配辅助器具

1. 实训目的　能够为不同类型障碍者适配合理的辅助器具。

2. 实训内容及要求　学生根据所给的背景资料,进行讨论交流,分析、出具合理的辅助器具适配方案。

3. 实训组织方法及步骤

(1) 教师将学生分为若干组,每组4~6人,课前分发案例并安排任务,案例类型可包括脑卒中、脑瘫、肩周炎和骨骼肌肉系统疾病和年老的障碍者,学生按小组讨论完成任务。

(2) 上课时小组派代表阐述本小组的观点和问题答案。

(3) 教师和学生对每小组的答案进行提问、指正、修改。

(4) 教师对学生的答案进行点评,根据统一标准给出学生考核分值。

(5) 教师讲解、阐述观点和答案,总结本次实训。

(6) 学生完成实训报告。

4. 实训评价标准(100分)

(1) 明晰辅助技术的理念。(40分)

(2) 辅助器具方案合理,提出存在的问题并有较为合理的解决办法。(40分)

(3) 从全面康复的观点对辅助器具的选择和使用进行正确评述。(20分)

(黄 毅　叶 倩)

项目十二　成人神经系统疾病作业治疗

扫码看PPT

学习目标

【知识要求】
◆ 掌握：脑卒中、脊髓损伤、老年性痴呆的作业治疗。
◆ 熟悉：脑卒中、脊髓损伤、老年性痴呆的评估量表和评估内容。
◆ 了解：脑卒中、脊髓损伤、老年性痴呆的概念、临床表现及障碍特点。

【能力要求】
◆ 能理解脑卒中、脊髓损伤、老年性痴呆的障碍特点。
◆ 能区分脑卒中、脊髓损伤、老年性痴呆的临床分型。
◆ 能够独立操作脑卒中、脊髓损伤、老年性痴呆的评定和作业治疗。

任务一　脑卒中的作业治疗

一、概述

脑卒中俗称中风，又称脑血管意外，是指包括脑出血、脑梗死、蛛网膜下腔出血在内的一组急性脑血液循环障碍性疾病。脑卒中具有发病急、持续24 h以上、脑受损症状的局灶性等特点。世界卫生组织关于脑卒中的定义：一种源于血管的急性神经性障碍，其症状和体征与脑受损部位相一致。按其发病机制和过程可以分为两大类：一类是缺血性脑血管意外，包括脑血栓形成、脑栓塞和腔隙性脑梗死；另一类是出血性脑血管意外，包括脑出血和蛛网膜下腔出血。

流行病学调查发现，脑卒中的发生与很多因素有关，其中，高血压、心脏病、糖尿病、吸烟、饮酒、高脂血症等是导致脑卒中的高危因素。其主要病理过程是在血管壁病变的基础上，加上血液成分或血液动力学改变，造成缺血性或出血性脑卒中。

脑卒中是神经系统常见病，具有发病率高、死亡率高和致残率高的特点，是全球人口死亡和致残的首要原因。在我国，脑卒中发病率约为200/10万，致残率为70%~80%，其中40%为重度残疾，主要为运动、感觉、言语和认知功能障碍，处理不当还可导致废用综合征和误用综合征。综合的康复治疗不仅能够有效地减轻脑卒中后身体的残疾程度，而且对患者精神和心理方面都有较好的作用。作业治疗可以提高患者日常生活活动能力、改善认知功能、提高患者生活质量，为患者回归家庭和社会起到重要的桥梁作用。

二、临床表现及障碍特点

脑卒中以猝然昏倒、不省人事或突然发生口眼歪斜、半身不遂、舌强语謇、智力障碍为主要特征。临床上表现为一过性或永久性脑功能障碍的症状和体征,由于脑损伤病变的部位、性质、严重程度等的不同,可出现不同的临床表现,其中又以运动及感觉功能障碍最为常见。

1. 运动功能障碍　通常在早期出现相应肢体的弛缓性瘫痪,一至二周后肌张力逐渐增高。随着肌张力的增高,主动 ROM 逐渐受限,并出现异常的运动模式。大部分异常的模式是上肢以屈肌共同运动为主,下肢以伸肌共同运动为主(表 12-1)。

表 12-1　脑卒中后肢体异常的运动模式

部位		异常运动模式
上肢	肩胛带	后缩、肩带下垂
	肩关节	外展、外旋
	肘关节	屈曲
	前臂	旋前(旋后)
	腕关节	掌屈伴有一定尺偏
	手指	屈曲,拇指屈、内收
下肢	髋关节	伸展、内收、内旋
	膝关节	伸展
	踝关节	跖屈、内翻
	足趾	跖屈

2. 感觉功能障碍　包括浅感觉(痛觉、温度觉、触觉)、本体感觉、立体觉的减退或丧失。

3. 语言和交流障碍　部分脑卒中患者出现失语症、构音障碍和交流障碍。

4. 视觉和知觉功能障碍　主要表现为复视、偏盲、失认症以及失用症。

5. 认知功能障碍　由于言语表达和理解障碍,患者多有抽象思维障碍,由于病变部位和患者年龄影响,可能还会有注意力、记忆力减退等认知功能障碍。认知功能障碍是影响患者肢体功能与日常生活活动能力改善和恢复的主要因素。

6. 日常生活能力降低　认知、语言、肢体等功能的障碍造成患者日常生活活动能力低下,生活质量降低。

7. 心理和社会影响　脑卒中后抑郁患者往往表现为情绪抑郁、满脸愁容、悲观失望、动作迟缓、失眠等,对康复治疗方案缺乏主动性和积极性,从而影响其康复过程。

三、检查与评定

脑卒中患者的评定是一个复杂的过程,对于涉及作业治疗的评定,应遵循以患者为中心的原则。因作业活动涉及患者的躯体功能与心理功能的各个方面,评定的内容应包括运动、感觉、知觉、认知、心理、日常生活活动、社会交往、功能独立性等各方面;同时还应充分考虑患者在生活、工作、社会活动中所遇到的障碍,因此应对其所在生活、工作环境的设施情况做详细的调查、了解,找出不利于患者生活的设施问题和改造的可能,然后以患者为中心选择和实施作业治疗评定。

评定的内容应包括功能、日常生活活动能力与需求、个体与社会功能状态三个方面。

(一) 功能评定

脑卒中患者的功能评定包括运动功能、感觉功能、认知功能、语言功能的失语症、知觉功能的忽略症及动作空间问题、其他如交感神经反射异常、肩-手综合征、肩关节半脱位等评定内容。

1. 运动功能评定

1）关节活动度评定　引起脑卒中患者关节活动度受限的常见原因有疼痛、水肿、肌张力异常、肩关节半脱位及动作控制不佳等因素。康复治疗师可以用物理的方式进行测量，也可详细询问出现关节受限的时间点，评定时需与健侧进行比较。

2）肌张力评定　肌张力即肌肉的紧张程度，其作用主要是让肌肉随时做好运动准备。正常肌张力可以避免因肌肉过度拉扯造成肌腱或关节损伤。通常以改良Ashworth量表（modified Ashworth scale，MAS）进行肌张力评定。改良Ashworth量表是一般临床上最常见且徒手便可进行的肌张力评定量表。进行评定时，施测者需徒手牵拉受测关节，感受牵拉关节时的阻力变化从而判断肌张力的程度。

3）运动控制评定　多以Brunnstrom偏瘫运动功能评定来评定脑卒中后运动功能恢复的程度。另一个常用的评定方法是使用Fugl-Meyer运动功能评定（Fugl-Meyer assessment，FMA）量表评定，该量表是瑞典学者Fugl-Meyer根据Twitchell与Brunnstrom的理念而设计的量表，评分方式为0、1、2分，按照脑卒中患者的恢复进程评定动作功能、协调与速度、平衡功能、感觉、关节活动度与关节疼痛四个方面；其中评定动作功能的部分与Brunnstrom偏瘫运动功能评定标准很相似，不同的是Fugl-Meyer运动功能评定量表将Brunnstrom偏瘫运动功能评定标准的每个阶段动作细分出来进行个别计分。研究显示，简式Fugl-Meyer评测内容详细且量化，提高了评价的信度、效度和敏感度，部分量表成绩与日常生活指数有明显相关性。但需注意的是，部分的分量表对脑卒中患者仍有天花板或地板效应。

4）肌力评定　脑卒中患者是否适合评测肌力一直颇有争议，主要是因为不正常的肌肉张力及协同运动模式会影响评测结果。因此若以徒手肌力评定，评定时需要确定受试者可以正确地做出测试动作，所得结果才能说明受试者的肌力状态。

5）动作协调性评定　动作协调性包括适当的速度、距离、方向、时间和肌肉张力，有关动作协调性临床对于行为的观察考虑轨迹、时序、姿势、准确性、力量、速度等。可用的评定工具包括箱子与木块测试（box block test）、Purdue钉板测试（Purdue pegboard test，PPT）、九孔柱测试（nine-hole peg test，NHPT）。但有研究显示，箱子与木块测验和九孔柱测试两者用于张力不正常的患者时易产生误差，因此建议多次测评以记录动作质性的表现；抑或可通过神经学检查测验如鼻尖-手指-鼻尖测验等来协助观察其动作质量。此外，神经学检查也可用来确认患者是否存在辨距障碍或动幅障碍（dysmetria，即无法判断运动时所需的距离、速度、力量大小等），以及协同失调。

6）手功能评定　可用标准化测验如手臂动作调查测试（action research arm test，ARAT）、运动评估量表（motor assessment scale，MAS）、芙兰切上肢功能量表（芙兰切arm test，FAT）等进行。

（1）手臂动作调查测试：一套由Ronald Lyle在1981年发明的评估工具，要求受试者对不同尺寸、重量和形状的物体进行抓、握、捏，结合上肢粗大运动进行评估，共19项；每项按四级评分（0=不能完成，1=只能完成一部分，2=能完成但动作慢而笨拙，3=能正确地完成）。这套工具对于脑卒中患者具有良好的信度和效度。

（2）运动评估量表：主要用于评测受试者是否能主动或被动移动患侧肢体或保持姿势平衡，并完成日常生活活动，包括从仰卧到健侧卧、从仰卧到床边坐、坐位平衡、从坐到站、步行、上肢功能运用、手的运动等。

（3）芙兰切上肢功能量表：现临床使用的版本将原25项测试缩减为5项，以提高其临床应用的效能，包括：健侧手沿尺子在纸张上画线时，患侧手是否可以协助固定尺子；用患侧手抓握直径12 mm、高5 cm的圆柱，并将其从桌面举高30 cm，而后将其摆放在桌子上的过程中该圆柱不掉落;用患侧手拿起装有半杯水的玻璃杯,喝一口玻璃杯中的水并将其放回桌上,在此过程中杯中的水不溢出;将弹力晒衣夹从拴在木块儿上的木屑子上移除;从头顶到枕叶底的位置梳头或模拟梳头。

7) 平衡功能评定　平衡功能需要感觉系统以及运动系统共同完成。因此除了上述的相关动作功能评估之外,尚需评估视觉、前庭觉、本体感觉(身体感觉),与足踝策略、髋策略、跨步策略的整合状况。至于标准化测验,可用 Berg 平衡量表(Berg balance scale)、脑卒中患者姿势控制量表(postural assessment scale for stroke patients),其中"脑卒中患者姿势控制量表"对脑卒中患者的信度和效度较佳。

2. 感觉功能评定　感觉功能评定主要包括保护性感觉评定、本体感觉评定及分辨性感觉评定三个部分。

1) 保护性感觉评定　包括温度觉、触觉、深压觉等感觉功能评定,评定时需注意年龄对评定结果的影响。

2) 本体感觉评定　包括位置觉、运动觉等本体感觉功能评定,评定过程中应注意移动患肢的速度需缓慢,避免损伤。

3) 分辨性感觉评定　包括实体觉、重量觉、形状觉等复合感觉功能评定。

3. 视觉功能评定　视觉功能主要是以眼科检查结果为主,作业治疗师主要以非标准化测验观察患者的视野、眼球运动(聚焦追视、扫描),也可以评定患者是否有复视、视力变差或是长时间用眼的情况,以了解患者的视力问题以及对于日常生活的影响。

4. 视知觉功能评定　可用视知觉技巧测验(test of visual perception skill,TVPS)、非动作视知觉测验(motor free visual perception test,MVPT)等来评测形状恒常性(form constancy)、视觉完形、主题-背景辨别、空间位置、空间记忆、深度知觉、地理空间定向等。治疗师评测上述视知觉功能时需注意受试者的文化、教育、社会经验、语言理解以及认知功能对评测结果的影响,建议加上日常生活的活动观察,以确定视知觉功能缺损对患者的影响。

5. 认知功能障碍评定　一般常用的是简易精神状态检查(MMSE)量表以及 LOTCA 认知功能评定量表(Loewenstein occupational therapy cognitive assessment,LOTCA),然后再进一步针对特殊缺损的部分评定。但需要特别注意的是,有研究指出,轻度认知功能损伤的患者在 80% 的评定项目中有天花板效应,因此对于其评定结果需谨慎解释。另外,评定时还需考虑受试者的文化、教育、社会经验及语言理解能力。

6. 失语症评定　一般认为失语症患者的相关治疗应属于言语治疗范畴,但根据作业治疗实务架构(occupational therapy practice framework,OTPF),语言沟通、社交也是作业治疗师应协助的重点。有关失语症的评定,作业治疗师应该着重了解患者失语症的类型以及相关的认知缺陷,这有助于调整治疗活动介入的方式;并进一步了解失语以及其在认知学习上的缺失,有助于治疗师提供相关的治疗训练和日常生活的代偿策略。

7. 忽略症评定　忽略症是一种对来自患侧肢体或空间的信息的处理障碍,属于认知功能缺损。患者的临床表现多为对来自受伤大脑对侧的刺激无反应或是忽略患侧肢体,严重影响患者的功能恢复。目前较常使用的评定工具包括删除测验、图画复制测验、画钟测验以及标准化评估工具如行为忽略测验(behavior inattention test,BIT)等。

8. 其他合并症评定　较常见的合并症包括交感神经反射异常(肩手综合征)和肩关节半脱位。

1) 交感神经反射异常或肩手综合征　常发生在脑卒中后 3~5 个月,30%~50% 找不到病因,可能由交感神经过度兴奋造成,临床上会出现严重疼痛、过度敏感、肌肉水肿和萎缩,且肩、腕和手指关节活动也会受限。

2) 肩关节半脱位　约 81% 的脑卒中患者会有肩关节半脱位或肩疼痛的问题。一般而言,肩关节半脱位通常不会造成疼痛,肩疼痛通常是因为患者持续处于痉挛期或软组织有损伤。肩关节半脱位主要是由三角肌和冈上肌的肌张力过低,且肌肉无自主活动,重力使肱骨被向下牵拉到关节囊而造成的,软瘫期的患者更容易发生。

(二) 日常生活活动能力评定和需求评定

日常生活活动包括基础日常生活活动(BADL)以及工具性日常生活活动(IADL),在评定日常活动时应以患者为中心进行评测,也就是以患者的角色、价值观及优先级指引整个评定过程。

1. 基础日常生活活动评定　以访谈、观察及评测的方式了解患者执行日常生活活动的能力,常用的工具包括巴氏量表、功能独立性评定(FIM)量表。

2. 工具性日常生活活动评定　通常是患者回到社区时所做的评定,其标准化评估工具包括芙兰切活动量表(Frenchay activity index)、诺丁汉延伸性日常生活量表(Nottingham extended activities of daily living scale)。

(三) 个体与社会功能状态评定

除了工具性日常生活活动评定之外,康复期以及回归社区时应考虑患者的心理社会功能、家庭环境、工作评估等。通过角色检核表(role checklist)的评测,作业治疗师可以了解患者脑卒中前的生活状态以及未来想要扮演的角色。作业治疗师可利用作业分析表进行活动分析及职业分析,分析患者日后角色所需要的能力与技巧,并用活动结构表(activity configuration)来了解患者一天、一周的活动安排及其生活形态。此外,亦可使用加拿大作业表现量表(Canadian occupational performance measurement,COPM)评估其重返社会的能力,即与患者会谈并询问关于日常生活中的自我照顾、生产及休闲娱乐活动,以确定患者在作业表现上的问题及其关心的问题。鼓励其回想平日的生活,然后要求患者确定想要、需要或是期待去执行的日常生活,最后请患者确定出哪些活动对他们来说有执行上的困难而无法进行。

心理社会功能部分的评估可用贝氏忧郁量表(Beck depression inventory)来了解患者的心理反应,例如愤怒、焦虑、否认、情绪起伏大、易激动、挫折感、易怒、冷漠、过度依赖等。

四、作业治疗方案与实施

作业治疗是康复医学的重要组成部分,是一个相对独立的康复治疗专业。康复医学有赖专业团队的合作,作业治疗是其中之一。康复团队包括作业治疗、物理治疗、言语治疗、心理咨询、假肢矫形、社会工作、康复护理等团队成员,各有其专长。作业治疗的专长在于以"全人"的观念,不单纯考虑疾病,重视疾病给患者造成的日常生活中的困难、障碍及适应生活环境的整体表现。

(一) 治疗目的

脑卒中患者作业治疗的目的在于使患者通过参与作业治疗活动改善和维持身体、心理两大方面的功能,最大限度地获得自立,最终回归家庭,重返社会。

(二) 治疗方法

制订治疗方案必须考虑以下几个方面的因素:患者发病的时间、目前所处的恢复阶段,患者的年龄,运动、感觉、认知功能等,合并症,以及家庭、社会、经济等方面的因素。治疗方案中的基础部分应该包括促进患者的正常姿势反射和运动、抑制异常的反射及异常的运动模式,鼓励患侧手的使用。

1. 急性期的治疗措施　急性期是指患者从患病到生理状况稳定的阶段,一般是指发病后一个月内。将作业治疗与临床治疗相结合以预防并发症及继发障碍的出现。作业治疗师应配合医生、护士做好以下几项工作。

1) 尽早活动与从事日常生活活动　让患者尽早活动可降低并发症的发生率,减少身体功能的衰退。最重要的是通过早期床旁作业治疗，促进大脑接受外界多元化刺激，从而促进大脑神经网络重建，并能让患者知道自己仍有能力从事日常生活活动。治疗师可从简单的日常活动切入，在支持、固定、引导、对称及辅助等原则指导下，早期实施作业治疗，例如进食、翻身、盥洗等活动训练。

2）预防关节挛缩

①保持正常的关节活动度：每天对患肢进行各关节全范围的被动活动，以改善肢体的血液循环，并预防关节的僵硬和挛缩。活动顺序应从近端关节至远端关节，活动幅度应由小到大，直至恢复主动运动。多做一些抗痉挛模式的活动，如肩外展、外旋，前臂旋后，伸肘，伸腕，伸指，伸髋，屈膝，踝背伸等。

②使用支具维持患侧腕及手指或足部角度：手部可用手部固定支具，足部可用足踝支具。

3）预防痉挛　保持良好的卧位姿势和肢体位置。保持床上良好的体位是早期治疗中极其重要的措施，能预防和减轻上肢屈肌、下肢伸肌的典型痉挛模式的出现。这种痉挛模式妨碍上肢日常活动及步行时屈膝，易形成圈步态。正确的卧姿有患侧卧位、健侧卧位、仰卧位三种。

4）体位的变换　为预防压疮、肺部感染和痉挛模式的出现，应定时翻身，一般每1～2h变换一次，交替采用仰卧位、左右侧卧位。

5）预防和纠正单侧忽略　鼓励患者转动头部。将床头柜放在患侧，患者用健侧手越过患侧取物，医务人员、治疗师在患侧接触和治疗患者。

6）保持坐位姿势　包括床上长坐位、轮椅坐位、椅坐位。

7）日常生活训练　对能完成的动作，要求患者尽量自己完成，如健侧手完成进食、穿衣等动作。

2. 恢复期的作业治疗　脑卒中发病一个月后，病情稳定即进入恢复期。此阶段的治疗目的是进一步维持和改善关节活动范围，使患肢随意运动和四肢的协调性获得最大限度的改善，提高患者日常生活处理能力。为改善功能，应正确地运用矫形器，进行职业前训练以及取得社会心理的支持。

1）关节活动度的维持和改善　此阶段，针对关节活动的维持和改善可以进行主动和被动关节活动的练习，还可以借助一些作业活动和矫形器进行。可以选择砂板磨、桌面上的简单游戏，将健侧手掌按压在患侧手掌上面，保持患侧手指的外展，同时，前伸上肢时可以达到屈曲肩关节、伸展肘关节的目的。

2）保持正确的坐姿　正确的坐姿是左右两侧肩和躯干对称，躯干伸展、骨盆直立、髋膝踝三关节保持90°位，避免髋关节的外展、外旋，小腿垂直下垂，双足着地。

3）抑制痉挛，促进分离运动　这个时期绝大多数患者会出现不同程度的痉挛和共同运动，如果不加以抑制，会逐渐出现病态的肢位、姿势和异常的运动模式，从而影响整体功能的恢复。

为防止痉挛加重，在训练中应注意放松和休息，避免急速的、过度的用力动作，避免做对手抓握要求高的动作，避免过度用健侧手，以免加重患侧痉挛。针对痉挛，可采用牵拉、挤压、快速摩擦等方法来降低患侧上肢的张力。负重练习或在负重状态下的作业活动可改善患侧上肢的肌痉挛。

进行分离运动训练时应注意：①避免选择过于复杂的动作。②按照从近端到远端关节的顺序分别训练。可以选用持球、持棒动作，持球活动是将篮球置于桌面上，患者患侧手搭放在篮球上面，这时上肢的肢位为肩关节屈曲，肘关节伸展，手指伸展，前臂旋前。

4）上肢基本动作训练　包括运动控制能力的训练，如向前推动球体的活动，双手协调动作训练；由患侧肢体起到固定等辅助作用，以健侧肢体进行操作为主的活动，如：患侧上肢负重，用健侧上肢进行木钉盘、拼图活动等。

5）感觉障碍的恢复训练　感觉训练和运动训练不能截然分开，必须建立感觉-运动训练一体化的概念。

感觉训练方法:利用坐位时患侧上肢支撑体重的方法,达到同时训练运动功能和感觉功能的目的。在支撑手掌的下面可以替换放置一些手感、质地不同的材料。如绒布、棉垫、木板、砂纸等。木钉盘活动也可运用在感觉训练中,在木棒周围分别缠绕一层材料,如丝绸、纱布等。也可将游戏用的棋子进行加工。在一个平阔的容器内放入细沙,指导患者用手指在细沙上写字等。

6) 日常生活动作训练　日常生活的自理是作业治疗师所追求的康复目标,而生活起居又是日常生活各项活动的基本动作。

起居动作训练包括床上翻身动作(向健侧翻身、向患侧翻身)、床边起坐、床-轮椅间的转移、进食动作训练、洗漱动作、如厕动作、更衣动作、入浴动作、家务活动。

3. 后遗症期的作业治疗　发病后一年左右进入后遗症期。这个时期的主要目标是维持并加强已有的功能,预防并发症的发生。

(1) 维持性训练:继续强化前期进行的上肢和手的功能训练、日常生活活动训练。

(2) 使用辅助器具:包括矫形器和轮椅的训练。

(3) 健侧代偿作用:利手交换训练。

(4) 家庭环境改造:在条件允许的情况下进行环境改造,如为使用轮椅的患者加宽门的实际宽度。

(5) 职业、社会、心理康复。

4. 常见并发症的处理

1) 肩关节半脱位　多见于脑卒中早期,发病率高达60%～70%,整个上肢处于迟缓性麻痹状态,常常由于重力作用而自然发生。具体预防和处理措施如下。

(1) 保持肩关节正常的活动范围:在进行床上运动、转移训练及肩胛骨、上肢的被动活动时,保持肩关节的正常活动范围。在不损伤肩关节及周围组织、结构前提下,进行无痛性肩关节全范围的被动运动或自助被动运动。每天1～2次。

(2) 加强肩周围稳定肌群的活动及张力,纠正肩胛骨位置:通过手法活动肩胛骨、坐位时上肢支撑负重、双手Bobath握手练习双上肢前伸、上抬,或卧位将患侧肩垫起等方法防止肩胛骨后缩,使肩胛骨充分上抬、前屈、外展、向上旋转,以纠正肩胛骨的位置,恢复肩关节自然固定机制。

(3) 肩胛骨的主动运动训练:患者取坐位于桌旁,桌上摆放一只篮球,患侧手控制篮球,肘关节伸展,做向前、向后滚动篮球的动作,完成肩胛骨的内收和外展的控制。在治疗过程中应随时注意良姿位的摆放,鼓励患者经常用健侧手帮助患侧上肢做充分的上举活动。

2) 肩-手综合征　多见于脑卒中后1～3个月内,症状为突然发生的手部肿痛,水肿以手背最为明显,皮肤皱纹消失,肿胀处松软,通常止于患侧手腕部。应注意保持良好的坐、卧姿位,避免长时间手下垂。肿胀明显可用上翘平板使腕关节保持背屈位24 h。具体的预防和处理措施如下。

(1) 正确放置患肢:确保腕部不处于完全掌屈位,避免患侧上肢尤其是手的损伤、疼痛、过度牵张及长时间垂悬;卧位时,适当抬高患侧上肢;坐位时,把患侧上肢放在安装在轮椅上的小桌子上,并用夹板固定以避免腕部掌屈位。

(2) 加压性向心性缠绕:用一根直径为1～2 mm的长线从远端到近端向心性缠绕患侧手,先缠绕拇指和其他手指至各手指根部,用同样方法再缠绕手掌和手背至手腕以上,再将缠绕的长线一一松开,每天反复进行。

(3) 早期避免牵拉损伤肩关节周围组织:注意矫正肩胛骨的位置,增加肩关节周围肌肉的张力以预防肩关节半脱位;避免在患侧进行静脉输液。

(4) 被动和主动运动:患侧上肢的被动运动可防治肩痛,维持各个关节的活动度,活动时应轻柔、缓慢,以不产生疼痛为度。主动进行肩胛骨活动时,在上肢上举的情况下进行肩关节的三维活动,但不应练习使伸展的患侧上肢持重的活动,以免增加水肿和疼痛。

对于脑卒中患者,作业治疗师和运动治疗师的工作内容并没有完全分开,作业治疗师更多偏向于日常生活活动的训练。在脑卒中恢复的不同阶段,治疗目的不同,治疗方法也不同,治疗者必须根据患者的现状、不断变化和进展的情况,随时调整治疗方案。

五、案例分析

温先生,54 岁,临床诊断为脑出血,病程为 35 天。初期症状及体征:神志清楚,言语不清晰,可简单交流,右侧额纹变浅,睑裂变小,中枢性面瘫;肌张力偏低,右侧下肢肌力 4 级;右半身深浅感觉消失,坐位平衡差,无立位平衡,右肩关节半脱位;大小便能自控。既往有高血压病史十余年。

功能评定:上肢 Brunnstrom Ⅰ级,手Ⅰ级,下肢Ⅲ级。ADL 评分 30 分。

任务:

(1) 请写出该患者的作业治疗目标。

(2) 请为该患者列出治疗方案。

任务二　脊髓损伤的作业治疗

一、概述

脊髓损伤(spinal cord injury, SCI)是各种致伤因素引起的脊髓结构和功能的损害,导致损伤平面以下的运动功能、感觉功能及自主神经功能障碍。致伤因素中,以外伤引起的脊柱骨折导致的脊髓损伤最为常见,如交通事故、运动损伤、高处坠落等;同时,脊髓损伤也可由炎症、肿瘤或血管病变等引起。

脊髓损伤时最易受伤的部位:①下颈段 C5~C7。②胸腰段 T12~L1,颈脊髓损伤造成四肢瘫,胸段以下损伤造成躯干及下肢瘫痪而未累及上肢,为截瘫。目前,我国脊髓损伤发病率尚无准确的统计数据,但现有脊髓损伤患者已超过 100 万人,并以每年增加约 1 万人的速度递增。

二、临床表现及障碍特点

脊髓损伤导致损伤平面以下脊神经功能障碍,所支配的肌肉麻痹,随意运动、感觉和括约肌功能障碍,其临床表现中早晚期有所不同。脊髓完全性损伤或表现为脊髓休克,或表现为完全性痉挛性四肢瘫或截瘫,前者为急性发生,后者为逐渐形成。也可表现为脊髓不完全性横贯性损害。

1. 脊髓休克　脊髓损伤后,在损伤平面以下,立即出现集体的迟缓性瘫痪,肌张力低下或消失,各种反射均减退或消失,病变水平以下深浅感觉完全丧失,膀胱无张力,尿潴留,大小便失禁呈无张力性(充盈性)。脊髓休克时期的长短除与脊髓损伤本身的各种因素有关外,还与患者年龄、是否感染(如压疮、尿路感染)、是否有严重贫血、营养不良等有关。

1) 无器质性损伤　如脊髓震荡,数日至数周内可以完全恢复,无神经系统后遗症状残留。

2) 有器质性损伤　如脊髓挫伤、脊髓断裂,休克过后将残留不同程度的截瘫症状。

脊髓休克中,常难以判断是功能性阻断还是解剖上的横断,因此,脊髓休克消失的早晚,是一个重要的预后指征。损伤平面以下出现海绵球体反射、肛门反射,是脊髓休克消失的最早表现。

2. 完全性脊髓损伤　脊髓休克过后,损伤平面以下肌张力增高,腱反射亢进,病理反射阳性,但各种感觉无恢复,并可早期出现总体反射,即当损伤以下的皮肤或黏膜出现刺激时,髋膝关节屈曲,踝关节跖屈,双下肢内收,腹肌收缩,反射性排尿等,但运动和各种感觉及括约肌功能无恢复。这种屈曲性截瘫通常是脊髓完全性横贯损伤的指征。

3. 不完全性脊髓损伤 脊髓病变呈现完全性横贯损伤比较少见,更多见者是脊髓不完全性横贯损伤,其发生可以是急性的也可以是慢性的。若为急性病变,其损伤虽然是不完全性的,但在早期,其生理功能却处于完全抑制状态,即脊髓休克,故在早期与脊髓完全性横贯损害很难区分,必须经过一段时间待脊髓休克逐渐消除后,真正的病灶体征方可显现出来,其脊髓休克时间通常较完全性损害短。如有慢性病变,则无脊髓休克表现,随着病变的发展,脊髓损伤的表现逐渐出现并加重。

1) 运动障碍 损伤平面以下脊神经所支配肌肉的功能可部分或完全丧失,表现为随意运动消失或肌力下降。急性期表现为迟缓性瘫痪,可持续数周,然后高位截瘫者进入痉挛期。

2) 感觉障碍 前部损伤表现为损伤平面以下的痛觉、温度觉迟钝或消失;后部损伤表现为损伤平面以下深感觉障碍;半侧损伤,损伤侧本体深感觉障碍,对侧痛觉、温度觉障碍。

3) 呼吸功能障碍 损伤平面越高,呼吸功能受累程度越大。呼吸肌麻痹、呼吸力量不足、呼吸量减少、咳痰无力及排痰不畅等,常引发呼吸道及肺部感染。

4) 排便排尿功能障碍

(1) 膀胱功能障碍:脊髓休克期常表现为尿潴留,休克期过后,骶髓平面以上的损伤可形成自动反射性膀胱,但不能随意排尿;骶髓或骶神经根损伤可出现尿失禁或尿潴留。

(2) 直肠功能障碍:脊髓休克期常表现为大便失禁,休克期过后多数为便秘。

5) 心理障碍 多数患者有不同程度的心理障碍,并由此加重病情。

6) 并发症 脊髓损伤可导致机体多系统、多器官功能紊乱,出现各种并发症,如压疮、泌尿系统感染、痉挛、直立性低血压、神经病理性疼痛、体温控制障碍、自主神经反射亢进、骨质疏松、异位骨化、下肢深静脉血栓等。防治并发症是作业治疗脊髓损伤的重要组成部分。

三、检查与评估

脊髓损伤后,及时、准确的神经功能检查和对损伤程度的正确评价,对制订康复治疗方案有重要的指导意义。目前,脊髓损伤的康复评定普遍采用美国脊髓损伤协会(American spinal injury association,ASIA)制定的脊髓损伤神经功能分类标准。

(一) 脊髓损伤的评定

1. 脊髓损伤水平的评定 功能完整的最低节段为脊髓损伤平面,需要根据各节段脊髓所支配肌肉的肌力及皮肤感觉检查来判定。

1) 运动平面的确定 神经运动平面的确定采用关键肌(key muscle)。关键肌是确定神经平面的标志性肌肉。

(1) 运动评分:依据美国脊柱损伤协会(ASIA)制定的标准,分别检查躯体两侧 10 对关键肌的肌力(表 12-2)。根据徒手肌力检查,将肌力分为 0~5 级,把各关键肌分值相加。正常者每侧最高 50 分,两侧运动功能总分为 100 分。

表 12-2 运动平面关键肌及评分

右侧评分	神经节段	关键肌	左侧评分	右侧评分	神经节段	关键肌	左侧评分
	C5	肱二头肌			C8	中指指深屈肌	
	C6	桡侧腕伸肌			T1	小指外展肌	
	C7	肱三头肌			L2	髂腰肌	

续表

右侧评分	神经节段	关键肌	左侧评分	右侧评分	神经节段	关键肌	左侧评分
	L3	股四头肌			L5	趾长伸肌	
	L4	胫前肌			S1	腓肠肌	

(2) 运动平面：运动平面是指脊髓损伤后保持运动功能的最低脊髓神经节段（肌节），身体两侧可以不同。将肌力3级的关键肌作为运动神经平面，但该平面以上的肌力必须大于或等于4级。例如，C7支配的关键肌无任何活动，C6支配的肌肉肌力为3级，C5所支配肌肉的肌力为5级，则该侧的运动平面在C6。

2）感觉平面的确定　神经感觉平面的确定采用关键点（key point）。感觉损伤平面关键点指感觉神经平面的皮肤标志性部位。

(1) 感觉评分：依据美国脊柱损伤协会（ASIA）制定的标准，检查躯体两侧各自28个感觉关键点（表12-3）。对于每个关键点都要检查针刺感觉及轻触觉，并按三个等级分别评定打分。0为缺失，1为障碍（部分障碍或感觉改变，包括感觉过敏），2为正常，NT为无法检查。每种感觉分为左右两侧评分，正常每侧最高得分56分，总分112分。

表12-3　感觉平面检查的关键点及评分

右侧评分	神经节段	检查部位	左侧评分	右侧评分	神经节段	检查部位	左侧评分
	C2	枕骨粗隆			T8	第8肋间（T7～T9之间）	
	C3	锁骨上窝			T9	第9肋间（T8～T10之间）	
	C4	肩锁关节顶部			T10	第10肋间（平脐）	
	C5	肘前窝外侧面			T11	第11肋间（T10～T12之间）	
	C6	拇指近节背侧皮肤			T12	腹股沟韧带中点	
	C7	中指近节背侧皮肤			L1	T12与L2之间上1/3处	
	C8	小指近节背侧皮肤			L2	大腿前中部	
	T1	肘前窝尺侧面			L3	股骨内侧髁	
	T2	腋窝顶部			L4	内踝	
	T3	第3肋间			L5	足背侧第3跖趾关节	
	T4	第4肋间（乳线）			S1	足跟外侧	
	T5	第5肋间（T4～T6之间）			S2	腘窝中心	
	T6	第6肋间（剑突平面）			S3	坐骨结节	
	T7	第7肋间（T6～T8之间）			S4～S5	肛门周围（作为一个平面）	

(2) 感觉平面：感觉平面是指身体两侧具有正常感觉功能的最低脊髓节段。确定感觉平面时，须从C2节段开始检查，直到针刺觉或轻触觉少于2分的平面位置。由于左右两侧的感觉平面可能不一致，因此需分别评定。

3）脊髓神经损伤水平的确定　通过对两侧感觉平面和运动平面的检查来确定脊髓损伤平面。

4）脊髓功能部分保留区（partial preservation zone，PPZ）　完全性脊髓损伤，脊髓神经损伤平面以下1～3个脊髓节段中仍有可能保留部分的感觉和运动功能，脊髓损伤水平与脊髓功能完全消失水平之间的脊髓节段范围，称为脊髓功能部分保留区。应分别记录身体两侧的感觉和运动功能。

5) 脊髓损伤程度的评定 根据 ASIA 制定的标准来确定脊髓损伤程度(表 12-4)。损伤分级以最低骶节(S4~S5)有无残留功能为准。

表 12-4 ASIA 脊髓损伤程度分级

分级	损伤程度	临床表现
A	完全性损伤	骶段(S4~S5)无任何感觉和运动功能保留
B	不完全性损伤	损伤平面以下包括骶段保留感觉功能,但无运动功能
C	不完全性损伤	损伤平面以下保留运动功能,超过50%关键肌肌力<3级
D	不完全性损伤	损伤平面以下保留运动功能,超过50%关键肌肌力≥3级
E	正常	感觉和运动功能正常

(二) 日常生活能力(ADL)评定

1. 截瘫患者日常生活能力评定 可采用改良 Barthel 指数(MBI)和功能独立性评定(FIM)量表。详见相关章节。

2. 四肢瘫患者日常生活能力评定 可采用四肢瘫功能指数(quadriplegic index of function, QIF)评定量表。

3. 功能预后 功能预后与脊髓损伤平面密切相关(表 12-5)。对于完全性损伤,脊髓损伤水平确定后,康复目标就可以基本确定。对于不完全性脊髓损伤,则需根据残存肌力功能情况修正上述康复目标。

表 12-5 脊髓损伤平面与基本康复目标

损伤水平	最低功能肌肉	基本康复目标	生活能力
C4	膈肌、斜方肌	颏控或气控电动高靠背轮椅;使用环境控制系统	高度依赖
C5	三角肌、肱二头肌	平地可用手动轮椅、手控电动轮椅,桌上动作可自理但多数需上肢辅助工具,如进食辅具	大部分依赖
C6	胸大肌、桡侧腕伸肌	可用手驱动轮椅,独立穿衣,可用多种自助具。基本独立完成进食、饮水、修饰及转移等	中度依赖
C7~C8	肱三头肌、桡侧腕屈肌、指深屈肌	使用轮椅,可独立完成转移	大部分自理
T1~T5	手内部肌	独立操控轮椅,可借助骨盆长支具扶拐短距离步行	大部分自理
T6~T12	上部肋间肌、背肌	借助长腿矫形器可扶拐步行,长距离行动需要轮椅	基本自理
L4	腹肌、胸肌、背肌、股四头肌	借助短腿矫形器和拐杖步行,不需要轮椅	基本自理

四、作业治疗方案与实施

脊髓损伤后会出现身体多系统的功能障碍,在脊柱稳定性得到确定之后,康复治疗将会是唯一重要的工作。

作业治疗师可在不同的场所和时间治疗脊髓损伤患者。为方便学习,现将脊髓损伤医疗期分为急性期、恢复期、长期适应期进行介绍。

(一) 急性期作业治疗

急性期又称为制动期或卧床期,为脊髓损伤后的 6~8 周。损伤的脊柱和病情尚不稳定或刚刚稳定,大部分患者可能在重症监护室,此期救治的重点为救命,稳定体液、电解质、心肺等生命功能。康复治疗应在首先满足前述医疗治疗的基础上逐步进行。

1. 康复治疗目标　提供环境控制系统协助患者控制及维持关节活动度以预防变形,防止失用综合征。

2. 治疗方法　在不影响脊柱稳定的情况下进行。

（1）保持良姿位。

（2）制作辅助器具。

（3）维持关节活动度。

（4）针对压疮预防进行宣教,定期检查皮肤,定时变换体位或改变姿势。

（5）脊柱稳定初期,可开始直立耐受力训练。在病床上时可摇高床头、使脚从床边垂下、可倚靠倾斜靠背做坐位训练。

（6）轮椅训练。

①残余肌肌力训练,以等长收缩为主。

②如果残余能力尚可,尽早介入生活活动。

在此期间,作业治疗师的另一重要任务为与患者及家属建立良好的相互信任的治疗关系,给予患者及家属心理支持。

（二）恢复期作业治疗

恢复期又称活动期,是患者积极接受康复治疗的阶段,为8周到3个月时。此阶段脊柱稳定性基本恢复,病理生理改变进入相对稳定阶段,临床治疗基本结束,患者坐在轮椅上进行相关训练。

1. 治疗目标　改善和加强患者残存功能,使患者最大限度地获得日常生活活动能力,预防并发症。

2. 治疗方法　脊髓损伤患者往往终生都需要康复治疗,所以此时期只是开始阶段。

（1）心理支持:作业治疗师持续提供心理支持,允许并鼓励患者表达自我感受,如挫折、害怕、生气或关心的事。

（2）支持性团体:营造或组建支持性团体氛围,帮助患者探索有意义的活动,恢复自我效能及自尊感。

（3）照顾者教育:包括协助患者进行关节活动、日常生活活动、减压、摆位及使用辅具等。

（4）日常生活活动:日常生活独立是作业治疗的主要目标之一,日常生活训练要尽早开始,无需肌力、关节活动度达到最佳状态才开始。日常生活训练的原则如下。

①教导患者利用代偿性方法。

②使用轻的物品、工具或电动设备。

③借助地心引力的帮助。

④改变身体力学或利用杠杆原理。

此阶段日常生活训练除基本自我照顾外,还包括转移训练、轮椅操作、家务处理等。此外,作业治疗师为患者设计或定制各种辅具,如轮椅、坐垫、近视辅具、卫浴辅具等,同时教导并训练患者使用上述辅具。

（5）功能性训练:训练重点为增强完成功能性活动所需的肌力、耐力、关节活动、平衡等。

（6）手功能训练。

（三）长期适应期作业治疗

长期适应期指脊髓损伤3个月以上的阶段。

1. 治疗目标　通过合理的、针对性的作业治疗,使患者尽可能多地独立完成日常生活活动,获得最理想的独立性和功能性。

2. 治疗方法

(1) 功能性训练。

(2) 家庭探访。

(3) 居家环境改造。

(4) 提供社区的相关资讯。

(5) 职业康复。

任务三　老年性痴呆的作业治疗

一、概述

(一) 定义

老年性痴呆是老年人常见的疾病,是一种以认知功能缺损为核心症状的获得性智能损害综合征,认知损害可涉及记忆、学习、定向、理解、判断、计算、语言、视空间等功能,其智能损害的程度足以干扰日常生活能力或社会职业功能。在病程某一阶段常伴有精神、行为和人格异常。通常具有慢性或进行性的特点。

(二) 流行病学

随着经济的发展,人们生活水平及医疗水平的提高,人们的寿命普遍延长,也同时加快了我国社会老龄化的发展速度。我国早在1999年就已经步入老龄化社会,2010年第六次全国人口普查结果显示,全国大于或等于60岁的老年人口达1.78亿,占总人口数的13.26%。2050年,我国60岁以上的老年人将达4.51亿。在各种慢性躯体性疾病影响着老年人的生命健康的同时,精神卫生问题也成为老年人生命健康的一大威胁,其中,痴呆症在老年人精神障碍中最为普遍和严重。老年性痴呆是继肿瘤、心脏病、脑血管疾病之后引起老年人死亡的第四大病因。

目前尚缺乏全国近10年关于痴呆的流行病学调查数据。但在2002年由国家"九五"攻关课题组开展的针对痴呆的大样本流行病学调查显示:阿尔茨海默病(AD)的患病率高于血管性痴呆(VD);55岁以上者AD和VD的患病率分别为2.5%和1.8%;65岁以上者分别为4.8%和1.7%;75岁以上者分别为11.5%和2.9%。农村人群的患病率高于城市,并且多数为血管性痴呆。据估计,我国已有600万~700万老年性痴呆患者,且在65岁及以上老龄人口中每年以5%~7%的速度增长。

(三) 发病机制

老年性痴呆的病因目前尚未十分明确,但影响老年性痴呆的因素主要可以归结为以下几大方面:人口统计学因素、生物遗传和疾病因素、心理因素和行为因素、社会环境和工作因素等。随着科技水平的进步,其病因及发病机制的研究也在不断拓宽和深入。

(四) 分类

老年性痴呆根据病因主要可分为脑变性疾病引起的痴呆(阿尔茨海默病,Alzheimer disease,AD)、脑血管病引起的痴呆(血管性痴呆,vascular dementia,VD)、混合型痴呆(mixed dementia,MD)三大类。其中以阿尔茨海默病最为常见。

二、临床表现及障碍特点

(一)临床表现

老年性痴呆病因不同,临床表现也各有差异。

1. 阿尔茨海默病(AD) 以不可逆的进行性记忆力减退和认知、语言功能障碍为主要临床表现的一种神经系统变性疾病。起病缓慢,早期症状多种多样,以近期记忆障碍最为常见,表现为记不清刚刚发生的事情。随着病情发展,逐渐对往事也会遗忘,严重时出现完全性遗忘。以猜疑为最先出现的症状,随着病情发展,精神显著衰退。有心胸狭隘、反应迟钝、爱闹情绪和易发怒、睡眠颠倒的倾向。病情进一步发展时,计算力减退,不会思考,逐渐发展到对日常生活及常识的理解、判断也发生障碍,如把裤子当成上衣穿。此阶段可出现语言障碍,词汇减少,言语单调,喃喃自语,或不能叫出物体名称或完全失语。大多数患者还对时间、人物和地点的定向产生障碍,如口面部不自主动作、厌食、大小便沾身等。神经系统检查可出现病理征阳性和腱反射亢进。晚期患者完全卧床,生活全靠别人照顾,病程维持5~10年而死亡。

2. 血管性痴呆(VD) 起病较迅速,病史中有反复多次的小卒中发作,多见于60岁左右,半数患者有高血压病史。病情呈阶梯样进展,即每发作一次卒中,痴呆症状加重一次。患者情绪易激动,记忆力减退,或有头痛、头昏、心悸、食欲不振等症状,晚期可出现明显痴呆、粗暴、定向障碍。检查时可见明显神经系统体征,如偏瘫、肢体麻木、语言障碍等表现,脑CT或MRI检查可查到脑梗死或脑出血灶,由于损害部位不同,临床表现也有所不同。

3. 混合性痴呆(MD) 同时存在上述两种类型痴呆的症状,有时鉴别较困难。

(二)障碍特点

老年性痴呆具有典型的临床表现,可概括为三个方面:认知功能减退、精神行为障碍及日常生活活动能力障碍。早期的主要症状是认知缺陷,尤其是记忆功能的损害,部分患者早期可能以精神症状或人格改变为主要表现,随着病情发展,逐渐出现理解力、判断力和日常生活能力的减退。

三、检查与评估

(一)认知功能筛查

1. 简易智能状态检查量表(mini-mental state examination,MMSE) 国内外应用最广泛的认知筛查量表,简单且易于操作,该量表包括时间与地点定向、语言(复述、命名、理解指令)、心算、即刻与短时听觉词语记忆、结构模仿等项目,满分30分,费时5~10 min,重测信度0.80~0.99,施测者之间信度0.95~1.00,痴呆诊断的敏感性80%~90%,特异性70%~80%。

2. 长谷川痴呆诊断量表(Hasegawa's dementia scale,HDS) Hasegawa 1974年编制,1991年修订。包括时间及地点定向力、命名、计算、记忆力等,适合于东方人使用,敏感性和特异性较高,少于15分者即可诊断为痴呆。

(二)痴呆严重程度评估及鉴别

1. 严重程度评估 可用全面衰退量表(global deterioration scale,GDS)、简明认知评定量表(brief cognitive rating scale,BCRS)、功能评定分期(functional assessment staging,FAST)、临床痴呆评定量表(clinical dementia rating,CDR)等进行评估。其中CDR可以通过访谈,完成对患者痴呆程度的评估,评定领域包括记忆、定向力、判断与解决问题的能力、工作和社会交往能力、家庭生活和个人业余爱好、个人生活自理能力,可评估痴呆严重程度:无痴呆CDR=0;可疑痴呆CDR=0.5;轻度痴呆CDR=1.0;中度痴呆CDR=2.0;重度痴呆CDR=3.0。

2. 痴呆鉴别 Hachinski 记分法（HIS）仅用于痴呆类型的鉴别,特别是阿尔茨海默病和血管性痴呆的鉴别诊断。其中,≥7 分为血管性痴呆;≤4 分者为阿尔茨海默病;5～6 分为混合型痴呆。

（三）痴呆成套测验

常用的测验包括韦氏成人智力量表（WAIS）、阿尔茨海默病评定量表-认知量表（ADAS-cog）、Mattis 痴呆评估量表、扩充痴呆量表、剑桥老年精神疾病检查等。其中 ADAS-cog 包括定向、语言（口语理解和表达、对测验指导语的回忆、自发言语中的找词困难、指令理解、命名 12 个真实物品与 5 个手指）、结构（圆、2 个交错的四边形、菱形、立方体）、观念的运用、阅读 10 个形象性词语后即刻回忆 3 次的平均数与 12 个形象性词语的再认,共 11 题,费时 15～20 min,满分 70 分。临床上通常将改善 4 分作为抗痴呆药物显效的判断标准。ADAS-cog 对极轻度和极重度的患者不够敏感。

（四）其他

1. 记忆评估 Rivermead 行为记忆能力测验,韦氏记忆量表修订版（WMS-R）等。

2. 语言评估 可以选择汉语失语成套测验（aphasia battery of chinese,ABC）等。

3. 执行功能评估 威斯康星卡片分类测验、伦敦塔测验、迷宫测验等。

4. 视空间障碍 可选用画钟测验（CDT）,可分两种,一种是要求受试者在空白的纸上画 1 幅几点几分的钟,反映执行功能;另一种是要求受试者模仿已画好的钟,反映结构能力;总分 16 分。针对 90 例（轻度 AD 患者 45 例和正常老人 45 名）样本的研究显示,上述两种画钟得分与 MMSE 的相关性分别为 0.82 和 0.85;能区分 83% 的 AD 患者与正常老年人,并能区分 92% 的伴有和不伴结构损害的 AD 患者。

5. 精神和行为症状（BPSD） 可选用神经精神问卷（NPI）、阿尔茨海默病评定量表——非认知量表（ADAS-noncog）、Blessed 行为量表（BBS）等。

6. 躯体功能评估 包括肌力、肌张力、关节活动度、平衡与协调、步行能力等。

7. 日常生活活动能力评估 可选用改良 Barthel 指数（MBI）或功能独立性评定（functional independence measure,FIM）量表等。

8. 社会功能评定 可选用社会功能活动调查（functional activities questionnaire,FAQ）等。

9. 生活质量评估 可选用阿尔茨海默病生活质量量表（quality of live-AD,QOL-AD）等。

四、作业治疗方案与实施

（一）认知功能训练

1. 记忆训练 帮助老年人记住所居住的环境、周围的人、最近进行的活动、新近发生的国内外大事和时间。可利用记忆辅助物,也可利用视、听等设备,如录音、录像配合训练。每日活动安排要从简单到复杂,或将整个练习分为若干个小部分,一步一步训练。

2. 思维训练 训练老年人综合分析、判断、推理和计算能力,提高解决问题的能力。

1）训练计算能力 如排列数字:给老年人 3 张数字卡片,让他由小到大顺序排列,然后每次另给 1 张数字卡,请他根据数字大小,插进自己已排好的 3 张卡片中。

2）训练推理 从工具、动物、植物、食品等内容中,随便指出一项如食品,让他尽量多地说出与食品有关的东西。

3）训练分类 给老年人一张列有 30 项物品名称的清单,并告知这 30 项物品分别属于食品、家具、衣服三类中的一类,要求老年人进行分类。

4）其他 例如动脑筋游戏、谜语、小组讨论及时事评论等,文字游戏,以及记名字和配对游戏有助于老年人发展不同的策略,提升其自信,故此类活动也可视作辅助策略。

(二)治疗性活动

针对老年人的功能障碍,从日常生活活动、劳动或文体活动中,选出一些老年人感兴趣,能帮助其恢复功能和技能的作业,让老年人按指定要求进行训练,以逐步恢复其功能,例如刺绣、针织、工艺品等手工操作,或书法、绘画、拼七巧板等游戏。作业疗法可使老年人集中精神,增强注意力和记忆力,放松精神,调节情绪,增强体力和耐力,增强独立感、愉快感,重建对生活的信心。

1. 日常生活活动能力训练 参考本书项目三-日常生活活动能力训练的内容。

2. 娱乐性活动训练

1)音乐治疗 有计划地运用音乐去改善一些在智能、身体及社交方面有欠缺的人对其生活环境的适应能力。它对一些人而言是工作,但对其他人却可能是文娱活动。它的多元化和力量涉及不同的层面,包括功能、感官、认知、社交和情绪。音乐对身心有正面的影响,如促进情绪改变、增强情感上的反应,促进情绪健康及改善社交等。对某些人来说,甚至可以加强人、物和地方的认知。若配合一些身体活动,亦有助促进健康。对一些焦躁的老年性痴呆患者,音乐亦有舒缓和安定的作用。音乐活动的种类繁多,可包括听音乐、唱歌、敲击乐器、做音乐体操等。而且音乐活动可融于日常生活,在不同时间播放不同的音乐,有助老年人对时间的认知。

2)美术治疗 借美术活动作沟通媒介,通过治疗关系去满足参加者在情绪、社交及发展方面的需要,治疗对象甚为广泛,包括慢性病老年人、老年性痴呆患者及抑郁症老年人等。不少学者认为参与美术及手工艺小组能使参与者建立自尊,增强大小肌肉的协调性,增加能力及技能,改善认知能力,促进创意表达、兴趣及社交,改善决断力和避免退化。

相比于结果,美术治疗更着重于过程。通过不同形式的活动,参与者能明白自己的需要和了解潜意识的想法。由于它糅合了情感、认知及人生经历,对参与者来说是一种独特的活动。而且,美术能实现幻想,鼓励情感流露,亦能给予身体各项感官刺激。此外,美术活动也是社交元素,能减少冷漠与抑郁。

3)有氧运动 运动结合刺激大脑的训练既可以避免老年人蜗居于室内,减少失用的产生,也对改善抑郁等精神症状有较好的效果。可以徒手或借助器械,让老年人进行各种改善运动功能的锻炼,以提高身体的灵活性和平衡能力,改善心肺功能。具体方法有散步、做广播体操和节律性活动、进行各种小组趣味活动、进行关节活动范围的维持训练和肌力增强训练、坐位和立位平衡训练等。

(三)行为与心理治疗

可选择"缅怀治疗",它是老年人精神科广泛采用的一种治疗媒介,适合治疗老年性痴呆及老年抑郁症。缅怀可借不同形式进行,包括个别回想、与人面谈、小组分享、展览及话剧等。由于其多元化和易于融合在日常活动与交谈中,很多医院及服务老年人的机构都乐于采用。

随着老年性痴呆患者的近期记忆力衰退,加上老年人在判断能力、语言、思维、运算及理解能力的减退,老年人会逐渐与现实脱节,以致与人沟通存在障碍。缅怀治疗是利用老年人所拥有的记忆媒介,鼓励老年人与人沟通与交往。远期记忆是一些实在的材料,老年人可以在没有压力下抒发自己的意见与情感。在分享过往岁月及成就时,老年人的个人尊严得以维护,且有助于他们重新肯定自己。与此同时,老年人会感到被接纳和谅解。与别人的分享也给予了老年人一个学习和认识的机会,使老年人得到更多的支持去面对目前或将来的挑战。

一般缅怀活动会糅合开心与不开心的记忆。因为过分着眼于开心的回忆会造成逃避现实;只侧重于不开心的往事又会令老年人情绪低落。因此,训练人员应抱着谨慎的态度。一些研究也显示,合适的缅怀活动有助于增加老年人的生活满足感,减少抑郁及改善生活质量。

(四)辅助器具与环境改造

辅助器具使用及家居环境的改造,能够有效地提高患者的自我照顾能力。

1. 辅助器具　老年性痴呆患者记忆力明显减退,故辅助器具以记忆辅助器具为主。常用的辅助工具有记事本、活动日程表、各种类型的记忆提示工具(如清单、标签、记号、言语或视觉提示、神经传呼机等)、各种电子记忆辅助工具(如闹钟、报时器、发音手表、手机、电脑等)。患者很难记住这些辅助记忆工具的使用方法,故需要进行专门的训练。

2. 环境改造　老年性痴呆患者多以家庭生活为主,故家居环境的改造可提高患者的日常生活质量。

1) 简化环境　室内以生活必需品为主,没有危险物品,尽可能减少装饰性物品,室内光线明亮柔和,物品放置井井有条。将重要物品(手机、钱包、钥匙等)置于室内显眼固定的地方,如进门吧台;入户门后贴有出门必带物品清单,便于出门前提醒,避免遗漏。避免门槛,浴室需安装扶手,地面要有防滑设计等。

2) 常用物品随身携带　眼镜系绳挂脖子上,便于随时佩戴。手机尽量放在衣兜或别在腰带上,手机铃声不宜太弱。随身携带信息卡,卡上写有个人信息及家人的联系方式,以防走失。

3) 家用电器安全　常用的电灯、电水壶、电炊具等,设计隔一段时间可以自动关闭的程序,以防发生危险。

任务四　实用技术训练

一、知识训练

(一) 重点概念解释

(1) 脊髓损伤　(2) 脑卒中　(3) AD

(二) 问题理解

(1) 简述脊髓损伤功能障碍的特点、功能评定。
(2) 简述脑卒中各个时期的作业治疗措施。
(3) 老年性痴呆的作业治疗方法有哪些?

(三) 知识应用

1. 单选题

(1) 关于老年性痴呆的流行病学特点,说法错误的是(　　)。
A. 痴呆的发病率和患病率随着年龄增加而增加
B. 65岁以上人群痴呆患病率约为5%
C. 患病的男性多于女性
D. AD是痴呆患病的主要亚型,高于血管性痴呆和其他亚型
E. 85岁以上AD的发病率大于40%

(2) 简易精神状态检查(MMSE)不包括下列哪方面?(　　)
A. 命名　　　B. 阅读　　　C. 定向力　　　D. 逻辑能力　　　E. 计算能力

(3) 下列不属于AD整体评价量表的是(　　)。
A. GDS　　　B. FIM　　　C. CDR　　　D. CGI　　　E. CIBIC

(4) 拇指的感觉功能检查用于哪个脊髓节段?(　　)
A. C5　　　B. C6　　　C. C7　　　D. C8　　　E. T1

(5) 肘前窝尺侧面的部位受(　　)的节段性感觉支配。

A. C5　　　　B. C6　　　　C. C7　　　　D. C8　　　　E. T1

2. 多选题

(1) 下列哪几项属于脑卒中后早期的作业治疗内容？（　　）

A. 保持正常的关节活动度

B. 预防和纠正单侧忽略

C. 保持坐位姿势，包括床上长坐位、轮椅坐位、椅坐位

D. 日常生活训练

E. 抗痉挛治疗

(2) 下列哪几项属于阿尔茨海默病患者的作业治疗内容？（　　）

A. 日常生活训练　　　　B. 心理治疗　　　　C. 记忆强化训练

D. 辅助技术　　　　　　E. 运动功能训练

二、技能训练

（一）案例分析

姓名：王某　性别：女　年龄：73岁　学历：小学

诊断：阿尔茨海默病，以"记忆力减退7年，猜疑被窃、出门迷路两年"为主诉入院。

病史：患者五十多岁时便常因找不到存折而哭泣，2010年因心脏传导阻滞，住院装起搏器，之后便出现记忆力差，搞不清住院费用，还称邻居将自家的坏家具换到她家，当时家人未在意，未予求治。2015年春节期间某日，患者晨4点钟步行数公里去儿子住处，说女儿拿她东西。次日儿子带其到某院就诊，诊为痴呆，配茴拉西坦、再普乐等药物，患者服药被动，时服时停。病情持续加重，骂对面邻居，称邻居拿她东西不还，平时将钱物到处藏，随后又忘记藏匿地点。讲女儿偷了她的钱物，将家中值钱的东西用不值钱的东西换走，称子女买来的东西是自己妈妈买来的。2016年两次走失后找回。近年来病情较重，常有自语，称有人到家中拿走钱物。烧饭途中走开，忘关煤气致炊具烧坏。将换下的衣服藏在席子下面，夜间将报纸折成长条塞住门缝，眠差，骂人，不肯吃药，将药藏在舌下，随后吐出。家人为进一步诊治，送来我院。

入院时情况：意识清醒，四肢活动自如，交谈不甚合作，表情警惕，当面询问时否认猜疑被窃，之后在病区内来回找子女，称钱被他们骗去了，子女把自己丢在这里，存在被窃妄想，偶有言语性幻听。远近记忆均减退，今日之事次日必忘，计算力差。情绪焦虑，夜间眠差，反复走动，烦躁不安。

评定结果：MMSE评定12分，有认知功能障碍；Rivermead行为记忆能力测验5分，有记忆功能障碍；阿尔茨海默病评定量表-认知量表（ADAS-cog）测验45分，阿尔茨海默病评定量表-非认知量表（ADAS-noncog）测验25分，存在严重的行为精神异常；ADL能力评定MBI 100分，基础性日常生活活动自理。FIM量表评分101分，社会认知方面6分，理解2分，表达2分，需要最大量帮助。需求评估。生活独立。

问题：

(1) 对于该患者的作业治疗评估是否全面？若不全面，还需要哪些评定？

(2) 如何提高患者的记忆力？

(3) 如何提高患者的生活独立性？

(4) 针对患者走失数次，作业治疗师可以做些什么？

（二）操作实训

实训项目　脑卒中作业治疗

1. 实训目的

(1) 了解脑卒中的特点。

知识应用
答案

(2) 掌握脑卒中的评定和作业治疗方法。

2. 实训内容及要求

(1) 合理进行脑卒中评定。

(2) 学生能够根据案例资料进行讨论交流,且设计合理的作业治疗方案。

【实训案例资料】

障碍者,王某,女,56岁。右利手,因"脑出血术后左侧偏瘫近2个月"入院。高血压病史十余年,无糖尿病等。查体:意识清楚,理解力可,言语流利,口齿欠清。右侧肢体活动正常,双侧浅感觉正常。左侧深感觉减退。Brunnstrom 分级:上肢、手、下肢均为Ⅱ级。腱反射(+++),踝阵挛(-),Hoffmann 征(+),Babinski 征(+)。简易认知状态检查正常,改良 Barthel 指数 40分。日常生活由老伴照顾,同时家中有一个5岁的外孙。希望可以通过作业治疗减轻老伴照顾的负担。

请讨论:王女士是否还需要补充其他的评估?如何评估?假如你是作业治疗师小李,请问你为李女士设定的作业治疗目标是什么?请为李女士设计作业治疗方案。

3. 实训组织方法及步骤

(1) 教师将学生分为若干组,每组4～6人,课前安排任务,学生按小组讨论完成任务。

(2) 上课时小组派代表阐述本小组的观点和问题答案。

(3) 教师和学生对每小组的答案进行提问、指正、修改。

(4) 教师对学生的答案进行点评,根据统一标准给出学生考核分值。

(5) 教师讲解、阐述观点和答案,总结本次实训。

4. 实训评价标准(100分)

(1) 进行脑卒中评估。(40分)

(2) 对评估结果进行分析。(30分)

(3) 根据评估结果设置治疗方案。(30分)

(盛幼珍 韩 端 石 慧)

项目十三　精神障碍作业治疗

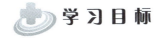

【知识要求】
- ◆ 掌握：精神障碍的作业治疗。
- ◆ 熟悉：精神障碍评估量表和评估内容。
- ◆ 了解：精神障碍的概念、临床表现及障碍特点。

【能力要求】
- ◆ 能理解精神障碍的障碍特点。
- ◆ 能区别各种类型的精神障碍。
- ◆ 能够独立操作精神障碍的评定和作业治疗。

扫码看 PPT

任务一　概　　述

一、精神障碍的病因和分类

精神障碍是指在各种生物学、心理以及社会环境因素影响下，大脑功能失调，导致认知、情感、意志和行为等精神活动出现不同程度障碍的疾病。

（一）病因

1. 生物学因素　现今对心理疾病最热门的解释是生物学上的解释：一个有精神障碍的人可能有不同的脑部结构或功能，或者是有不同的神经化学反应，是由基因或环境伤害（如胎儿酒精综合征）引起的。举例来说，许多被诊断有精神分裂症的患者被证实在大脑中有肿大的脑室和萎缩的灰质。另外，有些人认为神经传导物质不平衡也会导致精神障碍。许多的遗传研究和双胞胎研究都证实躁狂抑郁症和精神分裂症等精神障碍是有遗传倾向的。

2. 心理因素　心理学家认为矛盾、危机、紧张和创伤可能会导致精神障碍，特别是在一个容易受伤的人身上。例如，一个目睹父母亲杀人的小孩可能会发展出沮丧和紧张的情绪，甚至会患创伤后压力心理障碍症精神障碍。

3. 社会因素　社会学家认为重大事件和情境会导致精神障碍。例如，在社会运动、战争或遭受天然或人为的疾病时，该地区的人们有较高的概率患精神障碍。贫穷、无常和缺乏资源和援助地区的人群也会比富裕和稳定地区的人群患精神障碍的概率高。

（二）分类和常见症状

精神障碍包括精神分裂症、狂躁抑郁性精神病、更年期精神病、偏执性精神病及各种器质性病变伴发的精神障碍。

还有不少人爱把神经病与心理疾病特别是精神障碍等同起来，这是个误区，神经病和精神障碍是区分开来的，精神障碍属于心理疾病范围，神经病属于器质性病理范围。

了解精神障碍的各大症状，以便有效做到早发现、早治疗，从而提高精神障碍的治愈率。

1. 思维破裂 患者思考问题时没有中心，第1个念头和第2个念头之间缺乏任何联系，讲话时前言不搭后语，颠三倒四，有头无尾，缺乏条理。医生完全无法与思维破裂的患者进行语言交流和实施医疗检查。

2. 情感障碍 对亲人疏远、冷淡，甚至敌对。对一切事物表现冷淡，漠不关心，整天闷坐，胡思乱想。情感障碍明显的患者完全失去自我管理的能力，严重影响进食、睡眠和休息，对患者自身的健康造成严重的危害。

3. 幻觉和妄想 幻觉中以幻听为多，患者听到空中或房上有人对他讲话，或听到一些人议论他。患者的行为常常受到幻觉的影响，甚至服从幻觉的"指令"而做出一些危险动作。幻觉和妄想可导致突发行为改变，会突然出现自杀、自伤、冲动、出走、无自知力等精神症状。

二、精神障碍作业治疗的发展和理论模式

回顾精神医学的早期历史，当时普遍认为，对于许多精神障碍和精神残疾，医疗处理无能为力，因此，许多精神障碍患者被处以终身监禁。18世纪后期对精神障碍患者施以人道的处置。19世纪的改革者们提出尽可能为精神障碍患者创造条件，开发他们潜在的能力，为他们创造一个尽可能舒适的环境。"道义治疗"着重于对精神残疾的评估，研究其工作、娱乐及社会活动。同时，在精神病医院推行作业疗法等，研究者认识到这种定式活动具有治疗价值，这一点与目前的康复精神医学实践相一致。职业康复服务的重点也从躯体残疾转向精神残疾。美国修订了《职业康复法》，在经济上和社会福利上对精神残疾人士提供合法的支持。19世纪70年代后期开始风行各种家庭干预与心理教育措施的研究；19世纪80年代以后开始注重较广泛地推行各种技能训练、社区病案管理以及某些职业康复方案(辅助就业措施、各种求职俱乐部)等。

国内精神康复事业的一个重要方面为精神病医院内的康复工作。自20世纪50年代起，国内各地精神病医院都不同程度地开展具有"康复"性质的治疗；还较系统地开展以工作技能为中心的综合性训练。20世纪80年代后受到康复医学总体进展的带动，精神病医院内逐渐开展了一些康复性质的技能训练，如音乐疗法、社交技能训练、绘画与书法训练、行为矫正训练、就业技能训练等。

中国残疾人联合会大力推行"社会化、综合性、开放式"精神障碍防治康复工作模式，覆盖全国4亿多人口。这种模式是指建立以政府为主导，有关部门各尽其责，社会各界广泛参与的组织管理。

精神障碍患者的康复过程多为其健康行为的再建及社会行为再适应的一个过程，康复质量与效果是康复治疗研究的关键问题。

常用的治疗模式如下。

1. 团体治疗 包括社会功能训练、心理健康教育、情绪压力管理、兴趣爱好培养、认知功能训练和体能训练。

2. 单独治疗 为人类作业模式以及作业表现模式，对个案的日常生活活动、工作或生产性活动以及休闲娱乐活动从意志、习惯、表现能力和环境方面进行分析、评估和治疗。

3. 辅助就业服务 主要采取住院顶岗训练和综合性支持性就业服务。

三、精神障碍作业治疗的作用和治疗原则

（一）作用

作业治疗能够协助精神障碍患者选择、参与、应用有目的性、有意义、有选择性的活动，对与生活有关的功能障碍进行预防或恢复，使其在躯体、心理、社会等方面适应，功能得到最大程度的改善，能够对精神障碍患者能力的丧失及残疾起到预防作用。作业疗法使精神障碍患者的康复成为可能，能够对精神障碍患者大脑、躯体功能的退化进行有效的预防。即使患者受到精神障碍的影响，但还能过着有意义、有目标的生活。作业疗法不仅能够提高患者的社交能力，还能分散其对疾病的注意力，可有效改善患者的精神状态。

通过引导精神障碍患者进行自理能力训练、体育文娱活动及适当的体力劳动，可有效提高患者的认知、生活能力以及情感表达能力。农业生产劳动可活跃患者的身心，有利于其情绪、精神状态的改善，提高其注意力。

（二）精神康复的基本原则

精神康复的基本原则主要有以下三个方面。

1. 功能训练 康复工作的现实目标是重新获得或恢复人体的功能活动。精神残疾患者会出现种种心理功能缺陷，如情感交流障碍、社会交往障碍、认知功能障碍等，表现为生活、学习、工作等方面的功能障碍。必须通过有效的功能训练使他们重新获得或恢复失去的功能。例如目前比较盛行的独立社会技能训练，采用程式化的训练方法，临床证明其非常有效，值得推广。

2. 全面康复 在心理（精神）、生理（躯体）及社会生活方面实现全面的、整体的康复，又称为整体康复或综合康复。全面康复也指在康复的四大领域（医疗康复、教育康复、职业康复、社会康复）中全面获得康复。由此看来，康复不仅仅针对功能障碍，更重要的是面向整个人。

3. 重返社会 康复最重要的一项目标是通过功能改善及环境改造促进患者重返社会。这样才能促使康复对象力争成为独立自主和实现自身价值的人，达到平等参与社会生活的目的。应尽可能地创造条件在社区建立过渡性的康复设施。

四、精神障碍作业治疗的主要方法

（一）院内治疗

主要包括团体治疗、单独治疗与辅助就业服务。

1. 团体治疗 包括社会功能训练、心理健康教育、情绪压力管理、兴趣爱好培养、认知功能训练和体能训练。所开展的团体治疗包括认识社会、健康生活、轻松生活、多彩生活、老有所乐、体能训练等。

1）认识社会　主要提供基础社交技能训练、工作相关社交技能训练、社会常识训练、社会礼仪训练以及整体的社会认知功能训练。

2）健康生活　主要提供的服务有心理健康教育、独立生活技能培训、保健知识、文化知识以及乐观的生活态度等。

3）轻松生活　提供的训练主要有压力管理、情绪管理、放松训练等。

4）多彩生活　提供的训练有主动式休闲娱乐活动、被动式休闲娱乐活动、艺术活动与交际活动。

5）老有所乐　针对精神残疾患者中的老年患者，使用缅怀治疗、多感官刺激、现实导向训练、肌肉感官训练的方法，旨在帮助这部分患者维持认知和躯体功能并预防认知和躯体功能减退，维持现有的功能以及预防新的残疾，同时改善老年精神障碍患者的情绪以及生活质量。

6）体能训练　开展活动包括体育运动项目、健身操以及包括八段锦在内的各类气功。

2. 单独治疗 为人类作业模式以及作业表现模式,对个案的日常生活活动、工作或生产性活动以及休闲娱乐活动从意志、习惯、表现能力和环境方面进行分析、评估和治疗。严格按照作业治疗的干预流程进行处理,包括面谈、评定、制订治疗目标、制订治疗计划、实施治疗计划、再评定、决定康复去向。开展的单独治疗有自理能力训练、独立生活技能训练、工作技能训练、兴趣培养、认知训练、社交技能训练、体能训练等。

3. 辅助就业服务 主要采取住院顶岗训练和综合性支持性就业服务。针对功能残疾较严重的精神障碍患者,提供住院顶岗训练,主要包括手工制作、泥人制作、计算机训练、点心制作、布艺制作、咖啡吧训练、保洁、报刊分发、农业劳动等。

(二)院外患者的训练方法

1. 志愿者服务 志愿者服务内容分为城市清洁类、宣传类、工艺品义卖、老年服务类等,为患者设计相关活动,使其尝试新的社会角色。通过引导患者参加这类和他们有一定关系及有一定意义的活动,带动患者的主动参与,提升他们的自我效能感及在社会上的自我价值感与参与度。

2. 职业康复 在综合性、支持性就业模式的指导下为院外的患者进行职业康复,流程为社区转介、建立治疗关系、进行专业评估、制订个人就业计划、帮助就业、持续跟踪服务等。

3. 社区服务 为各社区中心提供作业治疗服务,服务内容包括工作人员培训、社区康复员训练、社区环境改造、社区活动开展、社区患者家访服务等。

任务二　常见精神障碍的作业治疗

一、创伤后应激障碍

(一)概述

创伤性应激指引起创伤的严重生物-心理-社会应激,它不仅指心理方面的应激,还包括躯体和社会的应激。应激相关障碍是一类与精神创伤或精神应激有明显因果关系的精神障碍,主要包括急性应激障碍、创伤后应激障碍和适应障碍。

(二)病因与发病机制

创伤后应激障碍的病因学是多因素的,涉及遗传、神经内分泌(5-羟色胺能和去甲肾上腺能系统的调节障碍)、大脑结构与功能改变及心理社会方面等因素。其中,遗传因素和童年创伤被认为是创伤后应激障碍的高风险因素。

(三)分类与临床表现

1. 分类 国际疾病分类的精神与行为障碍分类(ICD-10)、《中国精神障碍分类与诊断标准》第三版(CCMD-3)及美国的《精神障碍诊断与统计手册》第四版(DSM-Ⅳ)的诊断系统中,临床上以应激反应源的严重性,应激症状的严重性及持续时间,将应激相关障碍分为急性应激障碍、创伤后应激障碍与适应障碍三大类。在美国《精神障碍诊断与统计手册》第五版(DSM-Ⅴ)中,将创伤后应激障碍从"焦虑性疾病"中独立出来,以前的两个亚型"反应性依恋障碍"及"去抑制性社会参与障碍"被纳入此项目并且形成新的独立的病种。以下是 DSM-Ⅴ 创伤和应激相关障碍分类。

(1)反应性依恋障碍。

(2) 创伤和应激相关的障碍。
(3) 去抑制性社会参与障碍。
(4) 创伤后应激障碍。
(5) 急性应激障碍。
(6) 适应障碍。
(7) 其他特定的创伤和应激相关障碍。
(8) 未特定的创伤和应激相关障碍。

2. 临床表现 暴露于创伤后的各种急性或慢性反应,如睡眠紊乱、焦虑、恐惧、易激惹和抑郁反应和躯体症状。创伤后应激障碍指在经历重大的创伤事件后个体出现反复体验当时的情景、回避行为、情感麻木和高度警觉的症状。

1) 急性应激障碍 又称急性应激反应,是指以急剧、严重的精神刺激作为直接原因,患者在受刺激后立即(通常在数分钟或数小时内)发病,表现有强烈恐惧体验的精神运动性兴奋,行为有一定的盲目性,或者为精神运动性抑制,至木僵。如果应激源被消除,症状往往历时短暂,一般在几天至一周内完全恢复,预后良好。急性应激障碍出现与否以及严重程度不仅与应激事件有关,还与个体的人格特点、对应激源的认知和态度、应对方式以及当时躯体健康状态等密切相关。急性应激障碍还有一种临床亚型,称为"急性应激性精神病",是指由强烈并持续一定时间的心理创伤性事件直接引起的精神病性障碍。以妄想、严重情感障碍为主,症状与应激源密切相关,较易被人理解,而与个人素质因素关系较小。一般在1个月内恢复,预后良好。

2) 迟发性创伤后应激障碍 在创伤事件发生至少6个月以后出现的创伤后应激障碍称为迟发性创伤后应激障碍。主要临床表现可分为三组。

(1) 第一组为反复体验创伤性事件,如闯入性的回忆和反复出现的噩梦,以及其他反复体验的症状,包括暴露于使人想起创伤事件的情景或物品。

(2) 第二组为保护性的反应,如回避与创伤相关的刺激和情感麻木。创伤体验产生了非常强烈的情绪,如压倒一切的恐惧、害怕和焦虑,这些情绪反应可持续终生。

(3) 第三组为高度警觉的症状,如惊跳反应和过度警觉。过度警觉的症状在创伤暴露后的第一个月最普遍、最严重。

3) 适应障碍 适应障碍是指在明显的生活改变或环境变化时产生的、短期的和轻度的烦恼状态和情绪失调,常有一定程度的行为变化等,但并不出现精神病性症状。典型的生活事件有沮丧、离婚、失业或变换岗位、迁居、转学、患重病、经济危机、退休等,发病往往与生活事件的严重程度、个体心理素质、心理应对方式等有关。发病多在应激性生活事件发生后的1~3个月内出现,临床表现多种多样,包括抑郁心境、焦虑或烦恼,感到不能应对当前的生活或无从计划未来,失眠,应激相关的躯体功能障碍(头疼、腹部不适、胸闷、心慌),社会功能或工作受到损害。以品行障碍为主者,常见于青少年,表现为逃学、斗殴、盗窃、说谎、离家出走、性滥交等。儿童适应障碍主要表现为尿床、吸吮手指等退行性行为,以及无故腹部不适等含糊的躯体症状。应激因素消除后,症状持续一般不超过6个月。

4) 反应性依恋障碍与去抑制性参与社会障碍 都是由于社会忽视或其他限制,使儿童形成选择性依恋。病因学上这两类障碍有相似的发病机制,但这两类障碍有很多不同,由于正性情感的抑制,反应性依恋障碍更像内化型障碍,基本上等同于对心仪的成年照护者缺乏依恋或不完全依恋;与此对比,去抑制性社会参与障碍更像儿童多动症,它常见于那些不缺乏依恋甚至已建立依恋或安全依恋的儿童。

(四) 检查

包括创伤暴露测量、急性应激障碍的评估、创伤后应激认知损害评估等。

1. 创伤暴露测量　筛查患者曾经经历的创伤事件，推荐使用创伤史问卷(THQ)，它由24个项目组成，涵盖三个领域的创伤事件，包括犯罪相关事件(抢劫、袭击)、天灾人祸(受到侮辱、灾难、目睹死亡)以及躯体和性侵犯经历。对于每一个项目，受试者需要回答他/她是否经历过，如果经历过，事件发生的次数及发生的大概时间。此外，还有成人创伤评估，内容包括自评版本和晤谈版本、生活事件清单、创伤史筛查、战争暴露问卷等。

2. 急性应激障碍的评估　评估创伤后的分离症状和创伤经历。常用的量表有斯坦福急性应激反应问卷(SASRQ)、创伤后应激障碍筛查量表。前者的测量包括分离症状、创伤性再现、与创伤提示有关的回避症状、焦虑症状及功能损害。后者特别适用于有多种创伤性事件史的受试者，或者不知道创伤史的受试者。

3. 创伤后应激认知损害评估　创伤后应激障碍急性期表现为认知功能障碍。

（五）治疗

1. 治疗原则　大多数的创伤后应激障碍患者，并不需要住院治疗。即使住院治疗，其住院时间一般为4~6周。及时了解他们在物质及心理上的需要并适度满足，帮助患者提高心理应对技能，表达和宣泄相关的情感，对良好的预后具有重要意义。

2. 主要目标

1) 缓解焦虑　教给患者各种技巧以更好地应对创伤后应激障碍的症状，主要的技术有放松训练(系统的肌肉放松)、呼吸训练(学习缓慢的腹式呼吸)、正性思维(用积极的想法替代消极想法)、自信训练(学会表达感受、意见和愿望)、想法终止(默念"停"来消除令人痛苦的想法)。

2) 改善情绪和功能　认知治疗帮助患者通过改变各种不合理的假设、信念来改善抑郁和社会功能。如相当比例创伤性事件的幸存者有强烈的自责；强奸的受害者可能责怪自己不够小心；灾害的幸存者可能感到自己未能尽力，对亲友的伤亡负有责任。

3) 正确面对与创伤有关的特定情境、人、物体、记忆或情绪　有人认为，反复的暴露可使患者认识到他/她所害怕和回避的场所已经不再危险。

4) 保障患者的安全和生活

(1) 提供安静舒适的环境，减少外界刺激。

(2) 尊重患者，允许保留患者自己的天地和注意尊重其隐私。

(3) 加强观察和关心患者(但不被患者意识到)。加强不安全因素和危险物品的管理，以便早期发现自杀、自伤或冲动行为的先兆。

(4) 对有自理缺陷(如心因性木僵)的患者做好生活料理，以暗示性言语鼓励其循序渐进地加强自主功能训练。

(5) 鼓励患者参加以娱乐性游戏为主的活动，分散其注意力，使其忘记身心痛苦。

3. 心理治疗

(1) 建立良好的医患关系谈话，给予简明的指导。

(2) 每天定时接触患者，分析应激相关障碍症状和恶劣心境的原因和危害。

4. 结合药物治疗　药物治疗是治疗各个时期创伤后应激障碍最常见的选择。药物治疗对创伤后应激障碍患者至少有三种潜在的好处，即改善症状、治疗共患疾病、减轻干扰心理治疗和(或)日常功能的相关症状。根据患者的症状特点，对表现为激越性兴奋或急性精神病性症状的患者，应当给予适当的抗精神病药物。若患者有抑郁或焦虑症状，可给予合适的抗抑郁药物或抗焦虑药物。药物剂量以中、小量为宜。对于创伤后应激障碍，药物治疗起效相对较慢，一般用药4~6周症状减轻，8周或更长的疗程才更能体现药物的真正疗效。使用一种药物治疗无效的患者，可能使用另一种药物有效。

二、抑郁症

(一) 概述

抑郁症是指以各种以显著而持久的心境低落为主要临床特征的一类情感障碍。抑郁症的核心症状包括情绪低落、兴趣缺乏和快感缺失,可伴有躯体症状、自杀观念和行为等。抑郁可一生仅发作一次,也可反复发作。若抑郁反复发作,则称为复发性抑郁障碍。

(二) 病因和发病机制

抑郁症的致病因素不明确,但普遍认为与遗传因素、社会环境因素、性格特质、自身内分泌功能、脑功能等有关。

1. 遗传因素 研究显示,父母其中1人得抑郁症,子女患病概率为25%;若双亲都是抑郁症患者,子女患病率提高至50%~75%。

2. 社会环境因素 应激性以及负性生活事件可以诱发抑郁症,如丧偶(尤其是老年丧偶)、离婚、失业、生意失败、病痛等。

3. 生化因素 抑郁症发生的基础是脑内一些化学物质代谢紊乱,有些人调节能力比较差,容易造成代谢紊乱。现在研究得比较透彻的是生物学因素。综合医院中,伴中枢神经递质功能及代谢紊乱的内科患者中,约1/3伴有抑郁症,外科患者中也有许多人伴有抑郁症。

4. 性格特质 抑郁症和人的性格关系密切。通常有两类人比较容易患抑郁症,一类是自卑、自责、多愁善感的人;另一类是过于追求完美的人。

5. 增龄引起的脑退行性改变 这是近几年研究发现的一个新的抑郁症发病原因。

6. 性别因素 女性抑郁症患病率是男性的2倍,有研究认为这与雌激素分泌水平的改变有关。

(三) 临床表现

1. 主要症状 可分为核心症状群、心理症状群及躯体症状群三个方面。

1) 核心症状群

(1) 情绪低落:患者诉自己心情不好,高兴不起来;感到无助、无望,与其处境不相称。

(2) 兴趣缺乏:对任何事情都不想参与,有的甚至离群独居,不想见人。

(3) 乐趣丧失:或称快感缺失,无法从生活中体验到乐趣。

2) 心理症状群

(1) 心理学伴随症状:包括焦虑、自责、自罪、精神病性症状(如虚无妄想、罪恶妄想或幻觉)、认知功能障碍(注意力集中困难或下降、联想困难,自觉思考能力显著下降)、自杀观念和行为、自知力(严重程度的评判标准)缺乏。

(2) 精神运动性症状:表现为精神运动性迟滞或激越。

3) 躯体症状群 失眠、早醒或睡眠过多;食欲不振,体重明显减轻;性欲明显减退;精力丧失;晨重夜轻(抑郁情绪在晨间加重)。

2. 认知功能障碍 抑郁发作时,抑郁症患者存在明显的认知功能障碍,可随着病情的改善而恢复。有研究发现,抑郁症患者的认知功能障碍可能独立于抑郁症状之外,这是抑郁症患者在缓解期内仍不能恢复社会功能的主要原因之一。

抑郁症患者的认知功能障碍主要表现如下。

1) 执行功能障碍 学习和归纳的能力减退,无法像健康人一样有效而迅速地进行逻辑判断。

2) 记忆力明显减退 具体表现为短时记忆力和瞬间记忆力下降,自由联想、粗质回忆和再认的困难;重度抑郁症患者韦氏成人记忆量表(WMS)测验中再生、联想和理解的表现比中度患者更差,这表明病情严重程度与信息加工过程中再认和粗质回忆的缺陷程度相关。

3)注意障碍 抑郁症患者额叶功能下降,明显影响注意力。临床可以表现为注意力集中困难、不能持久或注意力固定于病态观念或妄想上。

3. 分类 ICD-10 和 DSM-V 两大诊断系统对抑郁障碍的分类及描述基本一致,认为抑郁障碍是一类"发作性"精神障碍,是系列综合征(连续谱)。

1)ICD-10 分类(CCMD-3 与 ICD-10 一致)

(1)抑郁发作(单次发作):通常表现为心境低落、兴趣和愉快感缺失、疲倦、乏力、活动减少。依据严重程度不同,可分为轻度、中度、重度抑郁发作。重度抑郁发作可伴精神病性症状和不伴有精神病性症状。当不符合上述描述的抑郁发作时诊断为其他抑郁发作。

(2)复发性抑郁发作:分为轻性抑郁、伴或不伴精神病性症状的抑郁。复发性抑郁发作经治疗后病情缓解称为复发性抑郁发作缓解状态。

(3)持续性心境障碍:包括环性心境、恶劣心境和其他持续性心境障碍。

2)DSM-V 分类

(1)破坏性情绪失调障碍。

(2)重度抑郁障碍,单次和反复发作。

(3)持久性抑郁障碍(心境)。

(4)经前期心境恶劣障碍。

(5)物质/药物引起的抑郁障碍。

(6)由于其他医疗条件所致的抑郁障碍。

(7)其他特定的抑郁障碍。

(8)未特定的抑郁障碍。

破坏性情绪失调障碍和经前期心境恶劣障碍,是 DSM-V 中新增的抑郁障碍分类。前者主要是指从儿童到 18 岁之间,表现为持续的易激惹和频繁的极端行为失控发作。

(四)辅助检查

1. 实验室检查 目前尚无特异性的实验室检查项目可以诊断抑郁障碍,地塞米松抑制试验(DST)和促甲状腺激素抑制试验(TRHST)对诊断有一定的意义。

2. 评估 为了明确抑郁障碍的诊断,应先对患者的精神症状及躯体情况进行检查和评估。主要包括现病史、目前症状、是否有自杀意念、既往是否有过躁狂发作及治疗史等。还可以使用临床量表或自评量表来评估其精神症状的严重性。

(五)治疗

1. 治疗目标

(1)患者住院期间不会伤害自己。

(2)建立和维持摄入营养、水分、排泄、休息及睡眠等方面的适当生理功能。

(3)与患者建立良好的医患关系并协助患者建立良好的人际关系。

(4)能以言语表述出对于自我、过去的成就和对未来的展望的正向观点,患者在出院前自我价值感增强。

(5)患者在出院前能主动在病房中与病友和工作人员相处。

(6)患者能以有效的途径解决问题,进而减轻无力感。

(7)出院前没有明显的妄想及病态的思维。

(8)患者在不服用药物的情况下,每晚有 6~8 h 不中断的睡眠。

2. 作业治疗措施及教育计划

1)预防患者采取伤害自己的行为 自杀观念与行为是抑郁症患者最严重且危险的症状,可出现在疾病的充分发展期,也可出现在疾病的早期与好转期。

(1) 应与患者建立良好的治疗性人际关系,要密切观察自杀的先兆症状,如焦虑不安、失眠、沉默少语或心情豁然开朗、在出事地点徘徊、忧郁、烦躁、拒餐、卧床不起等。

(2) 治疗人员不应让患者单独活动,可陪伴患者参加各种团体活动,如各种工疗和娱乐疗法。在与患者的接触中,应能识别这些动向,给予心理上的支持,使他们振作起来,避免意外发生。

(3) 治疗设施安全,治疗休养环境要求光线明亮、空气流通、整洁舒适;墙壁以明快的色彩为主,可以挂壁画及摆放适量的鲜花,以利于调动患者积极良好的情绪,激发对生活的热爱。

(4) 应反复向家属交代病情,取得家属的帮助和配合,做好患者的疏导工作,维持适当的营养、排泄、睡眠、休息活动与个人生活上的照顾。

(5) 食欲不振、便秘是抑郁症患者常出现的肠胃系统方面的问题。若患者认为自己没有价值,不值得吃饭时,可让患者从事一些为别人做事的活动,如此可以协助患者接受食物。

(6) 患者大部分时间卧床不动、不易入睡、睡眠浅、易醒或早醒。治疗人员应鼓励和主动陪伴患者白天参加多次短暂的文娱活动,如打球、下棋、唱歌、跳舞等;晚上入睡前喝热饮、用热水泡脚或洗热水澡,避免看过于兴奋、激动的电视节目或会客、谈病情。为患者创造舒适安静的入睡环境,确保患者睡眠。

(7) 由于抑郁症患者情绪低落、悲观厌世、毫无精力和情绪顾及自己的卫生及仪表,治疗时应给予协助和鼓励,使患者仍能维持一个正向的身心状态。

2) 鼓励患者抒发自己的想法　严重抑郁症患者思维过程缓慢,思维量减少,甚至有虚无罪恶妄想。在接触语言反应很少的患者时,应以耐心、缓慢以及非语言的方式表达对患者的关心与支持,通过这些活动逐渐引导患者注意外界,同时利用治疗性的沟通技巧,协助患者去表述他的看法。

3) 阻断负向的思考　抑郁症患者常对自己或事情保持负向的看法,而这种情形常是不自觉的。治疗人员应该协助患者确认这些负向的想法并加以取代和减少。同时,可以帮助患者回顾自己的优点、长处、成就以增加正向的看法。此外,要减少患者的负向评价,并提供正向加强自尊的机会。

4) 学习新的应对技巧　为患者创造和利用与各种人或团体接触的机会,以协助患者改善处理问题的能力和人际沟通的方式,增强社交的技巧,康复人员亦要提供适当的教育,协助周围的人加强患者适应性的行为反应,忽视不适应行为,从而改变患者的应对方式。

5) 其他　同时配合药物、电抽搐或改良电抽搐等治疗方法,从而进一步提高患者对疾病的认识、生活的满意度以及解决问题的能力和应对应激的能力,促进康复,预防复发。

(六) 病程与预后

经过抗抑郁治疗,大部分患者会缓解或显著减轻。抑郁症状缓解后,患者的社会功能一般可恢复至病前水平,即使主要抑郁症状长期缓解,仍有其他一些残留症状,如消沉、自觉状况差、社会适应功能减退及自杀死亡率高于一般人群。

三、边缘型人格障碍

边缘型人格障碍(borderline personality disorder,BPD)是精神科常见人格障碍,主要以情绪、人际关系、自我形象、行为的不稳定,并且伴随多种冲动行为为特征,是一种复杂又严重的精神障碍。对于边缘型人格障碍的典型特征,有学者描述为"稳定的不稳定",往往表现为治疗上的不依从,治疗难度很大。

(一) 病因

边缘型人格障碍的产生原因仍然在调查中,并且研究者还不知道阻止其产生的方法。病因可能包括以下方面。

1. 遗传学 一些研究双胞胎和家庭的学者认为人格障碍会遗传。

2. 环境因素 不良的生活环境对人格障碍的形成起到重要作用。例如,结交具有品行障碍的朋友,经常混迹于大多数成员具有恶习的社交圈子,接触大量淫秽、凶杀等内容的小说及影视文化等。青少年往往法律观念淡薄,辨别是非的能力较差,行为自制能力差,情绪波动大,容易通过观察、模仿或受教唆等习得不良行为,甚至出现越轨行为。此外,社会上存在的不正之风、拜金主义等不合理的社会现象、扭曲的价值观念对人格障碍形成的消极作用不容忽视。

3. 心理社会因素

1) 童年虐待 很多患有这种障碍的人表明在童年时期受到过性或身体虐待。

2) 忽视 一些边缘性人格障碍患者在童年时期严重缺乏关爱,被忽略甚至被遗弃。多数患者的童年与家人分离,被忽视,双亲有冲动和忧郁的特质。幼年时就被迫担起成人的角色或角色替换、人格成熟的过程受到阻挠,与父母分离并形成独立人格的过程受到破坏。

3) 脑病理学 边缘型人格障碍患者神经影像学研究结果显示:(脑)结构功能不良。MRI研究发现边缘型人格障碍患者海马体和杏仁核容积减小,或者仅杏仁核容积减小。

(二) 临床表现

表现为人际关系、自我形象和情感的不稳定,同时有明显冲动性的行为模式,开始于成年早期,出现在各种情境中,至少有下述5项。

(1) 疯狂努力以避免真实或想象中的被抛弃。

(2) 不稳定且紧张的人际关系模式:其特点是对所交往的人的印象从极端理想化到极端的贬低之间变来变去。人格的部分分裂,无法将好与坏两极融合,无法对世界产生统一和综合的观念。易造成人际冲突。对于世界缺少安全感。

(3) 自体形象(self image)或自体感受(sense of self)持续明显不稳定。

(4) 至少两方面可能导致自我伤害的冲动行为,比如吸烟、酗酒、挥霍无度、药物滥用、性滥交、行窃、飙车、暴饮暴食等。

(5) 一再自杀的行为、姿态、威胁,或自伤行为。

(6) 情绪不稳定。

(7) 长期感到空虚。容易成为性瘾患者、酒鬼、吸毒者。

(8) 不合宜且强烈的愤怒,或对愤怒难以控制。

边缘型人格障碍的患者更在乎自己给别人的印象、自己和别人的关系以及自己的表现。

边缘性人格障碍患者经常对自己是谁很不确定。因此,他们的自我印象或者自我意识经常变换很快。通常他们认为自己是邪恶的或者很坏,并且有时可能觉得他们根本不存在。这种不稳定的自我印象可能导致频繁地更换工作、朋友、目标、价值观和性别意识。

关系经常处于动荡中,边缘型人格障碍患者通常都有过对他人的爱恨经历,他们可能在某时理想化一个人,然后突然急剧转向愤怒和仇恨。这是由于此类患者难以接受灰色地带——事情只有黑色和白色两种。在边缘型人格障碍患者的眼中,一个人要么是善要么是恶。同一人也可以一天好一天邪恶。

另外,边缘型人格障碍的患者经常从事冲动和冒险的行为。这种行为经常伤害到他们,无论是在感情、金钱或是身体方面。比如,他们可能鲁莽驾驶,可能进行不安全的性行为,使用非法药物或去狂热消费或赌博。边缘型人格障碍患者为了放松情绪,经常有自杀行为或者进行自我伤害。

其他症状如下。

(1) 强烈的情绪起伏。

(2) 激烈但短暂发作的焦虑或抑郁。

(3) 不适当的愤怒,有时升级到肢体冲突。

(4) 不适应的孤独。当自我隔离时,容易成为性瘾患者。

(三)治疗

边缘型人格障碍的治疗技术包括以下内容。

1. 边缘型人格障碍心理治疗 这是对边缘型人格障碍患者的核心治疗。辩证行为疗法(DBT)专用于治疗障碍疾病,通常进行个人、集体和电话咨询。辩证行为疗法以教人如何调节自己的情绪、忍受痛苦和改善关系为基础。

2. 边缘型人格障碍药物治疗 药物对边缘型人格障碍疗效不佳,但它们可以帮助解决相关问题,如抑郁、冲动和焦虑。药物可包括抗抑郁药、抗精神病药和抗焦虑药。

3. 边缘型人格障碍住院治疗 有时,边缘型人格障碍患者可能需要在精神病医院或诊所进行更深入的治疗,可以采取行为治疗、认知行为治疗及辩证行为疗法等方式进一步治疗,住院治疗还可以使他们免于自我伤害。

任务三　实用技术训练

一、知识训练

(一)重点概念解释

(1)创伤后应激障碍　(2)抑郁症　(3)边缘型人格障碍

(二)问题理解

(1)简述精神障碍作业治疗的治疗原则。

(2)简述创伤后应激障碍常用的作业治疗方法。

(3)边缘型人格障碍的作业治疗方法有哪些?

(三)知识应用

1. 单选题

(1)下列哪项不是精神障碍常用的作业治疗模式?(　　)

A.团体治疗　　B.单独治疗　　C.辅助就业服务　　D.家庭治疗

(2)创伤史问卷属于(　　)。

A.创伤事件筛查　　　　　　　　B.应激源严重程度评估

C.应激症状严重程度评估　　　　D. MMSE

(3)抑郁症的核心症状群不包括(　　)。

A.情绪低落　　B.兴趣缺乏　　C.乐趣丧失　　D.注意力不集中

(4)不属于抑郁症治疗目标的是(　　)。

A.患者住院期间不会伤害自己

B.患者在出院前自我价值感增强

C.出院前能主动在病房中与病友和工作人员相处

D.患者在不服用药物的情况下,每晚有 4~6 h 不中断的睡眠

(5)对边缘型人格障碍的治疗,不恰当的是(　　)。

A. 心理治疗　　B. 药物治疗　　C. 住院治疗　　D. 手术治疗

2. 多选题

(1) 精神障碍的病因有(　　)。

A. 生物因素　　B. 后天因素　　C. 心理因素　　D. 社会因素

(2) 精神康复的基本原则有(　　)。

A. 功能训练　　B. 全面康复　　C. 重返社会　　D. 以上情况都是

(3) 创伤性应激障碍的检查包括(　　)。

A. 创伤事件筛查　　　　　　　　　　　　　B. 应激源严重程度评估

C. 应激症状严重程度评估　　　　　　　　　D. MMSE

知识应用答案

二、技能训练

(一) 案例分析

韩某,男,58岁,海南人。患者于2015年开始出现头昏、头重,多次在当地医院按脑供血不足治疗,症状时好时坏。2016年10月,患者头昏加重,自觉头脑不清醒,情绪低落,疲倦乏力,精力不足,兴趣减退,厌恶交际,精神容易紧张,脾气暴躁,入睡困难,多梦易醒,早醒,耳鸣,注意力不集中,记忆力减退。经评估后,患者被诊断为抑郁症。

问题:

(1) 抑郁症的评估方法有哪些?

(2) 如何确立患者的治疗目标?

(3) 常用的抑郁症作业治疗方法有哪些?

(二) 操作实训

实训项目　精神障碍作业治疗

1. 实训目的　能结合案例制订作业治疗计划方案。

2. 实训内容及要求　学生根据所给的案例资料,进行讨论交流,能够按照作业治疗流程选择恰当的评估方法,制订合理的作业治疗计划。

【实训背景资料】　组织学生到精神科为不同精神障碍患者进行作业评估,并制订作业治疗计划。

3. 实训组织方法及步骤

(1) 教师将学生分为若干组,每组4~6人,课前安排任务,学生按小组讨论完成任务。

(2) 上课时小组派代表阐述本小组的观点和问题答案。

(3) 教师和学生对每小组的答案进行提问、指正、修改。

(4) 教师对学生的答案进行点评,根据统一标准给出学生考核分值。

(5) 教师讲解、阐述观点和答案,总结本次实训。

(6) 学生完成实训报告。

4. 实训评价标准(100分)

(1) 遵循以患者为中心的理念,贯穿始终。(20分)

(2) 作业治疗评定项目选择恰当,评定规范。(20分)

(3) 作业治疗目标合理,围绕治疗目标,提出存在的问题并有较为合理的解决办法。(20分)

(4) 作业治疗评定过程完整规范。(20分)

(5) 作业治疗计划详细,处方完整。(20分)

(许明高)

项目十四　儿科疾病作业治疗

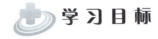

【知识要求】
◆ 掌握：小儿脑瘫、自闭症、智力障碍的作业治疗。
◆ 熟悉：小儿脑瘫、自闭症、智力障碍的评估量表和评估内容。
◆ 了解：小儿脑瘫、自闭症、智力障碍的概念、临床表现及障碍特点。

【能力要求】
◆ 能理解小儿脑瘫、自闭症、智力障碍的障碍特点。
◆ 能区分小儿脑瘫、自闭症、智力障碍的临床分型。
◆ 能够独立操作小儿脑瘫、自闭症、智力障碍的评定和作业治疗。

扫码看PPT

任务一　小儿脑性瘫痪的作业治疗

一、概论

脑性瘫痪（cerebral palsy，CP）简称脑瘫，是一组持续存在的中枢性运动和姿势发育障碍、活动受限综合征，这种综合征是由发育中的胎儿或婴幼儿脑部非进行性脑损伤所致。按运动障碍类型及瘫痪部位分型：①痉挛型四肢瘫；②痉挛型双瘫；③痉挛型偏瘫；④不随意运动型；⑤共济失调型；⑥混合型。

二、临床表现及障碍特点

脑性瘫痪的临床表现主要以运动障碍为主，常伴有感觉、知觉、认知、交流和行为障碍，以及癫痫及继发性肌肉骨骼问题。障碍特点主要表现在作业技能和作业活动能力障碍方面。

（一）作业技能障碍

1. 上肢功能障碍　除下肢功能障碍外，脑瘫儿童上肢功能障碍也很常见。上肢功能受损会不同程度地影响儿童的精细运动、日常生活活动、游戏及学习能力。很多家长只注重儿童的粗大运动，如站立、行走等，认为会走最为关键，而忽略儿童的上肢功能，常常贻误最佳时机。

2. 缺乏感觉、直觉运动体验　由于运动障碍的影响，脑瘫儿童大多活动较少，难以像正常儿童那样到处走、看、摸，对周围事物和外界体验少、了解少，常伴有视觉、触觉、听觉、方位（特别是以儿童自身为准辨认左右、上下等空间位置）、距离、形状、颜色、记忆力、注意力等感知觉、认知功能障碍及感觉统合障碍。

3. 缺乏社会生活体验　由于运动障碍,脑瘫儿童活动范围受限,与同龄儿童接触、游戏的机会少;或由于被过度照顾,参加社会活动时也十分被动,对社会的理解不够,缺少必要的社会生活体验。脑瘫儿童多以自我为中心,常不适应社会环境。

(二)作业活动能力障碍

脑瘫儿童的日常生活活动能力受到影响,包括进食、更衣、洗漱、如厕、洗澡、移动、使用工具等;此外,儿童的书写能力、学习能力以及游戏能力等也会受到影响,出现不同程度的功能障碍。

三、作业治疗评定

(一)评定内容

脑瘫儿童的作业治疗评定内容主要包括一般情况评定、作业技能评定、作业活动表现评定。

1. 一般情况评定　主要包括生长发育史、个人史、既往史、辅助检查及结果等;家庭、学校及社区基本情况;主要看护人、父母的言语态度等评定。

2. 作业技能评定　主要包括粗大与精细运动功能,感知觉与认知功能,社会交往,心理及适应性行为等评定。

3. 作业活动表现评定　主要包括日常生活活动能力、游戏能力以及学习能力等评定。

进行作业治疗评定时,应注意明确儿童及家长的主要需求,不仅要评估脑瘫儿童功能障碍情况,也要注重对其现有能力和潜能进行评定。

(二)评定方法应具备的条件

1. 可信性　要求结果可靠,同一评定者对同一对象、同一水平在1周或1个月内连续评定多次的结果相差不能过大,应有90%以上的重复性,应能与其他评定者或单位的项目进行结果比较。结果可靠,能为治疗人员、儿童和社会提供有参考价值的信息。

2. 有效性　应能有效评定儿童功能情况,评定计分应能区分有无功能障碍以及功能障碍的程度。

3. 灵敏性　应能反映治疗前儿童功能的变化情况。

4. 合理性　应能真实反映儿童功能障碍的重点,可以指导正确的治疗方向。

(三)评定方法的应用

1. 作业技能评定方法

1) Peabody 运动发育量表(Peabody development motor scale-Ⅱ,PDMS-Ⅱ)　适用于0~72个月的所有儿童(包括各种原因导致的运动发育障碍儿童)的运动水平。可以用于评定相当于同龄正常儿童的运动技能水平,包括反射、姿势、移动、实物操作、抓握和视觉-运动整合6个分测试,每个项目都采用3级评分,即0、1、2分,可在20~30 min内完成。PDMS-Ⅱ对教育和干预治疗效果的评定很有价值,可以评定不同干预措施对运动技能发育的影响。

2) 精细运动功能评定量表(fine motor function measure scale,FMFM)　适用于0~3岁的脑瘫儿童。测试分为5个能区:A区(视觉追踪)、B区(上肢关节活动能力)、C区(抓握能力)、D区(操作能力)、E区(手眼协调能力)。每个项目采用4级评分,即0、1、2、3分,完成所有的测试大约需要30 min。FMFM 可以合理判断脑瘫患儿的精细运动功能水平,区分不同类型脑瘫患儿精细运动功能的差别,为制订康复计划提供依据。

3) 脑瘫儿童手功能分级系统(manual ability classification system,MACS)　适用于4~18岁人群,是针对脑瘫儿童在日常生活中操作物品的能力进行分级的系统,分5级。MACS在康复医生、作业治疗师与脑瘫儿童家长的评定结果间有良好的一致性,而且可以清晰地区别不同级别间的能力,有利于专业人员、脑瘫儿童家长间的信息沟通,可给专业人员制订手功能康复计划带来帮助。

2. 作业活动评定方法 儿童功能独立性评定量表适用于6个月~7岁正常儿童。内容涉及运动功能与认知功能2个区域,共计18个项目,包括自理区(自理、括约肌控制)、移动区(移动、行动)、认知区(交流、社会认知),其中自理区和移动区又组成运动部分(共13项),其余为认知部分(共5项)。

四、作业治疗方案与实施

(一) 正确姿势保持训练

按照儿童发育的规律,通过包括游戏在内的各种作业活动训练、辅助器具的应用,促进儿童俯卧位、仰卧位、坐位、立位姿势的发育与保持。当儿童取坐位时,一定要保证髋关节、膝关节、踝关节保持90°角,躯干伸展。

(二) 精细运动训练

很多脑瘫儿童存在精细运动障碍,完成技能型动作时笨拙,在精细动作过程中表现为动作缓慢、动作幅度大、效率低、手眼协调能力差。精细运动训练分为手功能训练、视觉功能训练、手眼协调能力训练。

1. 手功能训练 治疗师可以设计打绳结、拧螺丝、拾豆子、拾硬币、利用拇指和食指使用镊子夹捏小物件等活动训练手指灵活度;生活中很多动作都是拇指、食指指腹捏,因此可以练习拇、食指指腹捏,拇、食、中指抓握练习等。

2. 视觉功能训练 治疗师选用色彩鲜艳的小球,儿童取坐位,让儿童使小球在桌面上从左侧滚到右侧,再从右侧滚到左侧,让儿童眼睛追踪球;可以选用颜色鲜艳的皮球,让皮球自由落下,下落过程中,让儿童目光追踪皮球,训练其追踪目标的能力。

3. 手眼协调能力训练 打地鼠训练,儿童取坐位,将打地鼠装置置于桌子上,治疗师让儿童玩打地鼠游戏,可以逐渐增加地鼠出洞的速度。

(三) 感觉统合训练

脑瘫儿童一部分存在视觉、听觉异常,触觉、前庭觉异常敏感或迟钝,本体感觉不足,既可独立存在,也可几项感觉异常同时存在。对于此类儿童,应尽量创造条件,使他们能够观看游戏,发展其动手操作能力,使其多种感知觉协调发展。

1. 听知觉训练 治疗师可将儿童日常生活中比较喜欢的或者熟悉的音频设备藏匿在房间中,让儿童试着寻找;还可播放日常生活中常听到的声音,如汽车喇叭声、电话铃声、各种常见的动物叫声等,给儿童反复听,并教儿童进行辨认。

2. 触觉训练 治疗师可以用不同温度、不同材质的物品刺激儿童,让儿童通过触摸识别不同材质、形状、大小等的物品来训练儿童的感知觉。

3. 前庭觉、本体感觉训练 治疗师可以鼓励儿童在蹦床上跳动以丰富本体感觉输入,加强足底触觉刺激,提高前庭辨别能力。随着训练增加,可以加入手眼协调训练,如治疗师和儿童各自站在蹦床上进行抛接球训练。

(四) 指导家长

指导家长克服心理障碍,接受和适应客观事实,处理好与儿童之间的关系。每个成员都要尽最大的努力帮助儿童,勇敢地承担家长的责任与义务。

任务二 自闭症的作业治疗

一、概论

孤独症谱系障碍(autism spectrum disorder,ASD),又称自闭症,是一种较为严重的发育障碍性疾病,它是一种先天性精神障碍,和后天家庭教养无关。该病男女发病率差异显著,在我国,男女患病率比例为(6~9):1。典型自闭症,其核心症状就是所谓的"三联症",主要体现为在社会性交流能力、语言能力、仪式化的刻板行为三个方面同时具有本质的缺损。其主要症状:①社会交流障碍:一般表现为缺乏与他人的交流或交流技巧,与父母亲之间缺乏安全依恋关系等。②语言交流障碍:语言发育落后,或者在正常语言发育后出现语言倒退,或语言缺乏交流性质。③重复刻板行为。不典型自闭症则前述三个方面不都具有缺陷,只具有其中之一或之二。自闭症应于2岁确诊并实行早期干预。1~3岁是儿童神经系统发育的关键时期,也是学习语言、形成正确认知的关键时间。在2岁时及早确诊,可争取到最为宝贵的治疗时间。

二、临床表现及障碍特点

ASD以社会交往和社会交流缺陷以及限制性重复性行为、兴趣和活动两大核心表现为特征,包含孤独症、阿斯伯格综合征、童年瓦解性障碍及未分类的广泛性发育障碍四种独立的障碍。除上述核心表现外,还涉及感知、认知、运动、情感、思维、生活自理和社会适应等多方面的功能障碍。

(一)日常生活能力障碍

由于认知功能的影响,ASD儿童日常生活自理能力较差,表现在日常生活的各个方面,如交流、就餐、穿衣、洗漱、如厕等基本的生活技能学习困难。

(二)精细功能障碍

ASD儿童的精细功能障碍表现为手眼协调能力差,手部小肌群肌力低,小肌肉运用不协调,拇、食指对捏的灵活性差,手指分离动作差,手部操作笨拙等。

(三)认知功能障碍

绝大多数ASD儿童认知水平落后于同龄的正常儿童,表现为基本技能学习能力差,对事物推理能力及问题解决能力均偏离正常,注意力不集中,观察能力、分析能力、知觉能力、空间感知能力、创造力、想象力和动手操作能力均受到不同程度的影响。

(四)感觉统合障碍

1.整合感觉信息障碍 无法同时运用触觉、听觉、视觉、味觉、嗅觉等多种感觉刺激,无法正确解释、分辨和整合各种感觉信息。

2.感觉调节障碍 触觉过防御、听觉过防御、重力不安全感、寻求特定感觉刺激等感觉统合障碍的比例非常高,以触觉过防御、听觉过防御的发生率较高。

3.肢体运用障碍(动作计划能力差) 不会玩玩具、游戏,学习新玩法有困难,倾向于固定玩法及走固定路线等;动作笨拙、模仿能力不佳、不会模仿动作及面部表情、互动参与能力低;语言障碍,口腔动作(面部表情)发展缺失;缺乏探索新事物的能力。

4.游戏功能障碍 一般停留在练习性游戏阶段,即对各种动作的简单重复再现;缺乏象征性游戏能力;缺乏角色扮演性游戏能力,不会构建和模仿社会性或生活性的游戏内容;缺乏规则性游戏能力,不会遵守公认的游戏规则;缺乏合作性游戏能力,难以理解游戏的意义,常常拒绝参加集体游戏。

三、检查与评估

(一) 发育评估

6岁以下儿童可选用格塞尔发展量表、贝利婴儿发展量表等发育评估工具。

1. 精细运动评估　可选用Peabody运动发育量表(Peabody developmental motor scale-Ⅱ,PDMS-Ⅱ)进行评估,该方法适用于0～6岁儿童,具有定量和定性功能,由6个亚测验组成,包括反射、姿势、移动、实物操作、抓握和视觉-运动整合,用于精细运动评估时主要评估后3项。

2. 感觉统合能力评估　可选用儿童感觉统合能力发展评定量表,该量表适用于3～11岁的儿童父母或知情人根据儿童最近1个月的情况填写。

3. 认知功能评估　主要采用韦氏智力量表,包括韦氏幼儿智力量表(WPPSI-Ⅳ)和韦氏儿童智力量表(WISC),在应用韦氏智力量表对ASD儿童进行评估时对一些特殊问题应予以注意:①取得儿童在韦氏智力量表中的具体部分的分数往往比取得其一般智商分数更有意义;②在使用标准量表对ASD儿童进行评估时,有时须对测试程序做适当调整以获得符合实际的结果,如可用实物奖励的方法取得被评估儿童的配合等。

4. 适应能力评估　不仅是ASD儿童诊断的依据,而且可为教育训练及训练效果提供基础。适应能力评估可采用文兰德适应行为量表(VABS)和婴儿-初中生社会生活能力量表,前者适用于0～18岁,包括交流、日常生活技能、社会交往、动作技能和问题行为5个分测验;后者适用于6个月至14岁,可对独立生活能力、作业能力、交往能力、参加集体活动、自我管理能力6个部分进行评估。

(二) ASD筛查

筛查工具需要由专科医师来执行,用于排除ASD可疑人群中的其他发育障碍,协助诊断,如自闭症行为量表(autism behaviour checklist,ABC)、儿童自闭症评定量表(childhood autism rating scale,CARS)、2岁儿童自闭症筛查量表等。

1. 自闭症行为量表(ABC)　国内外广泛应用,稳定性好,阳性符合率可达85%。涉及感觉、行为、情绪、语言等方面的异常表现,可归纳为生活自理(S)、语言(L)、身体运动(B)、感觉(S)和交往(R)5个因子的57个项目,每个项目按4级评分,总分≥53分提示存在可疑ASD样症状,总分≥67分提示存在ASD样症状,适用于8个月～28岁的人群。由父母或与孩子共同生活达2周以上的人评定。

2. 儿童自闭症评定量表(CARS)　适用于2岁以上的人群,可将精神发育迟缓与ASD加以区分,还可以区分病情程度,是常用的评定诊断工具,具有极大的实用性。共包括15个项目,分别为与他人的关系、模仿、情感反应、肢体动作、使用物体、对变化的反应、视觉反应、听觉反应、味嗅觉反应、害怕与紧张、语言交流、非语言交流、活动程度、智力及一致性、总体印象。每个项目按4级评分,根据儿童在每一个项目从正常到不正常的表现,分别给予评分,必要时还可给半分,如2.5分等。总分<30分为非ASD,总分30～36分为轻度至中度ASD,总分>36分为重度ASD。由专业人员评定,评定人员应通过直接观察、与家长访谈、各种病历报告获得受评定儿童的各项资料,在对每一领域进行评定打分时,应考虑儿童年龄以及行为特点、频率、强度和持续性。

四、作业治疗方案与实施

1. 提高社会交往能力　进行去超市购物、打电话、去餐厅用餐、乘公交车、寻找公共卫生间等方面的训练。

2. 提高感觉统合能力 针对 ASD 儿童存在的感觉统合障碍,从感觉调节、感觉辨别和感觉基础性运动三个层面进行训练。例如:分辨音质的游戏,是以分辨声音特征为主要内容的活动,从而提高 ASD 儿童区别声音性质以及通过物体的音响特征来识别物体的能力。组织辨音游戏的方法有两种:通过物理器材练习音;治疗师、家长或辅助治疗师现场配合,发出如说话、拍手、洗手等声响的现场辨识活动。活动声响尽可能在儿童前面发出,辅助治疗师或家长在幕后做出各种声响活动。

3. 提高认知能力 包括各种感觉训练、知觉训练、认知理解能力训练、记忆能力训练、比较能力训练等。认知理解能力训练包括配对能力、分类能力、理解先后次序的能力及概念的理解能力等训练,为培养其他方面能力奠定基础。训练项目举例:根据颜色将不同类型的物件做简单的分类。比如将颜色接近的红色球、红色汽车及红色衣服放在一起,或者让儿童分辨相似的动物、水果或生活用品等。

4. 促进日常生活活动能力提高 可进行使用勺子进食、矫正拒绝蔬菜等偏食行为、洗漱、如厕、更衣、使用水壶倒水等训练、安排半结构式的生活作息及空间,增加生活经验。

5. 提高游戏能力 适用于 ASD 儿童的游戏包括视觉游戏、触觉游戏等发展感知觉的游戏、结构游戏、规则游戏、角色游戏、体育游戏等。注意所选或所设计的游戏应体现娱乐性、兴趣性和儿童的主动参与性。

6. 入学前的准备 包括治疗师和照顾者与学校沟通,必备的学校生活自理能力训练,熟悉学校、班级环境训练,模拟真实课堂训练等。

注意在训练中要尽可能多地运用直观教具、玩具、视觉策略(visual strategies),以补偿 ASD 儿童抽象思维能力的不足。

任务三 智力障碍的作业治疗

一、概述

智力发育障碍(intellectual developmental disorder,IDD)即智力残疾,曾称为智力低下(mental retardation,MR)、精神发育迟缓、智力落后、智能障碍等。IDD 是指由于大脑受到器质性的损害或脑发育不完全而造成的认识活动的持续障碍,以及整个心理活动的障碍。其定义是"在个体发育时期智力明显低于同龄正常水平,同时在适应能力方面有显著缺陷"。本定义包括3个方面:①智商低于正常人群均值 2 个标准差;②适应性行为达不到社会所要求的标准;③智力不足和适应性缺陷在发育年龄(18 岁以前)已有表现。

二、临床表现及障碍特点

(一)运动功能发育障碍

智力障碍儿童的运动能力普遍偏低,特别是精细运动的发育明显落后于同龄正常儿童。越是重度智力障碍的儿童,其运动发育与正常儿童的差异越显著。运动发育方面最差的是视觉控制、平衡、上肢协调、速度与灵巧,体力与反应速度也多差于正常儿童。

(二)认知发育障碍

认知发育即为各种心理功能的发育,包括感知觉、注意、记忆、语言与思维能力的发育。与同龄正常儿童相比,智力障碍儿童的认知发育速度慢、发育水平低。智力障碍儿童的感知觉较迟钝,反应慢,范围狭窄;注意力很难集中,注意范围狭窄,可接收的信息量少,注意的分配能力差;思维多为直觉行动思维,缺乏概括能力,思维不灵活,缺乏独立性,易受外界影响,通常不理解事物的因果关系。

(三) 情绪和行为发育障碍

智力障碍儿童的情绪和行为发育水平低,体验水平低,控制能力差,反应直接。他们具有感觉水平上的情绪体验,认知水平上的情绪体验出现比较迟缓。在行为发育上,有低龄化的倾向。情绪与行为往往受机体生理需要和激情所支配,一旦需要得不到满足,便可能有明显的情绪与行为表现,难以控制。同时他们的情绪反应时间短暂,从一种情绪向另一种情绪过渡的时间很短。智力障碍儿童发生情绪行为问题的风险远高于同龄正常儿童。

(四) 社会适应能力发育障碍

智力障碍儿童社会适应能力水平低于同龄正常儿童,社会适应能力发育不均衡。研究发现:相比较而言,智力障碍儿童的社会/自制能力发育相对好一些,独立生活技能次之,发育最差的是认知技能。中度智力障碍儿童的发育不平衡表现得更为明显。由于个体的障碍程度不同,智力障碍儿童社会适应能力的个体间差异大。随着年龄的增长,智力障碍儿童的社会适应能力也会逐渐提高。

三、作业治疗评估

(一) 功能评估

1. 临床检查 记录主诉、病史及生长发育过程。

2. 运动功能评估 关节活动度评估(用关节量角器进行主动和被动活动度测量),肌力评估(可以用捏力计、握力计测量手指捏力和握力,也可以进行徒手肌力评估)。

3. 感觉功能评估 包括痛觉、触觉、温度觉、运动觉、两点辨别觉和振动觉等。

4. 量表评估 如 Carroll 手功能评估、Peabody 运动发育量表等。

5. 辅助检查 必要时可考虑神经电生理检查等。

(二) 智力评估

1. Griffiths 发育评估量表(中文版) 是一个发育评估工具,不是诊断测试。适用于 0~8 岁儿童,共有 276 个项目,包括 6 个领域:运动、个人-社会、语言、手眼协调、表现、实际推理。每个领域可单独使用和评分。通过此量表可获得儿童处于测试时间的发育水平和认识其优势和劣势。

2. 中国儿童发育量表(CDSC) 具有较高的信度和效度,具有诊断量表的特征,适用于 0~6 岁儿童,共有 261 个项目。CDSC 包括 5 个能区:大运动、精细动作、适应能力、语言及社会行为。项目测试采用两分法记分,通过的项目计 1 分,未通过则计 0 分。还可选用 Gesell 发育诊断量表、贝利婴儿发展量表(Bayley scale of infant development, BSID)、韦氏儿童智力量表(Wechsler intelligence scale for children, WISC)。

(三) 日常生活活动能力评估

评估内容主要包括自理(进食、修饰、穿脱衣服、如厕等)、功能性活动(床上运动转移、行走、使用交通工具)、家务活动、交流(读、书写、表达、打电话等)四大方面。可通过直接观察法、间接评估法以及量表评估法进行评估。量表评估法可选用 Barthel 指数法、功能独立性评估等。

四、作业治疗方案及实施

（一）促进认知功能发育

要了解儿童的认知功能障碍特点，根据儿童的实际水平调整训练的难易程度，还可借助先进的科技产物进行训练，以激发儿童的兴趣。

1. 感知觉训练 包括触觉训练、视觉训练、听觉训练等。

2. 记忆力训练 训练对象为 2 岁以上的儿童。它是指调动儿童的各种感觉输入通道，强化儿童的记忆力，要记的东西越具体、越接近儿童的生活越好。无限制的重复是训练智力障碍儿童记忆的最好办法。要注意训练后的反复强化，视、听、触觉几种通道同时并用或交替使用可以增加记忆内容的刺激强度，更有利于记忆的保持。

3. 思维训练 训练对象为 5 岁以上的轻、中度智力障碍儿童。它是指借助思维技巧比如匹配、一一对应、顺序排列、选择等，训练儿童分析思考的能力。

1) 匹配　开始训练同形匹配，然后再做同色匹配。

2) 一一对应　一一对应比匹配更难一些，训练对象为能够完成匹配的智力障碍儿童。一一对应的技能只有轻度智力障碍的儿童才能完成，治疗师不必勉强所有智力障碍儿童都学会。

3) 顺序排列　通过训练让儿童明白事物的逻辑顺序。需要注意的是，训练顺序排列时，开始时卡片不要超过 4 张，顺序要明显。

4) 选择（分类）　旨在让儿童了解分类的概念。

5) 概念的认识　主要是一些简单概念的认知，包括认识颜色（需要注意短期内不要同时训练 2~3 种颜色，以免混淆）；认识形状；认识数（顺口溜数数、手-口对应数数、数序训练、一一对应等）；简单的计算。儿童只要能把 10 个数（或 5 个数）的名称和真正代表多少学会了，就可以开始训练简单的计算。智力障碍儿童只要学会简单加减法即可，原则上是 10 以内的加减法。训练的时候先用实物，再用图片，最后再抽象地训练。

（二）促进日常生活活动能力发育

（1）独立进食。

（2）独立大小便：训练对象为 18 个月以上的儿童。训练生活自理的进程：让儿童观察→用动作帮助加口语指导→适当提醒→独立完成。需要注意：①治疗师和家长站的位置一定要和儿童方向一致，否则学习起来很困难；②一定要坚持训练，不能中断。

（3）独立穿脱衣服：儿童 18 个月大后可开始训练其独立脱衣服，2 岁以后可逐步训练其穿衣服。训练时注意：①先训练脱，再训练穿。②先用大一两号的衣物训练，再用合适型号的衣物训练。③根据智力障碍水平，把脱与穿的全过程分为若干步骤：若智力障碍是轻度，可分为 5~6 个步骤；若智力障碍是中度，可分为 7~8 个步骤，甚至 12~14 个步骤。④儿童会脱与会穿时要表扬，哪怕有一点进步也要表扬；不会脱或穿，不能批评，过一天再训练。

任务四　实用技术训练

一、知识训练

（一）重点概念解释

（1）脑瘫　（2）自闭症　（3）智力障碍

(二) 问题理解

(1) 脑瘫儿童的临床表现有哪些？
(2) 自闭症的临床表现有哪些？
(3) 简述自闭症的相关的评定方法。
(4) 通过哪两个方面诊断智力发育障碍？

(三) 知识应用

1. 单选题

(1) 以下哪一项不属于9个月小儿的正常粗大运动？（ ）
  A. 爬　　　　　B. 扶站　　　　　C. 独走　　　　　D. 翻身

(2) 小儿脑瘫的康复原则不包括（ ）。
  A. 早发现、早确诊、早治疗　　　　　B. 治疗-游戏-教育三结合
  C. 自然恢复　　　　　　　　　　　　D. 综合治疗

(3) 下列哪一项是深感觉？（ ）
  A. 触觉　　　　B. 关节觉　　　　C. 痛觉　　　　D. 温度觉

(4) 游戏疗法常不用于（ ）。
  A. 智能低下　　B. 脑性瘫痪　　　C. 自闭症　　　D. 肘关节功能障碍

(5) 脑性瘫痪康复治疗的原则不包括以下哪一项？（ ）
  A. 早发现、早确诊、早治疗
  B. 康复治疗与教育相结合
  C. 康复治疗需取得家庭的积极配合
  D. 康复治疗以使用祖国传统医药和针灸为主要措施

(6) 为自闭症患儿设计矫形器时首选板材颜色为（ ）。
  A. 鲜明的颜色　　B. 灰暗的颜色　　C. 肤色　　　D. 白色

(7) 针对脑瘫患儿的日常生活能力训练不包括以下哪一项？（ ）
  A. 认知　　　　B. 摄食　　　　C. 更衣　　　　D. 移动

2. 多选题

(1) 以下哪些可以用作智力评估？（ ）
  A. Griffiths 发育评估量表　　　　　B. 中国儿童发育量表
  C. 改良的 Barthel 指数　　　　　　　D. FIM 量表

(2) 哪些可以用作思维训练？（ ）
  A. 匹配　　　　B. 一一对应　　　C. 顺序排列　　　D. 选择

(3) 自闭症筛查量表有哪些？（ ）
  A. 自闭症行为量表(ABC)　　　　　　B. 儿童自闭症评定量表(CARS)
  C. 2岁儿童自闭症筛查量表(STAT)　　D. 中国儿童发育量表

(4) 以下哪些是脑瘫的分型？（ ）
  A. 痉挛型四肢瘫　　　　　　　　　　B. 痉挛型双瘫
  C. 痉挛型偏瘫　　　　　　　　　　　D. 不随意运动型

二、技能训练

(一) 案例分析

小红，女，3岁六个月。因无自主语言来我院就诊。儿童现能扶站扶走，不能独站独走。会主动抓物，对指捏较差，精细运动较差。言语发育落后，主动表达不可，叫名字无反应，无追视物

知识应用
答案

体行为,无目光接触。

问题:
(1) 可以用哪些评估进行筛查?
(2) 请设置一个短期治疗目标和一个长期治疗目标。
(3) 请设计几种适合训练感觉统合的游戏。

(二) 操作实训

实训项目　儿科疾病作业治疗

1. 实训目的　能结合案例制订作业治疗计划方案。

2. 实训内容及要求　学生根据所给的案例资料,进行讨论交流,能够按照作业治疗流程,选择恰当的评估方法,制订合理的作业治疗计划。

【实训案例资料】

王某,1岁3个月时发现叫其名不应答,不理人,不看人,与其讲话反应少,对家人无依恋,喜欢玩鱼,看鱼,手里拿鱼时很刻板地甩来甩去。就诊时不理,不看,无对视,给玩具时兴趣不大,自言自语多,家人离开时无反应,不追逐。

作为作业治疗师,请你为该障碍者进行作业评估,并制订作业治疗计划。

3. 实训组织方法及步骤

(1) 教师将学生分为若干组,每组4~6人,课前安排任务,学生按小组讨论完成任务。
(2) 上课时小组派代表阐述本小组的观点和问题答案。
(3) 教师和学生对每小组的答案进行提问、指正、修改。
(4) 教师对学生的答案进行点评,根据统一标准给出学生考核分值。
(5) 教师讲解、阐述观点和答案,总结本次实训。
(6) 学生完成实训报告。

4. 实训评价标准(100分)

(1) 遵循以障碍者为中心的理念,贯穿始终。(20分)
(2) 作业治疗评定项目选择恰当,评定规范。(20分)
(3) 治疗目标合理,围绕治疗目标,提出存在的问题并有较为合理的解决办法。(20分)
(4) 作业治疗评定过程完整规范。(20分)
(5) 作业治疗计划详细,处方完整。(20分)

(刘　庆)

项目十五　其他疾病的作业治疗

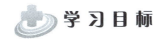学习目标

【知识要求】
◆ 掌握:烧伤、冠心病、慢性阻塞性肺疾病的作业治疗。
◆ 熟悉:烧伤、冠心病、慢性阻塞性肺疾病的评定量表和评定内容。
◆ 了解:烧伤、冠心病、慢性阻塞性肺疾病的概念、临床表现及障碍特点。

【能力要求】
◆ 能理解烧伤、冠心病、慢性阻塞性肺疾病的障碍特点。
◆ 能够独立操作烧伤、冠心病、慢性阻塞性肺疾病的评定和作业治疗。

扫码看PPT

任务一　烧伤作业治疗

一、概述

烧伤是以火焰、热水、热蒸汽、热油、电流以及化学物质和放射性物质,作用于人体皮肤、黏膜、肌肉、骨骼等组织造成的损伤。

热烧伤包括火焰、热水、热油等造成的烧伤,常局限于局部,损伤可深可浅;化学性烧伤是由强酸或强碱等化学物质引起的,严重程度取决于化学物质渗入的深度以及存留在局部的时间长短;电烧伤由高压电或强电流引起,表现较为独特,可见进出的两点,且两点间皮肤下的肌肉、神经及血管已受到损害;辐射烧伤是由大量的放射线引起的。损伤后果及处理方法视热源及组织损伤的部位、深度和广度而不同。

我国烧伤年发病率为0.5%~1%,其中7%~10%的人需要住院治疗,3.5%~5%的人留有暂时或永久性的功能障碍。烧伤中以热烧伤最为常见,占85%~90%。烧伤的发生中男性多于女性,夏季多发,中、小面积烧伤占多数。身体部位的烧伤以头、颈和四肢部位较常见,这些部位的烧伤常常导致毁容和功能障碍,影响患者的功能和生活。

二、诊断要点及功能障碍特点

（一）诊断要点

根据烧伤史和体格检查对烧伤做出正确诊断。
（1）烧伤史:应注意烧伤时间及环境。

①烧伤时间:烧伤时间越长越严重。

②烧伤环境:如火焰伤,在密闭环境下有可能引起吸入性损伤。又如高空电击伤可能引起复合伤,如骨折、脑外伤等。

(2) 明确受伤原因。

(3) 明确伤情:根据患者年龄,烧伤面积、深度、部位、原因,以及有无复合伤等综合判断。

(4) 鉴别诊断:伤情判断最基本的要求是判断烧伤面积和深度。

(二) 功能障碍特点

1. 运动障碍 烧伤后最常见、对患者影响最大的功能障碍,可表现为关节活动受限、肌力下降、平衡协调障碍、步行障碍和手功能障碍等。造成以上障碍的可能原因有肿胀、疼痛、瘢痕增生、关节挛缩、畸形和长期制动等。

2. 感觉障碍 皮肤感受器破坏或感觉神经损伤可导致感觉障碍。

3. 日常生活活动障碍 可导致进食、穿衣、步行和洗澡等日常生活活动能力受限。

4. 心理障碍 表现为烦躁、抑郁、焦虑或性格改变等。

5. 社会参与障碍 表现为回避社会、不合群等,与运动障碍、容貌损害、家庭及社会支持等因素有关。

三、作业治疗评估

(一) 烧伤面积的评估

常用的面积估计方法有两种,即中国新九分法与手掌法。

1. 中国新九分法 中国新九分法是目前我国应用最多的一种方法。按解剖部位对人体以"九"为单位估计烧伤面积,即头颈一个"九",双上肢两个"九",躯干三个"九",双下肢(包括臀部)五个九再加一。为便于记忆,按自上而下、由远而近的顺序,将发部、面、颈、双手、双前臂、双上臂、躯干、臀部、双足、双小腿、双大腿的面积编成顺口溜:"三三三,五六七,躯干前后二十七,两个臀部一个五,七加十三二十一。"儿童则因头部面积相对较大,双下肢相对较小,随年龄而变,以12岁作为年龄分界线,在计算面积时,相应加减年龄因素(表15-1,图15-1)。

表 15-1 中国新九分法

部位	占成人体表	占儿童体表
头颈	发部 3 面部 3 颈部 3	9+(12-年龄)
双上肢	双手 5 双前臂 6 双上臂 7	9×2
躯干	腹侧 13 背侧 13 会阴 1	9×3
双下肢	双臀 5 双足 7 双小腿 13 双大腿 21	46-(12-年龄)

* 注意:男性臀部占5%,双足占7%,女性臀部与双足各占6%。

2. 手掌法 不论年龄大小或性别差异,如将手掌五指并拢,单掌面积约为体表面积的1%。

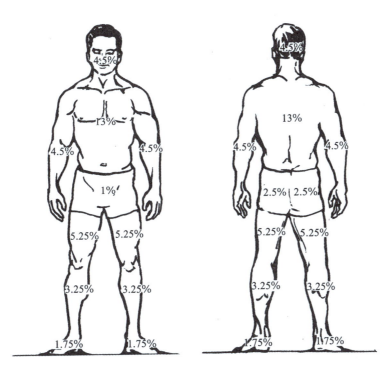

图 15-1 中国新九分法简图

这种计算方法,对于计算小面积烧伤很方便。如果伤员手的大小与检查者相似,可直接用检查者的手来估计(图 15-2)。

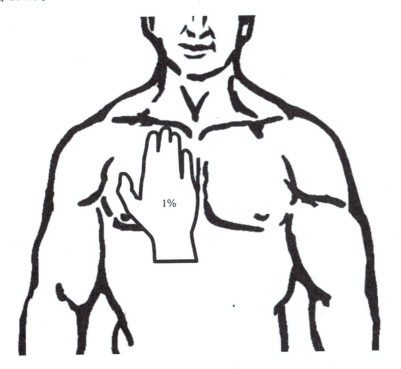

图 15-2 手掌法简图

3. 注意事项

(1) 计算烧伤总面积时,Ⅰ度面积不计算在内,总面积后要分别标明浅Ⅱ度、深Ⅱ度及Ⅲ度烧伤各自的面积,以便治疗时参考。

(2) 不论哪种方法,均为估计,只求近似,并以整数记录。

(3) 大面积烧伤时，为计算方便，可估计健康皮肤的面积，然后从百分之百中减去健康皮肤面积即为烧伤面积。

(4) 对于吸入性损伤不计算面积，但在诊断中必须标明其严重程度（轻、中、重度）。

(二) 烧伤深度的评估

评估烧伤深度时常采用四度五分法（表15-2）。

表15-2 烧伤深度评估——四度五分法

烧伤深度	损伤深度	外观及体征	感觉	拔毛	温度	转归
Ⅰ度	伤及表皮层，生发层健在	红斑，无水疱，轻度肿胀	痛觉明显	痛	增高	3～5天痊愈；脱屑，无瘢痕
浅Ⅱ度	伤及真皮乳头层，部分生发层健在	水疱、基底红润，渗出多，水肿重	痛	剧痛	增高	1～2周痊愈，色素沉着，数月可退，不留瘢痕
深Ⅱ度	伤及真皮层	水疱、基底粉白，创面微潮，水肿较重，时有小出血点，干燥后可见毛细血管网	微痛	微痛	略低	3～4周愈合，瘢痕较重
Ⅲ度	伤及皮肤全层	创面苍白、焦黄或炭化，干燥，硬如皮革，表面肿胀不明显，出现粗大血管网	痛觉丧失	不痛，易拔除	发凉	周围上皮向中心生长或植皮方愈合
Ⅳ度	伤及皮肤皮下脂肪层甚至肌肉、骨骼及内脏	创面苍白、焦黄或炭化，干燥，硬如皮革，表面肿胀不明显，伴深部组织功能障碍	痛觉丧失	不痛，易拔除	发凉	通过植皮或皮瓣等手术修复创面，同时处理深部损伤器官

* 拔毛试验：即将烧伤部位的毛发拔出1～2根，一般用于鉴别深Ⅱ度与Ⅲ度烧伤。
临床上浅度烧伤是指Ⅰ度及浅Ⅱ度烧伤；深度烧伤是指深Ⅱ度、Ⅲ度及Ⅳ度烧伤。

(三) 烧伤严重程度分类

1. 成人烧伤严重程度分类

1) 轻度烧伤 总面积在9%以下的Ⅱ度烧伤。

2) 中度烧伤 总面积为10%～29%或Ⅲ度烧伤面积在10%以下的烧伤。

3) 重度烧伤 总面积在30%～49%之间或Ⅲ度烧伤面积在10%～19%之间，或总面积不超过30%，但有下列情况之一者也属于重度烧伤：①全身情况严重或有休克者；②有复合伤或合并伤（如严重创伤、化学中毒等）；③有中、重度吸入性损伤者。

4) 特重度烧伤 总面积在50%以上或Ⅲ度烧伤面积在20%以上者。

2. 小儿烧伤严重程度分类

1) 轻度烧伤 总面积在5%以下的Ⅱ度烧伤。

2) 中度烧伤 总面积为5%～15%的Ⅱ度烧伤或Ⅲ度烧伤面积在5%以下的烧伤。

3) 重度烧伤 总面积为15%～25%或Ⅲ度烧伤面积在5%～10%之间的烧伤。

4) 特重度烧伤 总面积在25%以上或Ⅲ度烧伤面积在10%以上者。

3. 按面积的烧伤严重程度分类

1) 小面积烧伤 Ⅱ度烧伤面积在10%以内或Ⅲ度烧伤面积在1%以内者，相当于轻度烧伤。

2) 中面积烧伤 Ⅱ度烧伤面积在11%～30%或Ⅲ度烧伤面积在10%～20%之间的烧伤，相当于中、重度烧伤。

3) 大面积烧伤 总面积为31%～79%或Ⅲ度烧伤面积为21%～49%。

4) 特大面积烧伤 总面积为80%以上或Ⅲ度烧伤面积为50%以上。

（四）烧伤瘢痕的评估

烧伤瘢痕的形成过程，大致可分为增生期、稳定期、消退期。烧伤后的瘢痕处理以预防增生性瘢痕为目的，努力避免或减少瘢痕增生和由此引起的挛缩畸形，并促使瘢痕成熟，缩短增生期。增生期持续的时间从3个月至2年不等，大多数在6个月左右，但溃疡、疼痛或治疗方法不当等常引起瘢痕增生与挛缩。临床上将烧伤瘢痕分为增生性瘢痕、表浅性瘢痕、萎缩性瘢痕、瘢痕疙瘩、挛缩性瘢痕和瘢痕癌6型。

1. 增生性瘢痕 在皮肤损伤愈合后瘢痕仍然继续增生，突出于正常皮肤表面，形状不规则，不向周围扩张。多呈紫红色，质地硬韧，有灼痛及痒感。

2. 表浅性瘢痕 多见于浅Ⅱ度烧伤、皮肤表浅擦伤或表浅感染，皮肤平软，仅外观较粗糙，有时留有色素沉着或色素脱失。

3. 萎缩性瘢痕 也称扁平瘢痕，表面平滑光亮，有明显的色素减退或沉着，瘢痕稳定且基底较为松动，与正常皮肤边界清楚，一般不会引起功能障碍。

4. 瘢痕疙瘩 以强大增生能力为特点的瘢痕，并向四周皮肤呈蟹足样浸润，又称为蟹足肿。常见于青壮年，病变高于皮肤，呈紫红色，质地硬，有痒感，病理上由大量旋涡状排列的纤维束构成。

5. 挛缩性瘢痕 又称蹼状瘢痕，瘢痕似鸭蹼，呈皱襞样，多发生在关节屈侧，也见于颈部、眼角、口角、鼻唇沟、阴道口、会阴部等。烧伤后的感染是最常见的原因。关节处的蹼状瘢痕可使关节挛缩，不能伸直，管腔口处的蹼状瘢痕会使管腔口狭窄，发生在其他部位则可影响外观及功能。

6. 瘢痕癌 在烧伤瘢痕处因损伤出现溃疡，或先为小丘疹，发痒，增大成溃疡，长期不愈，继而出现表皮增生—假性上皮瘤样增生—癌变的移位过程。

烧伤后瘢痕评定内容主要包括颜色、弹性、质地、厚度、面积、疼痛、瘙痒程度等，临床上常使用温哥华瘢痕评定量表（Vancouver scar scale, VSS）进行评定（表15-3）。除肉眼观察和照相比较瘢痕治疗前后的变化等临床评定方法外，还可应用超声波测量和经皮氧分压测定等仪器评定的方法。

表15-3 温哥华瘢痕评定量表

项目	评分标准
色泽	0分：瘢痕颜色与相邻身体正常部位皮肤颜色近似
	1分：轻微粉红色
	2分：混合色泽
	3分：色泽较深
血管	0分：瘢痕颜色与身体正常部位近似
	1分：粉红色局部血供略高
	2分：红色局部血供明显增高
	3分：紫色或深红色血供丰富
柔软性	0分：正常
	1分：柔软（在最小阻力下皮肤能变形）
	2分：柔顺，可弯曲（在压力下能变形）
	3分：硬（手压时无弹性，呈块状）
	4分：组织呈条索状
	5分：挛缩畸形（永久性短缩导致功能障碍）

续表

项目	评分标准
厚度	0分：和周围正常皮肤同等高度
	1分：高于正常皮肤≤2 mm
	2分：>2 mm，≤5 mm
	3分：高出正常皮肤，>5 mm
疼痛	0分：无痛
	1分：偶或轻微痛
	2分：需要药物
瘙痒	0分：无
	1分：偶或轻微瘙痒
	2分：需要药物

说明：评定项目均需与身体其他部位的皮肤进行对比。并且要求采用专用玻片按压瘢痕，2秒后观察。最高分18分，最低分0分，分数越高说明瘢痕情况越严重，反之，则影响程度越小。

（五）功能评估

功能评估包括关节活动度、肌力、手功能、ADL、职业能力、生存质量等。

四、作业治疗方案与实施

（一）治疗原则

治疗原则为早期介入、全程服务、预防为主、重点突出、全面康复。对烧伤患者进行作业治疗，以预防瘢痕增生和关节挛缩为主，重点放在提高ADL和工作能力上，促进患者重返家庭和社会。

（二）治疗方法

1. 植皮前阶段 烧伤后24～48 h挛缩开始，应尽早预防挛缩的发生。

1）健康教育 帮助患者了解创面愈合和瘢痕生长的过程，对可能出现的瘢痕增生、瘙痒等症状有基本的认识，清楚治疗方法及注意事项。帮助患者树立康复信心，使其积极地参与康复。

2）体位的摆放 为预防瘢痕挛缩，伤后早期即开始将肢体置于对抗可能出现挛缩的位置。

3）矫形器的使用 用于保护关节及肌腱，预防畸形，促进创面愈合，协助体位摆放。一般累及关节的浅Ⅱ度以上烧伤，必须使用矫形器。常用的矫形器包括颈托、肩外展矫形器、肘关节伸展矫形器、手保护位矫形器、拇指外展矫形器、分指矫形器、髋外展矫形器、膝伸展矫形器、踝足矫形器等。

4）抬高肢体 将患肢抬高至高于心脏平面，以利于静脉回流，减轻肢体肿胀，但应注意防止臂丛神经牵拉损伤。

5）功能锻炼 视受累关节及皮肤和创面情况进行主动或被动活动，轻柔活动受累关节，保持ROM，预防挛缩及僵硬。对于非受累的邻近关节也要进行全范围的关节活动训练。功能锻炼应遵循少量多次的原则，每一个关节至少重复10遍，每日3～4次。

2. 植皮阶段 皮肤移植后5～7天内，为了使植皮成活，接受植皮的部位要绝对禁忌关节活动训练，应利用矫形器固定，直至移植皮肤着床为止。每日须两次去除矫形器，以观察创面愈合情况。为了维持植皮部的肌力，应教会患者自行进行等长收缩练习。植皮术5～7天后，患者可以开始进行缓慢的主动运动；7～10天后，可以进行抗阻运动练习。可选择一些适当的日常生活活动，将患者的活动能力贯彻到日常生活中去，或选择一些趣味活动，以促进患者身体能力和耐力水平的提高。

3. 植皮成活后阶段

1）瘢痕的治疗

(1) 压力治疗：压力治疗是经循证医学证实的抑制烧伤后增生性瘢痕的有效方法之一，是治疗烧伤的常规方法。具体措施是让患者穿戴用弹力材料制作的压力衣或弹力套。

压力治疗应遵循以下原则：尽早使用，通常在烧伤创面愈合、皮肤水肿消退或皮肤移植后两周使用；必须 24 h 佩戴，每天脱下的时间不得超过 30 min（如洗漱时脱下）；定期随诊复查，及时了解瘢痕情况。压力衣应每天手洗以保持弹性和清洁。压力衣通常每 3 个月更换一次，压力手套则需每 6~8 周更换一次。压力衣应长期使用，穿戴 1~2 年直至瘢痕成熟。

①头面部：头面部瘢痕的加压治疗，采用透明塑料面罩或弹力头套。在眼、鼻、口部位开窗，必要时增加支架。若眼睑不能闭合，需加眼罩，以湿润角膜。于凹凸不平处加压力垫。

②颈部：使用热塑夹板制作成颈前矫形器，上至颏部和下颌内缘，下至颈下方。用宽带在夹板后方固定于颈部。

③腋部：用热塑全接触夹板制作的矫形器将肩关节固定于外展 90°~110°、外旋位，用带子固定。此夹板对腋部也可施加压力，以防腋部瘢痕形成。

④肘关节：使用屈侧肘夹板，将肘关节固定于伸直、旋后位，外加人字形绷带包扎。

⑤躯干：在压力衣内加入弹性垫子，用缝线固定，以增加局部体表压力。

⑥臀部：于压力衣下加紧身三角裤，以增加髋部加压效果。

⑦髋关节：将髋关节固定在伸直并外展 10°~20°位。

⑧膝关节：使用膝后全接触伸展夹板，加弹性包扎，将关节固定于伸直位。如膝关节不能完全伸直，应全日应用。

⑨踝关节：使用背侧夹板，用绷带包扎固定。锻炼时，需做踝关节背伸、趾屈和足内翻运动。

⑩足部：对于足背烧伤瘢痕，夜间使用足背全接触夹板。全足有烧伤瘢痕时，用小腿—足全接触前后夹板，加压包扎，夜间或非锻炼期予以固定。

(2) 矫形器的应用：对于部分严重烧伤的患者，在挛缩和畸形不可避免的情况下，装配和使用合适的矫形器或辅助用具是其重新获得功能的最有效途径。

2）日常生活活动能力训练　对大面积烧伤后创面愈合的患者进行日常生活活动能力的训练，包括翻身、移乘、洗漱、进食、穿脱衣裤、如厕、洗澡等。对于完成活动有困难者，可提供辅助具。如上肢烧伤患者，在创面愈合、肘关节屈曲达 90°时，即开始进食训练，若患者握匙有困难，可将餐具用绷带固定在手上或用 C 形夹练习进食。对于需要工作的患者，根据其目前的职业能力评定，选择适宜的工作，提供模拟的工作环境，进行针对性的职业训练，提高患者的职业能力。

4. 手部烧伤的作业治疗

1）改善局部血液循环　对于手指侧方焦痂，要及时切开减张，以减轻焦痂对组织的压迫，改善局部血液循环，使伤手保留较长的长度和较多的功能。

2）控制水肿　水肿液中含有纤维蛋白，纤维蛋白顺肌腱延伸沉积在肌肉、关节囊和关节周围，日久纤维化，导致关节挛缩，肌肉僵硬，形成"冻结手"，严重影响功能活动。控制水肿的主要措施是抬高患肢。

3）预防继发感染　尽早彻底清创，清除坏死组织，外用抗生素，及时植皮等以预防继发感染。

4）保持功能位　若烧伤涉及关节，则将体位设置为对抗可能出现瘢痕挛缩的位置，如手背烧伤时，腕关节宜掌屈，手掌烧伤时，腕关节宜背屈，全手烧伤时，腕关节应保持中立位。若烧伤涉及掌指关节，或手背烧伤，则腕关节背伸 20°~30°，掌指关节屈曲 80°~90°，使侧副韧带保持最长位置，指间关节伸直；手指背烧伤时，指间关节取伸直位。若手掌部烧伤或为经过手掌的环形烧伤,则腕关节背伸 20°~30°,拇指外展,掌指关节和指间关节均伸直。全手烧伤时,若以手背为重,则腕关节应保持半屈曲位,掌指关节自然屈曲 40°~50°,指间关节伸展或屈曲 5°~10°,拇指保持外展、对掌位。

5) 早期活动　早期活动是最大限度地保存手部功能的根本措施,因此在不影响伤口愈合的前提下应最大可能/范围的活动相关和相邻的所有关节,以防肌肉萎缩、关节挛缩和僵硬。

任务二　冠心病的作业治疗

一、概述

(一) 定义

冠状动脉血管发生动脉粥样硬化病变而引起血管管腔狭窄或阻塞,造成心肌缺血、缺氧或坏死而导致的心脏类疾病,统称为冠心病,是人到中年以后尤其是老年人容易患上的常见疾病。

(二) 危险因素

国内外研究表明,目前与冠心病的发生和进展相关的主要有十项因素,包括性别、年龄、家庭遗传、肥胖、高血脂、高血压、高血糖、吸烟、喝酒、精神因素。其中,前三项为固定因素,不可干预,后七项为可变因素,可通过调节机体功能和改变生活、饮食习惯等方式控制危险因素。

(三) 流行病学

21 世纪,冠心病仍是全球公众关注的重要公共卫生问题,WHO 统计表明,冠心病是全球最常见的重要死亡原因,有"第一杀手"之称。虽然我国冠心病的发生率与国际相比处于较低水平,但随着我国经济的发展和人们生活水平的提高,人群的高血压、高血脂、体重超重等冠心病的危险因素也呈上升趋势,预示着我国冠心病的发病率随之呈上升趋势,需引起重视并给予及时预防。据统计,冠心病人群中年龄大多在 40 岁以上,且冠心病死亡率男性>女性,且男性是女性的 3~5 倍。这可能与男性有较多吸烟、喝酒等习惯有关。

二、临床表现及障碍特点

(一) 心绞痛

心绞痛是由于冠状动脉供血不足,进而导致心肌急剧的缺血、缺氧引起的。通常情况下,持续数分钟(在 3~5 min 内消失,最多不超过 15 min,多在停止诱发因素(如活动)或者服用药物后得到缓解),发病时症状通常表现为紧缩性、压迫性的胸闷、胸痛。

(二) 心肌梗死

心肌梗死也是心肌缺血导致的一种临床表现,较心绞痛严重,表现为心前区较大范围的剧烈疼痛且呈持续性,持续时间较长,通常可持续数小时甚至数天。较心绞痛不同,心绞痛多为活动诱发,而心肌梗死在安静休息时也可发生。因此,停止活动或服用药物并不能及时缓解。发病时患者通常表现为流汗、乏力、胸闷、心悸、呼吸困难及心力衰竭等,发作时患者常有"濒死感",严重时可出现呼吸衰竭甚至休克,存在生命危险。

(三) 运动功能、代谢功能、呼吸功能下降

冠心病患者由于惧怕活动导致疾病复发,常常刻意减少体力活动,导致运动能力下降,机体功能减退。

（四）日常生活活动能力下降

当活动量超过冠心病患者所能接受的负荷时，容易诱发心绞痛发作，所以患者常常因为惧怕过多的活动，进而刻意减少日常生活方面的体力活动来预防心绞痛的发作。当患者发病时，常通过休息缓解，早期的患者则喜欢采用卧床的方式改善疾病症状。因此，冠心病患者容易因为长时间的减少活动或卧床休息导致日常生活活动能力下降。

（五）工作能力及社交活动、外出旅游活动能力下降

患者可能因为疼痛、虚弱或活动量超过发病后所能承受的负荷而无法从事原先的工作，严重者甚至无法正常参加社交活动和外出旅游等。

三、检查与评估

（一）访谈

访谈是评估的第一步。通过访谈了解患者的现病史、既往史、并发症以及患者的康复需求和期望。

（二）体格检查

通常由心血管医生完成系列检查，但作业治疗师也应该对此有所了解，并对患者的检查结果做相关记录。

（三）纽约心脏病学会心功能分级（NYHA）

纽约心脏病学会心功能分级标准表如表15-4所示。

表15-4 纽约心脏病学会心功能分级标准表

级别	活动情况
Ⅰ级	患有心脏疾病，其体力活动不受限制。一般体力活动不引起疲劳、心悸、呼吸困难或心绞痛
Ⅱ级	患有心脏疾病，其体力活动稍受限制，休息时感到舒适。一般体力活动时，引起疲劳、心悸、呼吸困难或心绞痛
Ⅲ级	患有心脏疾病，其体力活动大受限制，休息时感到舒适，从事的活动较一般体力活动轻时，即可引起疲劳、心悸、呼吸困难或心绞痛
Ⅳ级	患有心脏疾病，不能从事任何体力活动，在休息时也有心功能不全或心绞痛症状，任何体力活动均可使症状加重

（四）心电图运动试验

常见的心电图运动试验类型包括活动平板运动试验、脚踏车运动试验（功率自行车）、台阶试验等。

（五）心率、心肺耐力的评定

（六）日常生活活动能力评定

常用的评定量表包括改良Barthel指数和功能独立性评定（FIM）量表。日常生活活动能力评定是冠心病作业治疗评定的重点和制订作业治疗方案的重要指标。通过日常生活活动能力评定了解患者的日常生活活动自理功能水平，结合患者的心功能评定制订康复目标和实施治疗。

（七）工作能力评定

虽然冠心病人群以老年人居多，但不乏存在一些中年仍有工作需求的患者。对于这类有工作需求的患者，通常还需进行工作能力的评定，并在康复后期介入职业康复，辅助患者进入工作

岗位。

(八) 社会心理与精神方面的评估

患者因长期受疾病困扰,容易产生一些精神情绪方面的问题,或由于长期处于害怕疾病发生的状态而焦虑,以及由于日常活动及社区活动能力下降导致社交活动减少进而引发一些心理障碍和抑郁问题。常用的焦虑自评量表(SAS)、抑郁自评量表(SDS),可对患者的心理、精神问题进一步筛查。

四、作业治疗方案与实施

冠心病康复治疗措施的实施,以循序渐进为原则,逐渐增加运动量。目前国际上将冠心病的康复治疗分为三期。

1. Ⅰ期 急性冠状动脉综合征的整个住院期间。发达国家已将此期缩短至3~7天。治疗目标:预防由于卧床带来的肌力、活动耐力减退等不利影响;确定患者的功能性活动能力,包括日常生活活动及家居劳动能力,并指导患者在活动过程中避免发病。

康复活动包括以下几种类型:①床上活动:一般从床上的肢体活动开始,进行主动的四肢关节活动并逐步过渡到少量的抗阻活动(抗阻活动可以使用橡皮球、皮筋、0.25 kg的小沙袋等道具)。②呼吸训练:呼吸训练以腹式呼吸为主,腹式呼吸要点为吸气时腹部鼓起,膈肌下降,呼气时腹部收缩,膈肌上升。也可以用唱歌的娱乐方式结合有节律的呼吸来训练。③坐位活动:从有背部支撑逐步过渡到无支撑的床上坐位活动,再到吃饭、洗漱、穿衣等日常生活活动训练。④床边少量行走活动:包括床上坐起训练、床椅转移训练、床边大小便训练等。

2. Ⅱ期 患者从出院开始至病情稳定的这段时期,时间为5~6周。治疗目标:强化Ⅰ期的训练活动并适当增加治疗量,明确并避免诱发病情的活动类危险因素,在保证安全的条件下,逐步恢复患者轻度家务劳动、日常家居及社区活动、休闲活动等日常生活活动能力。此期患者运动能力达到3代谢当量(METs)以上,但此期的患者病情仍有恶化的可能,进行较大强度的运动的危险性也较大,因此,此期的患者以保持适当的体力活动为主,康复训练时需结合心电图运动试验观测其体征或进行若干次心电监护活动。

运动方案包括日常自我照料(除日常的BADL以外,还包括适量的IADL)、步行训练(由室内短距离行走、步行至卫生间上厕所逐渐过渡到室外步行)、上下楼梯(少于两层)。

3. Ⅲ期 病情处于稳定状态的时期。康复对象主要包括稳定型心绞痛、陈旧性心肌梗死、心脏移植手术、隐性冠心病或经皮冠状动脉腔内成形术后的人群。治疗目标:在保证安全的条件下实现患者日常生活活动能力完全自理,尽可能恢复其生病前的生活和工作,重新回归家庭及社会;控制和改善心血管功能,防止复发;全面提高患者的日常生活质量。

治疗方案包括有氧训练(例如户外散步、功率自行车)、家务劳动、休闲娱乐体操、有节律的抗阻训练的作业活动等。喜欢运动的可在安全限度内有管理地进行登山、游泳、骑车等户外运动。实施康复方案时,根据运动实验的结果,提供安全限度内不同内容和不同强度(MET)的活动。活动的内容可结合个体兴趣爱好,参照各活动的代谢当量设定,详见表15-5至表15-7。

表15-5 家居活动的代谢当量

MET	活动内容
1.0~2.5	拖地、去尘、直起身、取食、布置餐台、缝纫和编织、将食品或杂物放回原处、管理床铺、安静地站起、用驾驶型的割草机修整草坪、性生活、穿脱衣物、睡觉、看电视、洗碗
2.6~4.0	照顾孩子、洗澡、洗漱、散步、跑步、与孩子进行中等强度地玩耍、平常的家居清洁、打扫车库、耙草、提6.8 kg重物步行

续表

MET	活动内容
4.1~6.0	擦窗子、用力移动家具、跪着擦地板、清理下水道、刷外墙漆和给室内贴墙纸、除草
6.1~10.0	提着杂物上楼、从盒子中搬出家用品、每分钟铲土超过 7.3 kg、负重 22.7~33.6 kg 站立或行走

表 15-6 休闲和娱乐活动的代谢当量

MET	活动内容
1.0~2.5	乘坐动力船、乘船钓鱼、用气泵充气、打字、使用电脑进行轻度的办公室工作、打牌、弹钢琴、使用缝纫机、坐着学习、读书、写字
2.6~4.0	栽秧、打鼓、喂小型的农场动物、站着捆扎小到中等的盒子、站着工作(如作为酒吧招待)、院中散步
4.1~6.0	铺地毯或地砖、缓慢地劈木材、干农活、喂牛、做木匠活、打磨家具表面、筑路、提重物
6.1~10.0	干农活、捆干草、用混凝土涂抹墙壁、移动重物、携带消防水带(作为消防员)

表 15-7 锻炼和体育运动的代谢当量

MET	活动内容
1.0~2.5	慢速度地散步、抛接篮球或足球
2.6~4.0	骑极轻负荷的功率自行车、提举轻到中度重的物件、中等速度地散步、做牵伸运动、做瑜伽、进行水中有氧运动
4.1~6.0	骑车(16.0~19.0 km/h)、躲避球、跳房子、跳有氧舞蹈、进行中等费力的活动
6.1~10.0	跑步(8~9.6 km/h)、打篮球、跳绳、竞走、中等速度游泳、中等速度骑车(>19.2 km/h)

任务三 慢性阻塞性肺疾病的作业治疗

一、概述

（一）定义

慢性阻塞性肺疾病(chronic obstructive pulmonary disease,COPD)是指以气流阻塞为特征的慢性支气管炎、支气管扩张、支气管哮喘以及合并的肺气肿。由于大气污染及吸烟人数增加等因素,慢性阻塞性肺疾病有逐渐增加的趋势。

（二）危险因素

1. 吸烟 吸烟是 COPD 重要的危险因素之一,研究发现,被动吸烟与 COPD 的发生也有明显相关。

2. 空气污染 化学气体、烟尘、粉尘等对支气管黏膜有刺激和毒性作用,容易引发 COPD 急性发作。

3. 呼吸道感染 肺炎链球菌和流感嗜血杆菌是 COPD 急性发作的主要病原,病毒也对 COPD 的发生和发展起到重要作用。

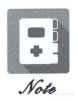

4. 其他因素 如过敏、遗传、长期制动、呼吸道防御能力减弱等，也是引起COPD的重要因素。

二、临床表现及障碍特点

慢性阻塞性肺疾病患者由于肺功能受损而不同程度地影响了呼吸功能，降低了日常生活活动能力。严重的阻塞性肺疾病最终会引起心肺功能衰竭。临床具体表现如下。

（一）有效呼吸减弱

由于COPD的病理生理变化，患者在呼吸过程中的有效通气量降低，呼气末残留在肺部的气体增加，影响了气体的吸入；长期慢性炎症致呼吸道分泌物的引流不畅，影响了肺部充分的气体交换；不少慢性支气管炎患者年龄偏大，有不同程度的驼背，支撑胸廓的肌肉带松弛导致胸廓塌陷，肋软骨有不同程度的钙化，都会限制胸廓的活动，导致肺通气量下降，使患者出现缺氧症状。临床上表现为劳力性气短、气促、咳嗽、咳痰等，给患者带来极大的痛苦。

（二）病理性呼吸模式形成

肺气肿的病理改变，限制了膈肌的活动范围，影响了患者平静呼吸过程中膈肌的上下移动，减少了肺通气量；患者为了弥补呼吸量的不足，往往在安静状态以胸式呼吸为主，甚至动用辅助呼吸肌（如胸大肌、斜角肌、斜方肌等），从而形成了病理性呼吸模式。这种病理性呼吸模式造成正常的腹式呼吸模式无法建立，更限制了患者的有效呼吸。

（三）日常生活活动能力减退

患者在吸气时需要代偿以弥补吸气压力的不足，使用辅助呼吸肌代偿扩张肺部，这就导致患者在进行无支撑的上肢活动时使用这些肌肉困难。由于患者在劳动后会发生胸闷，甚至轻微的日常活动或休息时也感到气短，反之，呼吸困难又导致疲劳，以及能量消耗，患者常常没有足够的能量来完成日常工作，包括ADL、工作和休闲娱乐活动，因此，患者会逃避运动、活动，甚至卧床不起，逐渐导致肌肉萎缩。

（四）心理问题

据统计，COPD患者的抑郁发生率要高于正常人。对于COPD患者来说，COPD病程长且为进行性发展，在疾病中受到生活质量逐步下降的困扰，患者会因患此病而改变多年的生活习惯，同时每次呼吸困难或太短都使患者本身产生极大的恐惧感，且导致睡眠不足、营养不良，一系列的负面影响很容易将患者推向抑郁与焦虑状态。

三、检查与评估

慢性阻塞性肺疾病主要造成患者心肺耐力的减退，从而不同程度地影响患者的活动能力，造成日常活动能力和工作能力受限。因此，作业治疗的评定如下。

（一）了解患者的作业表现

通过对患者或家属访谈或者查阅病历资料等，了解其个人生活史、疾病史、接受的医疗处置及居家、工作环境，精神与支持度等方面的情况，找出患者作业表现方面存在的问题。

（二）主观呼吸功能障碍程度评定

自觉气短、气急分级法：Ⅰ级——无气短、气急；Ⅱ级——稍感气短、气急；Ⅲ级——轻度气短、气急；Ⅳ级——明显气短、气急；Ⅴ级——气短、气急严重，不能耐受。以上症状改变时，可按如下标准评分：-4——极明显减轻；-3——明显减轻；-2——减轻；-1——稍减轻；0——无改变；+1——稍加重；+2——加重；+3——明显加重；+4——极明显加重。

(三) 日常生活活动能力评定

此类患者是因呼吸受限而非肢体功能受损影响日常生活活动能力,所以临床常用6级制对日常生活活动能力进行评定。

0级——虽存在不同程度的肺气肿,但活动如常人,对日常生活无影响,无气短。

1级——一般劳动时出现气短。

2级——平地步行无气短,速度较快或上楼、上坡时同行的同龄健康人不觉气短而自己气短。

3级——慢步走不到百步即有气短。

4级——讲话或穿衣等轻微活动时亦有气短。

5级——安静时出现气短,无法平卧。

(四) 社会心理能力评定

除患者病情和身体状况外,还要详细了解患者及其家庭对疾病的态度,如患者的心情、情绪、性格等,是否感到焦急、忧虑、恐惧,是否悲观失望等。

四、作业治疗方案与实施

慢性阻塞性肺疾病作为高患病率、高致残率和高死亡率的疾病,针对其的治疗不能仅限于急性加重期的成功抢救和对症治疗,而应通过循序渐进的康复治疗来减轻病痛、改善功能和提高生活质量。作业治疗师可利用自己的专长,通过作业活动分析,选择适合患者能力的日常活动和职业训练;指导有效的节省体能技术;提供适当的辅助器具及相应的环境改造方案等减轻患者的心肺负担和精神压力,改善日常生活自理能力,恢复工作能力。

(一) 呼吸技巧训练

指导患者进行缩唇腹式呼吸,让患者吸气时用鼻子,呼气时将嘴唇缩成吹口哨状,给呼气施加一些抵抗,使其慢慢呼气,吸气和呼气的时间比例为1:2。训练时可让患者将手放于腹部,用心体会:当鼻子吸气时,肺中充满空气,感觉自己腹部微微隆起;当噘起嘴唇吐气时,感到自己的肚脐贴向脊柱方向。也可以通过相应的作业活动训练,如练习吹气球、口琴、口哨、笛子等;或让患者用直径、长度不同的吸管插深度不同的水杯用力吹泡泡;或吹不同距离的乒乓球、点燃的蜡烛等。注意训练过程中若有晕眩感或无力感产生时,即刻停止练习。

(二) 全身耐力的训练

患者可选择低、中等强度的步行、骑车、游泳、太极拳、舞蹈、游戏、手工艺制作等活动。每项活动开始时只进行5 min,待适应后逐渐增加活动时间。当患者能接受20分/次的活动后,即可增加运动强度。活动出现轻微呼吸急促时,停止运动,休息5～10 min,待恢复至安静值,或采取呼吸技术缓解呼吸急促。对于严重的慢性阻塞性肺疾病患者,可以边吸氧边活动,以增强活动信心。每次运动训练应分热身活动、训练活动、整理活动三部分进行,热身活动及整理活动以缓慢散步及体操为宜,时间为5～10 min,在活动中注意呼吸时必须放松,不应用力呼吸。

(三) 上肢肌力的训练

上肢肩背部很多肌群既是上肢活动肌,又是辅助呼吸肌群,如胸大肌、胸小肌、背阔肌、前锯肌、斜方肌等均起自肩带,止于胸背部。当躯干固定时,这些肌群辅助肩带和肩关节活动,而上肢固定时这些肌群又可作为辅助呼吸肌群参与呼吸活动。常用于提高上肢肌力的作业活动如下。

1. 在无支持下做上肢高于肩水平的各种活动 指导患者投球、高处取物、利用体操棒做高度超过肩部水平的各个方向的练习、做高过头顶的上肢套圈练习。

2. 手摇车练习 以无阻力开始,逐渐增加阻力和延长时间,以运动时出现轻度气急气促为宜。

3. 适当室外活动 可根据患者的兴趣选择划船、游泳、园艺、打保龄球等以上肢抗阻为主的活动。活动量以出现轻微的呼吸急促及上臂疲劳为度。

（四）日常生活活动能力训练

在获得正常、轻松的呼吸方式，形成有效呼吸模式的同时应提高患者的ADL能力。

1. 在进行日常生活活动时，搭配呼吸技巧的使用 主要是教会患者如何将腹式呼吸与日常生活协调起来，避免生活中的呼吸困难。练习要求：身体屈曲时呼气，伸展时吸气；上楼梯或爬坡时，先吸气再上步，以"吸-呼-呼"对应"停-走-走"；如果要将物品放在较高的地方，则先拿好物品同时吸气后边呼气边将物品放在所需位置。一些一次呼吸无法完成的活动，可分多次进行，必须牢记吸气时肢体相对静止，边呼气边活动。

2. 节能技术的应用 在日常生活活动中要注意能量节省，强调节能技术的运用。比如，活动中坐着比站着省力；将常用的物品放在随手可以拿到的地方，避免不必要的弯腰、举臂、转身等动作；提较重的东西时尽量用推车；分步骤地完成一项活动等。

3. 自我放松技巧 多数障碍者由于长期呼吸功能障碍和精神紧张导致全身紧张、完成各种活动时受限。故日常活动中要求障碍者注意选择合适的体位，让头部、躯体位置恰当、有依托，减少这些肌肉长时间紧张。另外可以一边听音乐、一边进行活动。

（五）职业能力训练

职业能力训练是患者重返工作岗位的前期准备，可以模拟障碍者从前的工作岗位和工作环境，在治疗师的指导下进行工作操作。如果患者已经不适合以前的职业，治疗师可以根据障碍者的兴趣选择一些障碍者可以胜任的工作加以练习至熟练，并向有关部门提出建议。

（六）压力处理

没有办法获得足够空气时的感觉是令人相当害怕的，此时治疗师应教导障碍者处理突如其来的呼吸急促、以减少恐惧感。当呼吸困难发生时，将身体往前倾斜，双臂摆于桌面上，让膈肌较易呼吸，同时搭配前面提及的呼吸技巧，帮助患者放慢呼吸的节奏。另外，指导障碍者处理压力的技巧，通过心理想象让自己平复下来。

（七）健康宣教

患者应该了解患病的基本知识，包括药物的治疗作用和用法以便障碍者自我照料。花粉、粉尘、烟尘、寒冷等都是不良因素，会影响病情，应该指导患者掌握正确的生活方式和养成良好的呼吸习惯，管理好自己的呼吸道，保持所处环境的空气清新和流畅，每天开窗、开门、保持空气通畅，减少呼吸道感染的机会。

任务四 实用技术训练

一、知识训练

（一）重点概念解释

(1) 烧伤 (2) 冠心病 (3) 心绞痛 (4) 心肌梗死 (5) COPD

（二）问题理解

(1) 简述烧伤的功能障碍特点。

(2) 简述烧伤的检查与评估。
(3) 简述烧伤的作业治疗原则和方法。
(4) 简述冠心病的功能障碍特点。
(5) 简述冠心病的作业治疗原则和方法。
(6) 简述慢性阻塞性肺疾病的功能障碍特点。
(7) 简述慢性阻塞性肺疾病的作业治疗原则和方法。

(三) 知识应用

1. 单选题

(1) 下列哪项为烧伤作业治疗的重点？（　　）
　A. 矫形器的使用　　　　B. 提高 ADL 和工作能力　　　C. 辅助技术
　D. 关节活动训练　　　　E. 认知功能训练

(2) 对烧伤患者进行作业治疗以预防何种情况为主？（　　）
　A. 肌肉痉挛　　　　　　B. 心理障碍　　　　　　　　C. 异常运动模式
　D. 协调功能障碍　　　　E. 瘢痕增生和关节挛缩

(3) 深度烧伤是指（　　）度以上的烧伤。
　A. Ⅰ度　　B. 浅Ⅱ度　　C. 深Ⅱ度　　D. Ⅲ度　　E. Ⅳ度

(4) 烧伤后最常见、对患者影响最大的功能障碍是（　　）。
　A. 运动障碍　　　　　　B. 感觉障碍　　　　　　　　C. 日常生活活动障碍
　D. 心理障碍　　　　　　E. 社会参与障碍

(5) 冠心病典型心绞痛的持续时间通常不超过（　　）。
　A. 30 s　　B. 1 min　　C. 3 min　　D. 15 min　　E. 30 min

(6) 属于典型心绞痛特点的是（　　）。
　A. 通常无诱因　　　　　　　　　　　　B. 部位多在右中上腹
　C. 疼痛性质为针刺样痛　　　　　　　　D. 持续 20～30 min 多可缓解
　E. 去除诱因或含服硝酸甘油可缓解

(7) 冠心病恢复期康复训练最简便易行的方法是（　　）。
　A. 跳绳　　　　　　　　B. 行走　　　　　　　　　　C. 游泳
　D. 骑自行车　　　　　　E. 跑步

(8) COPD 的主要特征是（　　）。
　A. 呼气气流受限　　　　B. 呼气气流可逆　　　　　　C. 吸气气流受限
　D. 吸气气流可逆　　　　E. 呼、吸气气流受限

(9) 引起慢性肺源性心脏病的最常见的原因是（　　）。
　A. 支气管扩张　　　　　B. 支气管哮喘　　　　　　　C. 肺尘埃沉着病
　D. 慢性阻塞性肺疾病　　E. 慢性弥漫性肺间质纤维化

(10) 患者，男性，55 岁，咳嗽、咳痰 10 余年，近 3 年来反复喘息发作，每年持续 3～4 个月，诊断最可能是（　　）。
　A. 支气管哮喘　　　　　B. 肺脓肿　　　　　　　　　C. 慢性阻塞性肺疾病
　D. 支气管扩张　　　　　E. 肺结核

2. 多选题

(1) 烧伤的作业治疗原则是（　　）。
　A. 早期介入　　　　　　B. 全程服务　　　　　　　　C. 预防为主
　D. 重点突出　　　　　　E. 全面康复

(2) 常见的心脏运动试验类型包括（　　）。

A. 活动平板运动试验　　　　B. 心电图　　　　　　　C. 心脏超声
D. 脚踏车运动试验　　　　　E. 台阶试验

二、技能训练

（一）案例分析

案例一：王某，男，38岁，工作时发生煤气爆炸致全身75%面积烧伤入院。多次植皮手术后转入康复医学科。入院时全身存在约11%散在未愈合创面，余处创面已愈合。

功能评定结果：

（1）瘢痕情况：瘢痕已开始增生，颜色鲜红，质软，稍高出皮面，肩前部、上臂外侧、肘部瘢痕瘙痒，影响睡眠。

（2）手和上肢功能：双手肿胀明显，呈伸直位，创面已愈合；各指仅能轻微活动，肩、肘、腕、掌指、指间关节活动度严重受限，不能抓握和对指，手灵活性差；双上肢力量明显下降；大部分瘢痕区感觉减退，多指指尖部感觉过敏，各关节被动活动时疼痛。

（3）生活能力：极重度依赖，仅大小便可自控，翻身、坐起、进食、洗澡、转移、如厕、个人卫生等活动完全依赖家人照顾。

问题：

(1) 试制订该患者的康复目标和康复计划。

(2) 就制订的康复计划进行疗效分析。

案例二：陈某，男，71岁，已婚，退休干部，于入院前1个月无明显诱因出现阵发性胸闷，胸闷与活动相关，发作数分钟至半小时不等，症状多在活动或劳累时发作，休息后或含服"救心丹"症状缓解，无胸痛、气促，无头晕头痛等，后经检查诊断为冠心病。一周前上述症状加重，服用药物后无明显缓解，遂再次就诊，以"冠心病"收治入院。

问题：

(1) 试制订该患者的康复目标和康复计划。

(2) 就制订的康复计划进行疗效分析。

（二）操作实训

实训项目　案例讨论

1. 实训目的　能帮助医务人员和患者家属树立正确的作业治疗理念。

2. 实训内容及要求　学生根据所给的案例资料，进行讨论交流，分析、辨别不同的治疗理念。

【实训案例资料】

案例：男性，70岁，反复咳嗽、呼吸困难3年，加重2天，2天前，患者受凉后再次出现咳嗽、咳黄白色黏痰，呼吸困难加重，稍活动即感气短，无胸痛及双下肢水肿。本次发病以来，精神、食欲、睡眠欠佳，大小便正常，体重无变化。否认高血压、心脏病和糖尿病病史，否认传染病接触史。吸烟25年，20支/日，已戒3年。偶饮酒。无遗传病家族史。

讨论问题：

(1) 该患者可能出现哪些日常生活活动障碍？如何评定？

(2) 针对该患者的日常生活活动障碍设计一个适合的作业治疗方案。

3. 实训组织方法及步骤

(1) 教师将学生分为若干组，每组4～6人，课前安排任务，学生按小组讨论完成任务。

(2) 上课时小组派代表阐述本小组的观点和问题答案。

(3) 教师和学生对每小组的答案进行提问、指正、修改。

(4)教师对学生的答案进行点评,根据统一标准给出学生考核分值。

(5)教师讲解、阐述观点和答案,总结本次实训。

(6)学生完成实训报告。

4．实训评价标准(100分)

(1)汇报过程。(40分)

(2)作业治疗业务计划全面,提出存在的问题并有较为合理的解决办法。(40分)

(3)从全面康复的观点对作业治疗理念的优点进行正确评述。(20分)

(黄毅　傅春红　马可)

主要参考文献

[1] 窦祖林.作业治疗学[M].3版.北京:人民卫生出版社,2018.
[2] 李奎成,闫彦宁.作业治疗[M].北京:电子工业出版社,2019.
[3] 李法琦,司良毅.老年医学[M].3版.北京:科学出版社,2018.
[4] 李卓.常见疾病康复[M].长沙:中南大学出版社,2019.
[5] 王玉龙.康复功能评定学[M].3版.北京:人民卫生出版社,2018.
[6] 闵水平,孙晓莉.作业治疗技术[M].3版.北京:人民卫生出版社,2020.
[7] 陈立典.康复评定学[M].北京:科学出版社,2010.
[8] 李广智.冠心病[M].2版.北京:中国医药科技出版社,2013.
[9] 牛换香,江莉.冠心病[M].北京:中国医药科技出版社,2015.
[10] 王启民,陈锋.冠心病自我调控300问[M].北京:人民军医出版社,2013.
[11] 张涛.冠心病中西医治疗与调养[M].北京:中国人口出版社,2016.
[12] 胡军.作业治疗学[M].北京:人民卫生出版社,2012.
[13] 恽晓平.康复疗法评定学[M].2版.北京:华夏出版社,2014.
[14] 张海澄,郭继鸿.冠心病流行病学与一级预防[J].中国实用内科杂志,2002,22(8):449-451.
[15] 刘晓丹,姜志梅.儿童发育障碍作业治疗技术[M].北京:人民卫生出版社,2019.

英文索引

作业(occupation)

活动(activity)

日常生活活动(activity of daily living, ADL)

工作或生产性活动(activity of work/productivity)

休闲活动(activity of leisure)

基础性日常生活活动(basic activity of daily living, BADL)

工具性日常生活活动(instrumental activity of daily living, IADL)

受薪工作(paid work)

不受薪工作(unpaid work)

静态娱乐(static leisure)

动态娱乐(dynamic leisure)

交际活动(communicative activity)

艺术活动(art activity)

角色(roles)

活动(activity)

任务(tasks)

行动(actions)

能力/技巧(abilities/skills)

作业平衡(occupational balance)

作业的本能(occupational nature)

环境(environments)

处境(context)

作业治疗(occupational therapy, OT)

世界卫生组织(WHO)

世界作业治疗师联盟(World Federation of Occupational Therapy, WFOT)

《国际残损、残疾和残障分类》第2版(International Classification Impairment Disability and Handicap-2, ICIDH-2)

《国际功能、残疾和健康分类》(International Classification Functioning Disability and Health, ICF)

循证作业治疗(evidence-based occupational therapy, EBOT)

OT搜索者(OT seeker)

残损(impairment)

残疾(disability)

残障(handicap)

核心组合(core set)
作业治疗模式(occupational therapy model, OTM)
作业表现模式(occupational performance model, OPM)
人-环境-作业模式(person-environment-occupation model, PEO)
人类作业模式(model of human occupation, MOHO)
河川模式(kawa model)
道德治疗(moral treatment)
作业治疗(occupational therapy)
国家作业治疗促进会(National Society for the Promotion of Occupational Therapy)
美国作业治疗协会(American Occupational Therapy Association, AOTA)
作业治疗师(occupational therapist)
关节活动度评定(ROM)
改良的Barthel指数评定量表(MBI)
功能独立性评定(FIM)
功能活动问卷(FAQ)
认知障碍成套测验评定表(LOTCA)
成套神经心理测试(HRB)
Rivermead行为记忆试验(RBMT)
韦氏记忆量表修订版(WMS-R)
简易精神状态检查(MMSE)
神经精神问卷(NPI)
生活质量测定量表(QOL)
作业表现(occupational performance)
加拿大作业活动行为评估(Canadian Occupational Performance Measure, COPM)
日常生活活动(activity of daily living, ADL)
基础性ADL(basic ADL, BADL)
工具性ADL(instrumental ADL, IADL)
独立的(independent)
备用的援助(stand-by assistance, SBA)
最小量帮助(minimal assistance)
中等量帮助(moderate assistance)
最大量帮助(maximal assistance)
依赖的(dependent)
威斯康星卡片分类测验(WCST)
注意网络测验(ANT)
日常专注力测验(TEA)
电脑辅助的认知康复训练(CACR)
Rivermead行为记忆能力测验(RBMT)
感觉统合(sensory integration, SI)
感觉统合失调(sensory integration dysfunction, SID)
国际劳工组织(International Labor Organization, ILO)
职业康复(vocational rehabilitation, VR)
道德治疗运动(moral treatment movement)

英文索引

模块式技能培训法(modules of employable skill,MES)

以能力为基础的教育(competence-based education,CBE)

功能性能力评定(functional capacity evaluation,FCE)

工作分析(job analysis)

BTE(baltimore therapeutic equipment,BTE)

环境调适(environmental adaptation)

社区康复(community-based rehabilitation,CBR)

辅助技术(assistive technology,AT)

辅助器具(assistive device)

辅助技术服务(assistive technology service,ATS)

脊髓损伤(spinal cord injury,SCI)

美国脊柱损伤协会(American spinal injury association,ASIA)

关键肌(key muscle)

关键点(key point)

脊髓功能部分保留区(partial preservation zone,PPZ)

四肢瘫功能指数(quadriplegic index of function,QIF)

阿尔茨海默病(Alzheimer disease,AD)

血管性痴呆(vascular dementia,VD)

混合型痴呆(mixed dementia,MD)

长谷川痴呆诊断量表(Hasegawa's dementia scale,HDS)

全面衰退量表(global deterioration scale,GDS)

简明认知评定量表(brief cognitive rating scale,BCRS)

功能评定分期(functional assessment staging,FAST)

临床痴呆评定量表(clinical dementia rating,CDR)

韦氏成人智力量表(WAIS)

阿尔茨海默病评估量表-认知量表(ADAS-cog)

Mattis痴呆评估量表(DRS)

汉语失语成套测验(aphasia battery of chinese,ABC)

画钟测验(CDT)

精神和行为症状(BPSD)

神经精神问卷(NPI)

阿尔茨海默病评定量表-非认知量表(ADAS-noncog)

Blessed行为量表(BBS)

功能活动调查(functional activities questionnaire,FAQ)

阿尔茨海默病生活质量量表(quality of live-AD,QOL-AD)

创伤史问卷(THQ)

斯坦福急性应激反应问卷(SASRQ)

韦氏成人记忆量表(WMS)

地塞米松抑制试验(DST)

促甲状腺激素抑制试验(TRHST)

边缘型人格障碍(borderline personality disorder,BPD)

自体形象(self image)

自体感受(sense of self)

辩证行为疗法(DBT)

脑性瘫痪(cerebral palsy,CP)

Peabody 运动发育量表(Peabody development motor scale-II,PDMS-II)

精细运动功能评定量表(fine motor function measure scale,FMFM)

脑瘫儿童手功能分级系统(manual ability classification system,MACS)

儿童功能独立性评定(wee function independent measurement,WeeFIM)量表

孤独症谱系障碍(autism spectrum disorder,ASD)

韦氏幼儿智力量表(Wechsler preschool and primary scale of intelligence-IV,WPPSI-IV)

韦氏儿童智力量表(Wechsler intelligence scale for children,WISC)

文兰德适应行为量表(VABS)

自闭症行为量表(autism behaviour checklist,ABC)

儿童自闭症评定量表(childhood autism rating scale,CARS)

2岁儿童自闭症筛查量表(the screening tool for autismin two-year-old,STAT)

视觉策略(visual strategies)

智力发育障碍(intellectual developmental disorder,IDD)

智力低下(mental retardation,MR)

中国儿童发育量表(CDSC)

贝利婴儿发展量表(Bayley scale of infant development,BSID)

温哥华瘢痕量表(Vancouver scar scale,VSS)

纽约心脏病学会心功能分级(NYHA)

焦虑自评量表(SAS)

抑郁自评量表(SDS)

慢性阻塞性肺疾病(chronic obstructive pulmonary disease,COPD)

金蝶 ERP 实验课程指定教材

金蝶 K/3 Cloud 会计信息系统实验教程

(业财融合版)

傅仕伟　郑　菁
陈婧婧　陈大亮　　◎著

清华大学出版社
北　京

前言

新技术的飞速发展，尤其是互联网、移动互联网、云计算技术、大数据、人工智能、区块链等新技术催生了很多新兴企业，同时也给传统企业的经营管理方式带来了巨大的冲击。如何运用这些新技术提升企业的竞争实力，并预见企业经营过程中随时可能产生的各种风险，是企业管理者们时时都在思考的问题。

随着人工智能技术与财务会计的结合、金税工程的深入推进，以及"互联网+"管理模式的演进，企业财务会计的重点和内涵正在发生变化。

首先，财务会计已经从传统的会计核算向业财融合转型，财务人员不仅仅要掌握财务的专业知识，还需要了解企业内部的销售、采购、库存、生产等业务流程，才能有效解读财务凭证、报表中各项数字背后的业务场景，为企业的生产经营提供有效的财务支持和保障。

其次，企业高层对于管理的实时性、精确性要求更高了。无论何时何地，企业高层都希望能够通过手机、计算机等移动设备随时获知企业经营的财务、业务数据。同时，也能通过这些数据及时反映出企业在经营上可能存在的问题或未来的风险。

再次，随着企业业务的逐步扩展及市场经营范围的扩大，跨地域、多组织的运作模式已经成为很多企业的典型架构和管理方式。如何及时有效地反映多组织、多业务单元的经营绩效，以判断企业的经营战略是否存在问题，是企业高层非常关注的重点。

以上这些因素，都是促使管理软件企业借助互联网、移动互联网、人工智能等技术，并融入优秀企业的管理模式，推出创新性管理软件的重要原因。

金蝶作为国内知名的管理软件厂商，一直致力于帮助中国企业借助管理信息化提升管理水平和竞争力，并在技术创新和管理模式的融合上不断突破，目前在云 ERP 领域已处于国内领先地位，故作者以金蝶具有划时代意义的创新产品 K/3 Cloud 云 ERP 为蓝本，编写"互联网+"时代下的会计信息系统相关案例教程，以适应企业业财融合的管理需求。

K/3 Cloud 是金蝶采用最新的云计算技术开发的适应在互联网商业环境和"云+端"模式下运行的新一代企业管理软件，致力于打造"开放""标准""社交"的企业管理应用架构，为中国企业提供更加开放、更加强大、更加便捷的管理软件，强化企业的管理竞争力。

在业财融合为导向的会计信息化方面，K/3 Cloud 具备以下几个显著的新特性：

- 通过智能会计平台实现真正的平台级财务核算。智能会计平台在总账与业务系统之间搭建起桥梁，既实现了财务与业务的独立性，又能轻松建立连接，加大财务与业务处理的灵活度，真正实现了业务随时发生、财务随时核算的管理需要。
- 具有动态扩展的财务核算体系。系统既可以根据企业对外披露财报的需要构建法人账，也可以依据企业管理的需要构建利润中心管理账，并建立管理所需的多个维度的核算体系，如按产品线、按地域管理、按行政组织的核算，实现对不同组织的独立业绩考核。
- 精细化的利润中心考核体系。系统既可以实现按企业、按事业部进行利润中心考核，也可以进一步层层分解，按照阿米巴经营管理模式，实现按经营单元、按团队进行精细化的利润考核。
- 灵活的多组织销售业务协同。系统提供了多种销售业务协同模式，如集中销售+分散发货+集中结算、集中销售+分散发货+分散结算、集中销售+集中发货+分散结算、集中销售+集中发货+集中结算等。

- ❑ 灵活的多组织采购业务协同。系统提供了多种采购业务协同模式，如集中采购+分散收货+集中结算、集中采购+分散收货+分散结算、集中采购+集中收货+分散结算、集中采购+集中收货+集中结算等。
- ❑ 可扩展的多组织结算体系。多组织协同与精细化考核体系下，必然存在对内部组织独立核算与考核的需求。多组织结算可以灵活定义多组织内部结算关系，并支持多会计核算体系、多种价格模式的内部结算，轻松应对内部复杂多变的结算业务。
- ❑ 丰富的移动应用。K/3 Cloud 基于金蝶的云之家平台，提供了丰富的财务、供应链移动轻应用，包括掌上资金、移动下单、业务审批、掌上订货、经营分析等，为基于移动互联网的管理模式创新提供了强有力的平台。

本书采用贴近企业实际业务流程处理的方式进行编写，在书中设计了一个企业的完整案例，每个章节都提供该企业具体的管理和业务流程，同时提供完整的业务数据来详细介绍业财融合模式下财务管理和供应链管理系统所涉及的功能和具体操作。这种业务流程化的编写模式有利于让读者对 K/3 Cloud 管理系统的功能有更深刻的认识，并对企业的实际业务理解更透彻，能将所学的知识灵活应用于企业的实际财务处理。

本书共分为 8 章，以业财融合的模式详细介绍了总账管理、应收款管理、应付款管理、出纳管理、资金管理、固定资产管理、发票管理、费用报销、智能会计平台、销售管理、采购管理、组织间结算、库存管理、存货核算、报表、合并报表等系统功能。

本书还提供丰富的教学资源(扫描右侧二维码即可获取)，其中包含的内容有：

(1) 金蝶 K/3 Cloud V6.1 安装程序。
(2) 每个章节的账套数据，便于学生练习。
(3) 教学课件(PPT 格式)，便于教师授课。
(4) 微课视频，便于学习时重点参考。
(5) 考题，便于教师在教学完成后，对学生进行关键知识点的考核。

教学资源

❖ **说明：**

关于每个章节账套数据的使用，建议教师可以在讲完一个章节后，就恢复上一章节末的备份账套，让学生开始练习。这种方式不仅有利于分章节独立教学，而且还能保证 K/3 Cloud 系统业务处理的连贯性。

读者可登录金蝶社区获取更多学习资源，网址为 http://club.kingdee.com/，选择"金蝶云·星空"模块。该模块提供了相关的学习内容，同时也可在社区论坛进行学习、交流，便于自主解决学习中碰到的各种疑问。

本书结合了作者所在企业多年信息化实践的经验，适合作为高等院校财务管理、会计信息化、工商管理、信息管理等相关专业的教学用书，对于学生了解企业的管理与实际业务，以及如何与信息系统结合非常有帮助。当然，对于企业业务管理人员和信息化主管也是一本不错的参考书。

本书在编写过程中参考了作者所在公司的一些工作成果，也借鉴了一些企业管理和信息化建设的相关资料和文献。因人员较多，在此不一一表述。因为有了他们的辛勤劳动，才会凝结成本书的最终成果，在此对他们表示衷心的感谢！

欢迎读者多提宝贵意见，联系邮箱：cuiwei80@163.com。

编　者

2018 年 12 月

目 录

第1章 系统简介 ································· 1
1.1 产品体系结构 ····························· 1
1.2 整体业务架构 ····························· 2

第2章 实验背景介绍 ························· 5

第3章 系统管理 ································· 7
3.1 系统概述 ··································· 7
3.2 实验练习 ··································· 7
实验一　K/3 Cloud 产品安装 ········· 7
实验二　新建数据中心 ··············· 14
实验三　数据中心维护 ··············· 16
实验四　搭建组织机构 ··············· 19
实验五　基础资料控制 ··············· 24
实验六　用户权限管理 ··············· 26
实验七　基础资料维护 ··············· 28

第4章 初始化 ································· 43
4.1 系统初始化概述 ······················· 43
4.2 实验练习 ································· 44
实验一　总账系统初始化 ············ 44
实验二　出纳管理系统初始化 ······ 52
实验三　应收应付初始化 ············ 60
实验四　费用报销初始化 ············ 63
实验五　固定资产初始化 ············ 65
实验六　库存管理系统初始化 ······ 68
实验七　存货核算系统初始化 ······ 71

第5章 日常业务管理 ······················· 75
5.1 系统概述 ································· 75
5.1.1 采购与付款业务 ················· 75
5.1.2 销售与收款业务 ················· 75
5.1.3 财务管理 ·························· 75
5.1.4 内部交易说明 ···················· 75
5.2 实验练习 ································· 76
实验一　集中采购业务 ··············· 76
实验二　一般采购业务 ··············· 83
实验三　支付定金的采购 ············ 89
实验四　采购退料 ····················· 94
实验五　集中销售 ···················· 100
实验六　收取定金的销售业务 ····· 112
实验七　寄售业务 ···················· 118
实验八　简单生产领料业务 ········ 125
实验九　费用报销业务 ·············· 128
实验十　员工借款业务 ·············· 131
实验十一　资产调拨业务 ·········· 134
实验十二　资产盘点 ················· 143
实验十三　计提折旧 ················· 148
实验十四　取现业务 ················· 153
实验十五　支付货款 ················· 155
实验十六　收到货款 ················· 158
实验十七　收到应收票据 ·········· 161
实验十八　资金下拨 ················· 165
实验十九　资金上划 ················· 169
实验二十　盘亏资产处置 ·········· 173
实验二十一　缴纳税费 ·············· 174
实验二十二　计提电费 ·············· 175
实验二十三　计提工资 ·············· 177
实验二十四　结转制造费用 ········ 179
实验二十五　结转入库成本 ········ 180
实验二十六　存货盘点 ·············· 183
实验二十七　结转未交增值税 ····· 188
实验二十八　计提税金及附加 ····· 190
实验二十九　出纳凭证复核并指定
　　　　　　现金流量 ·············· 192

第6章 期末处理 ····························· 197
6.1 期末处理概述 ·························· 197
6.2 实验练习 ································ 197
实验一　凭证审核 ···················· 197
实验二　凭证过账 ···················· 198
实验三　结转损益 ···················· 199

实验四　出纳管理结账……………201
　　实验五　应收款管理结账……………202
　　实验六　应付款管理结账……………203
　　实验七　费用报销关账………………203
　　实验八　存货核算关账与结账………204
　　实验九　固定资产结账………………206
　　实验十　总账结账……………………207

第7章　报表……………………………209
7.1　系统概述…………………………209
7.1.1　报表系统主要业务流程………209
7.1.2　重点功能概述…………………209
7.2　实验练习…………………………210
　　实验一　资产负债表…………………210
　　实验二　利润表………………………220
　　实验三　现金流量表…………………225

第8章　合并报表…………………………231
8.1　系统概述…………………………231
8.1.1　合并报表基本业务流程………231
8.1.2　重点功能概述…………………233
8.2　实验练习…………………………233
　　实验一　合并准备……………………233
　　实验二　编制报表模板………………236
　　实验三　个别报表编制………………248
　　实验四　调整与抵销…………………260
　　实验五　合并报表编制………………270

第1章 系统简介

会计信息系统，是一门融计算机科学、管理科学、信息科学和会计学为一体的综合学科。学生掌握会计信息系统基本理论，可以为以后工作中的实际应用打下坚实的基础。随着企业市场竞争的日益激烈，越来越多的公司要求学生一上岗就能熟练操作信息化软件，光有理论的学习已远远不能满足企业用人的需要。本书以企业的实际经营运作为蓝本，结合学校实验操作的要求，让学生通过上机实验模拟企业的真实业务场景进行相关技能的演练和提升。

依据目前国内外企业信息软件使用的主流情况，本书选择国内知名软件公司——金蝶国际软件集团有限公司的 K/3 Cloud 系统作为学习范本。

与国外软件相比，金蝶 K/3 Cloud 系统更符合中国国情，适合中国企业，其优异性已通过数十万家客户的应用得到验证。

金蝶 K/3 Cloud 系统是一款基于云平台的社交化 ERP 系统。它是基于 Web 2.0 与云技术的一个开放式、社会化的新时代企业管理服务平台。整个产品采用 SOA 架构，完全基于 BOS 平台组建而成，业务架构上贯穿流程驱动与角色驱动思想，结合中国管理模式与中国管理实践积累，精细化支持企业财务管理、供应链管理、生产管理、供应链协同管理等核心应用。

1.1 产品体系结构

金蝶产品根据企业应用规模的大小划分为四个系列，它们分别是适用于小型企业的 KIS、适用于中小型企业的 K/3、适用于大中型企业的 K/3 Cloud，以及适用于超大型企业的 EAS。同时，金蝶还有第一个基于服务导向架构(SOA)的商业操作系统——金蝶 BOS。

下面以金蝶的主流产品 K/3 Cloud 为蓝本，介绍金蝶软件的应用。

金蝶 K/3 Cloud 系统，是一款云时代下诞生的新型 ERP 产品。在功能层面上，把握住了当下中国制造企业的特性与需求，兼容多语言、多会计准则、多税制；支持多组织、多工厂应用，是一款助力企业集团化发展的产品；针对中国企业组织结构、考核体系变化快的特性，能够动态构建核算与考核体系。

在软件运行模式上，K/3 Cloud 颠覆传统 ERP 的服务模式，免安装客户端，纯 Web 应用，更支持移动互联下的智能终端应用，用户可以在任何时间、任何地点进行管理运作，突破企业管理的办公室局限和 8 小时工作时间局限。同时对用户而言，这是一款完全社交化的 ERP 产品，用户可以一边向供应商订货，一边与同事、领导、供应商在线协调，工作首先从做朋友开始；此外，这还是一款基于角色与业务的全流程驱动产品，对普通用户而言以后不再是自己找工作，而是"工作找人"。

金蝶 K/3 Cloud 系统的主要功能涵盖了企业经营管理活动的各个方面。同时，它也在进一步发展中。K/3 Cloud 教学版是基于 K/3 Cloud 软件系统 V6.1 来定制研发的，未来会跟随其版本同步升级发展。

目前 K/3 Cloud 系统 V6.1 的子系统主要包括：

- 总账管理子系统
- 智能会计平台

- 报表管理子系统
- 应收款管理子系统
- 应付款管理子系统
- 出纳管理子系统
- 存货核算子系统
- 产品成本核算子系统
- 标准成本分析子系统
- 固定资产管理子系统
- 发票管理子系统
- 合并报表管理子系统
- 资金管理子系统
- 网上银行管理子系统
- 预算管理子系统
- 采购管理子系统
- 销售管理子系统
- 信用管理子系统
- 库存管理子系统
- 组织间结算子系统
- 工程数据管理子系统
- 生产管理子系统
- 委外管理子系统
- 计划管理子系统
- 车间管理子系统
- 质量管理子系统
- 质量追溯子系统
- 生产线生产子系统
- 促销管理子系统
- 要补货管理子系统
- 返利管理子系统
- B2B 电商中心
- B2C 电商中心
- B2B 电商门户等

1.2 整体业务架构

金蝶 K/3 Cloud 结合当今先进管理理论和数十万家国内客户最佳应用实践，面向事业部制、多地点、多工厂等运营协同与管控型企业及集团公司，提供一个通用的 ERP 服务平台。K/3 Cloud 支持的协同应用包括但不限于：集中销售、集中采购、多工厂计划、跨工厂领料、跨工厂加工、工厂间调拨、内部交易及结算等。

金蝶 K/3 Cloud 系统整体业务架构如图 1-1 所示。

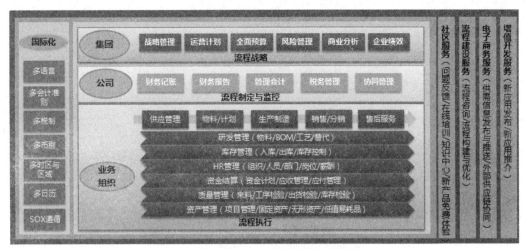

图 1-1 金蝶 K/3 Cloud 整体业务架构图

K/3 Cloud 管理信息系统涵盖了企业管理的方方面面，本书以 K/3 Cloud V6.1 为蓝本，从业财融合的角度介绍 K/3 Cloud 财务、供应链两大部分的相关内容。

第 2 章 实验背景介绍

本教材模拟一家高新技术企业——云创集团的 ERP 会计信息系统从上线实施到业务应用的全过程。

云创集团有限公司(以下简称云创集团)是一家高新技术企业,注册资本 3 800 万元,主营智能制造设备的生产与销售。公司生产的贴合机结合最新的人工智能技术,能实现针对不同的生产线全自动智能调整对接需求,是目前市面上最新型的智能全自动贴合机,产品一经推出就颇受广大客户的欢迎。

云创集团下设云创科技公司和云创销售公司两个法人组织,集团公司作为总管控公司,主要负责整个集团及下属公司的资金管理,保证资金利用率;云创科技公司作为主体公司,负责生产、采购、销售和寄售业务;云创销售公司主要负责产品的直接销售,同时为了节省成本,销售公司可以直接向科技公司要货。云创集团采用"分级管理、充分授权"的管理方式,针对集团基础信息,统一由集团公司创建管理,根据业务情况给不同的公司分配不同的信息;科技公司作为主体公司,拥有较大的自主经营权,产品在供应给销售公司的同时,也可以自行对外销售;销售公司作为公司主要的直销渠道,负责销售业务,其他业务委托集团和科技公司实现。

集团虽然成立不久,但是集团管理层对信息化的要求比较高,为了保证企业资源能够有效利用,提升企业管理人员对企业财务业务数据的透明查看和实时分析,集团决定采用适用于集团云管理的 ERP 软件来管理企业的财务业务数据。经考察、评估后,企业于 2017 年购买了金蝶 K/3 Cloud 系统,并准备于 2018 年 1 月正式启用。

本次实施的 ERP 管理系统包括总账管理子系统、应收款管理子系统、应付款管理子系统、出纳管理子系统、资金管理子系统、固定资产管理子系统、发票管理子系统、费用报销管理子系统、采购管理子系统、销售管理子系统、库存管理子系统、存货核算子系统、组织间结算子系统、智能会计平台、报表管理子系统、合并报表管理子系统。

按照软件供应商的要求,上线前要先行整理集团的一些资料,如组织架构、人员等。该集团的组织架构如图 2-1 所示。

各公司不同组织主要负责的业务职责如表 2-1 所示。

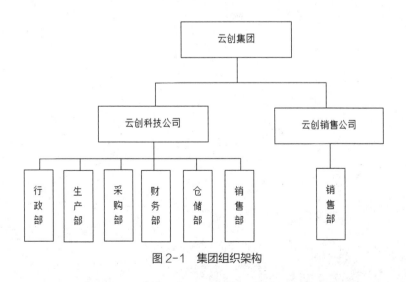

图 2-1 集团组织架构

表 2-1　公司主要业务职责

组织	职责	组织业务职能
云创集团	集团公司法人，不参与企业的具体业务，主要负责集团的资金管理，负责下属子公司合并业务核算，出具合并报表	• 结算职能 • 收付职能 • 资金职能 • 服务职能 • 资产职能
云创科技公司	云创科技公司法人，负责云创科技公司的生产、销售、采购等具体业务，负责企业产品创新、保证产品质量，同时独立核算，追求企业利润最大化	• 销售职能 • 采购职能 • 库存职能 • 工厂职能 • 结算职能 • 质检职能 • 收付职能 • 资金职能 • 资产职能 • 服务职能
云创销售公司	云创销售公司法人，负责公司销售业务，拓展市场，同时独立核算，追求销售利润最大化	• 销售职能 • 采购职能 • 库存职能 • 结算职能 • 质检职能 • 收付职能 • 资金职能 • 营销职能 • 资产职能

集团的其他基础资料在后面章节的操作中将逐一介绍。

第3章 系统管理

3.1 系统概述

使用 ERP 软件涉及的组织、部门和人员众多，而且对信息资源的共享和隔离要求高，K/3 Cloud 作为一款新型云时代下的 ERP 产品，可以实现多法人、多事业部、多地点等多组织应用模式，在开始使用 K/3 Cloud 进行业务处理之前，需要搭建企业的组织架构体系，根据企业具体情况对基础资料进行隔离和共享设置，并根据不同的业务要求为用户设置合适的权限来访问系统。上述功能都可在系统管理中得到处理，深入理解和熟练掌握系统管理部分的功能是使用 K/3 Cloud 进行业务处理的前提条件。

3.2 实验练习

实验一 K/3 Cloud 产品安装

在使用 K/3 Cloud 系统之前，必须先安装好金蝶 K/3 Cloud 系统。

↗ 应用场景

公司购买了金蝶 K/3 Cloud 软件，并准备于 2018 年 1 月正式使用，信息部主管收到软件供应商提供的软件安装包后，开始准备系统安装。

↗ 实验步骤
- 制定部署策略。
- 配套软件安装。
- 金蝶 K/3 Cloud 软件安装。

↗ 操作部门及人员

软件一般由软件供应商或公司信息系统部的人员负责安装。

↗ 实验前准备
- 当企业购买了软件后，就要开始安装工作。与普通应用软件不同的是，ERP 软件的安装相对复杂，需要考虑的因素更多。根据使用人数的多少、数据量的大小等，ERP 软件的安装布局也有不同的解决方案。在安装金蝶 K/3 Cloud 软件前，需要统计企业的业务流量、数据大小、用户数等，据以分析计算机及网络等的配置标准。
- 一般情况下，中型企业客户需要准备两台部门级服务器及若干台计算机(根据用户数确定计算机数量)。

↗ 操作指导

K/3 Cloud 采用 B/S 架构为基础。B/S 架构是一种典型的三层结构：以浏览器为支撑的客户端负责与用户交互；业务服务器层进行业务逻辑处理；数据服务器层采用关系数据库进行业务数据的持久化存储。

数据库——安装数据库产品和 K/3 Cloud 数据库服务部件，目前 K/3 Cloud 系统同时支持 Microsoft SQL Server 和 Oracle 数据库产品，所有的业务数据都存储在这里。

Web 服务层——包括所有业务系统的业务逻辑组件，这些组件会被客户端所调用，是 K/3 Cloud 系统的核心部分。

1. 系统部署角色

K/3 Cloud 系统的部署角色分为应用服务器、管理中心、管理数据库、账套数据库、管理员、用户。系统角色的定义如表 3-1 所示。

表 3-1 系统角色定义

角色	定义
应用服务器	提供"系统业务站点"，一般用户通过访问应用服务器来使用系统。应用服务器可访问的数据中心列表、用户许可都是管理中心提供的
管理中心	❑ 提供"系统管理站点"，仅供管理员访问，用于管理数据中心数据库和应用服务器，用户许可管理也在管理中心进行 ❑ 管理中心和应用服务器是一对多的关系：一个管理中心可管理多个应用服务器；每个应用服务器只能注册到一个管理中心
管理数据库	提供"管理数据"给管理中心。该角色不需安装任何金蝶组件，仅有数据库系统即可
账套数据库	提供"数据中心"给应用服务器访问。该角色不需安装任何金蝶组件，仅有数据库系统即可
管理员	系统管理员，通过浏览器访问管理中心进行系统管理
用户	一般用户，通过浏览器或 WPF 客户端访问应用服务器

2. 基本部署策略

1) 生产环境部署方案

数据库、应用服务器(管理中心)分别单独部署在专用服务器上，如图 3-1 所示，适合于 K/3 Cloud 系统大多数部署场景。

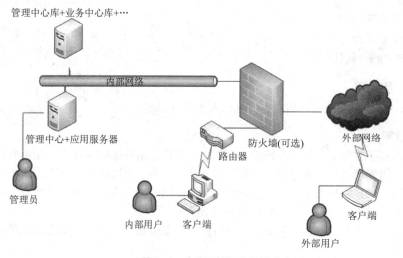

图 3-1 生产环境标准部署方案

为保证系统性能，在客户生产环境，应用服务器和数据库服务器必须分开单独部署，并且建议这些服务器专用于 K/3 Cloud 服务，不建议用其他企业的应用服务器(例如 AD、DNS、Mail 等)兼任。这样做才能保证不会发生多种服务争抢服务器运算资源，严重影响 K/3 Cloud 系统运行性能的情况。从网络安全角度考虑，管理员可能对数据库服务器、应用服务器采用不同的安全策略，例如将数据库隔离在单独 VLAN、将应用服务器放在 DMZ 等，服务器分开部署更能满足网络安全方面的要求。

2) 非生产环境部署方案

数据库、管理中心、应用服务器都装在同一服务器上，适用于 K/3 Cloud 系统演示、练习等应用场景，本书安装部署用的是非生产环境部署方案，如图 3-2 所示。

在进行系统演示、测试或开发等小型的应用场景，业务量较小，可以将数据库、管理中心和应用服务器安装在同一台服务器上。为保证系统性能，在客户生产环境严禁采用这种部署方式。

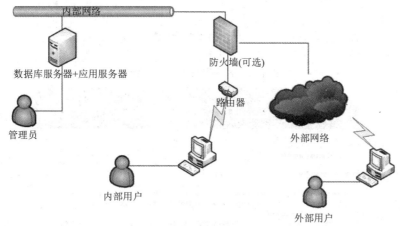

图 3-2 非生产环境部署方案

3. 配套软件安装

在安装金蝶 K/3 Cloud 软件之前，建议在数据库服务器上先安装数据库，K/3 Cloud 支持 Microsoft SQL Server 和 Oracle 两种数据库软件。本书安装的配套数据库是 SQL Server 2008 R2，数据库管理员是"sa"，密码是"sa"。

在使用 K/3 Cloud 客户端的电脑上需要安装支持 Silverlight 客户端的浏览器环境，K/3 Cloud 支持的浏览器有 Internet Explorer 8.0～11.0 版、Firefox 39 及以上版本和 Chrome 44 及以上版本。本书演示中客户端安装的浏览器是 Internet Explorer 8.0 版。

4. 金蝶 K/3 Cloud 软件安装

配套软件及设备准备好后，接下来开始安装金蝶 K/3 Cloud 产品，下面所有安装都以本机系统管理员身份登录，在安装之前退出正在运行的其他第三方软件，特别是杀毒软件和相关防火墙。

用户在新环境上安装 K/3 Cloud 时，请按如下顺序进行。

(1) 打开金蝶 K/3 Cloud V6.1 安装程序(获取方式见前言)的【金蝶 K3 Cloud V6.1 安装盘】文件夹，双击 SETUP.exe 图标，首先出现 K/3 Cloud 的安装程序界面，如图 3-3 所示。

(2) 单击【开始】按钮，进入许可协议界面，如图 3-4 所示，认真阅读许可说明后，勾选"本人已阅读并接受上述软件许可协议"。

(3) 单击【下一步】按钮，进入产品功能选择界面，如图 3-5 所示，本书采用非生产环境的部署方式，因此选择"全部"；在该界面还可以修改安装位置，单击页面上的【浏览】按钮选择适当的位置即可。

(4) 单击【下一步】按钮，进入环境检测界面，如图 3-6 所示。

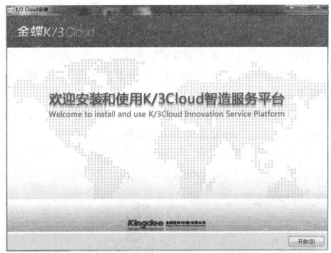

图 3-3　K/3 Cloud 安装程序界面

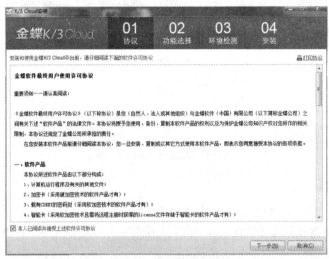

图 3-4　许可协议界面

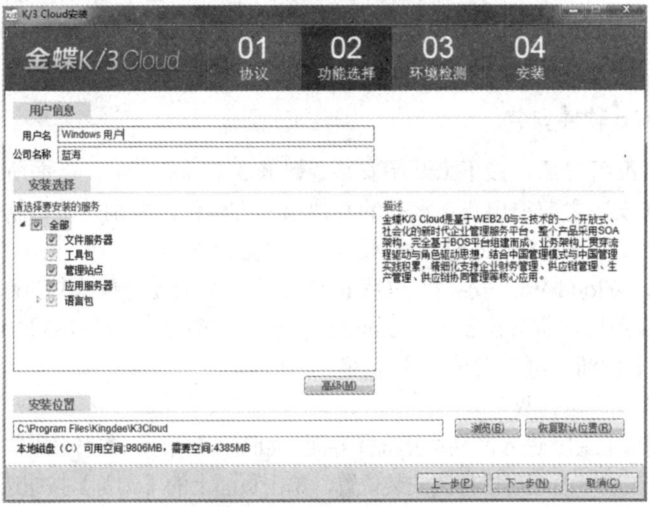

图 3-5　功能选择界面

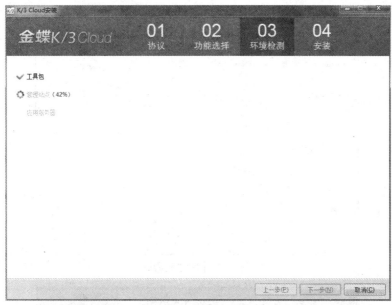

图 3-6　环境检测界面

　　(5) 环境检测之后会提示需要修复的问题，查看环境检测结果，如图 3-7 所示。单击【自动修复】按钮后，可自动安装和启用产品依赖的 Windows 组件和服务。

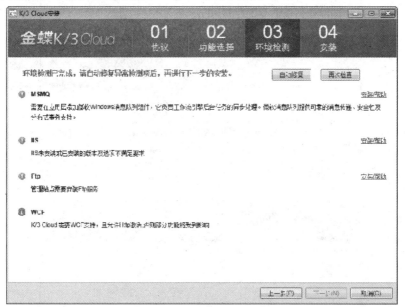

图 3-7　环境检测结果界面

　　(6) 自动修复结束后，单击【再次检查】按钮，若通过环境检测，界面如图 3-8 所示。
　　(7) 单击【下一步】按钮，进入安装等待界面，如图 3-9 所示。
　　(8) 安装完成后跳转到安装完成界面，如图 3-10 所示，单击【完成】按钮，完成 K/3 Cloud 软件的安装。

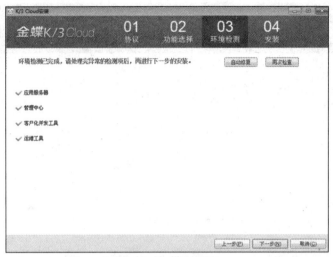

图 3-8　检查通过界面

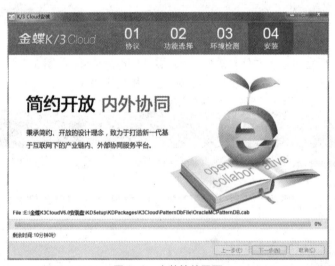

图 3-9　安装等待界面

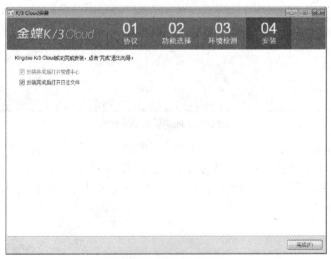

图 3-10　安装完成界面

(9) 安装完成后，默认打开管理站点，进入创建管理中心向导界面，如图 3-11 所示。在该向导中填写数据库服务相关信息，填写完成后单击【测试连接】按钮，测试连接成功后，单击【创建】按钮进行管理中心创建。

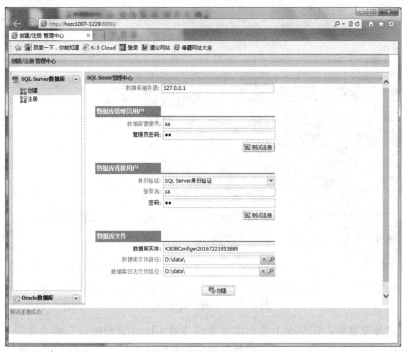

图 3-11　管理中心向导

(10) 完成管理中心数据库创建后，系统会提示创建完成，如图 3-12 所示。

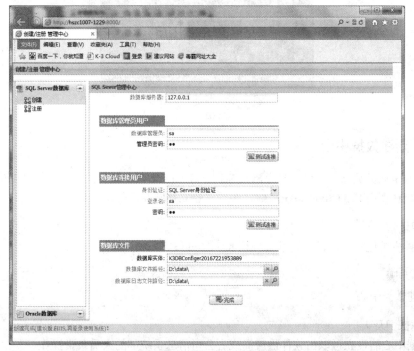

图 3-12　管理中心创建完成

（11）单击【完成】按钮，自动打开管理中心登录页面，如图 3-13 所示，默认管理员用户名：Administrator，默认密码：888888。

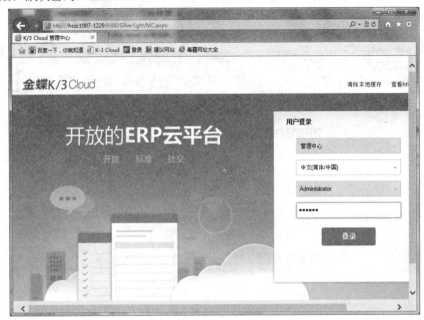

图 3-13　管理中心登录页面

（12）完成产品安装后，在桌面上会出现"金蝶 K/3 Cloud 管理中心"和"金蝶 K/3 Cloud"两个快捷方式图标，如图 3-14 所示。后续进行数据中心管理维护时，双击打开"金蝶 K/3 Cloud 管理中心"登录即可；要进行业务处理时，双击打开"金蝶 K/3 Cloud"即可。

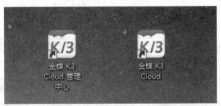

图 3-14　快捷方式图标

实验二　新建数据中心

数据中心是业务数据的载体，支持 SQL Server 和 Oracle 两种数据库类型，并可以按数据中心设置系统时区。在使用 K/3 Cloud 系统之前，必须先建立存储业务数据的数据中心。

↗ 应用场景
金蝶软件安装已经完成，即将准备使用 K/3 Cloud 软件。

↗ 实验步骤
❏　新建数据中心。

↗ 操作部门及人员
❏　数据中心的设立可以由软件供应商或者公司信息系统部的人员负责操作。

↗ **实验前准备**
- 了解拟使用的系统，进而确定数据中心类别。
- 确认数据库服务器路径、拟采用的数据库类型、身份验证方式和系统时区。

↗ **操作指导**

(1) 双击安装后生成的桌面快捷图标"金蝶 K/3 Cloud 管理中心"，打开 K/3 Cloud 管理中心登录页面。输入默认管理员用户名：Administrator，默认密码：888888，单击【登录】按钮后，进入管理中心页面。

(2) 在管理中心页面点击右上角的所有功能，可以打开管理中心的功能菜单，如图 3-15 所示。

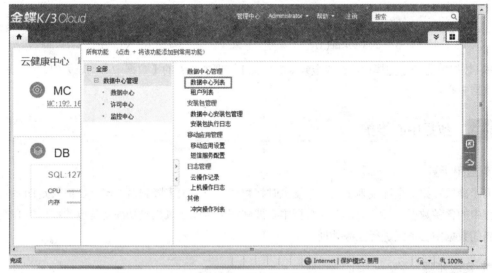

图 3-15 管理中心的功能菜单

(3) 在功能菜单中，执行【数据中心管理】—【数据中心列表】命令，打开数据中心列表页面，如图 3-16 所示，可看见目前管理中心管理的全部数据中心记录。

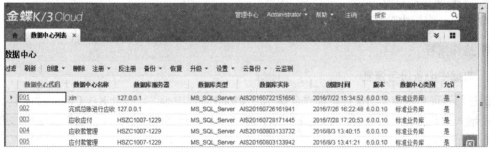

图 3-16 数据中心列表页面

(4) 单击【创建】按钮，打开创建 SQL Server 数据中心向导页面，如图 3-17 所示，根据数据库服务器填写信息。

(5) 单击【下一步】按钮，进入数据中心信息填写页面，如图 3-18 所示，填写完成后单击【创建】按钮即可完成数据中心的创建。

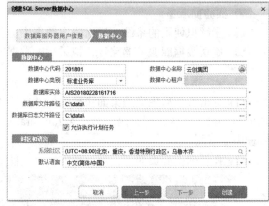

图 3-17　数据中心向导页面(1)　　　　图 3-18　数据中心向导页面(2)

(6) 数据中心创建完毕后，在【金蝶 K/3 Cloud 管理中心】的【数据中心列表】中，可以找到新增的数据中心。

实验三　数据中心维护

↗ 应用场景

为了确保数据安全性或为了在灾难发生时将数据丢失的损害降到最低限度，需要定期将业务操作过程中的各种数据进行备份，一旦数据中心被破坏，可以通过恢复功能将备份的数据中心恢复成一个新的数据中心继续进行业务处理。

↗ 实验步骤

- □ 数据中心备份与恢复。
- □ 数据中心云备份。

↗ 操作部门及人员

数据中心维护由公司信息系统部的人员负责。

↗ 操作指导

1. 数据中心备份与恢复

信息部管理员双击桌面快捷图标"金蝶 K/3 Cloud 管理中心"，打开 K/3 Cloud 管理中心登录页面。输入默认管理员用户名：Administrator，默认密码：888888，单击【登录】按钮后，进入管理中心页面。

当需要备份数据中心的时候，执行【数据中心管理】—【数据中心列表】命令，打开数据中心列表，选择需要备份的数据中心后，单击【备份】按钮打开数据中心备份页面，如图3-19 所示。在备份页面填写数据库管理员名称、密码及备份路径后，单击【执行备份】按钮，完成数据中心的备份。

当需要恢复数据中心的时候，执行【数据中心管理】—【数据中心列表】命令，打开数据中心列表页面，单击【恢复】按钮打开数据中心恢复页面，如图 3-20 所示。可根据具体情况填写数据库服务器、数据库管理员名称、密码及备份文件路径等信息，然后单击【执行恢复】按钮，完成数据中心的恢复。

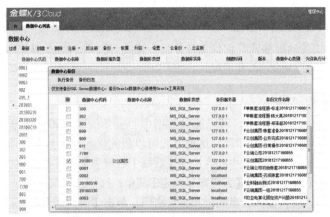

图 3-19　数据中心备份页面

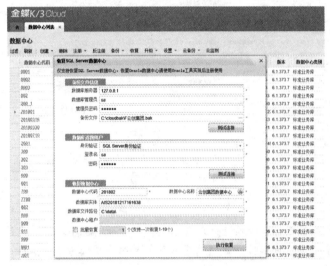

图 3-20　数据中心恢复页面

恢复页面字段说明如表 3-2 所示。

表 3-2　恢复页面字段说明

字段名称	说明
数据库服务器	存放备份文件的数据库服务器
数据库管理员	输入数据库服务器管理员名称
管理员密码	输入数据库服务器管理员密码
备份文件	选择数据库文件的备份路径
身份验证	支持 SQL Server 身份验证和 Windows 身份验证。若选择 Windows 身份验证，默认从数据中心站点的应用程序池获取运行账户，数据中心站点的运行账户在产品安装过程中进行设置，在安装后也可在 IIS 数据中心站点的应用程序池中修改；若选择 SQL Server 身份验证，请输入 SQL Server 数据库用户名和密码
登录名	输入数据连接用户的账号
密码	输入数据连接用户的账号密码，使用 Windows 身份验证不需要输入密码，但是数据库服务器中必须存在这个账户
数据中心名称	输入 1~80 个字符
数据库文件路径	选择数据库文件的恢复路径

> **❖ 注意:**
>
> 数据中心备份和恢复的时候，目前仅支持备份和恢复 SQL Server 数据中心。如果要备份和恢复 Oracle 数据中心，请使用 Oracle 工具实现。

2. 数据中心云备份

在服务器硬盘不够大的情况下，可以通过数据中心云备份的方式将数据中心备份到金蝶云盘中，后续要恢复时到云盘获取恢复即可，这种方式可以最大化地节省数据库服务器的硬盘空间。

当需要云备份的时候，登录管理中心，执行【数据中心管理】-【数据中心列表】命令，打开数据中心列表页面。单击【云备份】-【云盘账号绑定】菜单，打开云盘账号绑定页面，如图 3-21 所示。如果拥有金蝶云盘账号，直接输入云盘账号和云盘密码，单击【绑定账号】按钮即可；如果没有金蝶云盘账号，则单击【去金蝶云盘注册】按钮，免费注册金蝶云盘账号，注册成功后返回绑定即可。

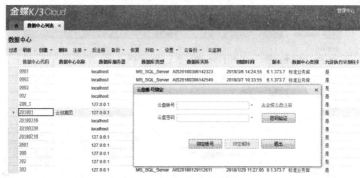

图 3-21　云盘账号绑定

> **❖ 注意:**
>
> 进行数据中心云备份之前，必须进行云盘账号绑定，否则就不能使用云备份相关功能。如果后续云盘账号调整，可以通过图 3-21 中的【绑定解除】按钮实现账号关系解除。

当需要云备份的时候，执行【云备份】-【云备份】菜单命令，打开金蝶云备份数据中心页面，填写对应的数据库管理员名称和密码，以及在云盘中的备份文件名称。如果对备份文件要求加密，则勾选"文件加密"，然后输入安全密钥，如图 3-22 所示，单击【执行云备份】按钮，就开始备份数据中心，并将备份文件保存到金蝶云盘中。

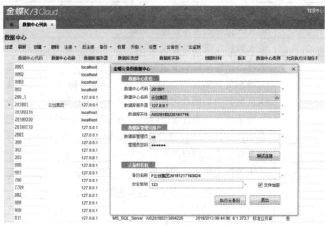

图 3-22　金蝶云备份数据中心页面

当需要云恢复的时候，执行【云备份】－【云恢复】菜单命令，打开恢复金蝶云盘数据中心页面。选择之前备份在云盘上的数据中心备份文件，并填写对应的数据库服务器信息，以及恢复数据中心信息。如果之前使用的云盘文件是加密过的，则勾选"文件加密"，并输入安全密钥，如图 3-23 所示，单击【执行恢复】按钮，系统开始恢复数据中心。

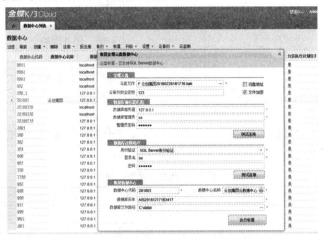

图 3-23　恢复金蝶云盘数据中心页面

> **注意：**
> 云备份除了提供基本的备份恢复功能外，还提供云盘账套维护和云操作记录查看功能。用户可用云盘账套维护功能来删除保存在云盘中的废弃文件，还可使用云操作记录来查看所有云备份和恢复的操作记录，以提高管理的安全性。

实验四　搭建组织机构

↗ 应用场景
创建好数据中心后，在使用 K/3 Cloud 进行业务操作之前，需要根据企业真实情况搭建组织机构。

↗ 实验步骤
- 搭建组织机构。
- 搭建组织业务关系。

↗ 操作部门及人员
数据中心的设立可以由软件供应商或者公司信息系统部的人员负责操作，在云创集团该工作由信息部管理员完成。

↗ 实验前准备
- 将系统日期调整到 2018 年 1 月 1 日。
- 恢复本书教学资源中提供的备份账套"F 云创集团-账套准备"。相关操作参考视频 3-1。

视频 3-1

↗ 实验数据
云创集团组织机构信息如表 3-3 所示。

表 3-3 组织机构信息表

组织编码	组织名称	组织形态	核算组织类型	业务组织类型
100	云创集团	公司	法人	结算职能、收付职能、资金职能、服务职能、资产职能
100.001	云创科技公司	公司	法人	销售职能、采购职能、库存职能、工厂职能、结算职能、质检职能、收付职能、资金职能、资产职能、服务职能
100.002	云创销售公司	公司	法人	销售职能、采购职能、库存职能、结算职能、质检职能、收付职能、资金职能、营销职能、资产职能

在销售业务中，云创科技公司可以委托云创销售公司销售自己库存中的产品，也可以实现公司之间的库存调拨，因此设置对应的业务关系如表 3-4 所示。

表 3-4 业务关系信息表

业务关系	委托方	受托方
委托销售	云创科技公司	云创销售公司
库存调拨	云创科技公司	云创销售公司

◤ 操作指导

1. 搭建组织机构

（1）双击安装后生成的桌面快捷图标"金蝶 K/3 Cloud"，打开 K/3 Cloud 登录页面，如图 3-24 所示。选择数据中心为"云创集团-账套准备"，系统管理员用户名：administrator，默认密码：888888，单击【登录】后，进入 K/3 Cloud 系统管理页面。

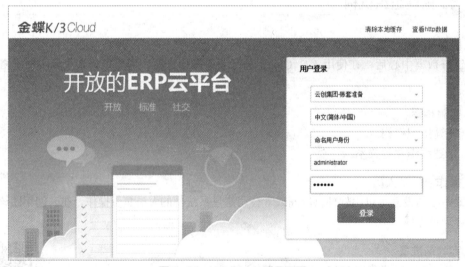

图 3-24 K/3 Cloud 登录页面

登录后，点击右上角的所有功能，打开功能菜单，如图 3-25 所示。在功能菜单中，执行【系统管理】—【组织机构】—【组织机构】—【组织机构】，打开组织机构查询页面，如图 3-26 所示。

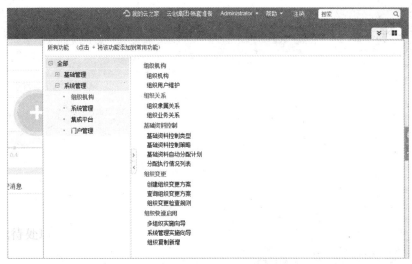

图 3-25　K/3 Cloud 功能菜单页面

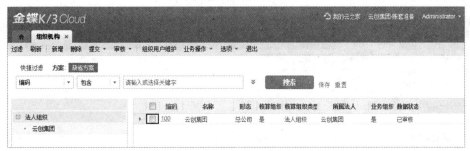

图 3-26　组织机构查询页面

(2) 修改组织机构。在组织机构查询页面，选择名称为"云创集团"的组织机构，单击【反审核】后，对该组织实现反审核操作，如图 3-27 所示。

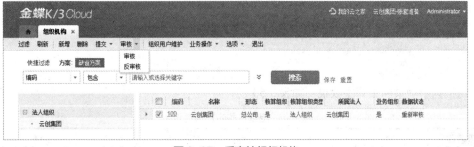

图 3-27　反审核组织机构

在组织机构查询页面，选择名称为"云创集团"的组织机构，双击该条记录，打开"组织机构-修改"页面。根据表 3-3 的内容，修改"云创集团"的组织形态和业务组织类型，如图 3-28 所示，完成修改后单击【保存】按钮，完成"云创集团"组织机构的修改。

(3) 新增组织机构。在组织机构查询页面，单击【新增】按钮，打开"组织机构-新增"页面。根据表 3-3 的内容，填写"云创科技公司"的组织信息，如图 3-29 所示，完成后单击【保存】按钮，完成"云创科技公司"组织机构的新增。

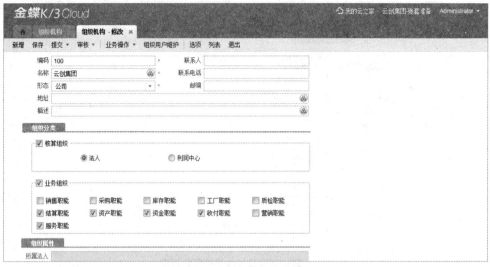

图 3-28　组织机构修改页面

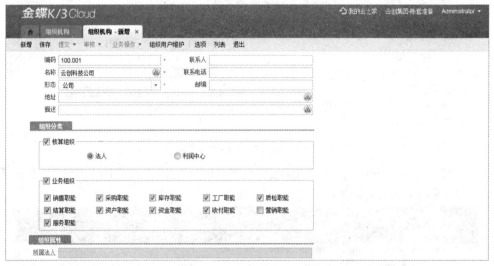

图 3-29　组织机构新增页面

组织机构新增页面主要字段说明如表 3-5 所示。

表 3-5　组织机构字段属性说明

字段名称	说明
编码	组织机构的编码,不能重复
描述	对组织的描述信息,可以不填写
组织形态	来源于组织形态基础资料,默认为公司
组织分类	分为核算组织和业务组织两种类型,必须至少选择一个
核算组织	财务上独立核算的组织,分为法人和利润中心两种,当核算组织被选中时,可以选中法人、利润中心其中之一
法人	独立核算的法人组织,当核算组织被选中时,才可选择法人
利润中心	独立核算的利润中心,当核算组织被选中时,才可选择利润中心
业务组织	业务上独立运作的组织,当组织为业务组织时,才可以选择具体的组织职能
组织职能	业务组织的组织职能,来源于组织职能的基础资料

(续表)

字段名称	说明
组织属性	在组织属性分类下可以进行所属法人的设置
所属法人	来源于法人属性的组织,当组织本身为法人时,所属法人就为本身;当组织为业务组织或者利润中心时,必须从系统的法人组织中选择一个组织作为所属法人

参考上述方法,根据表 3-3 的内容,完成云创销售公司组织机构的新增。

(4) 审核组织机构列表信息。在组织机构查询页面,勾选三个组织信息,依次单击【提交】和【审核】按钮,完成组织机构信息的审核,如图 3-30 所示。

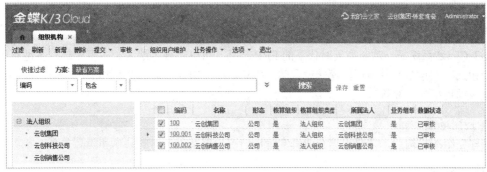

图 3-30　组织机构查询页面

2. 建立组织业务关系

登录用户为系统管理员:administrator,默认密码:888888,登录 K/3 Cloud 系统后,打开功能菜单,执行【系统管理】—【组织机构】—【组织关系】—【组织业务关系】命令,打开组织业务关系查询页面,单击【新增】按钮,打开"组织业务关系-新增"页面。根据表 3-4 的信息,在业务关系类型字段选择"委托销售(供应-销售)-受托销售(销售-供应)",委托方列表中选择"云创科技公司",在对应的受托方列表中都选择"云创销售公司",如图 3-31 所示,设置完成后单击【保存】按钮,完成委托销售组织业务关系设置。相关操作可参见视频 3-2。

视频 3-2

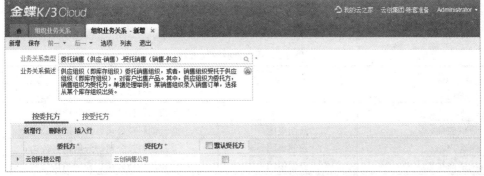

图 3-31　组织业务关系的新增页面

参考上述方法,根据表 3-4 中的内容设置"库存调拨"组织业务关系。完成设置后,执行【系统管理】—【组织机构】—【组织关系】—【组织业务关系】命令,打开组织业务关系查询页面,如图 3-32 所示,查看设置完成的组织业务关系。

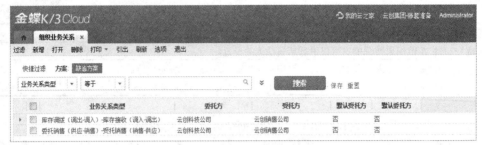

图 3-32　组织业务关系查询页面

实验五　基础资料控制

K/3 Cloud 系统是一款新型云时代下的 ERP 产品，可以实现多法人、多事业部、多地点等多组织应用模式，根据企业具体管控模式设置基础资料在多个组织之间的共享和隔离关系，能够帮助企业实现不同程度的集权管理。

↗ 应用场景

搭建完组织机构后，需要根据企业真实管控情况设置基础资料的共享和隔离关系。

↗ 实验步骤

□ 设置基础资料控制策略。

↗ 操作部门及人员

基础资料控制设置可以由软件供应商或者公司信息系统部的人员负责操作。在云创集团，该操作由公司信息管理员完成。

↗ 实验前准备

调查企业的基础资料的共享策略，找出与 K/3 Cloud 默认的基础资料共享策略不同的基础资料列表；调研对创建组织和共享范围有要求的基础资料列表，明确基础资料详细的共享分配信息。

↗ 实验数据

云创集团的部分基础资料由集团创建，然后由集团根据业务需要选择性地分配给下属公司使用，根据该情况整理的基础资料控制策略信息如表 3-6 所示。

表 3-6　基础资料控制策略

基础资料名称	创建组织	分配组织
物料	云创集团	云创科技公司、云创销售公司
部门	云创集团	云创科技公司、云创销售公司
供应商	云创集团	云创科技公司、云创销售公司
客户	云创集团	云创科技公司、云创销售公司
资产位置	云创集团	云创科技公司、云创销售公司
银行账号	云创集团	云创科技公司、云创销售公司
内部账户	云创集团	云创科技公司、云创销售公司
岗位信息	云创集团	云创科技公司、云创销售公司

操作指导

登录用户为系统管理员：administrator，默认密码：888888，登录 K/3 Cloud 系统后，打开功能菜单，执行【系统管理】—【组织机构】—【基础资料控制】—【基础资料控制策略】命令，打开基础资料控制策略查询页面。单击【新增】按钮，打开"基础资料控制策略-新增"页面，如图 3-33 所示，根据表 3-6 的内容，在基础资料字段选择"物料"，在创建组织字段选择"云创集团"，在下方分配目标组织列表中新增两行，分别选择"云创科技公司"和"云创销售公司"，正确输入后，单击【保存】按钮，完成"物料"这个基础资料的控制策略设置。相关操作可参见视频 3-3。

视频 3-3

图 3-33　基础资料控制策略新增页面

注意：

在图 3-33 的"基础资料控制策略-新增"页面中选择创建组织和分配目标组织的时候，可通过快捷键 F8 调用组织机构列表页面，勾选需要选择的组织机构后，单击【返回数据】，可以将选择的组织机构信息回填到对应的字段中。

参考上述方法，根据实验数据表 3-6 中的内容设置其他基础资料的控制策略。完成设置后，执行【系统管理】—【组织机构】—【基础资料控制】—【基础资料控制策略】命令，打开基础资料控制策略查询页面，如图 3-34 所示，查看设置完成的基础资料控制策略。

图 3-34　基础资料控制策略查询页面

实验六 用户权限管理

K/3 Cloud 系统中流转着企业的基础数据和业务数据，企业数据信息的保密性和安全性是非常重要的，比如企业的资金状况只有财务部的相关工作人员可以查看，其他人员没有权限了解这些信息；如果企业是多组织企业，每个组织下的财务人员只能看到自己所属组织下的资金情况，只有企业中特定的财务主管才能看见所有组织的资金情况。针对使用人员的数据安全性，在 K/3 Cloud 系统中提供了系统管理模块来实现用户权限的管理。

↗ 应用场景
为了防止企业的一些关键信息被无关的人员随意获取，需要对操作软件系统的每一个人员进行权限的分配。

↗ 实验步骤
☐ 用户管理。

↗ 操作部门及人员
用户权限设置可以由公司信息系统部的人员负责。

↗ 实验前准备
先调查、统计每个系统使用人员的业务操作范围，并明确功能、业务等的操作权限。

↗ 实验数据
用户详细信息如表 3-7 所示。

表 3-7 用户详细信息表

用户名称	密码	组织	角色
信息管理员	123456	云创集团	administrator 全功能角色
		云创科技公司	
		云创销售公司	
科技公司会计	123456	云创科技公司	会计
		云创销售公司	资产会计
科技公司出纳	123456	云创科技公司	出纳
科技公司采购	123456	云创科技公司	采购主管
科技公司销售	123456	云创科技公司	销售主管
科技公司生产	123456	云创科技公司	生产主管
科技公司仓管	123456	云创科技公司	仓库主管
		云创销售公司	仓库主管
销售公司会计	123456	云创销售公司	会计
销售公司出纳	123456	云创销售公司	出纳
销售公司销售	123456	云创科技公司	销售主管
	123456	云创销售公司	销售主管
集团公司出纳	123456	云创集团	出纳
集团公司会计	123456	云创集团	会计
		云创科技公司	
		云创销售公司	

📝 操作指导

登录用户为系统管理员：administrator，默认密码：888888，登录 K/3 Cloud 系统后，打开功能菜单，执行【系统管理】—【系统管理】—【用户管理】—【查询用户】命令，打开查询用户页面，如图 3-35 所示。

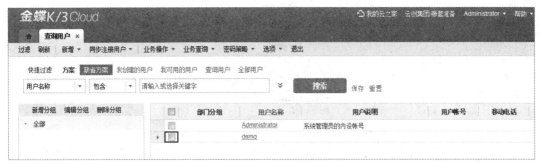

图 3-35　查询用户

单击【新增】按钮打开用户新增页面，根据表 3-7 的内容，设置"信息管理员"这个用户的信息。在"用户名称"字段中输入"信息管理员"，在下方组织列表中，选择"云创集团""云创科技公司"和"云创销售公司"3 个组织；单击"云创集团"这个组织后，在右边的角色列表中添加全功能角色和 administrator 角色；依次选择其他组织添加全功能角色和 administrator 角色，完成后单击【保存】按钮，完成"信息管理员"的添加，如图 3-36 所示。相关操作可参见视频 3-4。

视频 3-4

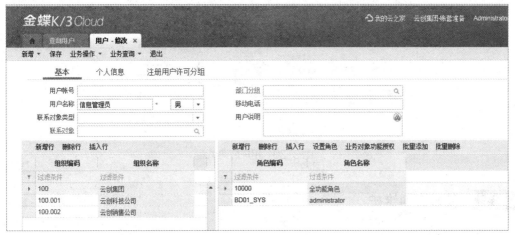

图 3-36　用户修改页面

在查询用户页面，勾选新建的"信息管理员"用户，执行【密码策略】—【重置密码】菜单命令打开重置用户密码页面，根据表 3-7 的内容，修改密码为"123456"，如图 3-37 所示。

参考上述方法根据实验数据表 3-7 中的内容新增其他用户信息并修改登录密码，完成后执行【系统管理】—【系统管理】—【用户管理】—【查询用户】命令，打开查询用户页面，如图 3-38 所示，查看新增完成的全部用户信息。

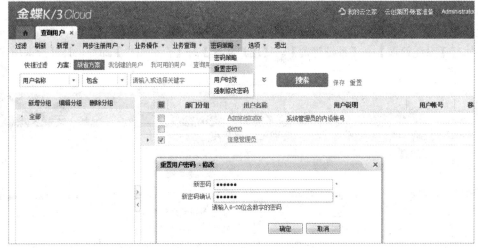

图 3-37 重置用户密码

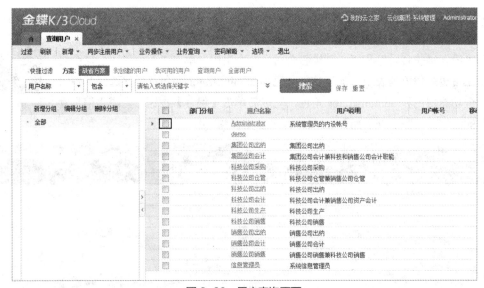

图 3-38 用户查询页面

实验七　基础资料维护

↗ 应用场景

企业在使用会计信息系统前，需要整理企业目前用到的基础资料并录入系统中，为后续业务流转做准备。

↗ 实验步骤

- ❏ 设置物料信息。
- ❏ 设置客户信息。
- ❏ 设置供应商信息。
- ❏ 设置仓库信息。
- ❏ 设置部门信息。

- ❏ 设置岗位信息。
- ❏ 设置员工信息。
- ❏ 设置业务员。
- ❏ 设置会计核算体系。
- ❏ 设置组织间结算价目表。
- ❏ 设置组织间结算关系。

▰ **操作部门及人员**

基础资料设置可以由公司信息系统部的人员负责。

▰ **实验数据**

物料信息均由云创集团创建，根据业务需求分配给不同的组织使用，全部物料的税率均为17%，其他详细信息如表3-8所示。

表3-8 物料信息

物料编码	物料名称	物料属性/存货类别	分配组织	控制
1.001	全自动贴合机SR-1	自制/产成品	云创科技公司 云创销售公司	允许销售、允许库存、允许生产
1.002	全自动贴合机SR-2	自制/产成品	云创科技公司 云创销售公司	允许销售、允许库存、允许生产
2.001	机芯	外购/原材料	云创科技公司	允许采购、允许销售、允许库存
2.002	智能控制系统	外购/原材料	云创科技公司	允许采购、允许销售、允许库存
2.003	不锈钢外壳	外购/原材料	云创科技公司	允许采购、允许销售、允许库存
3.001	电脑	资产/资产	云创科技公司 云创销售公司	允许采购、允许库存、允许资产
4.001	电力	费用/服务	云创科技公司 云创销售公司	允许采购

客户信息均由云创集团创建，根据业务需求分配给不同的组织使用，全部客户的结算币别均为人民币，其他详细信息如表3-9所示。

表3-9 客户信息

编码	客户名称	客户类别	对应组织	分配组织
1.001	群辉制造	普通销售客户	—	云创销售公司
1.002	通达电路	普通销售客户	—	云创科技公司 云创销售公司
2.001	小美电子	寄售客户	—	云创科技公司
3.001	云创销售公司	内部结算客户	云创销售公司	云创科技公司

供应商信息均由云创集团创建，根据业务需求分配给不同的组织使用，全部供应商的结算币别均为人民币，其他详细信息如表3-10所示。

表 3-10 供应商信息

编码	供应商名称	对应组织	分配组织
1.001	圣达公司	—	云创科技公司
1.002	鼎盛公司	—	云创科技公司、云创销售公司
1.003	供电公司	—	云创科技公司、云创销售公司
2.001	云创科技公司	云创科技公司	云创销售公司

仓库信息如表 3-11 所示。

表 3-11 仓库信息

编号	创建组织	仓库名称	仓库属性	使用组织
001	云创科技公司	科技公司原料仓	普通仓库	云创科技公司
002	云创科技公司	科技公司成品仓	普通仓库	云创科技公司
003	云创科技公司	客户仓	客户仓库	云创科技公司

部门信息均由云创集团创建,根据业务需求分配给不同的组织使用,详细信息如表 3-12 所示。

表 3-12 部门信息

创建组织	部门名称	生效日期	部门属性	分配组织
云创集团	行政部	2018-1-1	管理部门	云创科技公司
云创集团	财务部	2018-1-1	管理部门	云创科技公司
云创集团	采购部	2018-1-1	管理部门	云创科技公司
云创集团	生产部	2018-1-1	基本生产部门	云创科技公司
云创集团	仓储部	2018-1-1	辅助生产部门	云创科技公司
云创集团	销售部	2018-1-1	销售部门	云创科技公司、云创销售公司

岗位信息均由云创集团创建,根据业务需求分配给不同的组织使用,详细信息如表 3-13 所示。

表 3-13 岗位信息

创建组织	岗位名称	所属部门	生效日期	分配组织
云创集团	行政经理	行政部	2018-1-1	云创科技公司
云创集团	财务主管	财务部	2018-1-1	云创科技公司
云创集团	采购主管	采购部	2018-1-1	云创科技公司
云创集团	生产主管	生产部	2018-1-1	云创科技公司
云创集团	仓管主管	仓储部	2018-1-1	云创科技公司
云创集团	销售员(业务员)	销售部	2018-1-1	云创科技公司、云创销售公司

员工信息如表 3-14 所示,其中杨越在云创科技公司中业务员类型为销售员,徐梦在云创销售公司中业务员类型为销售员,其他员工没有特殊的业务员类型要求。

表 3-14 员工信息

员工编码	创建组织	员工姓名	工作组织	所属部门	就任岗位
001	云创科技公司	贝乐	云创科技公司	行政部	行政经理
002	云创科技公司	田皓	云创科技公司	财务部	财务主管
003	云创科技公司	钱原	云创科技公司	采购部	采购主管

(续表)

员工编码	创建组织	员工姓名	工作组织	所属部门	就任岗位
004	云创科技公司	左右	云创科技公司	生产部	生产主管
005	云创科技公司	唐强	云创科技公司	仓储部	仓管主管
006	云创科技公司	杨越	云创科技公司	销售部	销售员（业务员）
007	云创销售公司	徐梦	云创销售公司	销售部	销售员（业务员）

会计核算体系详细信息如表 3-15 所示。

表 3-15 会计核算体系信息

编码	名称	核算组织	适用会计政策	默认会计政策	下级组织
KJHSTX01_SYS	财务会计核算体系	云创集团	中国准则会计政策	中国准则会计政策	云创集团
		云创科技公司	中国准则会计政策	中国准则会计政策	云创科技公司
		云创销售公司	中国准则会计政策	中国准则会计政策	云创销售公司

云创科技公司创建组织间结算价目表，并将该价目表分发给云创销售公司使用，价目表详细信息如表 3-16 所示。

表 3-16 组织间结算价目表信息

名称	核算组织	币别	生效日期	失效日期
组织间结算价目	云创科技公司	人民币	2018/1/1	2100/1/1
物料编码	物料名称	定价单位	含税价格	税率
1.001	全自动贴合机 SR-1	pcs	62 000.00	17%
1.002	全自动贴合机 SR-2	pcs	60 000.00	17%

云创集团内部存在集中销售业务处理，根据该业务情况创建组织间结算关系，详细信息如表 3-17 所示。

表 3-17 组织间结算关系信息

会计核算体系	供货方	接收方	结算价目表名称
财务会计核算体系	云创科技公司	云创销售公司	组织间结算价目

操作指导

1. 设置物料信息

登录用户：信息管理员，密码：123456，登录 K/3 Cloud 系统后，切换组织到云创集团。打开功能菜单，执行【基础管理】—【基础资料】—【主数据】—【物料】命令，打开"物料-新增"页面。根据表 3-8 的内容，新增物料"全自动贴合机 SR-1"，在表头中输入编码为"1.001"，输入名称为"全自动贴合机 SR-1"；在"基本"页签中，选择物料属性为"自制"，选择存货类别为"产成品"，选择默认税率为"17%增值税"，勾选物料控制为"允许销售""允许库存""允许生产"。填写完成后，依次单击【保存】、【提交】和【审核】按钮，完成物料的审核，如图 3-39 所示。相关操作参见视频 3-5。

视频 3-5

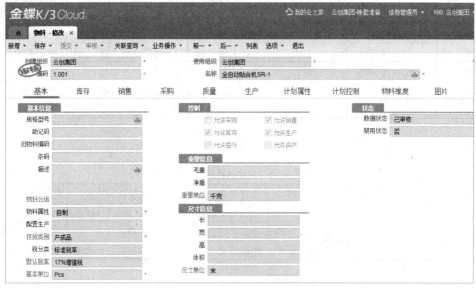

图 3-39 物料新增页面

物料"全自动贴合机 SR-1"新增并审核后,执行【基础管理】—【基础资料】—【主数据】—【物料列表】命令,打开物料列表页面。勾选物料"全自动贴合机 SR-1",执行【业务操作】—【分配】菜单命令,打开"请选择分配组织"窗口。根据表 3-8 的信息,在"待分配组织"窗口勾选"云创科技公司"和"云创销售公司",同时勾选"分配后自动审核",如图 3-40 所示,单击【确定】按钮,完成物料的分配。相关操作参见视频 3-6。

视频 3-6

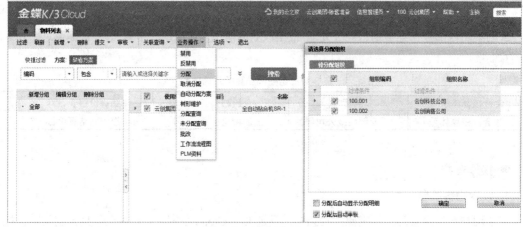

图 3-40 物料分配页面

参照前述步骤,根据表 3-8 的内容新增审核并分配其他物料信息。全部物料信息新增结束后,执行【基础管理】—【基础资料】—【主数据】—【物料列表】命令,打开物料列表页面,如图 3-41 所示。

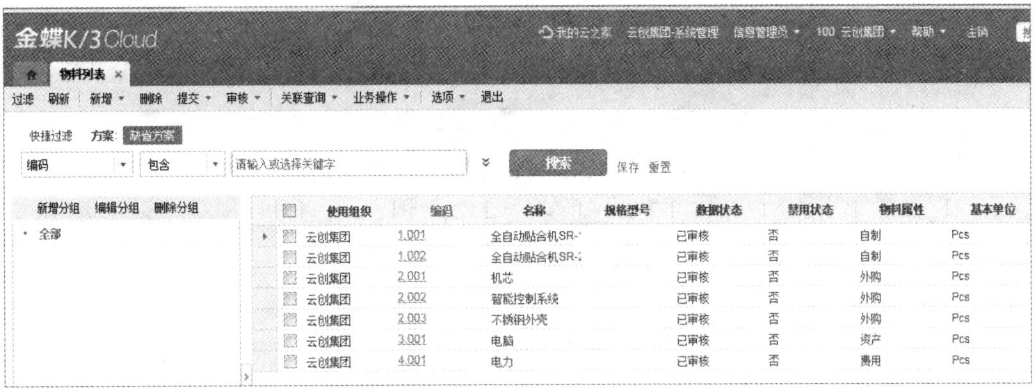

图 3-41 物料列表页面

2. 设置客户信息

登录用户：信息管理员，密码：123456，登录 K/3 Cloud 系统后，切换组织到云创集团。打开功能菜单，执行【基础管理】—【基础资料】—【主数据】—【客户】命令，打开"客户-新增"页面。根据表 3-9 的内容，新增客户"群辉制造"，在表头中输入客户编码为"1.001"，输入客户名称为"群辉制造"；在"基本信息"页签中选择客户类别为"普通销售客户"；在"商务信息"页签，选择结算币别为"人民币"。填写完成后，依次单击【保存】、【提交】和【审核】按钮，完成客户的审核，如图 3-42 所示。

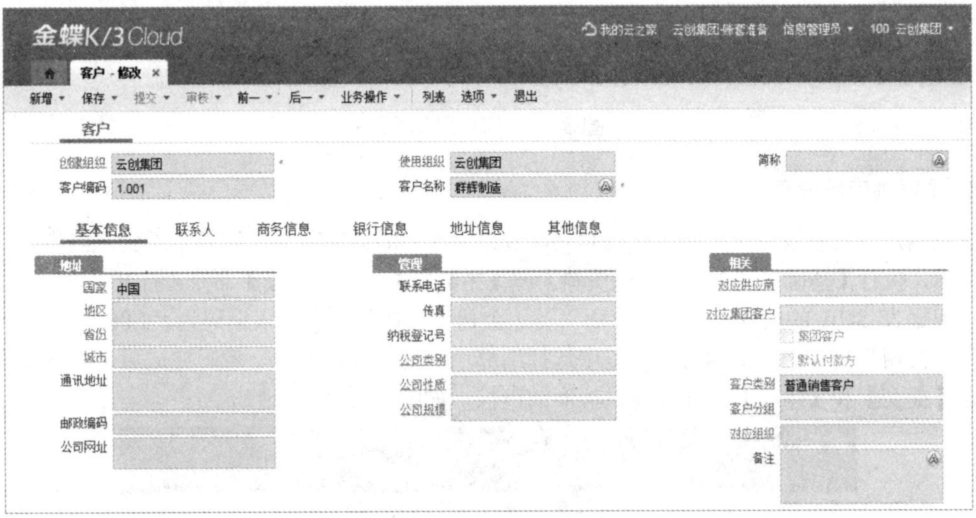

图 3-42 客户新增页面

客户"群辉制造"新增并审核后，执行【基础管理】—【基础资料】—【主数据】—【客户列表】命令，打开客户列表页面。勾选客户"群辉制造"，执行【业务操作】—【分配】菜单命令，打开"请选择分配组织"窗口。根据表 3-9 的信息，在"待分配组织"窗口勾选"云创销售公司"，同时勾选"分配后自动审核"，如图 3-43 所示，单击【确定】按钮，完成客户的分配。

参照前述步骤，根据表 3-9 中的内容新增审核并分配其他客户信息。全部客户信息新增结束后，执行【基础管理】—【基础资料】—【主数据】—【客户列表】命令，打开客户列表页面，如图 3-44 所示。

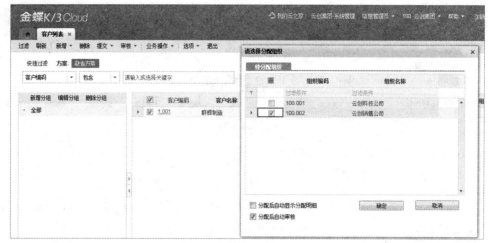

图 3-43 客户分配页面

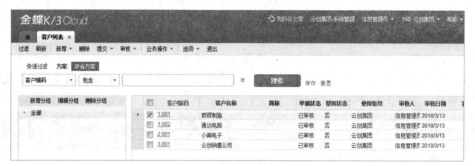

图 3-44 客户列表页面

3. 设置供应商信息

登录用户：信息管理员，密码：123456，登录 K/3 Cloud 系统后，切换组织到云创集团。打开功能菜单，执行【基础管理】—【基础资料】—【主数据】—【供应商】命令，打开"供应商-新增"页面。根据表 3-10 的内容，新增供应商"圣达公司"，在表头中输入编码为"1.001"，输入名称为"圣达公司"；在"财务信息"页签中选择结算币别为"人民币"。填写完成后，依次单击【保存】、【提交】和【审核】按钮完成供应商的审核，如图 3-45 所示。

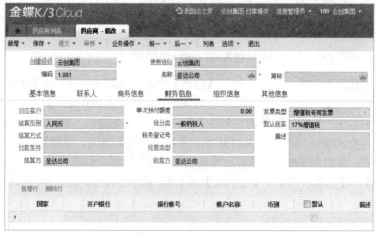

图 3-45 供应商新增页面

供应商"圣达公司"新增并审核后,执行【基础管理】—【基础资料】—【主数据】—【供应商列表】命令,打开供应商列表页面。勾选供应商"圣达公司",单击【业务操作】—【分配】菜单,打开"请选择分配组织"窗口。根据表 3-10 的信息,在"待分配组织"窗口勾选"云创科技公司",同时勾选"分配后自动审核",如图 3-46 所示,单击【确定】按钮,完成供应商的分配。

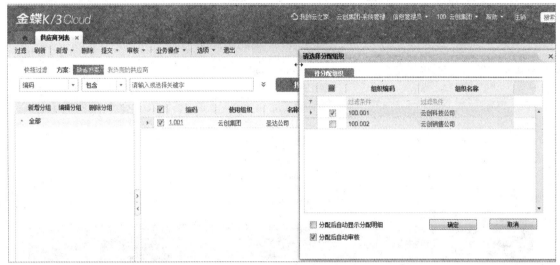

图 3-46 供应商分配页面

参照前述步骤,根据表 3-10 中的内容新增审核并分配其他供应商信息,全部供应商信息新增结束后,执行【基础管理】—【基础资料】—【主数据】—【供应商列表】命令,打开供应商列表页面,如图 3-47 所示。

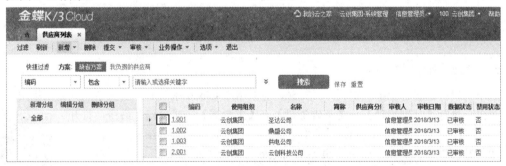

图 3-47 供应商列表页面

4. 设置仓库信息

登录用户:信息管理员,密码:123456,登录 K/3 Cloud 系统后,切换组织到云创科技公司。打开功能菜单,执行【供应链】—【库存管理】—【基础资料】—【仓库列表】命令,打开仓库列表页面。单击【新增】按钮,打开"仓库-新增"页面后,根据表 3-11 的内容,新增仓库"科技公司原料仓",在表头中输入编码为"001",输入名称为"科技公司原料仓";在"基本信息"页签中选择仓库属性为"普通仓库"。填写完成后,依次单击【保存】、【提交】和【审核】按钮,完成仓库的审核,如图 3-48 所示。

参照前述步骤,根据表 3-11 中的内容新增审核其他仓库信息。全部仓库信息新增结束后,执行【供应链】—【库存管理】—【基础资料】—【仓库列表】命令,打开仓库列表页面,如图 3-49 所示。

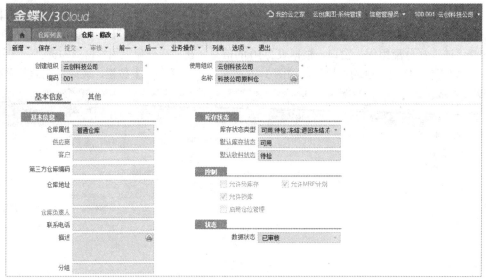

图 3-48 仓库新增页面

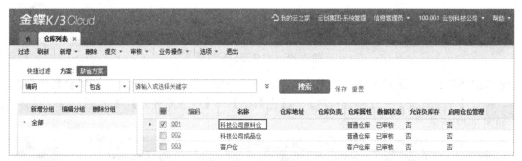

图 3-49 仓库列表页面

5. 设置部门信息

登录用户：信息管理员，密码：123456，登录 K/3 Cloud 系统后，切换组织到云创集团。打开功能菜单，执行【基础管理】—【基础资料】—【主数据】—【部门】命令，打开"部门-新增"页面。根据表 3-12 的内容，新增部门"行政部"，在表头中输入名称为"行政部"；在"基本信息"页签填写生效日期为"2018/1/1"，在"部门属性"页签选择部门属性为"管理部门"。填写完成后，依次单击【保存】、【提交】、【审核】按钮，完成部门的审核，如图 3-50 所示。相关操作参见视频 3-7。

视频 3-7

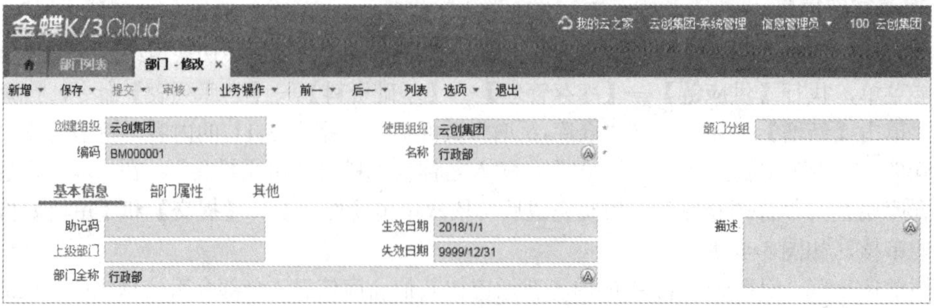

图 3-50 部门新增页面

部门"行政部"新增并审核后，执行【基础管理】—【基础资料】—【主数据】—【部门列表】

命令，打开部门列表页面。勾选部门"行政部"，单击【业务操作】—【分配】菜单，打开"请选择分配组织"窗口。根据表 3-12 的信息，在"待分配组织"窗口勾选"云创科技公司"，同时勾选"分配后自动审核"，如图 3-51 所示，单击【确定】按钮，完成部门的分配。

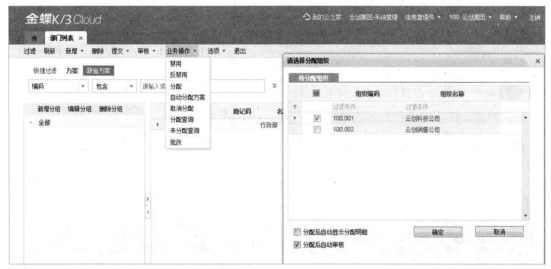

图 3-51　部门分配页面

参照前述步骤，根据表 3-12 中的内容新增审核并分配其他部门信息。全部部门信息新增结束后，执行【基础管理】—【基础资料】—【主数据】—【部门列表】命令，打开部门列表页面，如图 3-52 所示。

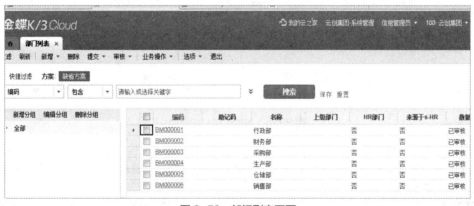

图 3-52　部门列表页面

6. 设置岗位信息

登录用户：信息管理员，密码：123456，登录 K/3 Cloud 系统后，切换组织到云创集团。打开功能菜单，执行【基础管理】—【基础资料】—【公共资料】—【岗位信息】命令，打开"岗位信息-新增"页面。根据表 3-13 的内容，新增岗位"行政经理"，在表头中输入名称为"行政经理"；在"基本信息"页签中填写生效日期为"2018/1/1"，选择所属部门为"行政部"，依次单击【保存】、【提交】和【审核】按钮，完成岗位信息的审核，如图 3-53 所示。

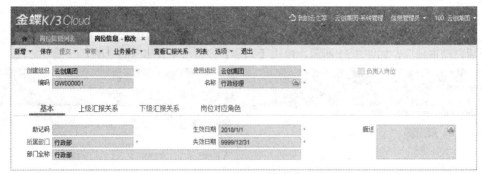

图 3-53 岗位信息新增页面

"行政经理"岗位新增并审核后,执行【基础管理】—【基础资料】—【公共资料】—【岗位信息列表】命令,打开岗位信息列表页面。勾选岗位"行政经理",单击【业务操作】—【分配】菜单,打开"请选择分配组织"窗口。根据表 3-13 的信息,在"待分配组织"窗口勾选"云创科技公司",同时勾选"分配后自动审核",如图 3-54 所示,单击【确定】按钮,完成岗位信息的分配。

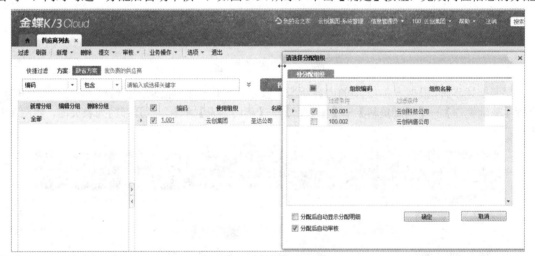

图 3-54 岗位信息分配页面

参照前述步骤,根据表 3-13 中的内容新增审核并分配其他岗位信息,全部供应商信息新增结束后,执行【基础管理】—【基础资料】—【公共资料】—【岗位信息列表】命令,打开岗位信息列表页面,如图 3-55 所示。

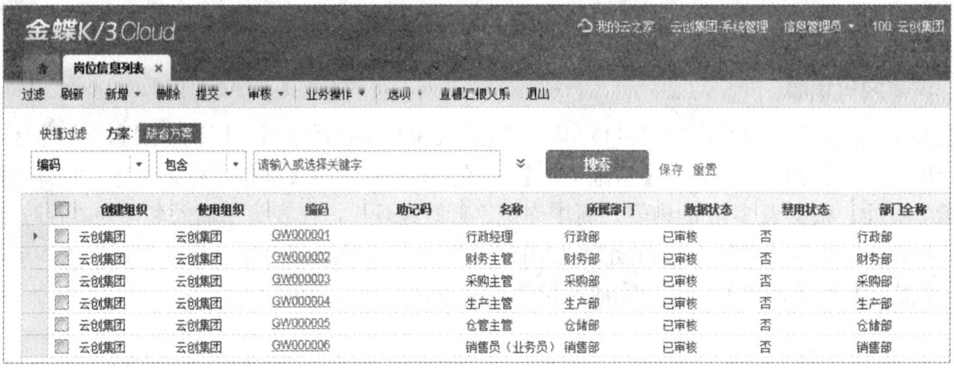

图 3-55 岗位信息列表页面

7. 设置员工信息

登录用户：信息管理员，密码：123456，登录 K/3 Cloud 系统后，根据表 3-14 的内容，新增员工"贝乐"。该员工由"云创科技公司"创建，因此切换组织到云创科技公司。打开功能菜单，执行【基础管理】—【基础资料】—【主数据】—【员工】命令，打开"员工-新增"页面。在表头中输入员工编码为"001"，输入员工姓名为"贝乐"；在"员工任岗信息"页签中单击【添加行】，增加一行任岗信息；选择工作组织为"云创科技公司"，所属部门选择"行政部"，就任岗位选择"行政经理"，任岗开始日期填写"2018/1/1"。填写完成后依次单击【保存】、【提交】和【审核】按钮，完成员工信息的审核，如图 3-56 所示。相关操作参见视频 3-8。

视频 3-8

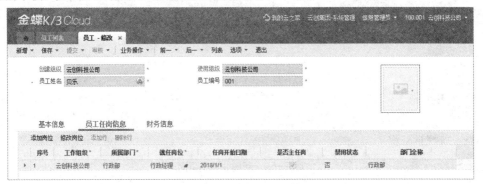

图 3-56 员工新增页面

参照前述步骤，根据表 3-14 中的内容新增审核员工信息。云创科技公司创建的全部员工新增结束后，执行【基础管理】—【基础资料】—【主数据】—【员工列表】命令，打开员工列表页面，如图 3-57 所示。

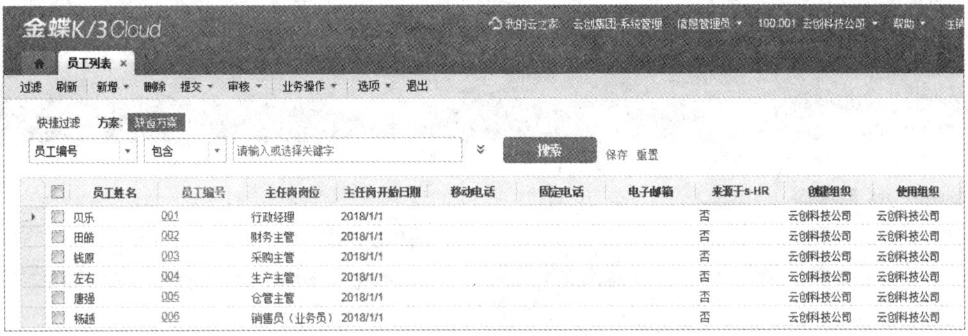

图 3-57 员工列表页面(云创科技公司)

云创销售公司创建的全部员工新增结束后，执行【基础管理】—【基础资料】—【主数据】—【员工列表】命令，打开员工列表页面，如图 3-58 所示。

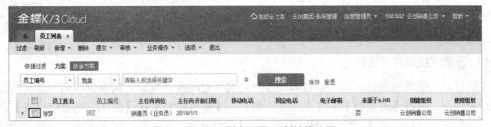

图 3-58 员工列表页面(云创销售公司)

8. 设置业务员

登录用户：信息管理员，密码：123456，登录 K/3 Cloud 系统后，切换组织到云创集团。打开功能菜单，执行【基础管理】—【基础资料】—【公共资料】—【业务员列表】命令，打开业务员列表页面。单击【新增】按钮打开"业务员-新增"页面设置业务员信息。在表头中选择业务员类型为"销售员"，在业务员分录中新增行，选择业务组织"云创科技公司"，职员选择"杨越"；再单击【新增行】，选择业务组织为"云创销售公司"，职员选择"徐梦"。填写完成后单击【保存】按钮，完成业务员的设置，如图 3-59 所示。相关操作参见视频 3-9。

视频 3-9

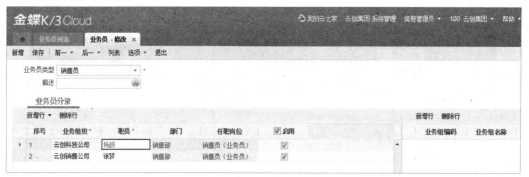

图 3-59 新增业务员页面

9. 设置会计核算体系

登录用户：信息管理员，密码：123456，登录 K/3 Cloud 系统后，切换组织到云创集团。打开功能菜单，执行【财务会计】—【总账】—【基础资料】—【会计核算体系】命令，打开会计核算体系页面。选择编码为"KJHSTX01_SYS"的会计核算体系，单击【反审核】按钮，对默认的会计核算体系进行反审核操作，如图 3-60 所示。

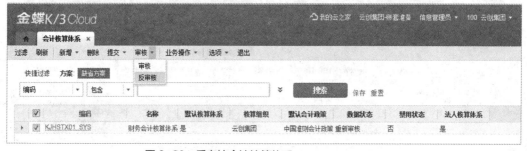

图 3-60 反审核会计核算体系

在会计核算体系页面，双击打开编码为"KJHSTX01_SYS"的会计核算体系的修改页面。根据表 3-15 中的内容，修改会计核算体系，修改完成后依次单击【保存】、【提交】和【审核】按钮，完成会计核算体系的修改，如图 3-61 所示。相关操作参见视频 3-10。

视频 3-10

10. 设置组织间结算价目表

登录用户：信息管理员，密码：123456，登录 K/3 Cloud 系统后，切换组织到云创科技公司。打开功能菜单，执行【供应链】—【组织间结算】—【价格资料】—【组织间结算价目表】命令，打开"组织间结算价目表-新增"页面。根据表 3-16 的内容，在表头中输入名称为"组织间结算价目",勾选"含税",生效日输入"2018/1/1";在"明细信息"页签新增行后,选择物料"全自动贴合机 SR-1",设置对应的含税单价为"62 000",税率为"17";选择物料"全自动贴合机 SR-2"设置对应的含税单价为"60 000",税率为"17"。填写完成后依次单击【保存】、【提交】和【审核】按钮,完成价目表的审核,如图 3-62 所示。相关操作参见视频 3-11。

视频 3-11

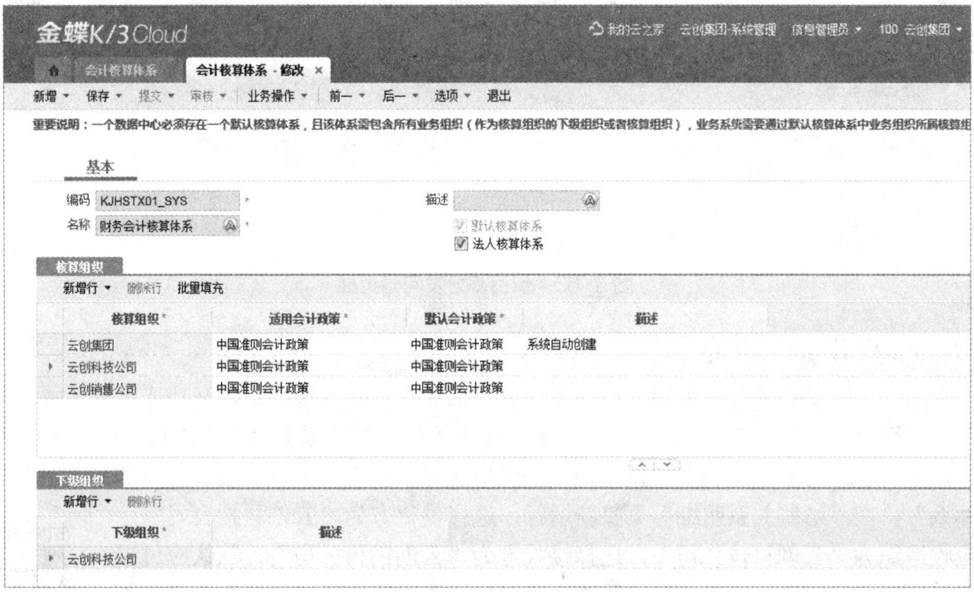

图 3-61 会计核算体系修改页面

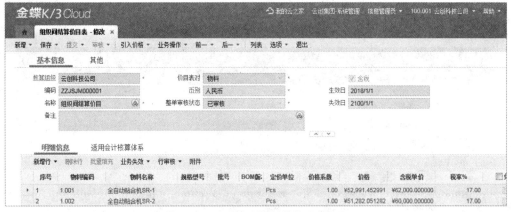

图 3-62 新增组织间结算价目表页面

结算价目表新增并审核后,执行【供应链】—【组织间结算】—【价格资料】—【组织间结算价目表列表】命令,打开组织间结算价目表列表页面。勾选上述步骤新增的组织间结算价目表,单击【业务操作】—【分发】菜单,打开"业务资料分发向导"窗口。根据表 3-16 的信息,在"选择分发组织"页签勾选"云创销售公司",根据向导指引单击【下一步】按钮,如图 3-63 所示,完成价目表的分发。相关操作参见视频 3-12。

视频 3-12

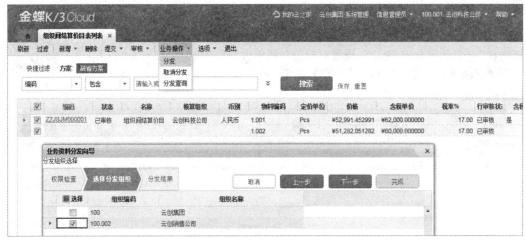

图 3-63 价目表分发向导页面

11. 设置组织间结算关系

登录用户：信息管理员，密码：123456，登录 K/3 Cloud 系统后，打开功能菜单，执行【供应链】—【组织间结算】—【组织间结算关系】—【组织间结算关系】命令，打开"组织间结算关系-新增"页面。根据表 3-17 的内容，新增组织间结算关系，在表头中选择会计核算体系为"财务会计核算体系"；在"结算关系明细"页签新增行，选择供货方为"云创科技公司"，默认应收组织为"云创科技公司"，选择接收方为"云创销售公司"，默认应付组织为"云创销售公司"；选择该行结算关系明细后，在下方"价格来源"页签选择结算价目表为"组织间结算价目"。填写完成后，依次单击【保存】、【提交】和【审核】按钮，完成组织间结算关系的审核，如图 3-64 所示。相关操作参见视频 3-13。

视频 3-13

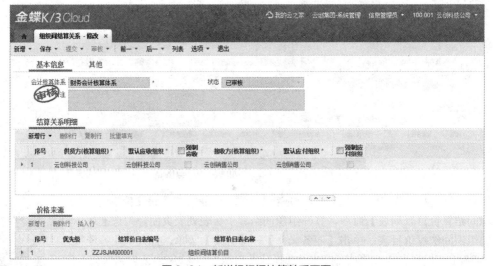

图 3-64 新增组织间结算关系页面

上述实验完成后，备份数据中心，备份文件名为"F 云创集团-系统管理"。

第4章 初始化

4.1 系统初始化概述

系统初始化是系统首次使用时，根据企业的实际情况进行参数设置，并录入基础资料与初始数据的过程。系统初始化是系统运行的基础，进行系统日常业务操作之前，需要完成对各系统的初始化操作。完成各系统初始化之后，才可以进行系统的日常业务处理。系统初始化的任务如下：总账系统初始化—出纳管理系统初始化—应收应付系统初始化—费用报销系统初始化—固定资产系统初始化—库存管理系统初始化—存货核算系统初始化。各系统初始化的内容和步骤如下。

1. 总账系统初始化

总账系统是财务会计系统中最核心的系统，以凭证处理为中心，进行账簿报表的管理。在进行总账系统日常业务操作前，需要完成总账系统的初始化。总账系统初始化的内容和步骤如下：

(1)各组织账簿建立→(2)系统参数设置→(3)初始余额录入→(4)自动转账模板设置→(5)结束初始化。

2. 出纳管理系统初始化

出纳管理系统是出纳人员的工作平台，支持出纳人员在系统中完成货币资金、票据以及有价证券的收付、保管、核算等日常工作，并提供出纳管理报表查询。在出纳管理系统进行日常业务处理之前，需要完成出纳管理系统初始化。出纳管理系统初始化的内容和步骤如下：

(1)系统启用日期设置→(2)基础资料设置→(3)现金期初和银行存款期初录入→(4)结束初始化。

3. 应收应付系统初始化

应收款管理及应付款管理是通过对应收单、应付单等单据的录入，对企业往来账款进行综合管理，准确地提供客户或供应商的往来账款增减变动。在应收应付系统进行日常业务处理之前，需要完成应收应付系统初始化。应收应付系统初始化的内容和步骤如下：

(1)系统启用日期设置→(2)期初应收单和期初应付单录入→(3)结束初始化。

4. 费用报销系统初始化

费用报销系统是面向企业全员以及财务报销人员，提供完整的费用报销流程，支持从费用申请、借款到费用报销、退款，以及费用二次分配与移转业务。在费用报销系统进行日常业务处理之前，需要完成费用报销系统初始化。费用报销系统初始化的内容和步骤如下：

(1)系统启用日期设置→(2)结束初始化。

5. 固定资产系统初始化

固定资产系统以资产卡片管理为中心，对资产购入到资产退出的整个生命周期进行管理。在固定资产系统进行日常业务处理之前，需要完成固定资产系统初始化。固定资产系统初始化的内容和步骤如下：

(1)系统启动期间设置→(2)新增资产位置→(3)录入期初卡片。

6. 库存管理系统初始化

库存管理是企业的基础和核心，支持企业销售、采购、生产业务的有效运作。在库存管理系统进行日常业务处理之前，需要完成库存管理系统初始化操作。库存管理系统初始化的内容和步骤如下：
(1)系统启用日期设置→(2)录入初始库存→(3)结束初始化。

7. 存货核算系统初始化

存货核算是指企业存货价值(即成本)的计量，用于企业存货出入库核算、存货出入库凭证处理、核算报表查询、期初期末库存余额处理及相关资料的维护。在存货核算系统进行日常业务处理之前，需要完成存货核算系统初始化操作。存货核算系统初始化的内容和步骤如下：
(1)设置核算范围→(2)启动存货核算系统→(3)初始核算数据录入→(4)结束初始化。

4.2 实验练习

实验一 总账系统初始化

↗ 应用场景

在总账系统处理日常业务前，先要完成总账系统的初始化操作。

↗ 实验步骤

- ☐ 各组织账簿建立。
- ☐ 系统参数设置。
- ☐ 初始余额录入。
- ☐ 自动转账模板设置。
- ☐ 结束初始化。

↗ 实验前准备

- ☐ 恢复备份账套"F云创集团-系统管理"。
- ☐ 用户名称：信息管理员。
- ☐ 密码：123456。

↗ 实验数据

1. 各组织账簿建立

根据云创集团、云创科技公司和云创销售公司的实际业务情况，新建各组织的主账簿，实验数据如表4-1所示。

表 4-1 账簿信息

编码	账簿名称	创建组织	核算体系	核算组织	账簿类型	启用期间
001	云创集团账簿	云创集团	财务会计核算体系	云创集团	主账簿	2018.1
002	云创科技公司账簿	云创集团	财务会计核算体系	云创科技公司	主账簿	2018.1
003	云创销售公司账簿	云创集团	财务会计核算体系	云创销售公司	主账簿	2018.1

2. 系统参数设置

根据云创集团、云创科技公司和云创销售公司的实际业务情况，需要对各组织的总账系统参数进行设置，实验数据如表4-2所示。

表4-2 总账系统参数设置

组织机构	账簿	利润分配科目	本年利润科目	凭证过账前必须审核	凭证过账前必须出纳复核
云创集团	云创集团账簿	4104 利润分配	4103 本年利润	√	√
云创科技公司	云创科技公司账簿	4104 利润分配	4103 本年利润	√	√
云创销售公司	云创销售公司账簿	4104 利润分配	4103 本年利润	√	√

3. 初始余额录入

(1) 云创集团账簿科目初始余额实验数据如表4-3所示。

表4-3 云创集团账簿科目初始余额信息表

科目编码	科目名称	核算维度	余额方向	币别	汇率	期初余额
1001	库存现金		借方	人民币	1	250 326.10
1002	银行存款		借方	人民币	1	22 089 673.90
1122	长期股权投资	云创科技公司	借方	人民币	1	72 000 000.00
1122	长期股权投资	云创销售公司	借方	人民币	1	28 000 000.00
4001	实收资本		贷方	人民币	1	95 340 000.00
4101	盈余公积		贷方	人民币	1	27 000 000.00

(2) 云创科技公司账簿科目初始余额表实验数据如表4-4所示。

表4-4 云创科技公司账簿科目初始余额信息表

科目编码	科目名称	核算维度	余额方向	币别	汇率	期初余额
1001	库存现金		借方	人民币	1	338 052.10
1002	银行存款		借方	人民币	1	7 556 947.90
1122	应收账款	云创销售公司	借方	人民币	1	3 320 000.00
1403	原材料	机芯	借方	人民币	1	600 000.00
1403	原材料	智能控制系统	借方	人民币	1	150 000.00
1403	原材料	不锈钢外壳	借方	人民币	1	160 000.00
1405	库存商品	全自动贴合机 SR-1	借方	人民币	1	11 815 000.00
1405	库存商品	全自动贴合机 SR-2	借方	人民币	1	11 815 000.00
1601	固定资产	房屋建筑	借方	人民币	1	20 000 000.00
1601	固定资产	机器设备	借方	人民币	1	18 000 000.00
1601	固定资产	电子设备	借方	人民币	1	25 000.00
1601	固定资产	其他设备	借方	人民币	1	20 000.00
2202.02	明细应付款	圣达公司	贷方	人民币	1	800 000.00
2202.02	明细应付款	鼎盛公司	贷方	人民币	1	1 000 000.00
4001	实收资本		贷方	人民币	1	48 000 000.00
4002	资本公积		贷方	人民币	1	6 400 000.00
4101	盈余公积		贷方	人民币	1	8 000 000.00
4104	利润分配		贷方	人民币	1	9 600 000.00

云创科技公司原材料和库存商品的初始明细数据如表 4-5 和表 4-6 所示。

表 4-5 云创科技公司原材料初始明细数据表

名称	单价	数量	期初余额
机芯	3 000	200	600 000.00
智能控制系统	500	300	150 000.00
不锈钢外壳	500	320	160 000.00

表 4-6 云创科技公司库存商品初始明细数据表

名称	单价	数量	期初余额
全自动贴合机 SR-1	47 260.00	250	11 815 000.00
全自动贴合机 SR-2	43 437.50	272	11 815 000.00

(3) 云创销售公司账簿会计科目及初始余额表实验数据如表 4-7 所示。

表 4-7 云创销售公司账簿科目初始数据信息表

科目编码	科目名称	核算维度	余额方向	币别	汇率	期初余额
1001	库存现金		借方	人民币	1	119 201.40
1002	银行存款		借方	人民币	1	27 742 935.36
1122	应收账款	群辉制造	借方	人民币	1	1 000 000.00
		通达电路	借方	人民币	1	3 000 000.00
1601	固定资产	电子设备	借方	人民币	1	10 000.00
2202.02	明细应付款	云创科技公司	贷方	人民币	1	3 320 000.00
2221.01.05	应交税费-已交税金		贷方	人民币	1	552 136.76
4001	实收资本		贷方	人民币	1	16 000 000.00
4002	资本公积		贷方	人民币	1	6 400 000.00
4003	盈余公积		贷方	人民币	1	800 000.00
4004	利润分配		贷方	人民币	1	4 800 000.00

4. 自动转账模板设置

自动转账模板的应用便于定期执行转账模板，即可自动生成记账凭证，云创集团、云创科技公司和云创销售公司各组织在总账系统初始化时对自动转账模板进行设置，自动转账模板信息表实验数据如表 4-8 所示。

表 4-8 自动转账模板信息表

账簿	名称	摘要	科目名称	核算维度	转账方式	方向	转账比例	包含未过账凭证
云创科技公司账簿	归集制造费用	归集制造费用	生产成本	生产部/组装费用	转入	自动判定	100	勾选
			制造费用	生产部/所有费用类型	按比例转出余额	自动判定	100	勾选
云创科技公司账簿、云创销售公司账簿	结转增值税	结转增值税	应交税费-应交增值税(销项税额)		按比例转出余额	自动判定	100	勾选
			应交税费-应交增值税(进项税额)		按比例转出余额	自动判定	100	勾选
			应交税费-应交增值税(已交税金)		转入	自动判定	100	勾选

操作指导

1. 各组织账簿建立

信息管理员登录 K/3 Cloud 系统,打开功能菜单,执行【财务会计】—【总账】—【基础资料】—【账簿】命令,进入账簿页面。根据实验数据表 4-1 账簿信息提供的实验数据,先建立"云创集团账簿",将组织切换到"云创集团",然后单击【新增】按钮,打开"账簿-新增"页面,录入编码为"001",核算体系选择"财务会计核算体系",核算组织选择"云创集团",名称输入"云创集团账簿",账簿类型为"主账簿",启用期间为"2018.1"。然后依次单击【保存】、【提交】和【审核】按钮,完成云创集团账簿的建立,如图 4-1 所示。相关操作参见视频 4-1。

视频 4-1

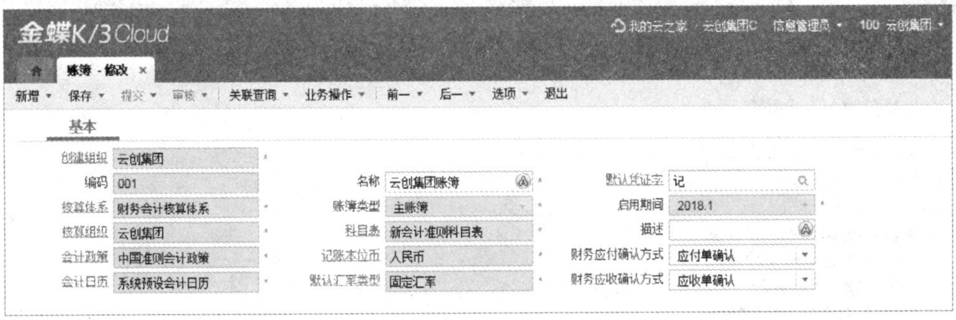

图 4-1 云创集团账簿的建立

信息管理员登录 K/3 Cloud 系统,按照上述步骤和方法,根据实验数据表 4-1 账簿信息提供的实验数据,继续完成云创科技公司账簿的建立,如图 4-2 所示,以及云创销售公司账簿的建立,如图 4-3 所示。

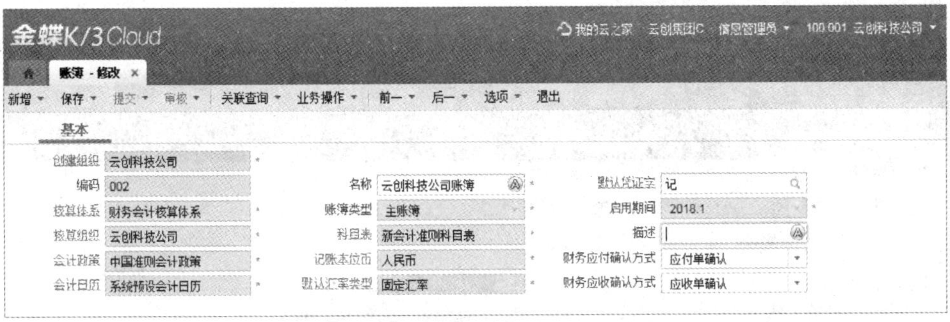

图 4-2 云创科技公司账簿的建立

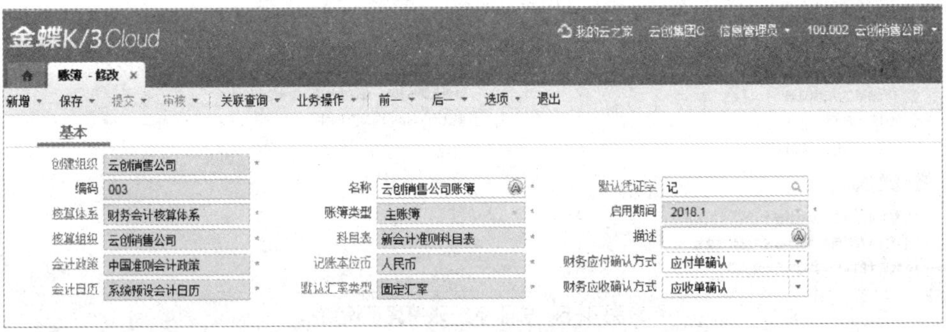

图 4-3 云创销售公司账簿的建立

2. 系统参数设置

信息管理员登录 K/3 Cloud 系统，打开功能菜单，执行【财务会计】—【总账】—【参数设置】—【总账管理参数】命令，打开总账管理参数页面。按照实验数据表 4-2 总账参数设置提供的实验数据，设置云创集团的总账系统参数：组织机构选择"云创集团"，账簿选择"云创集团账簿"，在账簿参数页签基本选项中的利润分配科目选择"利润分配"，本年利润科目选择"本年利润"，如图 4-4 所示。在凭证参数页签中，勾选"凭证过账前必须审核"和"凭证过账前必须出纳复核"，如图 4-5 所示，然后单击【保存】按钮，完成云创集团总账参数设置。相关操作参见视频 4-2。

视频 4-2

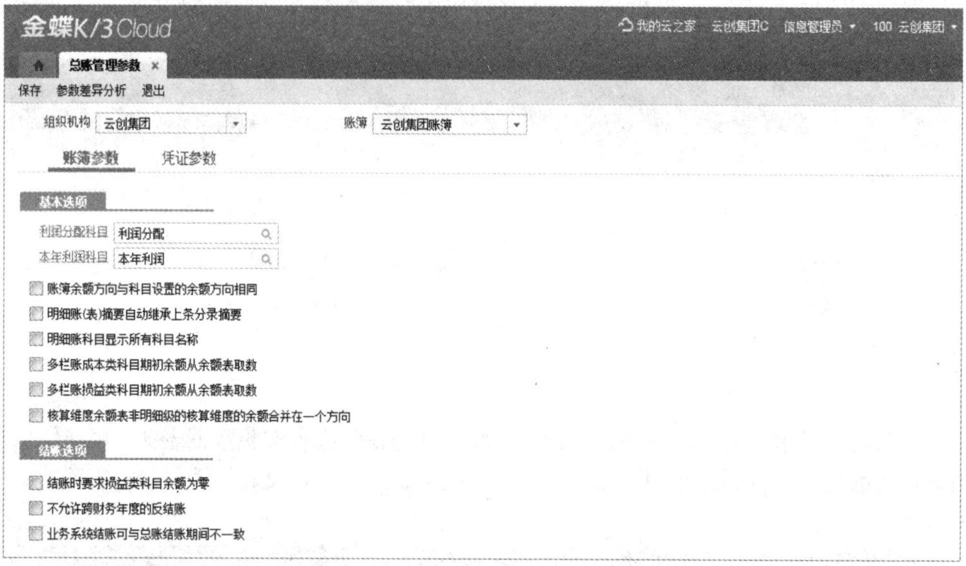

图 4-4　总账系统账簿参数设置

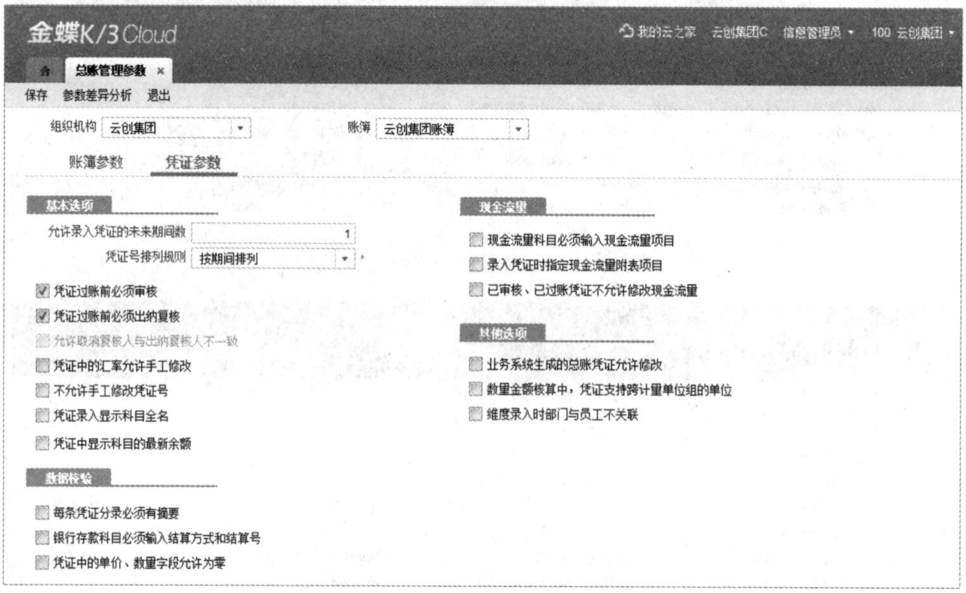

图 4-5　总账系统账簿凭证设置

信息管理员登录 K/3 Cloud 系统，按照上述步骤和方法，根据实验数据表 4-2 总账参数设置提供的实验数据，继续完成云创科技公司和云创销售公司两个组织的总账系统参数设置。

3. 初始数据录入

信息管理员登录 K/3 Cloud 系统，打开功能菜单，执行【财务会计】—【总账】—【初始化】—【科目初始余额录入】命令，打开科目初始余额录入页面。账簿选择"云创集团账簿"，币别选择"人民币"，再根据实验数据表 4-3 云创集团账簿科目初始余额信息表提供的实验数据，在相应的科目录入相应的初始数据，然后单击【试算平衡】按钮，如图 4-6 所示，试算平衡后再单击【保存】按钮，完成云创集团账簿初始数据录入。

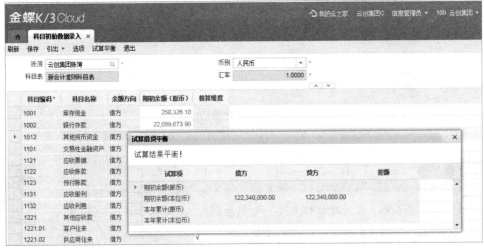

图 4-6　云创集团账簿初始数据录入

❖ **注意：**

科目如果关联了核算维度，科目初始数据允许录入对应核算维度的初始数据。以录入"长期股权投资"初始数据为例，单击"长期股权投资"行与"核算维度"列所在单元格的【…】按钮，在打开的"核算维度初始数据录入"窗口单击【新增行】按钮，然后在"核算维度"项目下选择"云创科技公司"和"云创销售公司"并录入对应的初始余额，如图 4-7 所示。

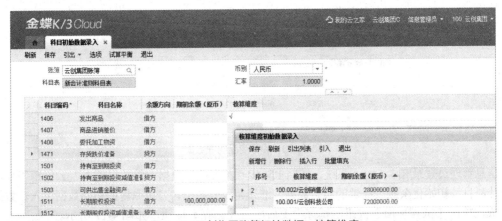

图 4-7　云创集团账簿初始数据—核算维度

信息管理员登录 K/3 Cloud 系统，按照上述步骤和方法，根据实验数据表 4-4 云创科技公司账簿科目初始余额信息表、表 4-5 云创科技公司原材料初始明细数据表和表 4-6 云创科技公司库存商品初始明细数据表提供的实验数据，继续完成云创科技公司账簿的初始数据录入。数据录入完成，单击【试算平衡】按钮，试算平衡后单击【保存】按钮，如图 4-8 所示。

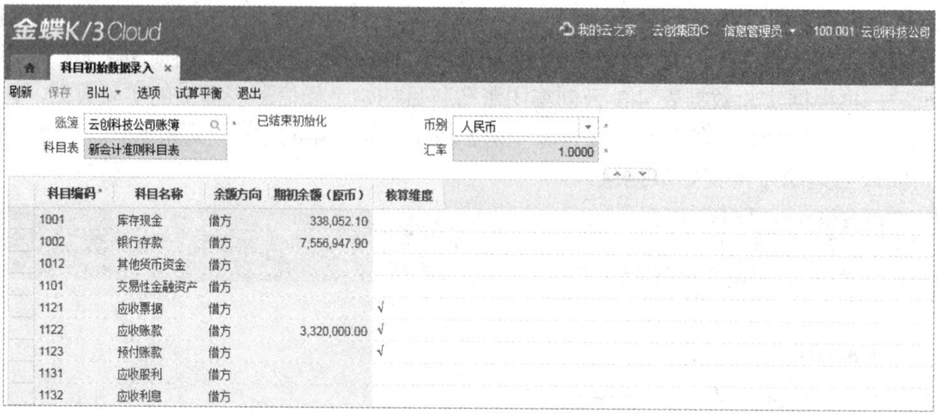

图 4-8　云创科技公司账簿初始数据录入

❖ **注意：**

在录入"原材料"科目初始数据时，请参照表 4-5 云创科技公司原材料初始明细数据表提供的实验数据，录入原材料(机芯、智能控制系统、不锈钢外壳)明细数据(数量、期初余额)，如图 4-9 所示。相关操作参见视频 4-3。

视频 4-3

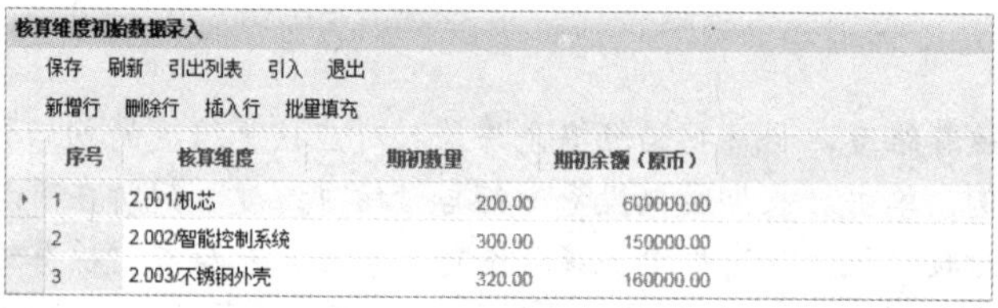

图 4-9　原材料明细数据

在录入"库存商品"初始数据时，请参照表 4-6 云创科技公司库存商品初始明细数据表提供的实验数据，录入库存商品(全自动贴合机 SR-1、全自动贴合机 SR-2)明细数据(数量、期初余额)，如图 4-10 所示。

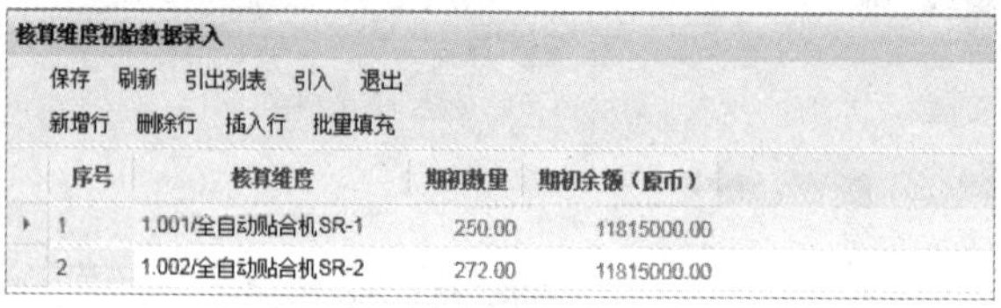

图 4-10　库存商品明细数据

信息管理员登录 K/3 Cloud 系统，按照上述步骤和方法，根据实验数据表 4-7 云创销售公司账簿会计科目及初始化余额表提供的实验数据，继续完成云创销售公司账簿的初始数据录入。数据录入完成，单击【试算平衡】按钮，试算平衡后单击【保存】按钮，如图 4-11 所示。

图 4-11　云创销售公司账簿初始数据录入

4. 自动转账模板设置

信息管理员登录 K/3 Cloud 系统，打开功能菜单，执行【财务会计】—【总账】—【期末处理】—【自动转账】命令，打开自动转账页面。单击【新增】按钮，进入"自动转账-新增"界面，账簿选择"云创科技公司账簿"，按照表 4-8 自动转账模板信息表提供的信息，录入相关数据后，单击【保存】按钮，完成云创科技公司账簿的自动转账模板设置，如图 4-12 所示，相关操作参见视频 4-4。

视频 4-4

图 4-12　云创科技公司账簿自动转账模板设置 1

信息管理员登录 K/3 Cloud 系统，按照上述步骤和方法，继续完成云创科技公司账簿与云创销售公司账簿的自动转账模板设置。根据实验数据表 4-8 自动转账模板信息表提供的信息，录入相关数据。数据录入完成后单击【保存】按钮，如图 4-13 和 4-14 所示。

图 4-13　云创科技公司账簿自动转账模板设置 2

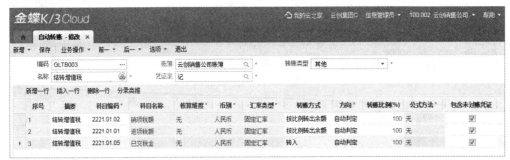

图 4-14 云创销售公司账簿自动转账模板设置

5. 结束初始化

信息管理员登录 K/3 Cloud 系统，打开功能菜单，执行【财务会计】—【总账】—【初始化】—【总账初始化】命令，打开总账初始化页面。勾选"云创集团账簿""云创科技公司账簿"和"云创销售公司账簿"，单击【结束初始化】按钮，完成总账系统初始化操作，如图 4-15 所示。

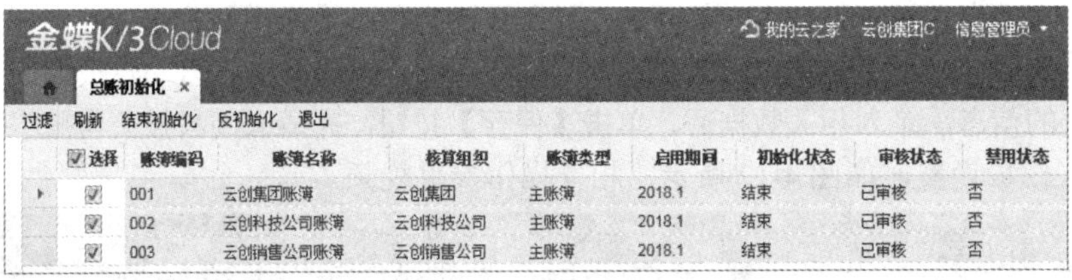

图 4-15 结束初始化

实验二　出纳管理系统初始化

⇗ 应用场景

在出纳管理系统处理日常业务前，先要完成出纳管理系统的初始化操作。

⇗ 实验步骤

- 系统启用日期设置。
- 基础资料设置。
- 现金期初和银行存款期初录入。
- 结束初始化。

⇗ 实验前准备

- 在实验一的基础上继续操作。
- 用户名称：信息管理员。
- 密码：123456。

⇗ 实验数据

1. 系统启用日期设置

云创集团、云创科技公司和云创销售公司三个组织的出纳管理系统启用日期实验数据如表 4-9 所示。

表 4-9　出纳管理系统启用日期表

启用系统	启用组织	启用日期
出纳管理	云创集团	2018/01/01
	云创科技公司	2018/01/01
	云创销售公司	2018/01/01

2. 基础资料设置

出纳管理系统基础资料设置包含银行账号的建立、内部账户的建立和内部账户账号的建立，它们的实验数据分别如表 4-10、表 4-11 和表 4-12 所示。

表 4-10　银行账户信息表

账号	创建组织	开户行	账户名称	账户收支属性	分配
68888881	云创集团	招商银行南山支行	云创集团人民币户	收支	
68888882	云创集团	招商银行南山支行	云创科技公司人民币户	收支	云创科技公司
68888883	云创集团	招商银行南山支行	云创销售公司人民币户	收支	云创销售公司

表 4-11　内部账户信息表

创建组织	组织开设	内部账号	账户名称	对应组织	分配组织	透支策略
云创集团	在资金组织开设	1001	销售公司收付账户	云创销售公司	云创销售公司	不控制

表 4-12　内部账户账号设置信息表

银行账号	开户银行	账户名称	账户收支属性	上划方式	内部账户	分配组织
68888884	招商银行南山支行	销售公司收付款账户	收支	手工	销售公司收付账户	云创销售公司

3. 现金期初和银行存款期初录入

云创集团、云创科技公司和云创销售公司三个组织现金期初和银行存款期初实验数据分别如表 4-13 和表 4-14 所示。

表 4-13　现金期初明细表

收款组织	币别	期初余额
云创集团	人民币	250 326.10
云创科技公司	人民币	338 052.10
云创销售公司	人民币	119 201.40

表 4-14　银行存款期初明细表

收款组织	银行	银行账号	币别	企业方/银行方期初余额
云创集团	招商银行南山支行	68888881	人民币	22 089 673.90
云创科技公司	招商银行南山支行	68888882	人民币	7 556 947.90
云创销售公司	招商银行南山支行	68888883	人民币	27 150 935.36

➚ 操作指导

1. 系统启用日期设置

信息管理员登录 K/3 Cloud 系统，打开功能菜单，执行【财务会计】—【出纳管理】—【初始化】—【启用日期设置】命令，进入出纳系统启用日期设置界面。根据表 4-9 出纳管理系统启用日期表提供的实验数据，勾选"云创集团""云创科技公司"和"云创销售公司"这三个组织，启用日期均设置为"2018/01/01"，单击【启用】按钮，完成三个组织的出纳管理系统启用日期的设置，如图 4-16 所示。

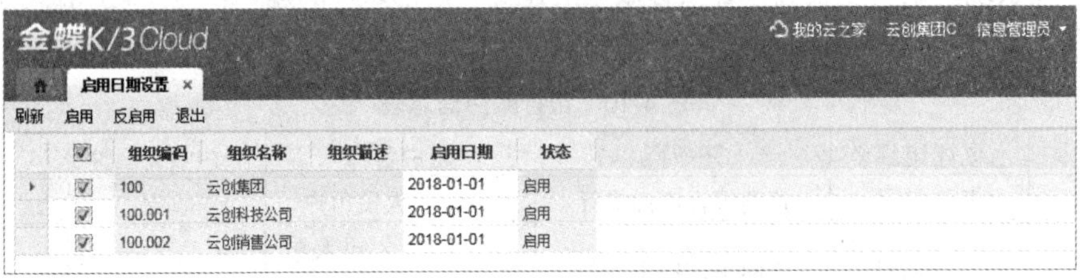

图 4-16　出纳管理系统启用日期设置

2. 基础资料设置

1）银行账号的建立

信息管理员登录 K/3 Cloud 系统，先把组织切换到"云创集团"，打开功能菜单，再执行【财务会计】—【出纳管理】—【基础资料】—【银行账号】命令，进入"银行账号-新增"页面。单击【新增】按钮，进入"银行账号-新增"页面，根据表 4-10 银行账户信息表提供的实验数据，在银行账号输入"68888881"，开户银行选择"招商银行南山支行"，账户名称输入"云创集团人民币户"，账户收支属性选择"收支"，信息录入完成后，依次单击【保存】、【提交】和【审核】按钮，完成云创集团人民币户的建立，如图 4-17 所示。

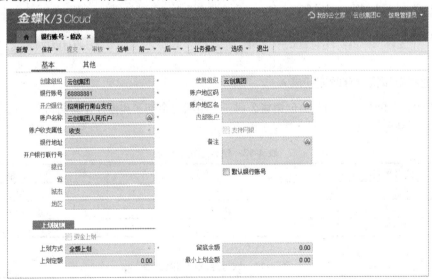

图 4-17　云创集团人民币户的建立

信息管理员登录 K/3 Cloud 系统，按照上述步骤和方法，根据表 4-10 银行账户信息表提供的实验数据，继续完成"云创科技公司人民币户"的建立，然后单击【业务操作】按钮下的【分配】按钮，把通过云创集团建立好的"云创科技公司人民币户"分配给云创科技公司，单击【确定】按钮完成分配,如图 4-18 所示。

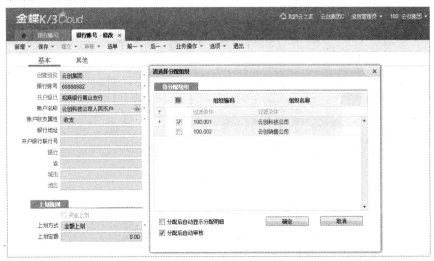

图 4-18 云创科技公司人民币户的建立和分配

信息管理员登录 K/3 Cloud 系统,按照上述步骤和方法,根据表 4-10 银行账户信息表提供的实验数据,继续完成"云创销售公司人民币户"的建立,然后单击【业务操作】按钮下的【分配】按钮,把通过云创集团建立好的"云创销售公司人民币户"分配给云创销售公司,单击【确定】按钮完成分配,如图 4-19 所示。

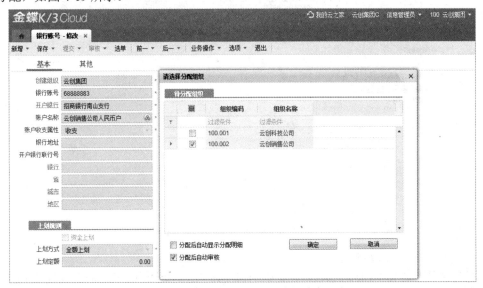

图 4-19 云创销售公司人民币户的建立和分配

2)内部账户的建立

信息管理员登录 K/3 Cloud 系统,先把组织切换到"云创集团"组织,打开功能菜单,并执行【财务会计】—【出纳管理】—【基础资料】—【内部账户】命令,打开内部账户页面。单击【新增】按钮,进入"内部账户-新增"页面。据表 4-11 内部账户信息表提供的实验数据,在"基本"页签下选择"在资金组织开设",在内部账号中输入"1001",在账号名称中输入"销售公司收付账户",对应组织选择"云创销售公司",在"透支策略"页签下,选择"不控制"。信息录入完成后,依次单击【保存】、【提交】和【审核】按钮,完成云创销售公司收付账户的建立,如图 4-20 所示。

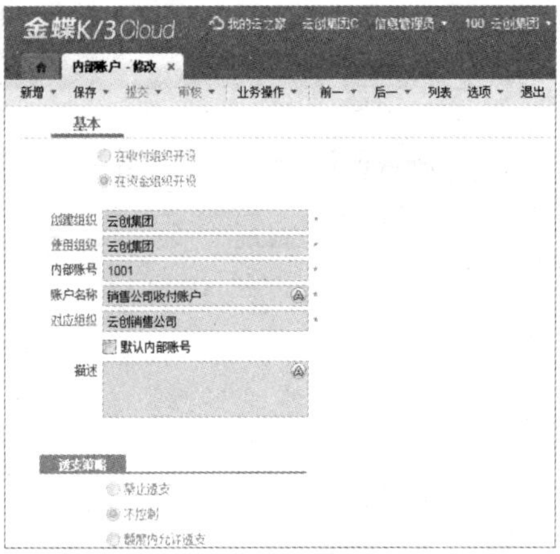

图 4-20 云创销售公司收付账户的建立

单击【业务操作】按钮下的【分配】按钮,把通过云创集团建立好的"云创销售公司收付账户"分配给云创销售公司,然后单击【确定】按钮完成分配,如图 4-21 所示。

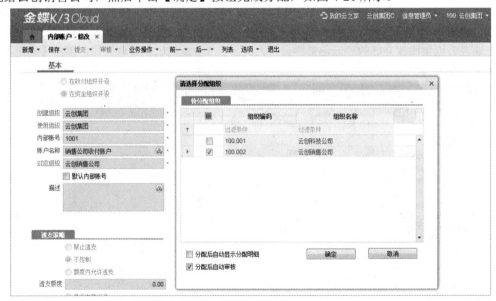

图 4-21 云创销售公司收付账户的分配

3) 内部账户账号的设置

信息管理员登录 K/3 Cloud 系统,先把组织切换到"云创集团"组织,打开功能菜单,并执行【财务会计】—【出纳管理】—【基础资料】—【银行账号】命令,打开"银行账号-新增"界面。单击【新增】按钮,进入"银行账户-新增"界面,根据表 4-12 内部账户账号设置信息表提供的实验数据,在银行账号中输入"68888884",开户银行选择"招商银行南山支行",账户名称输入"销售公司收付款户",账户收支属性选择"收支",内部账户选择"销售公司收付账户","上划规则"页签下,勾选"资金上划",然后上划方式选择"手工"。信息录入完成后,依次单击【保存】、【提交】和【审核】按钮,完成销售公司收付账户账号的建立,如图 4-22 所示。

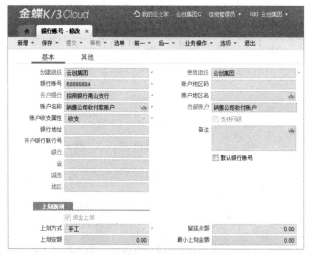

图 4-22 销售公司收付账户账号的建立

单击【业务操作】按钮下的【分配】按钮，把通过云创集团建立好的"云创销售公司收付账户"账号分配给云创销售公司，然后单击【确定】按钮完成分配，如图 4-23 所示。

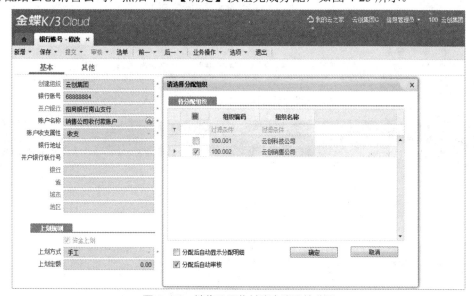

图 4-23 销售公司收付账户账号的分配

3. 现金期初和银行存款期初录入

1) 录入现金期初

信息管理员登录 K/3 Cloud 系统，打开功能菜单，执行【财务会计】—【出纳管理】—【初始化】—【现金期初】命令，单击【新增】按钮，进入"现金期初-新增"页面。根据表 4-13 现金期初明细表提供的实验数据，收款组织选择"云创集团"，期初余额输入"250 326.10"，信息录入完成后，依次单击【保存】、【提交】和【审核】按钮，完成云创集团的现金期初录入，如图 4-24 所示。

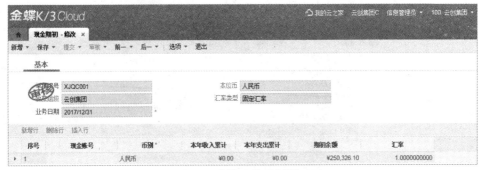

图 4-24 云创集团的现金期初录入

信息管理员登录 K/3 Cloud 系统，按照上述步骤和方法，根据表 4-13 现金期初明细表提供的实验数据，继续完成"云创科技公司"和"云创销售公司"的期初余额的录入，如图 4-25 和图 4-26 所示。

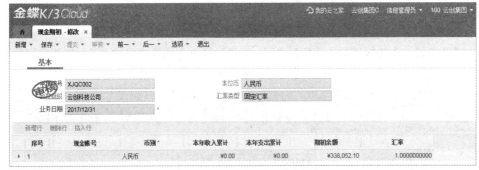

图 4-25 云创科技公司的现金期初录入

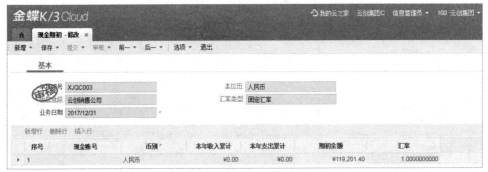

图 4-26 云创销售公司的现金期初录入

2) 银行存款期初

信息管理员登录 K/3 Cloud 系统，打开功能菜单，执行【财务会计】—【出纳管理】—【初始化】—【银行存款期初】，单击【新增】按钮，进入"银行存款期初-新增"页面。据表 4-14 银行存款期初明细表提供的实验数据，收款组织选择"云创集团"，银行选择"招商银行南山支行"，银行账号输入"68888881"，币别选择"人民币"，企业方期初余额和银行方期初余额均输入"22 089 673.90"。信息录入完成后，依次单击【保存】、【提交】和【审核】按钮，完成云创集团的银行存货期初录入，如图 4-27 所示。

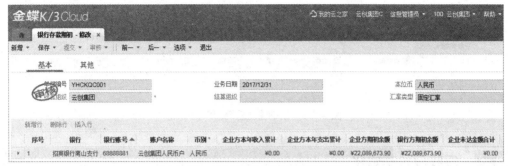

图 4-27　云创集团的银行存款期初录入

信息管理员登录 K/3 Cloud 系统，按照上述步骤和方法，根据表 4-14 银行存款期初明细表提供的实验数据，继续完成"云创科技公司"和"云创销售公司"的银行存款期初的录入，分别如图 4-28 和图 4-29 所示。

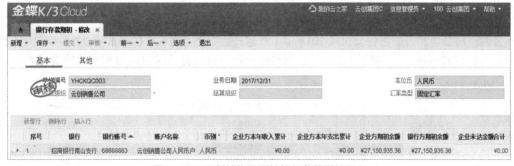

图 4-28　云创科技公司的银行存款期初录入

图 4-29　云创销售公司的银行存款期初录入

4. 结束初始化

信息管理员登录 K/3 Cloud 系统，打开功能菜单，执行【财务会计】—【出纳管理】—【初始化】—【出纳管理结束初始化】命令，勾选组织为"云创集团""云创科技公司"和"云创销售公司"，单击【结束初始化】按钮，完成"云创集团""云创科技公司"和"云创销售公司"三个组织的出纳管理系统，结束初始化操作，如图 4-30 所示。

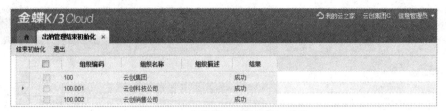

图 4-30　出纳管理系统结束初始化

实验三　应收应付初始化

↗ 应用场景

在应收应付系统处理日常业务前，先要完成应收应付系统的初始化操作。

↗ 实验步骤

- ☐ 系统启用日期设置。
- ☐ 期初应收单和期初应付单录入。
- ☐ 结束初始化。

↗ 实验前准备

- ☐ 在实验二的基础上继续操作。
- ☐ 用户名称：信息管理员。
- ☐ 密码：123456。

↗ 实验数据

1. 系统启用日期设置

云创科技公司和云创销售公司从 2018 年 1 月起开始实施上线 K/3 Cloud，于 2018 年 1 月 1 日启用应收应付管理系统。云创科技公司和云创销售公司应收应付系统启动日期设置的实验数据如表 4-15 所示。

表 4-15　应收应付系统启用日期信息表

启用系统	启用组织	启用日期
应收款管理	云创科技公司	2018/1/1
	云创销售公司	2018/1/1
应付款管理	云创科技公司	2018/1/1
	云创销售公司	2018/1/1

2. 期初应收单录入

云创科技公司和云创销售公司在应收款管理系统初始化之前，需要对应收款管理系统启动之前的期初应收单进行录入，具体实验数据如表 4-16 所示。

表 4-16　期初应收单信息表

序号	结算/收款/销售组织	业务日期	客户	产品	含税单价	计价数量	税率	价税合计
1	云创科技公司	2017/12/2	云创销售公司	全自动贴合机 SR-2	60 000	14	17%	840 000

(续表)

序号	结算/收款/销售组织	业务日期	客户	产品	含税单价	计价数量	税率	价税合计
2	云创科技公司	2017/12/24	云创销售公司	全自动贴合机 SR-1	62 000	40	17%	2 480 000
3	云创销售公司	2017/12/2	群辉制造	全自动贴合机 SR-2	71 428.5714	14	17%	100 000
4	云创销售公司	2017/12/24	通达电路	全自动贴合机 SR-1	75 000	40	17%	3 000 000

3. 期初应付单录入

云创科技公司和云创销售公司在应付款管理系统初始化之前,需要对应付款管理系统启动之前的期初应付单进行录入,具体实验数据如表 4-17 所示。

表 4-17 期初应付单信息表

序号	结算/收款/销售组织	业务日期	客户	产品	含税单价	计价数量	税率	价税合计
1	云创科技公司	2017/12/5	圣达公司	机芯	3 000	200	17%	600 000
2	云创科技公司	2017/12/10	圣达公司	智能控制系统	500	400	17%	200 000
3	云创科技公司	2017/12/12	鼎盛公司	不锈钢外壳	500	2 000	17%	1 000 000
4	云创销售公司	2017/12/2	云创科技公司	全自动贴合机 SR-2	60 000	14	17%	840 000
5	云创销售公司	2017/12/24	云创科技公司	全自动贴合机 SR-1	62 000	40	17%	2 480 000

➚ 操作指导

1. 系统启用日期设置

1) 应收款管理系统启用日期设置

信息管理员登录 K/3 Cloud 系统,打开功能菜单,执行【财务会计】—【应收款管理】—【初始化】—【启用日期设置】命令。根据表 4-15 应收应付系统启动日期信息表提供的实验数据,勾选结算组织"云创科技公司"和"云创销售公司",启用日期均输入"2018-01-01",然后单击【启用】按钮,完成"云创科技公司"和"云创销售公司"这两个组织的应收款管理系统启用日期设置,如图 4-31 所示。

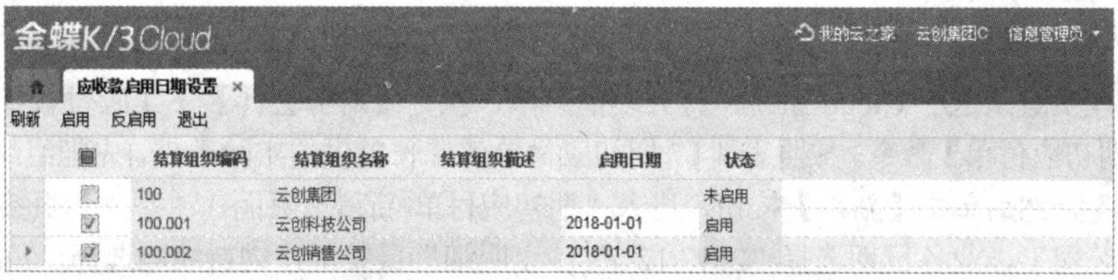

图 4-31 应收款管理系统启用日期设置

2) 应付款管理系统启用日期设置

信息管理员登录 K/3 Cloud 系统,打开功能菜单,执行【财务会计】—【应付款管理】—【初始化】—【启用日期设置】命令。根据表 4-15 应收应付系统启动日期信息表提供的实验数据,勾选结算组织"云创科技公司"和"云创销售公司",启用日期均输入"2018-01-01",然后单击【启用】按钮,完成"云创科技公司"和"云创销售公司"这两个组织的应付款管理系统启用日期设置，如图4-32所示。

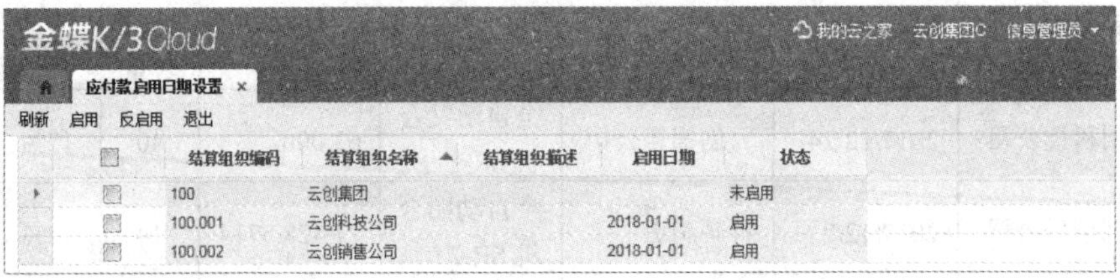

图4-32 应付款管理系统启用日期设置

2. 期初应收单录入

信息管理员登录K/3 Cloud系统，打开功能菜单，执行【财务会计】—【应收款管理】—【初始化】—【期初应收单】命令。按照表4-16期初应收单信息表提供的实验数据，先把组织切换到"云创科技公司"，然后单击【新增】按钮，进入"期初应收单-新增"页面，"基本"页签下，客户选择"云创销售公司"，业务日期选择"2017/12/2"；"明细"页签下，物料编码选择"1.002"（物料名称为"自动贴合机SR-2"），计价数量输入"14"，含税单价输入"60 000"，税率输入"17%"，然后依次单击【保存】、【提交】和【审核】按钮，完成表4-16期初应收单录入信息表第一笔期初应收单的录入，如图4-33所示。按照以上的步骤，完成实验数据中其他几笔期初应收单的录入，相关操作参见视频4-5。

视频4-5

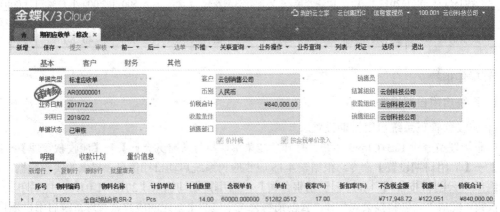

图4-33 期初应收单录入

3. 期初应付单录入

信息管理员登录K/3 Cloud系统，打开功能菜单，执行【财务会计】—【应付款管理】—【初始化】—【期初应付单】命令。按照表4-17期初应付单信息表提供的实验数据，先把组织切换到"云创科技公司"，然后单击【新增】按钮，进入"期初应付单-新增"页面，"基本"页签下，供应商选择"圣达公司"，业务日期选择"2017/12/5"；"明细"页签下，物料编码选择"2.001"，物料名称为"机芯"，计价数量输入"200"，含税单价输入"3 000"，税率输入"17%"，然后依次单击【保存】、【提交】和【审核】按钮，完成表4-17期初应付单录入信息表第一笔期初应付单的录入，如图4-34所示。按照以上的步骤，完成实验数据中其他几笔期初应付单的录入。相关操作参见视频4-6。

视频4-6

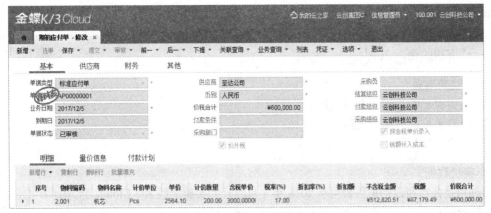

图 4-34　期初应付单录入

4. 结束初始化

1) 应收系统结束初始化

信息管理员登录 K/3 Cloud 系统，打开功能菜单，执行【财务会计】—【应收款管理】—【初始化】—【应收款结束初始化】命令。勾选结算组织为"云创科技公司"和"云创销售公司"，单击【结束初始化】按钮，完成"云创科技公司"和"云创销售公司"应收款管理系统结束初始化操作，如图 4-35 所示。

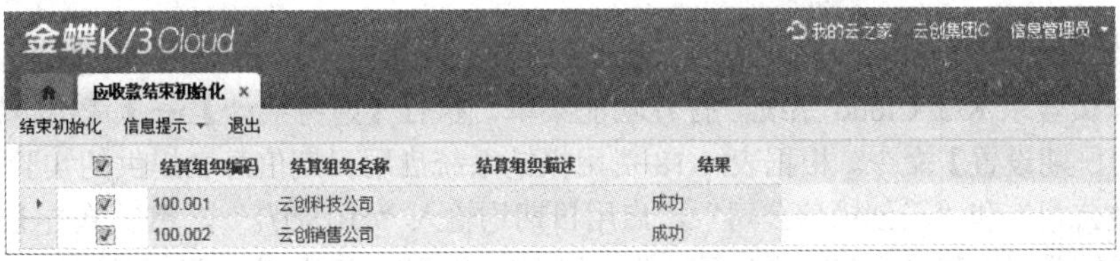

图 4-35　应收款管理系统结束初始化

2) 应付系统结束初始化

信息管理员登录 K/3 Cloud 系统，打开功能菜单，执行【财务会计】—【应付款管理】—【初始化】—【应付款结束初始化】命令。勾选结算组织为"云创科技公司"和"云创销售公司"，单击【结束初始化】按钮，完成"云创科技公司"和"云创销售公司"应付款管理系统结束初始化操作，如图 4-36 所示。

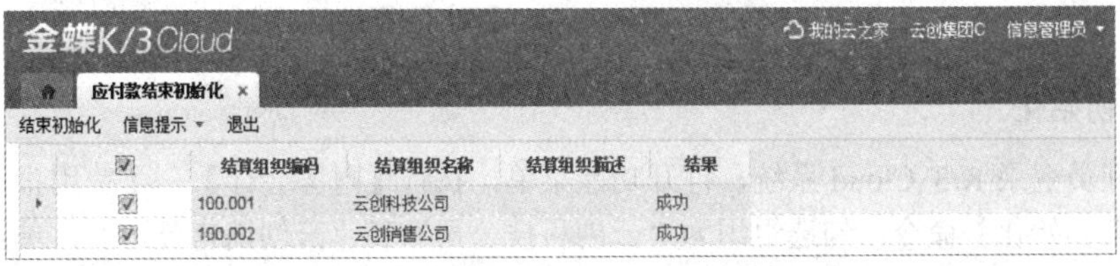

图 4-36　应付款管理系统结束初始化

实验四　费用报销初始化

➔ 应用场景

在费用报销系统处理日常业务前，先要完成费用报销系统的初始化操作。

➡ **实验步骤**
- 系统启用日期设置。
- 结束初始化。

➡ **实验前准备**
- 在实验三的基础上继续操作。
- 用户名称：信息管理员。
- 密码：123456。

➡ **实验数据**

云创科技公司和云创销售公司从 2018 年 1 月起开始实施上线 K/3 Cloud，于 2018 年 1 月 1 日启用费用报销管理系统。云创科技公司和云创销售公司费用报销系统启用日期设置实验数据如表 4-18 所示。

表 4-18 费用报销系统启用日期信息表

启用系统	启用组织	启用日期
费用报销系统	云创科技公司	2018/1/1
	云创销售公司	2018/1/1

➡ **操作指导**

1. 系统启用日期设置

信息管理员登录 K/3 Cloud 系统，打开功能菜单，执行【财务会计】—【费用报销】—【初始化】—【启用日期设置】命令。根据表 4-18 费用报销系统启用日期信息表提供的实验数据，勾选组织"云创科技公司"和"云创销售公司"，启用日期均输入"2018/1/1"，然后单击【启用】按钮，完成"云创科技公司"和"云创销售公司"两个组织的费用报销系统启用日期设置，如图 4-37 所示。

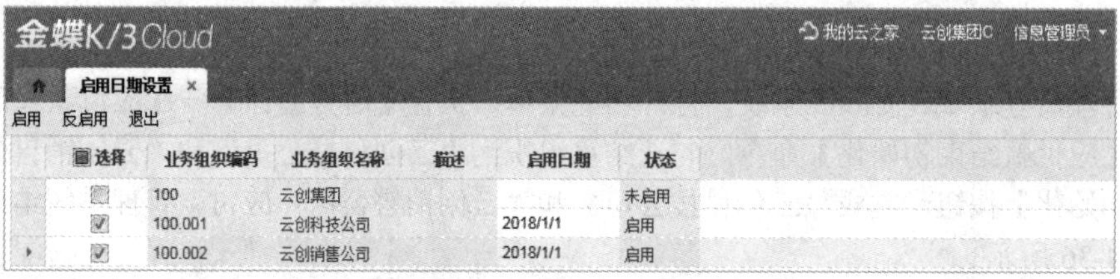

图 4-37 费用报销系统启用日期设置

2. 结束初始化

信息管理员登录 K/3 Cloud 系统，打开功能菜单，执行【财务会计】—【费用报销】—【初始化】—【结束初始化】命令。勾选组织为"云创科技公司"和"云创销售公司"，单击【结束初始化】按钮，完成"云创科技公司"和"云创销售公司"费用报销系统结束初始化操作，如图 4-38 所示。

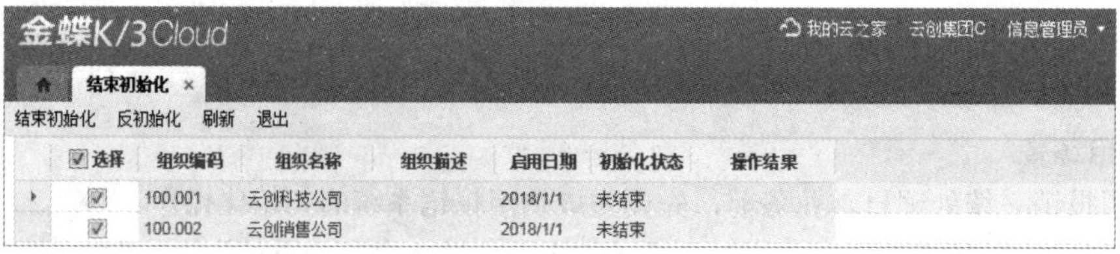

图 4-38 费用报销系统结束初始化

实验五　固定资产初始化

◪ 应用场景

在固定资产系统处理日常业务前，先要完成固定资产管理系统的初始化操作。

◪ 实验步骤

- 系统启用期间设置。
- 新增资产位置。
- 录入期初卡片。

◪ 实验前准备

- 在实验四的基础上继续操作。
- 用户名称：信息管理员。
- 密码：123456。

◪ 实验数据

1. 系统启用期间设置

云创科技公司和云创销售公司启用固定资产系统的时间为 2018/1/1，云创科技公司和云创销售公司固定资产系统启用期间设置实验数据如表 4-19 所示。

表 4-19　固定资产系统启用期间信息表

启用系统	启用组织	启用年度	启用期间
固定资产系统	云创科技公司	2018	1
	云创销售公司	2018	1

2. 新增资产位置

云创集团对资产进行实物管理，新增资产位置实验数据如表 4-20 所示。

表 4-20　新增资产位置信息表

创建/使用组织	地址	分配组织
云创集团	本部大楼	云创科技公司
		云创销售公司
	驻外办公室	云创销售公司

3. 录入期初卡片

云创科技公司和云创销售公司期初卡片实验数据如表 4-21 所示。

表 4-21 期初卡片信息表

资产/货主组织	资产类别	资产名称	单位	数量	开始使用日期	资产位置	使用部门	费用项目	入账日期	购买单价	末税成本	是否是初始化卡片
云创科技公司	电子设备	打印复印一体机	台	1	2017/12/1	本部大楼	财务部	折旧费用	2018/1/1	10 000	10 000	是
	房屋建筑	办公大厦	栋	1	2017/12/1	本部大楼	行政部	折旧费用	2018/1/1	20 000 000	20 000 000	是
	机器设备	生产设备	台	1	2017/12/1	本部大楼	生产部	折旧费用	2018/1/1	2 000 000	2 000 000	是
	机器设备	组装设备	台	7	2017/12/1	本部大楼	生产部	折旧费用	2018/1/1	2 000 000	14 000 000	是
	机器设备	电机	台	1	2017/12/1	本部大楼	生产部	折旧费用	2018/1/1	2 000 000	2 000 000	是
	电子设备	电脑	台	3	2017/12/1	本部大楼	财务部	折旧费用	2018/1/1	5 000	15 000	是
	其他设备	办公家具	套	1	2017/12/1	本部大楼	行政部	折旧费用	2018/1/1	20 000	20 000	是
	电子设备	电脑	台	2	2017/12/1	本部大楼	销售部	折旧费用	2018/1/1	5 000	10 000	是

➚ 操作指导

1. 系统启用期间设置

信息管理员登录 K/3 Cloud 系统，打开功能菜单，执行【资产管理】—【固定资产】—【启用期间设置】—【启用固定资产系统】命令，进入启用固定资产系统界面。勾选货主组织名称为"云创科技公司"和"云创销售公司"，系统会根据货主组织的形式找到其适用的会计政策，在需要启用的会计政策下设置启用时间，启用年度输入"2018"，启用期间输入"1"，信息录入完成单击【启用】按钮，完成"云创科技公司"和"云创销售公司"固定资产管理系统启用期间的设置，如图 4-39 所示。

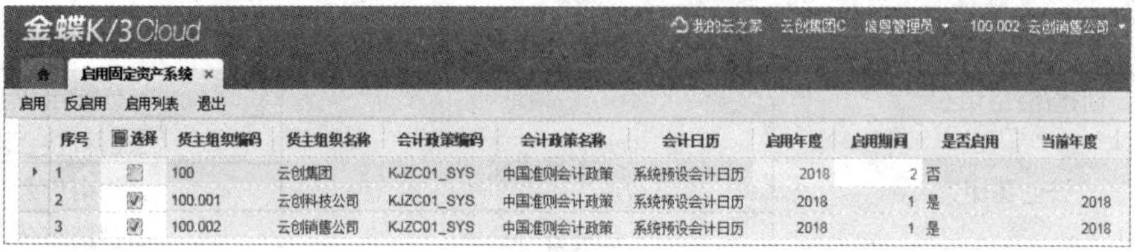

图 4-39 固定资产管理系统启用期间设置

2. 新增资产位置

信息管理员登录 K/3 Cloud 系统，打开功能菜单，执行【资产管理】—【固定资产】—【基础资料】—【资产位置】命令，单击【新增】按钮，打开"资产位置-新增"界面。根据表 4-20 新增资产位置信息表提供的实验数据，先完成"本部大楼"资产位置的新增，在"基本"页签下，地址输入"本部大楼"，然后依次单击【保存】、【提交】和【审核】按钮，完成"本部大楼"资产位置的新增，如图 4-40 所示。

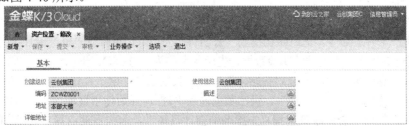

图 4-40　新增固定资产位置

然后根据实验数据的要求，把上述审核后的"本部大楼"资产位置分配给"云创科技公司"和"云创销售公司"这两个组织。单击【业务操作】下的【分配】按钮，勾选待分配组织"云创科技公司"和"云创销售公司"，单击【确定】按钮，完成"本部大楼"资产位置的分配，如图 4-41 所示。

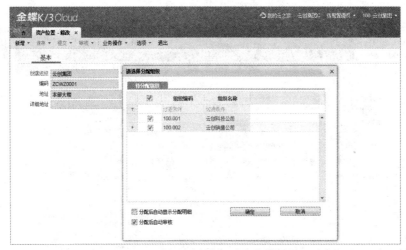

图 4-41　"本部大楼"固定资产位置分配

信息管理员登录 K/3 Cloud 系统，按照上述步骤和方法，根据表 4-20 新增资产位置信息表提供的实验数据，再完成"驻外办公室"资产位置的新增和分配，如图 4-42 所示。

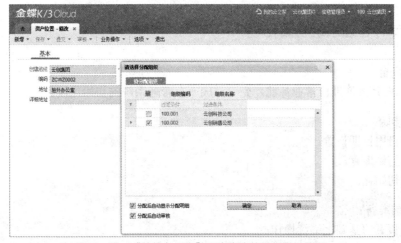

图 4-42　"驻外办公室"固定资产位置新增和分配

3. 录入期初卡片

信息管理员登录 K/3 Cloud 系统，打开功能菜单，执行【资产管理】—【固定资产】—【日常管理】—【资产卡片】命令。把组织切换到"云创科技公司"，再打开"资产卡片-新增"界面，根据表 4-21 期初卡片信息表提供的实验数据，先录入名称为"打印复印一体机"的固定资产期初卡片。在"基本信息"页签中，勾选"初始化"，资产类别选择"电子设备"，资产名称输入"打印复印一体机"，计量单位选择"台"，资产数量输入"1"，开始使用日期选择"2017-12-01"。在"财务信息"页签中，会计政策选择"中国准则会计政策"，入账日期选择"2018-01-01"，未税成本输入"10 000"。在"实物信息"页签中，资产位置为"本部大楼"，数量输入"1"。在"使用分配"页签中，录入"资产编码"为"12"，使用部门选择"财务部"，费用项目选择"折旧费用"。信息录入完成后依次单击【保存】、【提交】和【审批】按钮，完成固定资产名称为"打印复印一体机"期初卡片的录入，如图 4-43 所示。按照以上步骤和方法，依次新增实验数据中的其他固定资产期初卡片，相关操作参见视频 4-7。

视频 4-7

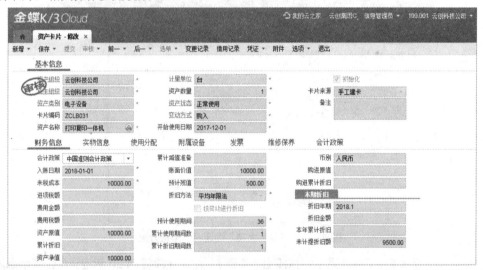

图 4-43　期初卡片录入

实验六　库存管理系统初始化

应用场景

在库存管理系统处理日常业务前，先要完成库存管理系统的初始化操作。

实验步骤

- 系统启用日期设置。
- 录入初始库存。
- 结束初始化。

实验前准备

- 在实验五的基础上继续操作。
- 用户名称：信息管理员。
- 密码：123456。

➚ **实验数据**

1. 系统启用日期设置

云创科技公司和云创销售公司启用库存管理的系统时间为 2018/1/1，云创科技公司和云创销售公司库存管理系统启动日期设置实验数据如表 4-22 所示。

表 4-22 库存管理系统启用日期信息表

启用系统	启用组织	启用日期
库存管理系统	云创科技公司	2018/1/1
	云创销售公司	2018/1/1

2. 录入初始库存

云创科技公司原料仓初始库存如表 4-23 所示。

表 4-23 云创科技公司原料仓初始库存信息表

库存组织	仓库	物料名称	期初数量
云创科技公司	科技原料仓	机芯	200
云创科技公司	科技原料仓	智能控制系统	300
云创科技公司	科技原料仓	不锈钢外壳	320

云创科技公司成品仓初始库存如表 4-24 所示。

表 4-24 云创科技公司成品仓初始库存信息表

库存组织	仓库	物料名称	期初数量
云创科技公司	科技成品仓	全自动贴合机 SR-1	250
云创科技公司	科技成品仓	全自动贴合机 SR-2	272

➚ **操作指导**

1. 系统启用日期设置

信息管理员登录 K/3 Cloud 系统，打开功能菜单，执行【供应链】—【库存管理】—【初始化】—【启用库存管理】命令，进入启用库存管理界面。勾选库存组织"云创科技公司"和"云创销售公司"，库存启用日期均设置为"2018/1/1"，然后单击【保存】按钮，完成库存组织"云创科技公司"和"云创销售公司"库存管理系统启用日期设置，如图 4-44 所示。

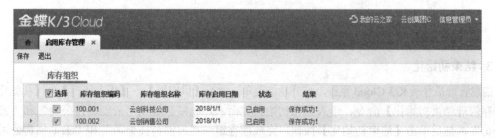

图 4-44 库存管理系统启用日期设置

2. 录入初始库存

信息管理员登录 K/3 Cloud 系统，打开功能菜单，先把组织切换到"云创科技公司"，然后执行【供应链】—【库存管理】—【初始化】—【初始库存】命令，进入"初始库存-新增"界面。根据表 4-23 云创科技公司原料仓初始库存信息表提供的实验数据，在"基本信息"页签下，仓库选择"科技公司原料仓"。在"明细信息"页签下，根据实验数据，依次录入各物料的物料名称和期初数量。信息录入完成后，依次单击【保存】、【提交】和【审核】按钮，完成原材料初始库存录入，如图 4-45 所示。相关操作参见视频 4-8。

视频 4-8

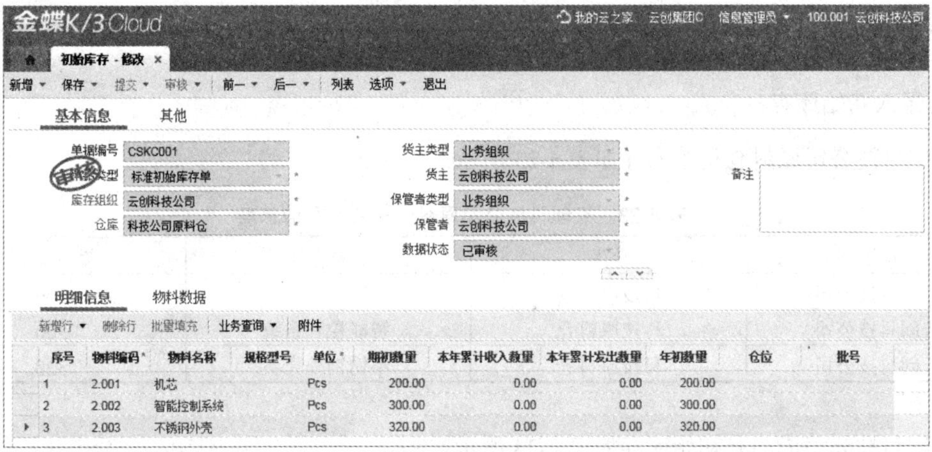

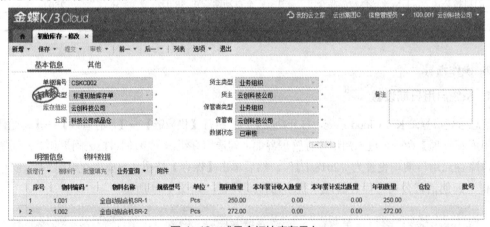

图 4-45　原材料初始库存录入

信息管理员登录 K/3 Cloud 系统，按照上述步骤和方法，根据表 4-24 云创科技公司成品仓初始库存信息表提供的实验数据，再完成云创科技公司成品仓初始库存的录入，如图 4-46 所示。

图 4-46　成品仓初始库存录入

3. 结束初始化

信息管理员登录 K/3 Cloud 系统，打开功能菜单，执行【供应链】—【库存管理】—【初始化】—【库存管理结束初始化】命令，进入结束初始化界面。勾选库存组织"云创科技公司"和"云创销售公司"，然后单击【结束初始化】按钮，完成库存组织"云创科技公司"和"云创销售公司"结束初始化操作，如图 4-47 所示。

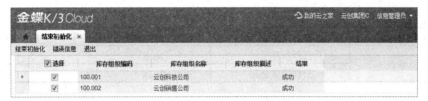

图 4-47　库存管理系统结束初始化

实验七　存货核算系统初始化

↗ 应用场景

在存货核算系统处理日常业务前，先要完成存货核算系统的初始化操作。

↗ 实验步骤

- 设置核算范围。
- 启用存货核算系统。
- 初始核算数据录入。
- 结束初始化。

↗ 实验前准备

- 在实验六的基础上继续操作。
- 用户名称：信息管理员。
- 密码：123456。

↗ 实验数据

1. 设置核算范围

云创科技公司和云创销售公司为了对企业存货价值(即成本)进行计量，须在存货核算系统启用前对存货核算范围进行设置，存货核算范围设置实验数据如表 4-25 所示。

表 4-25　存货核算范围设置信息表

核算范围编码	核算范围名称	划分依据	核算体系	核算组织	会计政策	计价方法	核算范围
001	云创科技公司核算范围	货主+库存组织	财务会计核算体系	云创科技公司	中国准则会计政策	加权平均法	货主：云创科技公司 库存组织：云创科技公司
002	云创销售公司核算范围	货主+库存组织	财务会计核算体系	云创销售公司	中国准则会计政策	加权平均法	货主：云创销售公司 库存组织：云创科技公司 货主：云创销售公司 库存组织：云创科技公司

2. 启用存货核算系统

云创科技公司和云创销售公司启用存货核算系统，时间为 2018/1/1，云创科技公司和云创销售公司存货核算系统启动期间设置实验数据如表 4-26 所示。

表 4-26　存货核算系统启用期间信息表

启用系统	启用组织	启用年度	启用期间
存货核算系统	云创科技公司	2018	1
	云创销售公司	2018	1

3. 初始核算数据录入

云创科技公司在启用存货核算系统后，使用"获取存货核算的数据"的功能，核算出云创科技公司的初始存货数据如表 4-27 所示。

表 4-27　云创科技公司初始存货数据信息表

核算体系	核算组织	物料名称	期初数量	期初金额
财务会计核算体系	云创科技公司	机芯	200	600 000
财务会计核算体系	云创科技公司	智能控制系统	300	150 000
财务会计核算体系	云创科技公司	不锈钢外壳	320	160 000
财务会计核算体系	云创科技公司	全自动贴合机 SR-1	250	11 815 000
财务会计核算体系	云创科技公司	全自动贴合机 SR-2	272	11 815 000

➚ 操作指导

1. 设置核算范围

信息管理员登录 K/3 Cloud 系统，打开功能菜单，执行【成本管理】—【存货核算】—【基础资料】—【核算范围】命令，进入存货核算范围界面。根据表 4-25 存货核算范围设置信息表提供的实验数据，先设置云创科技公司的核算范围。先把组织切换到"云创科技公司"，然后单击【新增】按钮，进入"核算范围设置-新增"界面。在"基本"页签下，核算范围编码输入"001"，核算范围名称输入"云创科技公司核算范围"，计价方法选择"加权平均法"，划分依据选择"货主+库存组织"。在"核算范围"页签中，货主名称选择"云创科技公司"，库存组织名称选择"云创科技公司"。信息录入完成后，依次单击【保存】、【提交】和【审核】按钮，完成云创科技公司核算范围的设置，如图 4-48 所示。相关操作参见视频 4-9。

视频 4-9

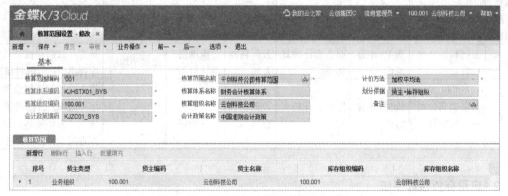

图 4-48　云创科技公司核算范围的设置

信息管理员登录 K/3 Cloud 系统，按照上述步骤和方法，根据表 4-25 存货核算范围设置信息表提供的实验数据，完成云创销售公司核算范围的设置，如图 4-49 所示。

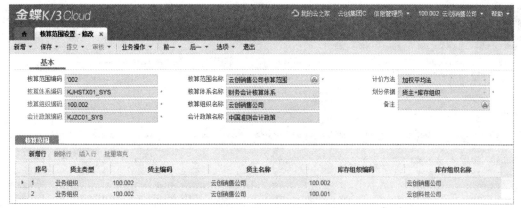

图 4-49　云创销售公司核算范围的设置

2. 启用存货核算系统

信息管理员登录 K/3 Cloud 系统，打开功能菜单，执行【成本管理】—【存货核算】—【初始化】—【启用存货核算系统】命令，进入启用存货核算系统界面。勾选核算组织"云创科技公司"和"云创销售公司"，启用会计年度均输入"2018"，启用会计期间均输入"1"，单击【启用】按钮，完成核算组织"云创科技公司"和"云创销售公司"存货核算系统的启用，如图 4-50所示。

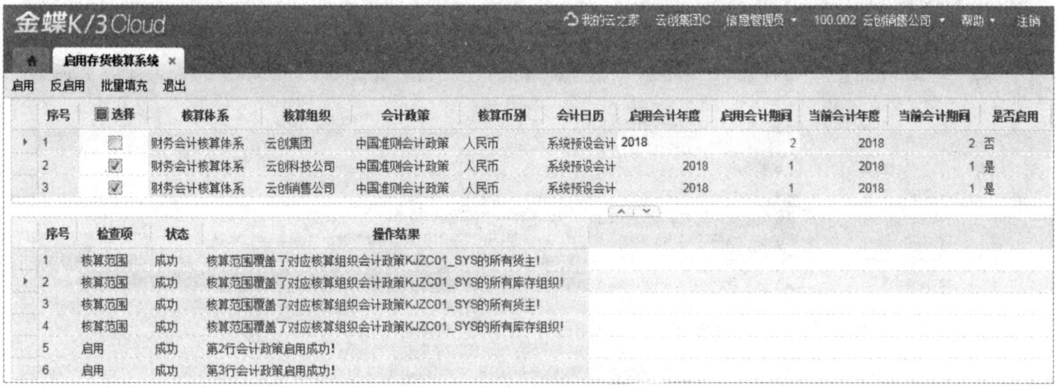

图 4-50　存货核算系统启用

3. 初始核算数据录入

信息管理员登录 K/3 Cloud 系统，先把组织切换到"云创科技公司"，打开功能菜单，再执行【成本管理】—【存货核算】—【初始化】—【初始核算数据录入】命令，进入"初始核算数据录入-新增"界面。单击【新增】按钮，核算组织选择"云创科技公司"，会计政策选择"中国准则会计政策"，然后执行【业务操作】—【获取库存期初数据】命令，并根据表 4-27 云创科技公司初始存货数据信息表提供的实验数据录入各物料的期初金额，单击【保存】按钮，完成云创科技公司初始核算数据录入，如图 4-51 所示。相关操作参见视频 4-10。

视频 4-10

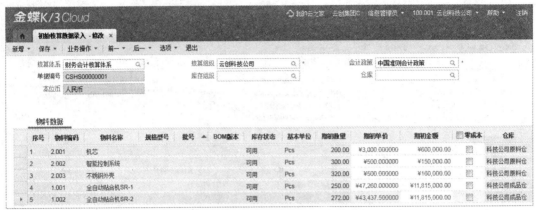

图 4-51　云创科技公司初始核算数据录入

4. 结束初始化

信息管理员登录 K/3 Cloud 系统,打开功能菜单,执行【成本管理】—【存货核算】—【初始化】—【存货核算初始化】命令,进入存货核算初始化界面。勾选核算组织"云创科技公司"和"云创销售公司",然后单击【结束初始化】按钮,完成核算组织"云创科技公司"和"云创销售公司"存货核算结束初始化操作,如图 4-52 所示。

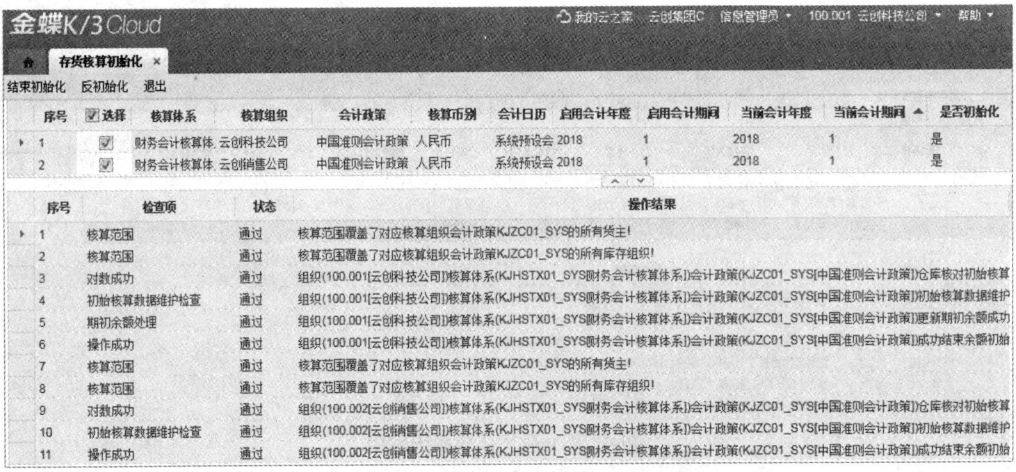

图 4-52　存货核算系统结束初始化

上述实验做完后,备份数据中心,备份文件名为"F 云创集团-初始化"。

第 5 章 日常业务管理

5.1 系统概述

企业日常业务是指企业为完成其经营目标所从事的经常性活动以及相关联的活动，典型的活动包括：工业企业制造和销售产品、商品流通企业销售商品。由这些活动产生的经济利益流入构成企业的收入。

企业日常业务管理涉及财务、供应链等相关的环节，在 K/3 Cloud 系统中主要用到的模块有：采购管理、销售管理、库存管理、费用报销管理、固定资产管理、总账管理、出纳管理、应收应付管理、智能会计平台等。

在本教材的教学案例中，云创集团的主要日常业务管理说明如下：

5.1.1 采购与付款业务

云创集团的各个经营实体共享供应商，集中下单、采购，以获取最大的价格优惠。云创科技公司的采购部执行采购业务。同时，由云创科技公司的财务部统一支付采购货款给供应商。主要材料的供应商的结算方式为月结 30 天付款。

5.1.2 销售与收款业务

云创科技公司所生产的全自动贴合机系列产品在客户有特殊需求的情况下，需要进行产品设计和生产工艺的调整，将对客户采用预收货款(定金)的方式进行销售。全自动贴合机产品除了供应给集团下属的云创销售公司进行销售外，云创科技公司也会有部分对外销售业务。

云创集团内部销售价格低于对外销售报价，每个季度按市场行情调整一次。

云创集团统筹管理客户，根据下属公司情况分配不同的客户给销售公司经营。云创销售公司主要负责标准产品的统一销售、与客户结算。云创科技公司负责有特殊产品需求的客户销售及寄售业务合作，同时负责全部商品的出库处理。

5.1.3 财务管理

财务管理业务中，要求会计必须依据会计准则进行财务会计的处理。同时，还需要做好财务管理的本职工作，包括：有效管理客户的应收账款、供应商的应付账款，准确记账；负责固定资产安全；合理统筹资金，确保公司资金流顺畅；处理税务事宜等。

5.1.4 内部交易说明

云创集团公司是独立的法人，下辖两个法人组织：云创科技公司、云创销售公司。销售公司是其主体，负责销售商品和具体的销售业务。

云创集团公司采用"分级管理、充分授权"的管理模式，对子公司进行管理，不参与子公司的具体业务，仅在重大事项上进行协调和决策。

集团有费用产生，负责科技公司和销售公司的合并业务核算，对外出具合并报表，采用收支两条线的资金管理模式，实现对子公司的资金上划、下拨。

销售公司的智能系列产品从科技公司采购，从 2018 年开始，科技公司除了将全自动贴合机产品系列卖给销售公司，也会对外销售商品。集团内部交易业务流程如图 5-1 所示。

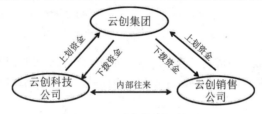

图 5-1　内部交易业务流程图

5.2　实验练习

实验一　集中采购业务

↗ 应用场景

集中采购业务由相关的多个组织共同完成，体现了多组织之间的业务协同。集中采购业务包括采购申请、采购订单、收料入库、采购结算四个环节，分别由不同的业务组织处理，在系统中可以将这些业务组织定义为需求组织、采购组织、库存组织、结算组织。

四个组织之间的协同关系为：需求组织是采购需求的提出者，通常情况下也是物料的所有者，即货主。采购组织是采购业务的执行者，由需求组织委托进行采购业务。库存组织是物料的保管者，由需求组织委托进行库存业务。结算组织是对外结算开票的主体，由需求组织委托与供应商进行结算。

↗ 实验步骤

- 信息管理员集中进行申请采购。
- 科技公司采购员下达采购订单。
- 科技公司仓管员进行收料。
- 科技公司会计进行统一采购应付。
- 科技公司会计及销售公司会计对购进的资产卡片进行新增。
- 科技公司会计生成采购专用发票。
- 科技公司会计及销售公司会计在智能会计平台上进行相关凭证的生成。

↗ 操作部门及人员

(1) 科技公司信息管理员根据各组织对固定资产的需求集中进行申请采购，新增采购申请单。

(2) 科技公司采购根据采购申请单下推生成采购订单。

(3) 科技公司仓管进行收料。

(4) 科技公司会计根据收料通知单进行采购应付。

(5) 科技公司会计及销售公司会计对购进的资产进行资产卡片的新增。
(6) 科技公司会计生成采购专用发票。
(7) 科技公司会计及销售公司会计在智能会计平台上生成相关的凭证。

对应的业务流程如图 5-2 所示。

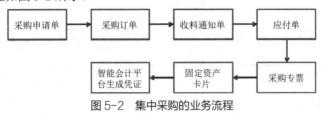

图 5-2　集中采购的业务流程

实验前准备

恢复备份账套"F 云创集团-初始化",进行日常业务的处理。

注意:

本章实验中所有登录用户名均直接描述为:信息管理员、科技公司采购、科技公司会计等字样,所有用户默认密码均为:123456。

实验数据

2018 年 1 月 1 日,信息部根据各公司新入职人员的报备情况,集中申请采购一批电脑供新员工使用,5 台供科技公司财务部使用,5 台供销售公司销售部使用,含税单价为 5 850 元/台,税率 17%,供应商为鼎盛公司,1 月 4 日到货后马上投入本部大楼使用。供应商开具的发票随货同时到达,应付款到期日为 2 月 1 日。

1. 采购申请单

采购申请单数据如表 5-1 所示。

表 5-1　采购申请单数据

单据类型	申请组织	需求组织	采购组织	收料组织	物料编码	名称	单位	数量
资产采购申请单	科技公司	科技公司	科技公司	科技公司	3.001	电脑	pcs	5
		销售公司	科技公司	销售公司	3.001	电脑	pcs	5

2. 采购订单

采购订单的数据如表 5-2 所示。

表 5-2　收料通知单数据

申请组织	供应商	税率	含税单价	结算组织
云创科技公司	鼎盛公司	17%	5 850.00	云创科技公司

3. 收料通知单

收料组织:科技公司/销售公司。收料通知单如表 5-3、表 5-4 所示。

表 5-3 收料通知单数据

物料编码	名称	收料单位	交货数量	供应商交货数量	收料组织
3.001	电脑	pcs	5	5	云创科技公司

表 5-4 收料通知单数据

物料编码	名称	收料单位	交货数量	供应商交货数量	收料组织
3.001	电脑	pcs	5	5	云创销售公司

4. 固定资产卡片

采购入库的固定资产进行卡片新增,资产卡片信息如表 5-5 和表 5-6 所示。

表 5-5 固定资产卡片的新增

资产组织	资产类别	开始使用日期	入账日期	资产位置
云创科技公司	电子设备	2018/1/4	2018/1/4	本部大楼
数量	费用项目	使用部门	费用项目	
5	折旧费用	财务部	折旧费用	

表 5-6 固定资产卡片的新增

资产组织	资产类别	开始使用日期	入账日期	资产位置
云创销售公司	电子设备	2018/1/4	2018/1/4	本部大楼
数量	费用项目	使用部门	费用项目	
5	折旧费用	销售部	折旧费用	

5. 凭证数据

本实验生成的凭证数据如表 5-7 所示。

表 5-7 凭证数据

对应组织	凭证来源	会计科目	借方金额	贷方金额
科技公司	应付单	应付账款-暂估应付款	50 000.00	
		应交税费-应交增值税(进项税额)	8 500.00	
		应付账款-明细应付款(鼎盛公司)		58 500.00
科技公司	固定资产卡片	固定资产/电子设备	25 000.00	
		应付账款-暂估应付款		25 000.00
销售公司	固定资产卡片	固定资产/电子设备	25 000.00	
		应付账款-暂估应付款		25 000.00

➚ 操作指导

1. 新增采购申请单

信息管理员根据集团各个公司新入职人员的报备情况,提交电脑集中采购申请单,供新员工使用。

以用户名"信息管理员",密码"123456"登录 K/3 Cloud 系统,打开功能菜单,切换到组织

"云创科技公司",执行【资产管理】—【固定资产】—【资产请购】—【采购申请单】命令,进入"采购申请单-新增"页面。单据类型为"资产采购申请单",依据实验数据录入。相关操作参见视频 5-1。录入时,注意"货源安排"页签的建议采购日期设置为"2018/1/1",两笔采购的采购组织均为"云创科技公司"。信息录入完成后,单击【保存】、【提交】和【审核】按钮,如图 5-3 所示。

视频 5-1

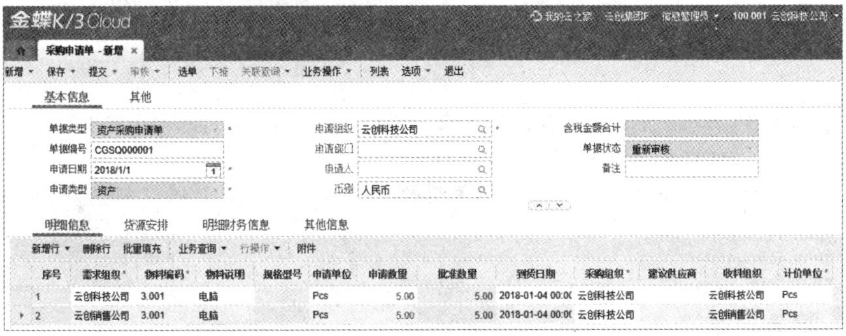

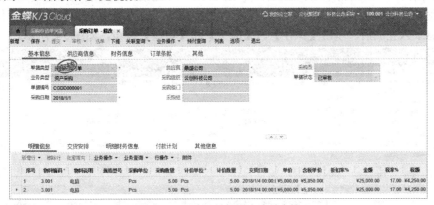

图 5-3　采购申请单新增

2. 根据采购申请单下推生成采购订单

科技公司采购员根据采购申请单,向供应商下达采购订单,确保电脑能按时送货。

以用户名"科技公司采购",密码"123456"登录 K/3 Cloud 系统,选择组织"云创科技公司",执行【供应链】—【采购管理】—【采购申请】—【采购申请单列表】命令,选择前面科技公司信息管理员提交的资产采购申请单,注意勾选该申请单的两条分录,合并下推生成采购订单,进入"采购订单-新增"界面。供应商选择"鼎盛公司",信息录入完成后,单击【保存】、【提交】和【审核】按钮,如图 5-4 所示。具体操作参见视频 5-2。

视频 5-2

图 5-4　采购订单新增完成并审核

3. 根据采购订单下推生成收料通知单

供应商将电脑送达后,科技公司仓管员进行收货处理。

以用户名"科技公司仓管",密码"123456"登录 K/3 Cloud 系统,选择组织"云创科技公司",执行【供应链】—【采购管理】—【采购申请】—【采购订单列表】命令,选择前面提交的采购订单,下推生成收料通知单,单击【确定】按钮后,进入"收料通知单-生成"界面。选择列表处理栏下的序号为"1",将收料日期和预计到货日期修改为"2018/1/4",单击【保存】、【提交】和【审核】按钮；按照同样的方法，选择列表处理栏下的序号"2"，根据实验数据录入正确的信息后，单击【保存】、【提交】和【审核】按钮，如图 5-5 所示。

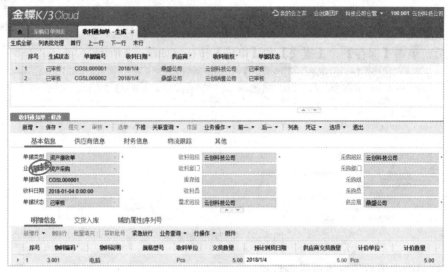

图 5-5　收料通知单完成并审核

4. 通过收料通知单生成采购应付单

科技公司会计根据到货的电脑数量以及采购价格，生成采购应付单，便于在应付款到期时与供应商结算货款。

以用户名"科技公司会计"，密码"123456"登录 K/3 Cloud 系统，选择组织"云创科技公司"，执行【财务会计】—【应付款管理】—【采购应付】—【应付单】命令，进入采购应付单界面。单击【选单】按钮，分两次选择两个组织的收料通知单，下推生成采购应付单。进入"应付单-生成"界面，将业务日期修改为"2018/1/4"，到期日为"2018/2/1"，并根据实验数据完成应付单的信息录入，信息录入完成后，单击【保存】、【提交】和【审核】按钮，如图 5-6 所示。

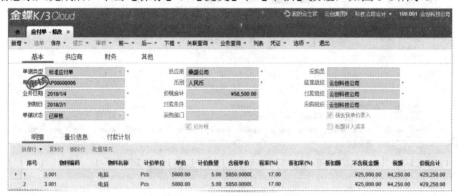

图 5-6　应付单完成并审核

5. 根据采购应付单下推生成采购增值税专用发票

科技公司会计收到供应商开具的电脑采购增值税专用发票，在系统中记录该发票信息。

以用户名"科技公司会计"，密码"123456"登录 K/3 Cloud 系统，选择组织"云创科技公司"，执行【财务会计】—【应付款管理】—【采购应付】—【应付单】命令，选择相应的采购应付单，下推生成采购增值税专用发票，进入"采购增值税专用发票-生成"界面。业务日期输入

"2018/1/4", 发票日期输入"2018/1/4", 信息检查无误后, 单击【保存】、【提交】和【审核】按钮, 如图5-7所示。

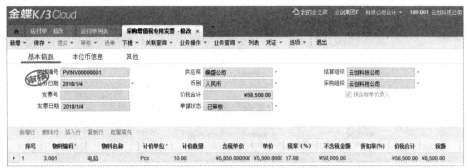

图5-7 采购增值税专用发票完成并审核

6. 新增固定资产卡片

科技公司会计、销售公司会计根据电脑分配使用情况, 在系统中增加固定资产卡片, 便于后续的固定资产业务处理。

以用户名"科技公司会计", 密码"123456"登录K/3 Cloud系统, 选择组织"云创科技公司", 执行【资产管理】—【固定资产】—【日常管理】—【资产卡片】命令, 进入资产卡片页面。单击【新增】按钮, 进入"资产卡片-新增"页面。输入资产类别为"电子设备", 再单击【选单】按钮, 选择"收料通知单", 单击【确定】按钮, 进入"资产卡片-生成"界面, 并根据实验数据填入正确信息。注意"实物信息"页签的资产位置、"使用分配"页签的使用部门、费用项目需要调整。单击【保存】、【提交】和【审核】按钮, 如图5-8所示。

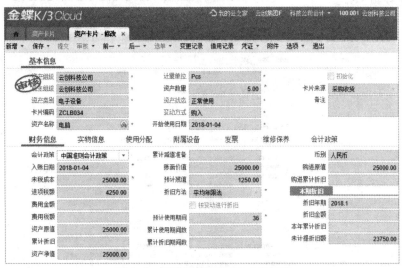

图5-8 科技公司固定资产卡片新增

参照以上步骤, 以销售公司会计身份登录K/3 Cloud系统, 完成云创销售公司组织固定资产卡片的新增, 注意选择组织"云创销售公司", 信息录入完成后, 单击【保存】、【提交】和【审核】按钮, 如图5-9所示。

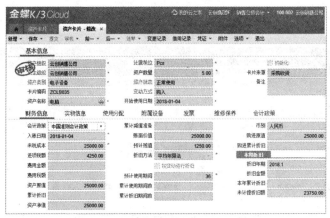

图 5-9 销售公司固定资产卡片新增

7. 生成凭证

科技公司会计和销售公司会计根据本次采购所发生的相关业务数据，生成凭证，便于后续财务报表编制。

以用户名"科技公司会计"，密码"123456"登录 K/3 Cloud 系统，选择组织"云创科技公司"，执行【财务管理】—【智能会计平台】—【账务处理】—【凭证生成】命令，进入凭证生成页面。勾选账簿"云创科技公司"，在"选择单据"页签下的来源单据中选择"应付单"和"资产卡片"，单据范围选择前几步生成的采购应付单和资产卡片，单击【凭证生成】按钮，如图 5-10 所示，系统会自动生成"凭证生成报告列表"。相关操作参见视频 5-3。

视频 5-3

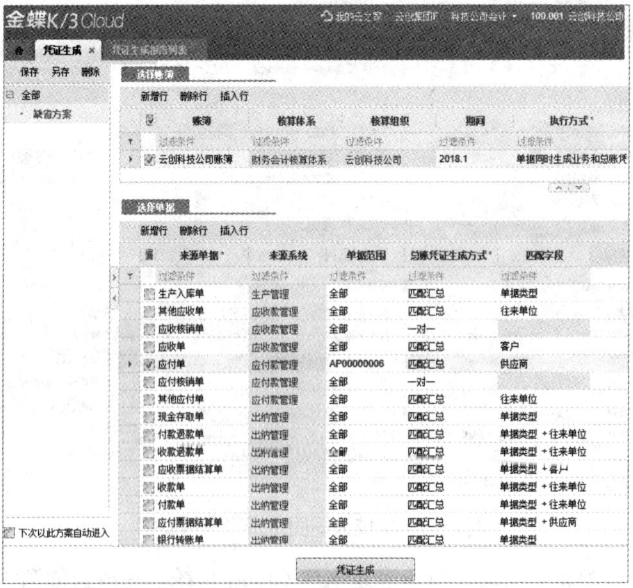

图 5-10 凭证生成

执行【财务会计】—【智能会计平台】—【账务处理】—【总账凭证查询】命令，在"过滤条件"窗口，选择审核状态为"创建"，查看生成的凭证，如图 5-11 所示。双击打开每个凭证，与前面实验数据中的凭证内容进行核对，确保生成的凭证正确。在生成的凭证核对无误后，勾选并进行提交。

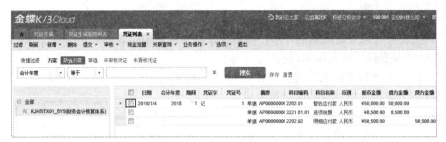

图 5-11 总账凭证生成查询

按照同样的方法，以用户名"销售公司会计"，密码"123456"登录 K/3 Cloud 系统，选择组织"云创销售公司"，执行【财务管理】—【智能会计平台】—【账务处理】—【凭证生成】命令，进入凭证生成页面。勾选账簿"云创销售公司"，在"选择单据"页签下的单据来源中选择"资产卡片"，单据范围选择前几步生成的资产卡片，如图 5-12 所示。单击【凭证生成】按钮，生成凭证。

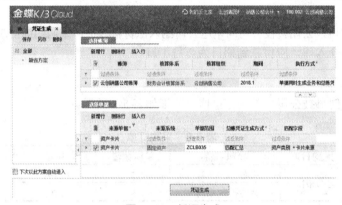

图 5-12 凭证生成

执行【财务会计】—【智能会计平台】—【账务处理】—【总账凭证查询】命令，在"过滤条件"窗口，选择审核状态为"创建"，查看生成的凭证。双击点开每个凭证，与前面实验数据中的凭证内容进行核对，确保生成的凭证正确。在生成的凭证核对无误后，勾选并进行提交。

实验二　一般采购业务

▶ 应用场景

标准采购是指企业向供应商购买符合质量要求的正常生产运营所需要的物质，即生产性物料的常规采购。标准采购是企业最常见的一种采购业务类型，适用于各种工业和商业企业。标准采购通常情况下就是赊购，即购销双方利用商业信用进行购销交易。一般的采购流程包括采购订单—采购入库—采购入库核算—业务应付。

▶ 实验步骤

- 科技公司采购员新增采购订单。
- 科技公司仓管员根据采购订单下推生成采购入库单。
- 科技公司会计进行采购入库核算。
- 科技公司会计根据采购入库单生成应付单。
- 科技公司会计根据应付单下推生成采购专用发票。
- 科技公司会计根据业务单据生成凭证。

↗ **操作部门及人员**

（1）由科技公司采购员新增采购订单，由科技公司仓管员根据采购订单下推生成采购入库单，将购进的原材料入库到科技公司原料仓中。

（2）科技公司会计对采购入库进行核算，并根据采购入库单新增采购应付单。

（3）科技公司会计选择对应的应付单生成采购专用发票，提交并审核。

（4）科技公司会计在智能会计平台上生成相关的凭证。

业务流程如图5-13所示。

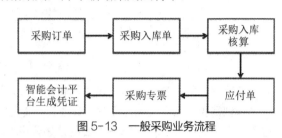

图5-13 一般采购业务流程

↗ **实验前准备**

在前面实验数据的基础上操作。

↗ **实验数据**

2018年1月1日，云创科技公司向圣达公司购入原材料一批，采购明细信息如下：1月5日到货，科技公司原料仓入库，应付款到期日为2月1日。

1. 采购订单

采购组织为云创科技公司，采购订单信息明细如表5-8所示。

表5-8 采购订单

供应商	采购日期	物料名称	采购数量	税率	含税单价
圣达公司	2018/1/1	机芯	7	17%	3 000.00
		智能控制系统	8	17%	500.00

2. 采购入库单

采购入库信息明细如表5-9所示。

表5-9 采购入库单

入库时间	物料名称	仓库
2018/1/5	机芯	科技公司原料仓
2018/1/5	智能控制系统	科技公司原料仓

3. 应付单

应付单需要输入的信息有：
业务日期为2018/1/5；单据的到期日为2018/2/1。

4. 采购增值税专用发票

增值税专用发票生成时要求分录不合并，需要输入的信息有：
业务日期为2018/1/5；发票日期为2018/1/5。

5. 凭证数据

生成的凭证数据如表5-10所示。

表 5-10 凭证数据

对应组织	凭证来源	会计科目	借方金额	贷方金额
科技公司	采购入库单	原材料(机芯)	17 948.72	
		原材料(智能控制系统)	3 418.80	
		应付账款-暂估应付款		21 367.52
科技公司	应付单	应付账款-暂估应付款	21 367.52	
		应交税费-应交增值税(进项税额)	3 632.48	
		应付账款-明细(圣达公司)		25 000.00

▶ 操作指导

1. 新增采购订单

科技公司采购员根据企业生产经营需要，向供应商采购原材料，下达采购订单。

科技公司采购员登录 K/3 Cloud 系统，选择组织"云创科技公司"，执行【供应链】—【采购管理】—【订单处理】—【采购订单】命令，进入"采购订单-新增"界面。根据实验数据录入正确信息，信息录入完成后，单击【保存】、【提交】和【审核】按钮，如图 5-14 所示。

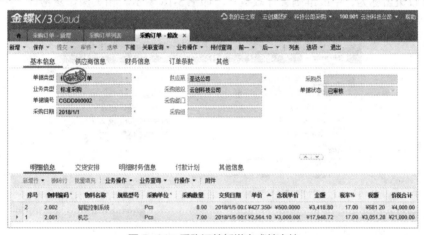

图 5-14 采购订单新增完成并审核

2. 根据采购订单下推生成采购入库单

供应商收到采购订单，在规定的交货时间将原材料送达科技公司。科技公司仓管员根据物料到货情况，生成采购入库单。

科技公司仓管员登录 K/3 Cloud 系统，选择组织"云创科技公司"，执行【供应链】—【采购管理】—【采购申请】—【采购订单列表】命令，选择前面提交的采购订单，下推生成采购入库单，根据实验数据完成采购入库单的新增。信息录入完成后，单击【保存】、【提交】和【审核】按钮，如图 5-15 所示。

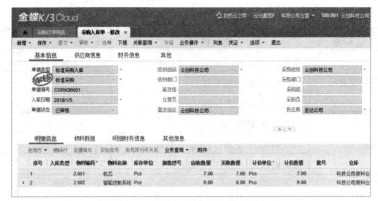

图 5-15 采购入库单新增完成并审核

3. 进行采购入库核算

科技公司会计根据日常会计业务规定,对采购的原材料进行入库成本核算。

科技公司会计登录 K/3 Cloud 系统,选择组织"云创科技公司",执行【成本管理】—【存货核算】—【存货核算】—【采购入库核算】,进入采购核算向导界面。选择核算体系名称为"财务会计核算体系",核算组织名称为"云创科技公司",会计政策名称为"中国准则会计政策",如图 5-16 所示。相关操作参考视频 5-4。

视频 5-4

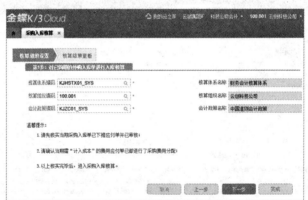

图 5-16 采购入库核算向导

单击【下一步】按钮,进入核算结果查看界面,如图 5-17 所示。

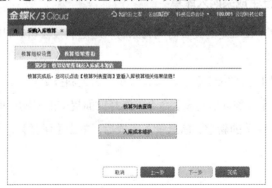

图 5-17 采购入库核算结果查看

单击【入库成本维护】按钮，可查看入库核算成本详情，如图5-18图所示。

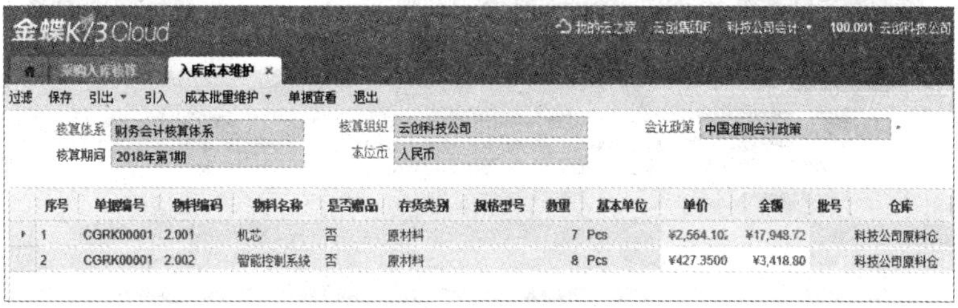

图5-18 入库成本维护

入库成本维护查看完成后，关闭页面，返回入库核算向导页面。单击【完成】按钮，完成入库核算的处理。

4. 通过采购入库单生成应付单

科技公司会计根据原材料采购入库的数量和采购价格，生成应付单，便于在应付账款到期时与供应商结算。

科技公司会计登录 K/3 Cloud 系统，选择组织"云创科技公司"，执行【财务会计】—【应付款管理】—【采购应付】—【应付单】命令，进入"应付单-新增"界面。单击【选单】按钮，选择相应的采购入库单，单击【确定】按钮，并根据实验数据录入信息。信息录入完成后，单击【保存】、【提交】和【审核】按钮，如图5-19所示。

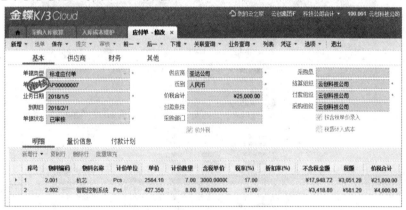

图5-19 应付单新增完成并审核

5. 根据应付单下推生成采购增值税专用发票

科技公司会计收到供应商开具的采购增值税专用发票，在系统中记录发票的信息。

科技公司会计登录 K/3 Cloud 系统，选择组织"云创科技公司"，执行【财务会计】—【应付款管理】—【采购应付】—【应付单列表】命令，选择相应的应付单并下推生成"采购增值税专用发票"，要求分录行不合并，并根据实验数据录入信息。信息录入完成后，单击【保存】、【提交】和【审核】按钮，如图5-20所示。

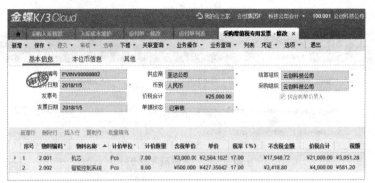

图 5-20　采购增值税专用发票新增完成并审核

6. 生成凭证

科技公司会计根据会计日常业务规定，根据本次采购所发生的相关业务，在系统中生成相关凭证，便于后续编制财务报表。

科技公司会计登录 K/3 Cloud 系统，选择组织"云创科技公司"，执行【财务管理】—【智能会计平台】—【财务处理】—【凭证生成】命令，进入凭证生成页面。勾选账簿"云创科技公司"，在"选择单据"页签下的来源单据中选择"采购入库单"和"应付单"，单据范围选择相应的采购入库单和应付单，如图 5-21 所示。单击【凭证生成】按钮，系统会自动生成"凭证生成报告列表"。

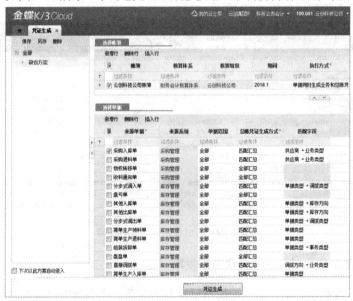

图 5-21　凭证生成

执行【财务会计】—【智能会计平台】—【账务处理】—【总账凭证查询】命令，在"过滤条件"窗口，选择审核状态为"创建"，查看生成的凭证，如图 5-22 所示。双击打开每个凭证，与前面实验数据中的凭证内容进行核对，确保生成的凭证正确。在生成的凭证核对无误后，勾选并进行提交。

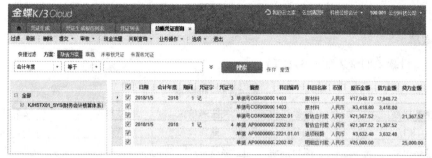

图 5-22　总账凭证查询

实验三　支付定金的采购

↗ 应用场景

先预付后订单即先期向供应商支付一定金额作为预付款，然后下达采购订单。在采购订单上选择预付类型的付款单，审核采购订单后占用预付款。支付定金的采购是企业常见的一种采购业务类型，适用于各种工业和商业企业。支付定金的采购流程包括付款单—采购订单—采购入库—采购入库核算—业务应付。

↗ 实验步骤

- 科技公司会计新增付款单。
- 科技公司采购员新增采购订单，并维护预付款金额。
- 科技公司仓管员根据采购订单下推生成采购入库单。
- 科技公司会计进行采购入库单核算。
- 科技公司会计根据采购入库单生成应付单。
- 科技公司会计根据应付单下推生成采购专用发票。
- 科技公司会计根据业务单据生成凭证。

↗ 操作部门及人员

(1) 科技公司会计新增付款单。

(2) 科技公司采购员新增采购订单，并在采购订单上维护预付款金额。

(3) 科技公司仓管员根据采购订单进行下推生成采购入库单，将购进的原材料入库到科技公司原料仓中。

(4) 科技公司会计根据采购入库单生成采购应付单，并生成采购专用发票。

(5) 科技公司会计在智能会计平台上进行相关凭证的生成并对生成的凭证进行审核。

对应的业务流程如图 5-23 所示。

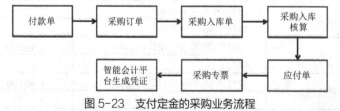

图 5-23　支付定金的采购业务流程

↗ 实验数据

2018 年 1 月 1 日，科技公司向鼎盛公司购入不锈钢外壳一批，支付 25% 的预付款 1 000 元后，

1月8日到货进行科技公司原料仓入库,应付款到期日为2月1日。

1. 付款单

科技公司付款单明细表如表 5-11 所示。

表 5-11 付款单

业务日期	付款组织	往来单位	收款单位	结算方式
2018/1/1	云创科技公司	鼎盛公司	鼎盛公司	网银支付
付款用途	应付金额	我方银行账号		
预付款	1 000	6888882		

2. 采购订单

科技公司采购订单如表 5-12 所示。

表 5-12 采购订单

采购日期	供应商	物料名称	采购数量	税率	应付比例
2018/1/1	鼎盛公司	不锈钢外壳	8	17%	25%
含税单价	是否预付	预付单号			
500	是	FKD0000001			

3. 采购入库单

入库单需要输入的相关信息如下:

入库时间为 2018/1/8;入料仓库为科技公司原料仓。

4. 应付单

应付单需要输入的相关信息如下:

业务日期为 2018/1/8;到期日为 2018/2/1。

5. 采购增值税专用发票

采购增值税发票需要输入的相关信息如下:

业务日期为 2018/1/8;发票日期为 2018/1/8。

6. 凭证数据

本案例的凭证数据如表 5-13 所示。

表 5-13 凭证数据

对应组织	凭证来源	会计科目	借方金额	贷方金额
科技公司	采购入库单	原材料(不锈钢外壳)	3 418.80	
		应付账款-暂估应付款		3 418.80
科技公司	付款单	预付账款(鼎盛公司)	1 000.00	
		银行存款		1 000.00
科技公司	应付核销单	应付账款-明细应付款(鼎盛公司)	1 000.00	
		预付账款(鼎盛公司)		1 000.00
科技公司	应付单	应付账款-暂估应付款	3 418.80	
		应交税费-应交增值税(进项税额)	581.20	
		应付账款-明细应付款(鼎盛公司)		4 000.00

操作指导

1. 新增付款单

科技公司会计根据采购部门的业务需求,向供应商先支付一笔采购预付款作为定金,便于供应商安排相关物料的生产和发货。

科技公司会计登录 K/3 Cloud 系统,选择组织"云创科技公司",执行【财务会计】—【应付款管理】—【付款】—【付款单列表】命令,进入付款单列表。单击【新增】按钮,进入"付款单-新增"页面,根据实验数据录入单据信息,信息录入完成后,单击【保存】、【提交】和【审核】按钮,如图 5-24 所示。

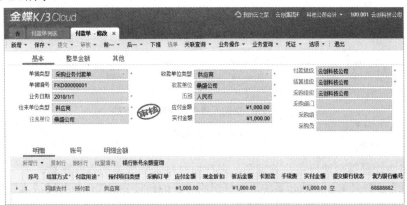

图 5-24 付款单新增完成并审核

2. 新增采购订单

科技公司采购员根据企业经营需要,向供应商下达正式的原材料采购订单。

科技公司采购员登录 K/3 Cloud 系统,选择组织"云创科技公司",执行【供应链】—【采购管理】—【订单处理】—【采购订单】命令,进入"采购订单-新增"界面。根据实验数据录入单据信息,注意在"付款条件"页签下,与付款单号关联,勾选"预付选项",录入应付比例"25%",单击【保存】、【提交】和【审核】按钮,如图 5-25 所示。相关操作参见视频 5-5。

视频 5-5

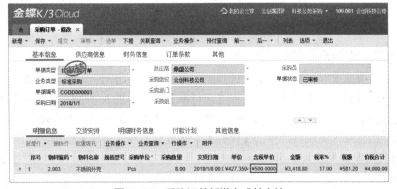

图 5-25 采购订单新增完成并审核

3. 根据采购订单下推生成采购入库单

供应商将原材料送达公司,科技公司仓管员接收原材料,并在系统中记录入库信息。

科技公司仓管员登录 K/3 Cloud 系统，选择组织"云创科技公司"，执行【供应链】—【采购管理】—【采购申请】—【采购订单列表】命令，选择前面提交的采购订单，下推生成采购入库单，根据实验数据完成采购入库单的新增。信息录入完成后，单击【保存】、【提交】和【审核】按钮，如图 5-26 所示。

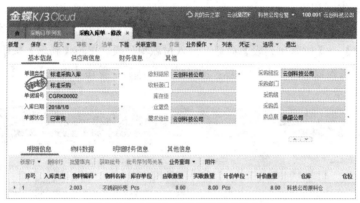

图 5-26　采购入库单新增完成并审核

4. 进行入库核算

科技公司会计根据会计日常业务规则，进行原材料采购成本的入库核算。

科技公司会计登录 K/3 Cloud 系统，选择组织"云创科技公司"，执行【成本管理】—【存货核算】—【存货核算】—【采购入库核算】命令，进入采购核算向导界面。选择核算体系名称为"财务会计核算体系"，核算组织名称为"云创科技公司"，会计政策名称为"中国准则会计政策"，设置好后，单击【下一步】按钮，进入入库成本核算界面，如图 5-27 所示。单击"入库成本维护"页签，可查看入库核算成本详情。

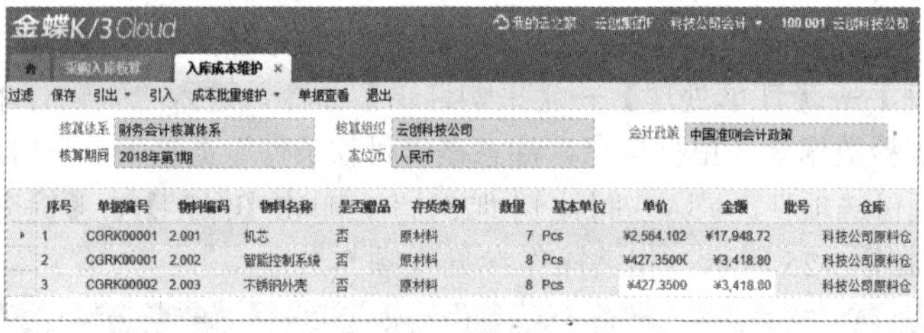

图 5-27　入库成本核算

5. 通过采购订单生成应付单

科技公司会计登录 K/3 Cloud 系统，选择组织"云创科技公司"，执行【财务会计】—【应付款管理】—【采购应付】—【应付单】命令，进入"应付单-新增"界面。单击【选单】按钮，选择相应的采购订单，单击【确定】按钮，并根据实验数据录入信息，信息录入完成后，单击【保存】、【提交】和【审核】按钮，如图 5-28 所示。相关操作参见视频 5-6。

视频 5-6

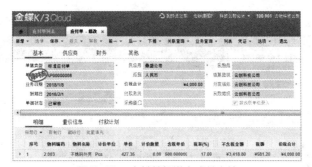

图 5-28　应付单新增完成并审核

6. 根据应付单下推生成采购增值税专用发票

科技公司会计收到供应商开具的采购增值税专用发票,在系统中记录该发票的相关信息。

科技公司会计登录 K/3 Cloud 系统,选择组织"云创科技公司",执行【财务会计】—【应付款管理】—【采购应付】—【应付单列表】命令,选择相应的应付单并下推生成"采购增值税专用发票",根据实验数据录入信息,信息录入完成后,单击【保存】、【提交】和【审核】按钮,如图 5-29 所示。

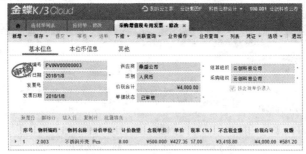

图 5-29　采购增值税专用发票新增完成并审核

7. 生成凭证

科技公司会计根据会计日常业务要求,对本次采购涉及的业务生成凭证,便于后续的报表编制。

科技公司会计登录 K/3 Cloud 系统,选择组织"云创科技公司",执行【财务管理】—【智能会计平台】—【财务处理】—【凭证生成】命令,进入凭证生成页面。勾选账簿"云创科技公司",在"选择单据"页签下的来源单据中选择"采购入库单""付款单""应付核销单""应付单",单据范围选择相应的采购入库单、应付单、付款单及应付核销单,如图 5-30 所示。

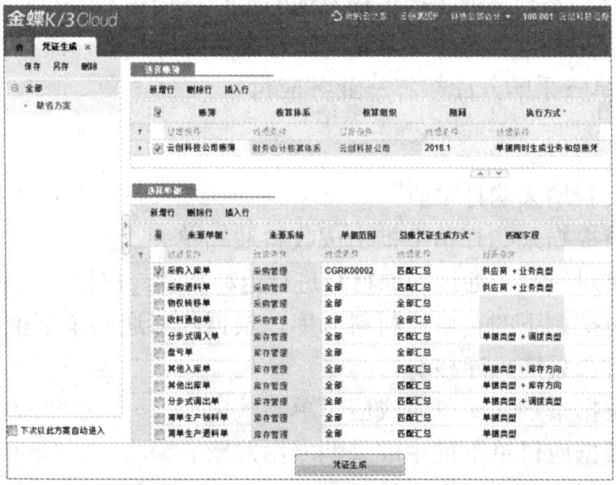

图 5-30　凭证生成向导

单击【凭证生成】按钮，系统会自动生成"凭证生成报告列表"，如图 5-31 所示。

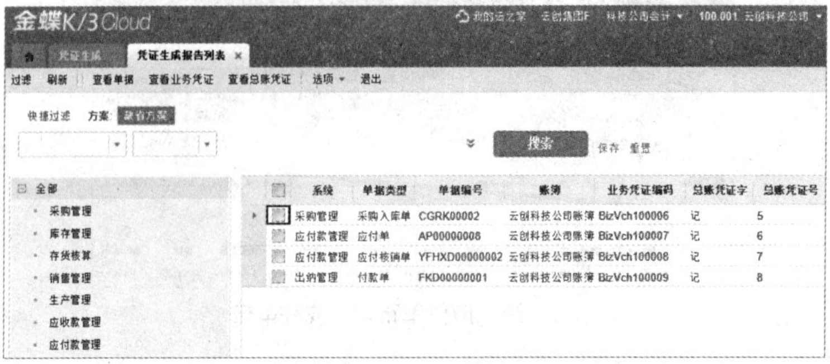

图 5-31　凭证生成报告列表

执行【财务会计】—【智能会计平台】—【账务处理】—【总账凭证查询】命令，在"过滤条件"窗口，选择审核状态为"创建"，查看生成的凭证，如图 5-32 所示。双击打开每个凭证，与前面实验数据中的凭证内容进行核对，确保生成的凭证正确。在生成的凭证核对无误后，勾选并进行提交。

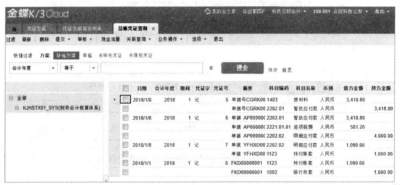

图 5-32　凭证查询

实验四　采购退料

➤ 应用场景

供应商的货物经过检验不合格或生产过程发现的不合格物料，需要退给供应商，退料单就是记录退料信息的业务单据。采购退料是企业常见的一种采购业务类型，流程包括采购订单→收料通知单→退料单→采购入库单→采购入库核算→业务应付。

➤ 实验步骤

- ☐ 科技公司采购员新增采购订单。
- ☐ 科技公司仓管员根据采购订单下推生成收料通知单。
- ☐ 科技公司仓管员对质检不通过的原材料进行退料扣款，根据收料通知单下推生成退料单。
- ☐ 科技公司仓管员把剩下的合格原材料入库，根据收料通知单下推生成采购入库单。
- ☐ 科技公司会计进行采购入库核算。
- ☐ 科技公司会计根据采购入库单生成应付单。
- ☐ 科技公司会计根据应付单下推生成采购专用发票。
- ☐ 科技公司会计根据业务单据生成凭证。

➔ 操作部门及人员

(1) 由科技公司采购员新增采购订单。

(2) 科技公司仓管员根据采购订单下推生成收料通知单。

(3) 科技公司仓管员对质量检验不通过的原材料进行退料扣款,根据收料通知单下推生成退料单,把剩下的合格原材料入库到科技公司原材料仓,根据收料通知单下推生成采购入库单。

(4) 科技公司会计进行采购入库核算,并根据采购入库单生成采购应付单,根据应付单生成采购专用发票。

(5) 科技公司会计在智能会计平台上生成相关凭证。

对应的业务流程如图 5-33 所示。

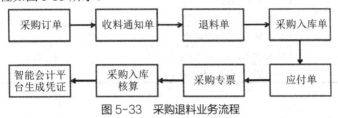

图 5-33 采购退料业务流程

➔ 实验数据

2018 年 1 月 5 日,科技公司向圣达公司购入原材料一批。1 月 10 日上午入库前进行质量检查,1 件不通过进行退料扣款,剩下的原材料入库到科技公司原料仓。1 月 10 日下午供应商根据实收数量开具发票送达公司,应付款到期日为 2 月 5 日。

1. 采购订单

采购订单的相关信息如表 5-14 所示。

表 5-14 采购订单

采购日期	供应商	物料名称	含税单价	采购数量	税率
2018/1/5	圣达公司	机芯	3 000	5	17%

2. 收料通知单

收料通知单需要输入的信息如下:

收料日期为 2018/1/10;仓库为科技公司原料仓。

3. 采购退料单

采购退料单需要输入的相关信息如下:

退料日期为 2018/1/10;实退数量为 1。

4. 采购入库单

采购入库单需要输入的相关信息如下:

入库日期为 2018/1/10。

5. 应付单

应付单需要输入的信息如下:

业务日期为 2018/1/10;到期日为 2018/2/5。

6. 采购增值税专用发票

采购增值税发票需要输入的信息如下：
业务日期为 2018/1/10；发票日期为 2018/1/10。

7. 凭证数据

本次实验生成的凭证数据如表 5-15 所示。

表 5-15 凭证数据

对应组织	凭证来源	会计科目	借方金额	贷方金额
科技公司	采购入库单	原材料(机芯)	10 256.41	
		应付账款-暂估应付款		10 256.41
科技公司	应付单	应付账款-暂估应付款	10 256.41	
		应交税费-应交增值税(进项税额)	1 743.59	
		应付账款-明细(圣达公司)		12 000.00

➔ 操作指导

1. 新增采购订单

科技公司采购员根据生产经营的需要，向供应商发出采购订单，采购原材料。

科技公司采购员登录 K/3 Cloud 系统，选择组织"云创科技公司"，执行【供应链】—【采购管理】—【订单处理】—【采购订单】，进入"采购订单-新增"界面。根据实验数据录入单据信息，信息录入完成后，单击【保存】、【提交】和【审核】按钮，如图 5-34 所示。

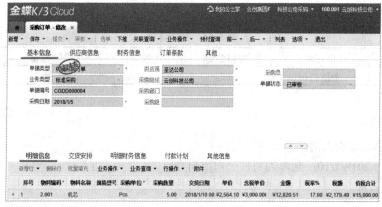

图 5-34 采购订单新增完成并审核

2. 根据采购订单下推生成收料通知单

供应商将原材料送到公司后，科技公司仓管员接收原材料，并在系统中记录收料信息。

科技公司仓管员登录 K/3 Cloud 系统，选择组织"云创科技公司"，执行【供应链】—【采购管理】—【采购申请】—【采购订单列表】命令，选择前面提交的采购订单，下推生成收料通知单，单击【确定】按钮后，进入"收料通知单-生成"界面。根据实验数据录入正确的信息后，单击【保存】、【提交】和【审核】按钮，如图 5-35 所示。

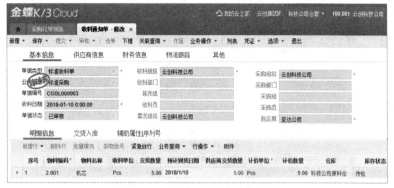

图 5-35　收料通知单完成并审核

3. 根据收料通知单下推生成退料单

科技公司的质检部门对供应商所送达的原材料进行质检，发现有不合格的原材料。科技公司仓管需要将不合格的原材料退还给供应商，并在系统中记录退料信息，以避免后续与供应商结算时出现差异。

科技公司仓管员登录 K/3 Cloud 系统，在刚刚审核收料通知单的界面，选择前面提交的收料通知单，单击【下推】按钮，下推生成退料单，单击【确定】按钮后，进入"退料单-新增"界面。根据实验数据录入正确的信息后，单击【保存】、【提交】和【审核】按钮，如图 5-36 图所示。

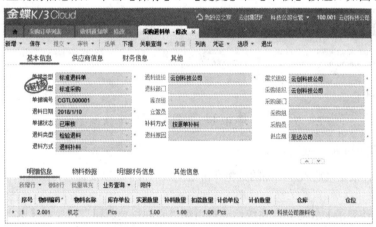

图 5-36　采购退料单完成并审核

4. 根据收料通知单下推生成采购入库单

质检部门检验合格的物料才能入库。因此，科技公司仓管员将检验合格的物料正式入库，便于生产部门领用。

科技公司仓管员登录 K/3 Cloud 系统，选择组织"云创科技公司"，执行【供应链】—【采购管理】—【收料处理】—【收料通知单列表】命令，选择前面提交的收料通知单，下推生成采购入库单，根据实验数据完成采购入库单的新增。信息录入完成后，单击【保存】、【提交】和【审核】按钮，如图 5-37 所示。

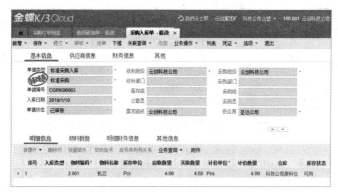

图 5-37 采购入库单新增完成并审核

5. 进行采购入库核算

科技公司会计根据会计日常业务规则，对本次采购入库的物料进行入库成本核算。

科技公司会计登录 K/3 Cloud 系统，选择组织"云创科技公司"，执行【成本管理】—【存货核算】—【存货核算】—【采购入库核算】命令，进入采购核算向导界面。选择核算体系名称为"财务会计核算体系"，核算组织名称为"云创科技公司"，会计政策名称为"中国准则会计政策"，设置好后，单击【下一步】按钮，进入核算结果查看界面。单击"入库成本维护"页签，过滤窗口界面选择刚入库的物料名称"机芯"，可查看采购入库的核算成本详情，如图 5-38 所示。

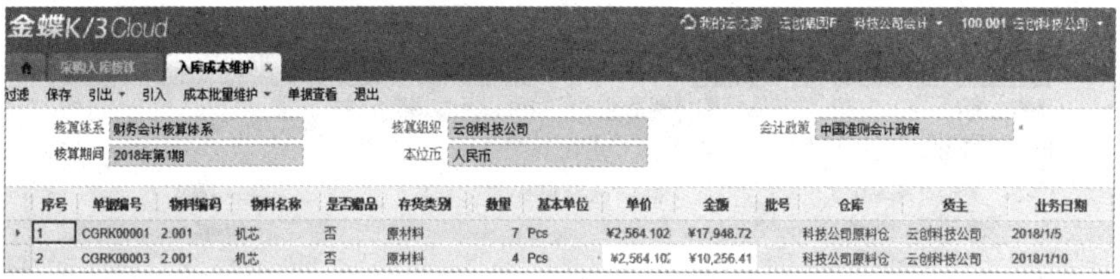

图 5-38 采购入库核算

6. 通过采购入库单生成应付单

科技公司会计根据采购入库产品的数量和价格生成应付单，以便在应付账款到期时与供应商结算货款。

科技公司会计登录 K/3 Cloud 系统，选择组织"云创科技公司"，执行【财务会计】—【应付款管理】—【采购应付】—【应付单】命令，进入"应付单-新增"界面。单击【选单】按钮，选择相应的采购入库单，单击【确定】按钮，并根据实验数据录入信息，信息录入完成后，单击【保存】、【提交】和【审核】按钮，如图 5-39 所示。

7. 根据应付单下推生成采购增值税专用发票

科技公司会计收到供应商开具的采购增值税专用发票，在系统中记录该发票的相关信息。

科技公司会计登录 K/3 Cloud 系统，在刚刚审核应付单的界面，单击【下推】按钮，下推生成"采购增值税专用发票"，并根据实验数据录入信息。信息录入完成后，单击【保存】、【提交】和【审核】按钮，如图 5-40 所示。

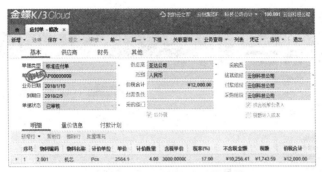

图 5-39　应付单新增完成并审核

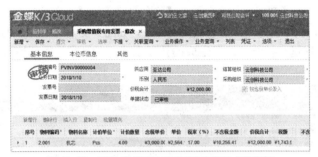

图 5-40　采购增值税专用发票新增完成并审核

8. 生成凭证

科技公司会计根据会计日常业务规则，将本次采购涉及的相关业务生成凭证，便于后续财务报表的编制。

科技公司会计登录 K/3 Cloud 系统，选择组织"云创科技公司"，执行【财务管理】—【智能会计平台】—【财务处理】—【凭证生成】命令，进入凭证生成页面。勾选账簿"云创科技公司"，在"选择单据"页签下的来源单据中选择"采购入库单"和"应付单"，单据范围选择相应的采购入库单和应付单，如图 5-41 所示。

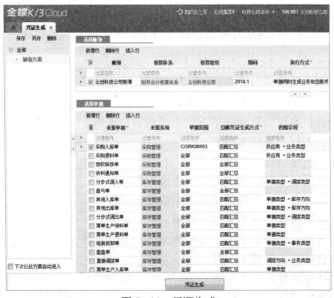

图 5-41　凭证生成

单击【凭证生成】按钮，系统会自动生成"凭证生成报告列表"，如图5-42所示。

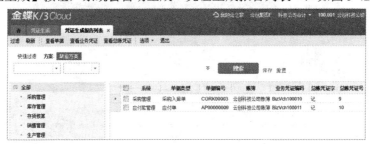

图5-42　凭证生成报告列表

执行【财务会计】—【智能会计平台】—【账务处理】—【总账凭证查询】命令，在"过滤条件"窗口选择审核状态为"创建"，查看生成的凭证，如图5-43所示。双击打开每个凭证，与前面实验数据中的凭证内容进行核对，确保生成的凭证正确。在生成的凭证核对无误后，勾选并进行提交。

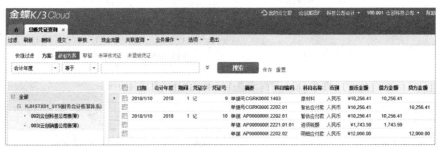

图5-43　凭证查询

实验五　集中销售

➚ 应用场景

集中销售是常见的跨组织业务，科技公司生产的产品由销售公司进行销售，销售公司与客户进行集中结算，然后再通过组织间结算完成科技公司与销售公司之间的结算。

➚ 实验步骤

- 销售公司销售员新增销售订单。
- 销售公司销售员下推生成发货通知单。
- 科技公司仓管员通过发货通知单下推生成销售出库单。
- 科技公司会计进行出库成本核算。
- 科技公司会计新增组织间结算清单。
- 科技公司会计通过应收组织间结算单生成应收单。
- 销售公司会计通过应付组织间结算单生成应付单。
- 销售公司会计通过销售订单生成应收单。
- 销售公司会计根据应收单下推生成销售增值税专用发票。
- 销售公司会计进行出库成本核算。
- 销售公司会计生成凭证。
- 科技公司会计生成凭证。

⏵ 操作部门及人员

(1) 销售公司销售一批贴合机给群辉制造，由销售公司销售员新增销售订单，并根据销售订单下推生成发货通知单。

(2) 科技公司成品仓调货，由科技公司仓管员通过发货通知单来下推生成销售出库单。

(3) 科技公司会计进行出库成本核算。

(4) 科技公司会计员通过应收组织间结算单生成应收单。

(5) 销售公司会计通过应付组织间结算单生成应付单。

(6) 销售公司与客户进行结算，销售公司会计通过销售订单生成销售应收单，然后根据应收单下推生成销售增值税专用发票。

(7) 销售公司会计进行出库申报核算，再利用智能会计平台生成凭证。

(8) 科技公司会计根据智能会计平台生成凭证。

相应的业务流程如图 5-44 所示。

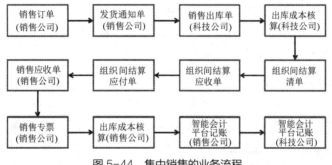

图 5-44　集中销售的业务流程

⏵ 实验数据

2018 年 1 月 9 日，销售公司销售员徐梦销售一批贴合机给群辉制造，从科技公司成品仓调货，要货日期为 2018 年 1 月 12 日上午 10 点。出库后，销售公司结转销售成本 1 324 786.32 元，应收款到期日为 2 月 9 日。

1. 销售订单

销售订单相关信息如表 5-16 所示。

表 5-16　销售订单

销售组织	销售员	日期	客户	产品
云创销售公司	徐梦	2018/1/9	群辉制造	全自动贴合机 SR-1
含税单价	数量	税率	库存组织	要货日期
76 000.00	25	17%	云创科技公司	2018/1/12 10:00

2. 发货通知单

发货通知单需要输入的信息如下：
业务日期为 2018/1/12。

3. 销售出库单

销售出库单需要输入的信息如下：
业务日期为 2018/1/12；仓库为科技公司成品仓。

4. 组织间结算应收单

组织间结算生成的应收单需要输入的信息如下：
业务日期为 2018/1/12；到期日为 2018/2/9。

5. 销售应收单

销售应收单需要输入的相关信息如下：
业务日期为 2018/1/12；到期日为 2018/2/9；结算组织为云创销售公司。

6. 销售增值税专用发票

销售增值税专用发票需要输入的信息如下：
业务日期为 2018/1/12；发票日期为 2018/1/12。

7. 组织间结算应付单

组织间结算生成的应付单需要输入的信息如下：
业务日期为 2018/1/12；到期日为 2018/2/9；结算组织为云创销售公司。

8. 凭证数据

凭证数据如表 5-17 所示。

表 5-17 凭证数据

对应组织	凭证来源	会计科目	借方金额	贷方金额
科技公司	销售出库单	主营业务成本-全自动贴合机 SR-1	1 181 500.00	
		库存商品-全自动贴合机 SR-1		1 181 500.00
科技公司	应收单	应收账款-云创销售公司	1 550 000.00	
		主营业务收入-全自动贴合机 SR-1		1 324 786.32
		应交税费-应交增值税(销项税额)		225 213.68
销售公司	应收单	应收账款-群辉制造	1 900 000.00	
		主营业务收入-全自动贴合机 SR-1		1 623 931.62
		应交税费-应交增值税(销项税额)		276 068.38
销售公司	应付单	应付账款-暂估应付款	1 324 786.32	
		应交税费-应交增值税(进项税额)	225 213.68	
		应付账款-明细应付款(云创科技公司)		1 550 000.00
销售公司	销售出库单	主营业务成本-全自动贴合机 SR-1	1 324 786.32	
		库存商品-全自动贴合机 SR-1		1 324 786.32
销售公司	采购入库单	库存商品-全自动贴合机 SR-1	1 324 786.32	
		应付账款-暂估应付款		1 324 786.32

➔ 操作指导

1. 新增销售订单

销售公司与群辉制造公司签订销售合同，产品为贴合机。销售公司销售员在系统中录入销售订单，以便启动销售发货等业务。

销售公司销售员登录 K/3 Cloud 系统，选择组织"云创销售公司"，执行【供应链】—【销售管理】—【订单处理】—【销售订单】命令，进入"销售订单-新增"页面。根据实验数据录入相关信息，信息录入完成后，单击【保存】、【提交】和【审核】按钮，如图 5-45 所示。相关操作参见视频 5-7。

视频 5-7

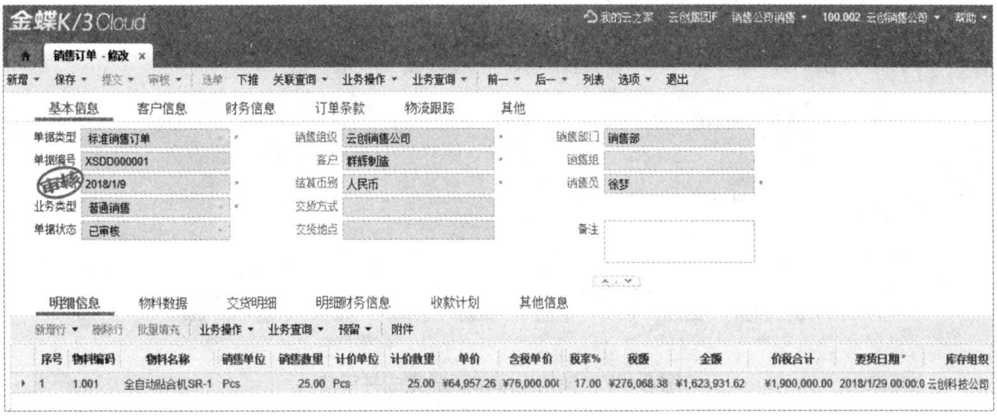

图 5-45 销售订单新增完成并审核

2. 根据销售订单下推生成发货通知单

销售订单审批通过后,可生成发货通知,告知科技公司的仓管部门拣配相关产品,准备发货。

销售公司销售员登录 K/3 Cloud 系统,在刚刚审核的销售订单界面,单击【下推】按钮,下推生成发货通知单,单击【确定】按钮后,进入"发货通知单-新增"界面。根据实验数据录入正确的信息后,单击【保存】、【提交】和【审核】按钮,如图 5-46 所示。

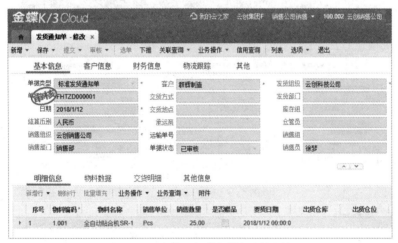

图 5-46 发货通知单新增完成并审核

3. 根据发货通知单下推生成销售出库单

科技公司仓管员收到销售公司的发货通知,在仓库中拣配产品,从成品仓直接发货到客户群辉制造公司。

科技公司仓管员登录 K/3 Cloud 系统,选择组织"云创科技公司",执行【供应链】—【销售管理】—【出货处理】—【发货通知单列表】命令,进入发货通知单列表界面。选择相关的发货通知单,单击【下推】按钮,下推生成销售出库单,根据实验数据录入销售出库单,信息录入完成后,单击【保存】、【提交】和【审核】按钮,如图 5-47 所示。

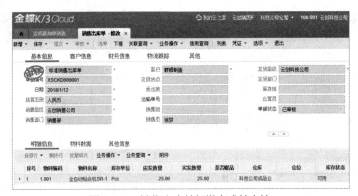

图 5-47 销售出库单新增完成并审核

4. 进行出库成本核算

科技公司的会计根据销售出库的成品信息,进行出库成本核算。

科技公司会计登录 K/3 Cloud 系统,选择组织"云创科技公司",执行【成本管理】—【存货核算】—【存货核算】—【出库成本核算】,进入出库成本核算向导界面。选择核算体系名称为"财务会计核算体系",核算组织名称为"云创科技公司",会计政策名称为"中国准则会计政策",如图 5-48 所示。

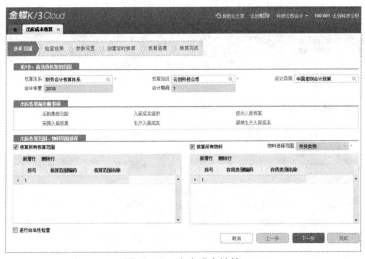

图 5-48 出库成本核算

设置好后,单击【下一步】按钮,采用系统默认的参数设置,再单击【下一步】按钮,系统自动进行核算,完成核算后,结果如图 5-49 所示。

可对核算报表进行查询,如单击"存货收发存汇总表"进行查看,如图 5-50 所示。

查看完成,返回出库成本核算引导界面,单击【完成】按钮,完成出库成本核算。

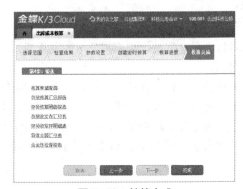

图 5-49 核算完成

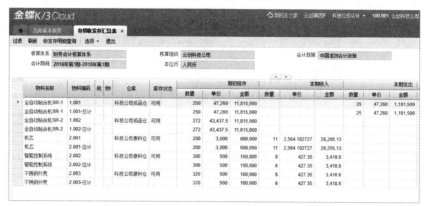

图 5-50 存货收发存汇总表查询

5. 新增组织间结算清单

因科技公司与销售公司属于两个独立核算的组织，需要进行组织间结算，结算的依据是组织间结算清单。

科技公司会计登录 K/3 Cloud 系统，选择组织"云创科技公司"，执行【供应链】—【组织间结算】—【结算清单】—【创建结算清单】命令，进入创建结算清单向导界面。在"组织间结算范围"页签下，选择会计核算体系为"财务会计核算体系"，核算组织名称为"云创科技公司"，"结算业务时间选择"页签下，起始时间为"2018/1/1"，截止日期为"2018/1/31"，"结算目标选择"页签下，勾选"创建应收结算清单_物料"和"创建应付结算清单_物料"，如图 5-51 所示。相关操作参见视频 5-8。

视频 5-8

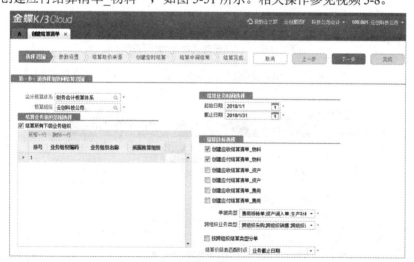

图 5-51 创建结算清单向导(第一步)

设置完成后，单击【下一步】按钮，进入参数设置界面。勾选"结算业务对方组织自动生成结算清单""有结算价格的应收结算清单自动审核""审核结算应收清单联动审核应付结算清单"，如图 5-52 所示。

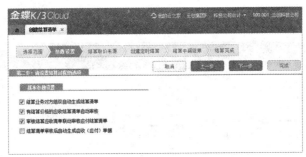

图 5-52　创建结算清单向导(第二步)

单击【下一步】按钮,进入结算取价来源界面。该页面选择需要更改的跨组织业务进行取价来源的修改,跨组织采购的取价来源选择"结算价目表",跨组织销售的取价来源选择"结算价目表",如图 5-53 所示。

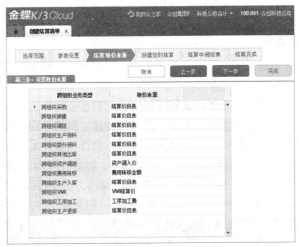

图 5-53　创建结算清单向导(第三步)

单击【下一步】按钮,系统自动跳过创建定时结算页面,自动进入结算中间结果页面,并开始提取数据,创建"云创科技公司"核算组织下的结算数据,如图 5-54 所示。

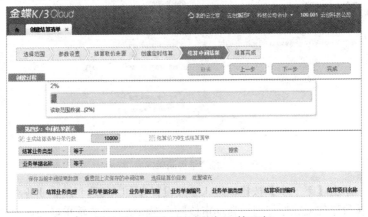

图 5-54　创建结算清单向导(第五步)

创建结束后,系统内部会显示出内部结算的相关结果,如图 5-55 和图 5-56 所示。

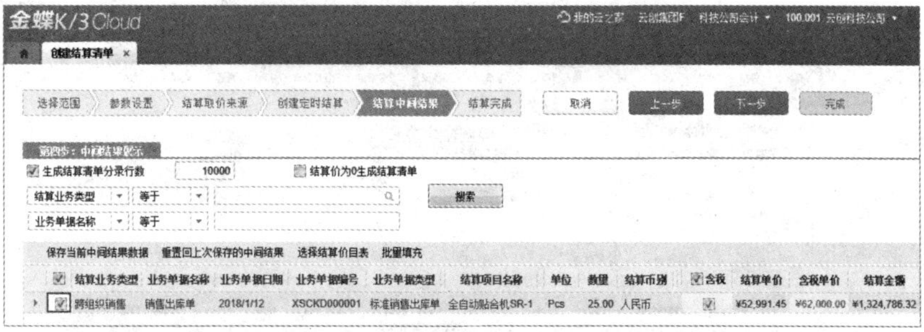

图 5-55　创建结算清单向导(第五步)

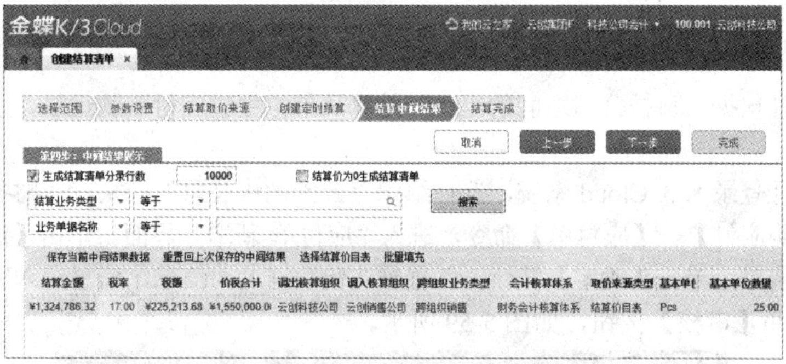

图 5-56　创建结算清单向导(第五步)

单击【下一步】按钮，系统会显示"创建结算清单成功"，如图 5-57 所示。

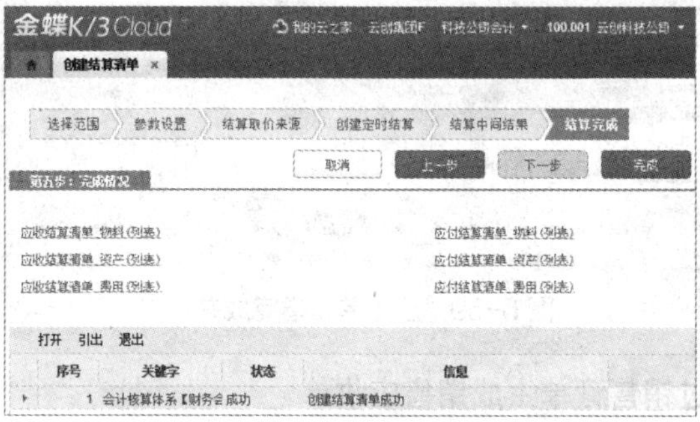

图 5-57　创建结算清单向导(完成)

6. 通过组织间结算单生成应收单

科技公司向销售公司收取结算货款时，是依据结算清单产生的应收账款，因此需要科技公司会计记录应收单。

科技公司会计登录 K/3 Cloud 系统，选择组织"云创科技公司"，执行【财务会计】—【应收款管理】—【销售应收】—【应收单】命令，进入"应收单-新增"界面。单击【选单】按钮，选择相应的应收单结算清单，单击【确定】按钮，并根据实验数据录入信息，信息录入完成后，单击【保存】、【提交】和【审核】按钮，如图 5-58 所示。

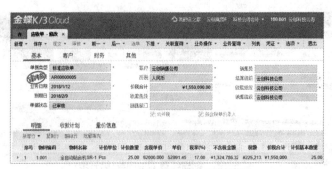

图 5-58 应收单新增完成并审核

7. 通过组织间结算单生成应付单

销售公司会计根据与科技公司之间的组织间结算清单，生成应付账款记录，以便在到期时进行内部货款结算。

销售公司会计登录 K/3 Cloud 系统，选择组织"云创销售公司"，执行【财务会计】—【应付款管理】—【采购应付】—【应付单】命令，进入"应付单-新增"界面。单击【选单】按钮，选择相应的应付结算清单，单击【确定】按钮，并根据实验数据录入信息，信息录入完成后，单击【保存】、【提交】和【审核】按钮，如图 5-59 所示。

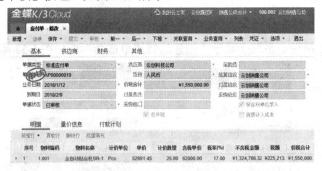

图 5-59 应付单新增完成并审核

8. 销售公司会计通过销售订单生成销售应收单

销售公司根据已经成交并发货的销售订单，记录应收账款信息，需要在系统中添加应收单。

销售公司会计登录 K/3 Cloud 系统，选择组织"云创销售公司"，执行【财务会计】—【应收款管理】—【销售应收】—【应收单】命令，进入"应收单-新增"界面。单击【选单】按钮，选择相应的销售订单，单击【确定】按钮，并根据实验数据录入信息，信息录入完成后，单击【保存】、【提交】和【审核】按钮，如图 5-60 所示。

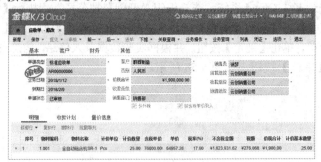

图 5-60 应收单新增完成并审核

9. 根据销售应收单下推生成销售增值税专用发票

销售公司会计需要开具销售增值税专用发票给群辉制造，因此在系统中生成销售专票。

销售公司会计登录 K/3 Cloud 系统，在刚刚审核应收单的界面。单击【下推】按钮，并下推生成"销售增值税专用发票"，并根据实验数据录入信息，信息录入完成后，单击【保存】、【提交】和【审核】按钮，如图 5-61 所示。

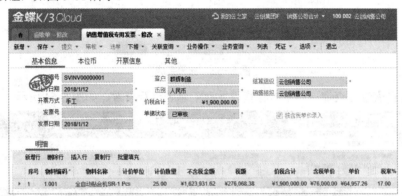

图 5-61 销售增值税专用发票新增完成并审核

10. 进行出库成本核算

销售公司的会计根据销售出库的商品信息，进行出库成本核算。

销售公司会计登录 K/3 Cloud 系统，选择组织"云创销售公司"，执行【成本管理】—【存货核算】—【存货核算】—【出库成本核算】命令，进入出库成本核算向导界面。选择核算体系名称为"财务会计核算体系"，核算组织为"云创销售公司"，会计政策名称为"中国准则会计政策"，如图 5-62 所示。

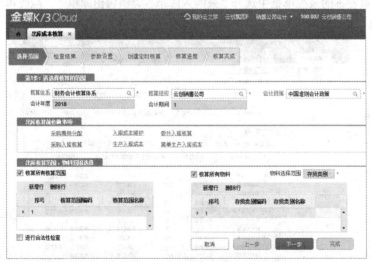

图 5-62 出库成本核算

设置好后，单击【下一步】按钮，采用系统默认的参数设置，再单击【下一步】按钮，系统自动进行核算，完成核算后如图 5-63 所示。

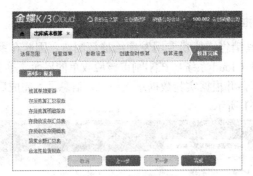

图 5-63 核算完成

可对核算报表进行查询,如单击存货收发存汇总表进行查看,如图 5-64 所示。

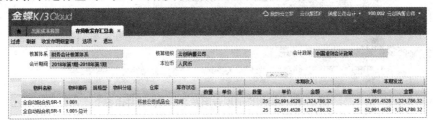

图 5-64 存货收发存汇总表查询

查看完成,返回出库成本核算引导界面,单击【完成】按钮,完成出库成本核算。

11. 销售公司会计生成凭证

销售公司会计登录 K/3 Cloud 系统,选择组织"云创销售公司",执行【财务管理】—【智能会计平台】—【财务处理】—【凭证生成】命令,进入凭证生成页面。勾选账簿"云创销售公司",在"选择单据"页签下的来源单据中选择"采购入库单""销售出库单""应收单"和"应付单",单据范围可不选,如图 5-65 所示。

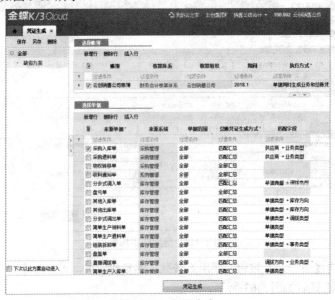

图 5-65 凭证生成

单击【凭证生成】按钮,系统会自动生成"凭证生成报告列表",如图 5-66 所示。

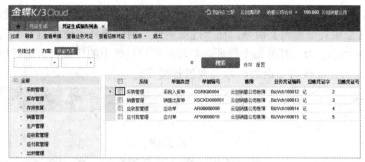

图 5-66　凭证生成报告列表

凭证生成后，执行【财务会计】—【智能会计平台】—【账务处理】—【总账凭证查询】命令，在"过滤条件"窗口选择审核状态为"创建"，查看生成的凭证，如图 5-67 所示。双击打开每个凭证，与前面实验数据中的凭证内容进行核对，确保生成的凭证正确。在生成的凭证核对无误后，勾选并进行提交。

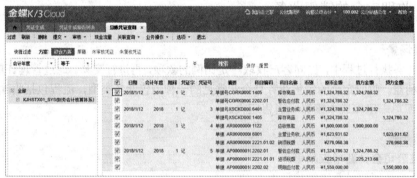

图 5-67　总账凭证查询

12. 科技公司会计生成凭证

科技公司会计登录 K/3 Cloud 系统，选择组织"云创科技公司"。执行【财务管理】—【智能会计平台】—【财务处理】—【凭证生成】命令，进入凭证生成页面。勾选账簿"云创科技公司"，在"选择单据"页签下的来源单据中选择"销售出库单"和"应收单"，单据范围选择相应的销售出库单和内部应收单，单击【凭证生成】按钮，如图 5-68 所示。

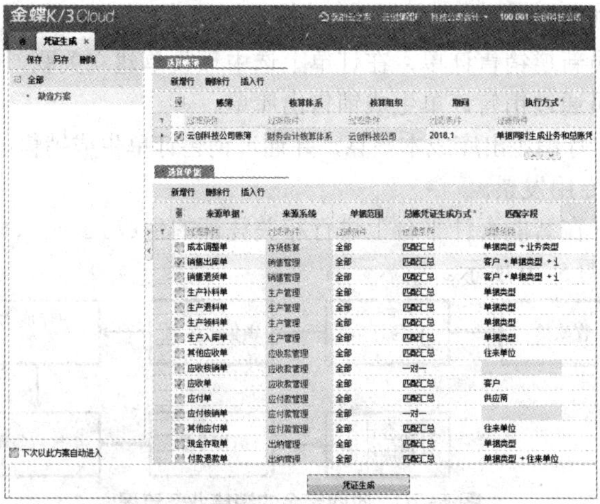

图 5-68　凭证生成

系统会自动生成"凭证生成报告列表"。凭证生成后，执行【财务会计】—【智能会计平台】—【账务处理】—【总账凭证查询】命令，在"过滤条件"窗口选择审核状态为"创建"，查看生成的凭证，如图 5-69 所示。双击打开每个凭证，与前面实验数据中的凭证内容进行核对，确保生成的凭证正确。在生成的凭证核对无误后，勾选并进行提交。

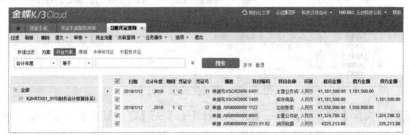

图 5-69　总账凭证查询

实验六　收取定金的销售业务

➤ 应用场景

在销售业务执行过程中，先向客户收取一定比例的款项，再进行交易。通过管理订单收款计划，保障企业的利益。收取定金的销售业务是企业常见的一种销售业务类型，流程包括收款单—销售订单—销售出库单—出库成本核算—销售应收。

➤ 实验步骤

- 科技公司会计新增收款单。
- 科技公司销售员新增销售订单。
- 科技公司仓管员根据销售订单下推生成销售出库单。
- 科技公司会计进行销售出库成本核算。
- 科技公司会计通过销售订单生成销售应收单。
- 科技公司会计根据销售应收单下推生成销售增值税专用发票。
- 科技公司会计生成凭证。

➤ 操作部门及人员

(1) 科技公司会计新增收款单。
(2) 科技公司销售员新增销售订单，在订单上选中预收单建立关联，维护预付款金额。
(3) 科技公司仓管员通过销售订单生成销售出库单。
(4) 科技公司会计进行销售出库成本核算，并通过销售订单生成销售应收单，再根据销售应收单下推生成销售增值税专用发票。
(5) 由科技公司会计在智能会计平台上进行相关凭证的生成。

对应的业务流程如图 5-70 所示。

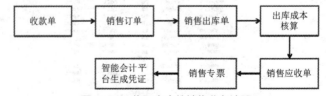

图 5-70　收取定金的销售业务流程

实验数据

2018年1月3日，科技公司销售员杨越销售一批贴合机给通达电路，网银收取20%的定金568 000元，科技公司银行账户：68888882。1月10日从科技公司成品仓发货，具体的单据相关信息如下所示。

1. 收款单

收款单明细信息如表5-18所示。

表5-18 收款单明细

业务日期	付款单位	往来单位	收款组织	结算方式
2018/1/3	通达电路	通达电路	云创科技公司	网银支付
收款用途	应收金额	我方银行账号		
预收款	568 000.00	68888882		

2. 销售订单

销售订单的相关信息如表5-19所示。

表5-19 销售订单相关信息

销售组织	业务日期	销售员	客户	物料名称	含税单价
云创科技公司	2018/1/3	杨越	通达电路	全自动贴合机SR-2	71 000.00
数量	税率	要货日期	是否预收	应收比例	关联单号
40	17%	2018/1/10	是	20%	收款单号

3. 销售出库单

销售出库单需要输入的信息如下：
日期为2018/1/10；仓库为科技公司成品仓。

4. 应收单

应收单需要输入的信息如下：
业务日期为2018/1/10；到期日为2018/2/3。

5. 销售增值税专用发票

增值税专用发票需要输入的信息如下：
业务日期为2018/1/10；开票日期为2018/1/10。

6. 凭证数据

凭证数据如表5-20所示。

表5-20 凭证数据

对应组织	凭证来源	会计科目	借方金额	贷方金额
科技公司	收款单	银行账款	568 000.00	
		预收账款		568 000.00
科技公司	销售出库单	主营业务成本-全自动贴合机SR-2	1 737 500.00	
		库存商品-全自动贴合机SR-2		1 737 500.00
科技公司	应收单	应收账款-通达电路	2 840 000.00	
		主营业务收入		2 427 350.43
		应交税费-应交增值税(销项税额)		412 649.57
科技公司	应收核销	预收账款	568 000.00	
		应收账款-通达电路		568 000.00

操作指导

1. 新增收款单

2018年1月3日,客户通达电路先支付一笔销售预付款,购买科技公司的贴合机。科技公司会计先记录该笔预付款,以便后续结算货款时扣减。

科技公司会计登录 K/3 Cloud 系统,选择组织"云创科技公司",执行【财务会计】—【应收款管理】—【收款】—【收款单列表】命令,进入收款单列表。单击【新增】按钮,进入"收款单-新增"页面,根据实验数据录入单据信息。信息录入完成后,单击【保存】、【提交】和【审核】按钮,如图 5-71 所示。

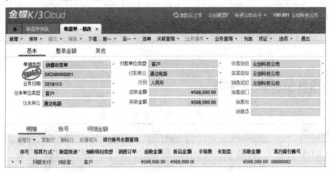

图 5-71 收款单新增并完成

2. 新增销售订单

科技公司与客户通达电路签订销售合同,并产生销售订单,以便后续销售发货与结算。科技公司销售员将在系统中录入销售订单。

科技公司销售员登录 K/3 Cloud 系统,选择组织"云创科技公司",执行【供应链】—【销售管理】—【订单处理】—【销售订单】命令,进入"销售订单-新增"页面。根据实验数据录入相关信息,注意在【收款计划】中,与收款单号关联,勾选"是否预收"选项,录入应收比例"20%",新增行,应收比例输入"80%",系统会自动算出金额,信息录入完成后,单击【保存】、【提交】和【审核】按钮,如图 5-72 和图 5-73 图所示。相关操作参见视频 5-9。

视频 5-9

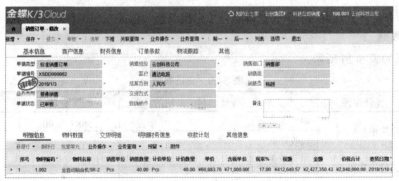

图 5-72 销售订单新增完成并审核

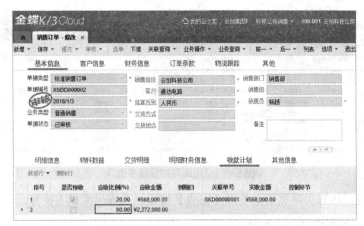

图 5-73　销售订单信息录入

3. 通过销售订单生成销售出库单

科技公司仓管员根据销售订单，准备将通达电路所需的产品拣配并销售出库。

科技公司仓管员登录 K/3 Cloud 系统，选择组织"云创科技公司"，执行【供应链】—【销售管理】—【出货处理】—【销售出库单】命令，进入"销售出库单-新增"界面。单击【选单】按钮，选择相应的销售订单，单击【确定】按钮，根据实验数据完成销售出库单的信息录入，信息录入完成后，单击【保存】、【提交】和【审核】按钮，如图 5-74 所示。

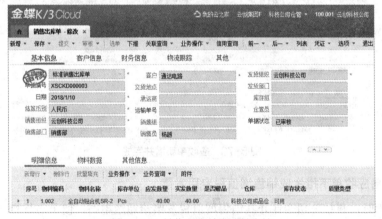

图 5-74　销售出库单完成并审核

4. 进行出库成本核算

科技公司会计根据会计日常业务规定，对销售给通达电路的货物进行出库成本核算。

科技公司会计登录 K/3 Cloud 系统，选择组织"云创科技公司"，执行【成本管理】—【存货核算】—【存货核算】—【出库成本核算】命令，进入出库成本核算向导界面。选择核算体系名称为"财务会计核算体系"，核算组织名称为"云创科技公司"，会计政策名称为"中国准则会计政策"，设置好后，单击【下一步】按钮，采用系统默认的参数设置，单击【下一步】按钮完成核算。可对核算报表进行查询，如单击"核算单据查询"进行查看，如图 5-75 所示。

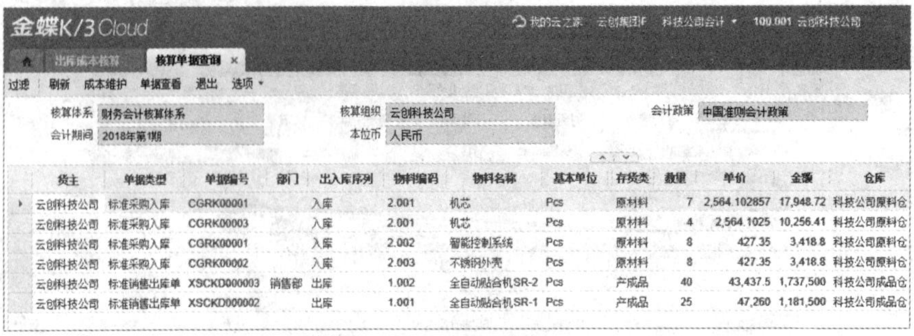

图 5-75　出库存货核算查询

查看完后，返回核算引导页面，单击【完成】按钮，完成出库成本核算。

5. 通过销售订单新增销售应收单

货物销售出库后，科技公司会计需要记录该笔货物的应收账款，因此在系统中录入销售应收单。

科技公司会计登录 K/3 Cloud 系统，选择组织"云创科技公司"，执行【财务会计】—【应收款管理】—【销售应收】—【应收单】命令，进入"应收单-新增"界面，单击【选单】按钮，选择相应的销售订单，单击【确定】按钮，并根据实验数据录入信息，信息录入完成后，单击【保存】、【提交】和【审核】按钮，如图 5-76 所示。

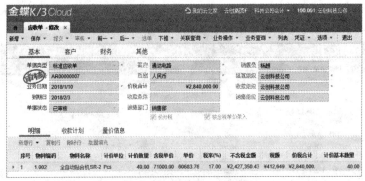

图 5-76　应收单新增并完成

6. 根据销售应收单下推生成销售增值税专用发票

在销售出库时，科技公司会计开具销售增值税发票给通达电路，便于与货物一并送达。

科技公司会计登录 K/3 Cloud 系统，在刚刚审核应收单的界面，单击【下推】按钮，并下推生成"销售增值税专用发票"，并根据实验数据录入信息。信息录入完成后，单击【保存】、【提交】和【审核】按钮，如图 5-77 所示。

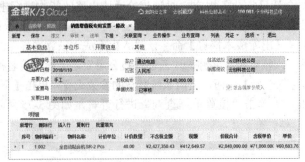

图 5-77　销售增值税专用发票新增完成并审核

7. 生成凭证

科技公司会计根据会计日常业务规定，将本次销售所发生的业务通过凭证方式记录，便于后续编制财务报表。

科技公司会计登录 K/3 Cloud 系统，选择组织"云创科技公司"，执行【财务管理】—【智能会计平台】—【财务处理】—【凭证生成】命令，进入凭证生成页面，勾选账簿"云创科技公司"，在"选择单据"页签下的来源单据中选择"收款单""销售出库单""应收单"和"应收核销单"，单据范围选择相应的收款单、销售出库单、应收单、应收核销单，如图 5-78 所示。

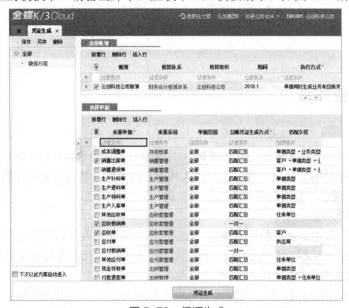

图 5-78 凭证生成

单击【凭证生成】按钮，系统会自动生成"凭证生成报告列表"，如图 5-79 所示。

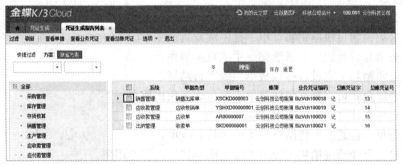

图 5-79 凭证生成报告列表

凭证生成后，执行【财务会计】—【智能会计平台】—【账务处理】—【总账凭证查询】命令，在"过滤条件"窗口选择审核状态为"创建"，查看生成的凭证，如图 5-80 所示。双击打开每个凭证，与前面实验数据中的凭证内容进行核对，确保生成的凭证正确。在生成的凭证核对无误后，勾选并进行提交。

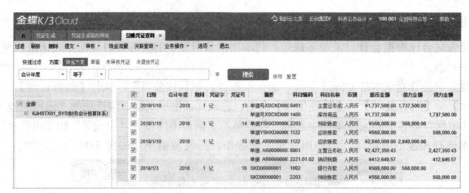

图 5-80　总账凭证查询

实验七　寄售业务

➤ 应用场景

寄售(委托代销)是指由寄售人(委托人或货主)先将准备销售的货物运往寄售地,委托当地的代销人(受托人) 按照寄售协议规定的条件,由代销人代替寄售人在当地市场上进行销售。货物售出后,再由代销人按协议规定的方式与寄售人结算货款的一种贸易方式。

寄售业务有如下特点:

(1) 寄售人先将货物运至目的地市场(寄售地),然后经代销人在寄售地向当地买主销售。

(2) 寄售人与代销人之间是委托代售关系,而非买卖关系。代销人只根据寄售人的指示处置货物。货物的所有权在寄售地出售之前仍属寄售人。

(3) 寄售货物在售出之前,包括运输途中和到达寄售地后的一切费用和风险,均由寄售人承担。

(4) 货物销售出去之后,寄售人与代销人之间才进行结算。

➤ 实验步骤

- 科技公司销售员新增销售订单。
- 科技公司销售员根据销售订单下推生成发货通知单。
- 科技公司仓管员通过发货通知单生成直接调拨单。
- 科技公司销售员通过直接调拨单生成寄售结算单。
- 科技公司仓管员根据寄售结算单下推生成销售出库单。
- 科技公司会计进行出库成本核算。
- 科技公司会计通过寄售结算单生成销售应收单。
- 科技公司会计通过销售应收单下推生成销售增值税专用票。
- 科技公司会计进行相关凭证的生成。

➤ 操作部门及人员

(1) 科技公司销售员根据客户需求新增销售订单,并生成发货通知。

(2) 科技公司仓管员根据发货通知单,做直接调拨单发货到客户仓,生成直接调拨单。

(3) 在小美电子将商品销售之后,科技公司销售根据直接调拨单生成寄售结算。科技公司仓管根据寄售结算单进行销售出库,生成销售出库单。

(4) 科技公司会计进行出库成本核算,并通过寄售结算单生成销售应收单,再通过销售应收单下推生成销售增值税专用发票。

(5) 由科技公司会计通过智能会计平台进行相关凭证的生成。

相关的业务流程如图 5-81 所示。

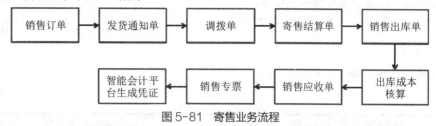

图 5-81 寄售业务流程

> **实验数据**

2018 年 1 月 9 日，科技公司销售员杨越将一批贴合机寄售给小美电子，当天将产品从科技公司成品仓发往客户仓。1 月 15 日，寄售商品销售完毕进行结算，并确认应收，应收到期日为 2 月 9 日。相关信息如下。

1. 销售订单

单据类型为寄售销售订单；日期为 2018/1/9；销售员为杨越；客户为小美电子；要货日期为 2018/1/9。销售订单明细信息如表 5-21 所示。

表 5-21 销售订单明细表

产品	含税单价	数量	税率
全自动贴合机 SR-1	76 000.00	22	17%
全自动贴合机 SR-2	71 000.00	18	17%

2. 发货通知单

发货通知单需要输入的信息：
日期为 2018/1/9。

3. 寄售直接调拨单

寄售直接调拨单需要输入的信息：
日期为 2018/1/9；调出仓库为科技公司成品仓；调入仓库为客户仓。

4. 寄售结算单

寄售结算单需要输入的信息：
日期为 2018/1/15；物料名称为全自动贴合机 SR-1，结算数量为 22 台，全自动贴合机 SR-2，结算数量为 18 台。

5. 寄售出库单

寄售出库单需要输入的信息：
日期为 2018/1/15；仓库为客户仓。

6. 销售应收单

销售应收单需要输入的信息：
业务日期为 2018/1/15；到期日为 2018/2/9。

7. 销售增值税专用发票

销售增值税专用发票需要输入的信息：
业务日期为 2018/1/15；发票日期为 2018/1/15。

8. 凭证数据

凭证数据如表 5-22 所示。

表 5-22 凭证数据

对应组织	凭证来源	会计科目	借方金额	贷方金额
科技公司	直接调拨单	发出商品-全自动贴合机 SR-1	1 039 720.00	
		发出商品-全自动贴合机 SR-2	781 875.00	
		库存商品-全自动贴合机 SR-1		1 039 720.00
		库存商品-全自动贴合机 SR-2		781 875.00
科技公司	销售出库单	主营业务成本-全自动贴合机 SR-1	1 039 720.00	
		主营业务成本-全自动贴合机 SR-2	781 875.00	
		发出商品-全自动贴合机 SR-1		1 039 720.00
		发出商品-全自动贴合机 SR-2		781 875.00
科技公司	应收单	应收账款-小美电子	2 950 000.00	
		主营业务收入-全自动贴合机 SR-1		1 429 059.83
		主营业务收入-全自动贴合机 SR-2		1 092 307.69
		应交税费-应交增值税(销项税额)		428 632.48

> 操作指导

1. 新增销售订单

科技公司根据与代销商小美科技签订的寄售协议，需要将一批贴合机发货给小美科技，由其代销。销售完成后，再根据寄售协议进行结算。因此，需要先在系统中录入销售订单。

科技公司销售员登录 K/3 Cloud 系统，选择组织"云创科技公司"，执行【供应链】—【销售管理】—【订单处理】—【销售订单】命令，进入"销售订单-新增"页面。根据实验数据录入相关信息，录入完成后单击【保存】、【提交】和【审核】按钮，如图 5-82 所示。

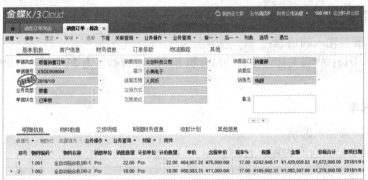

图 5-82 销售订单新增完成并审核

2. 根据销售订单下推生成发货通知单

小美电子希望货物能尽快送达，因此科技公司销售员通过发货通知单告知仓管员，尽快发货。

科技公司销售员登录 K/3 Cloud 系统，在刚刚审核销售订单的界面，单击【下推】按钮，下推生成发货通知单，单击【确定】按钮后，进入"发货通知单-新增"界面。根据实验数据录入正确的信息后，单击【保存】、【提交】和【审核】按钮，如图 5-83 所示。

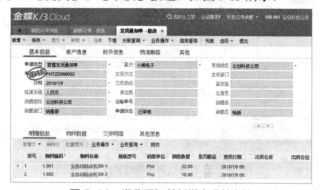

图 5-83　发货通知单新增完成并审核

3. 根据发货通知单新增直接调拨单

科技公司仓管员收到发货通知单，根据寄售协议的规则，先将小美电子所需的货物通过调拨方式出库，调拨到小美电子所在地的客户仓。

科技公司仓管员登录 K/3 Cloud 系统，选择组织"云创科技公司"，执行【供应链】—【销售管理】—【出货处理】—【发货通知单列表】命令，进入发货通知单列表界面。勾选相应的发货通知单，单击标签栏的【下推】按钮，下推生成直接调拨单，并根据实验数据完成直接调拨单的填写。信息录入完成后，单击【保存】、【提交】和【审核】按钮，如图 5-84 所示。

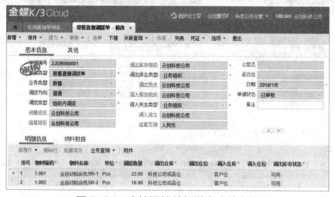

图 5-84　直接调拨单新增完成并审核

4. 通过直接调拨单生成寄售结算单

2018 年 1 月 15 日，小美电子告知科技公司销售员，货物销售完毕。科技公司销售员需要在系统中生成寄售结算单，便于进行货款结算。

科技公司销售员登录 K/3 Cloud 系统，选择组织"云创科技公司"，执行【销售管理】—【寄售】—【寄售结算单】命令，进入"寄售结算单-新增"界面。单击【选单】中的【发出选单】按钮，选择"直接调拨单"，根据实验数据完成寄售结算单的新增。信息录入完成后，单击【保存】、【提交】和【审核】按钮，如图 5-85 所示。

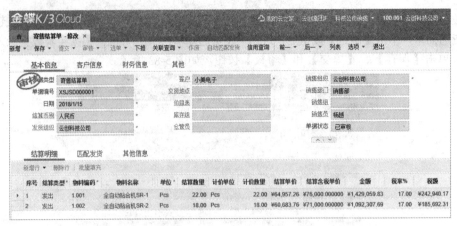

图 5-85 寄售结算单新增完成并审核

5. 根据寄售结算单下推生成销售出库单

科技公司仓管员根据寄售结算单，将相应的货物销售出库，便于会计进行出库成本核算。

科技公司仓管员登录 K/3 Cloud 系统，选择组织"云创科技公司"，执行【销售管理】—【寄售】—【寄售结算单列表】命令，进入寄售结算单列表界面。选择上述的寄售结算单，单击标签栏的【下推】按钮，下推生成销售出库单，根据实验数据完成销售出库单的填写。信息录入完成后，单击【保存】、【提交】和【审核】按钮，如图 5-86 所示。

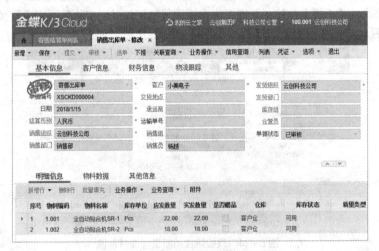

图 5-86 销售出库单新增完成并审核

6. 进行出库成本核算

科技公司会计根据仓管生成的销售出库货物，进行出库成本核算。

科技公司会计登录 K/3 Cloud 系统，选择组织"云创科技公司"，执行【成本管理】—【存货核算】—【存货核算】—【出库成本核算】命令，进入出库成本核算向导界面。选择核算体系名称为"财务会计核算体系"，核算组织名称为"云创科技公司"，会计政策名称为"中国准则会计政策"，设置好后，单击【下一步】按钮，采用系统默认的参数设置，再单击【下一步】按钮完成核算，可对核算报表进行查询，如单击"核算单据查询"进行查看，如图 5-87 所示。

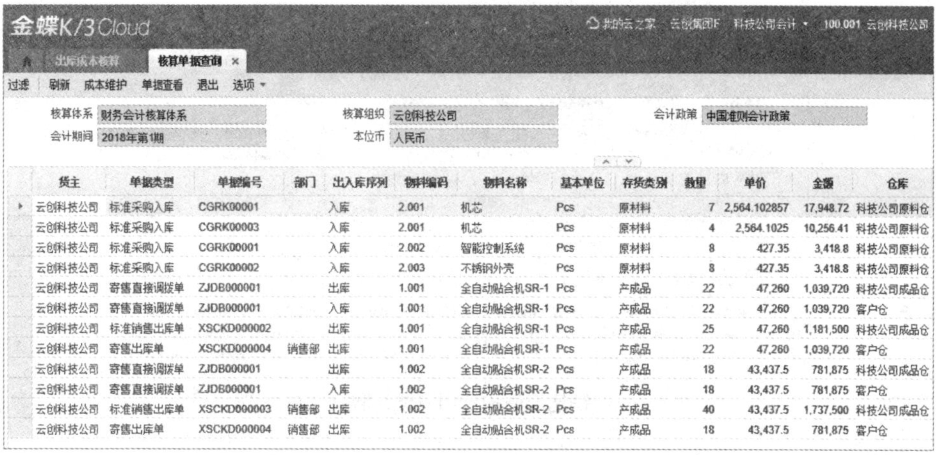

图 5-87 出库存货核算查询

查看完成后，返回核算引导页面，单击【完成】按钮，完成出库成本核算。

7. 通过寄售结算单新增销售应收单

科技公司会计根据寄售结算单记录应收账款，便于到账期时与小美电子结算货款。

科技公司会计登录 K/3 Cloud 系统，选择组织"云创科技公司"，执行【财务会计】—【应收款管理】—【销售应收】—【应收单】命令，进入"应收单-新增"界面。单击【选单】按钮，选择相应的寄售结算单，单击【确定】按钮，并根据实验数据录入信息。信息录入完成后，单击【保存】、【提交】和【审核】按钮，如图 5-88 所示。

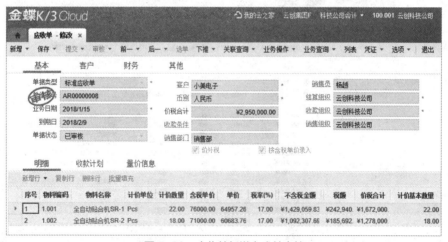

图 5-88 应收单新增完成并审核

8. 根据销售应收单下推生成销售增值税专用发票

科技公司会计根据销售应收单开具销售增值税专用发票给小美电子。

科技公司会计登录 K/3 Cloud 系统，在刚刚审核应收单的界面，单击【下推】按钮，并下推生成"销售增值税专用发票"，并根据实验数据录入信息。信息录入完成后，单击【保存】、【提交】和【审核】按钮，如图 5-89 所示。

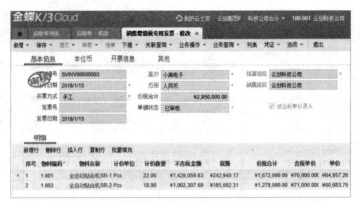

图 5-89 销售增值税专用发票新增完成并审核

9. 生成凭证

科技公司会计根据日常业务的规定，将本次寄售业务转为凭证记录，便于财务报表的编制。

科技公司会计登录 K/3 Cloud 系统，选择组织"云创科技公司"，执行【财务管理】—【智能会计平台】—【财务处理】—【凭证生成】命令，进入凭证生成页面。勾选账簿"云创科技公司"，在"选择单据"页签下的来源单据中选择"直接调拨单""销售出库单"和"应收单"，单据范围选择相应的直接调拨单、销售出库单和应收单，如图 5-90 所示。

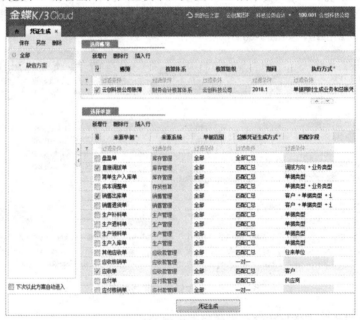

图 5-90 凭证生成

单击【凭证生成】按钮，系统会自动生成"凭证生成报告列表"，如图 5-91 所示。

凭证生成后，执行【财务会计】—【智能会计平台】—【账务处理】—【总账凭证查询】命令，在"过滤条件"窗口选择审核状态为"创建"，查看生成的凭证，如图 5-92 所示。双击打开每个凭证，与前面实验数据中的凭证内容进行核对，确保生成的凭证正确。在生成的凭证核对无误后，勾选并进行提交。

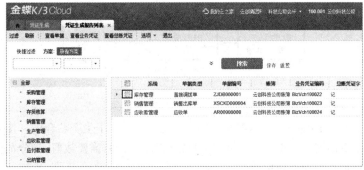

图 5-91 凭证生成报告列表

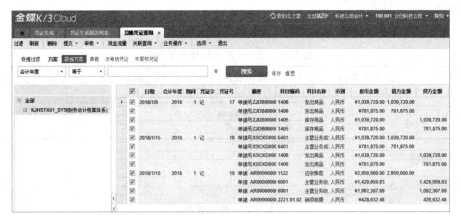

图 5-92 总账凭证查询

实验八 简单生产领料业务

↗ 应用场景

如果企业的生产过程比较简单(如只有单步骤生产),或者企业没有用生产管理模块进行生产过程的管理,可以采用简单生产方式进行领料、入库等业务的操作,便于财务进行物料成本的核算、分摊。

简单生产领料功能主要是对生产部门和仓储部门之间的领料业务进行管理。在业务发生后,财务人员根据简单生产领料单来记账、核算成本,而简单生产领料单则是通过选择物料清单(BOM)或者简单生产入库单生成。

↗ 实验步骤

- 科技公司生产员新增生产领料单。
- 科技公司仓管员审核生产领料单。
- 科技公司会计进行出库成本核算。
- 科技公司会计对相关凭证进行生成。

↗ 操作部门及人员

(1) 科技公司生产部从原料仓领用原材料,用于生产贴合机。

(2) 科技公司生产部进行简单生产领料单的新增,科技公司仓管员对领料单进行审核。

(3) 科技公司会计进行出库成本核算,并在智能会计平台上进行相关凭证的生成。

简单生产领料业务的流程如图 5-93 所示。

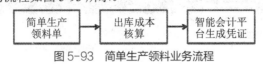

图 5-93　简单生产领料业务流程

实验数据

2018 年 1 月 5 日，科技公司生产部从原料仓领用原材料用于生产贴合机，其中机芯 26pcs，智能控制系统 26pcs，不锈钢外壳 47.2pcs(不锈钢外壳在简单生产时需要裁剪，部分裁剪料将退回仓库，故最终使用物料数量有可能不是整数)。

1. 简单生产领料单

简单生产领料单的相关信息如表 5-23 所示。

表 5-23　简单生产领料单明细信息

业务日期	生产车间	物料名称	申请数量	仓库
2018/1/5	生产部	机芯	26.0	科技公司原料仓
		智能控制系统	26.0	
		不锈钢外壳	47.2	

2. 凭证数据

凭证数据如表 5-24 所示。

表 5-24　凭证数据

对应组织	凭证来源	会计科目	借方金额	贷方金额
科技公司	简单生产领料单	生产成本/生产部/材料成本	113 876.46	
		原材料/机芯		77 409.16
		原材料/智能控制系统		12 950.94
		原材料/不锈钢外壳		23 516.36

操作指导

1. 新增生产领料单

科技公司生产部用简单生产方式生产贴片机，需要从仓库领取相应的原材料，并填写生产领料单，仓管进行审核。

科技公司生产员登录 K/3 Cloud 系统，选择组织"云创科技公司"，执行【供应链】—【库存管理】—【简单生产业务】—【简单生产领料单】命令，进入"简单生产领料单-新增"页面。根据实验数据录入相关信息，信息录入完成后，单击【保存】和【提交】按钮。

科技公司仓管员登录 K/3 Cloud 系统，执行【供应链】—【库存管理】—【简单生产业务】—【简单生产领料单列表】命令，审核生产领料单，如图 5-94 所示。

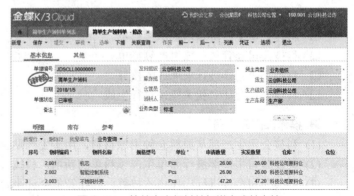

图 5-94　简单生产领料单新增完成并审核

2. 进行出库成本核算

科技公司会计按照会计日常工作规定，对本次出库业务的相关物料进行出库成本核算。

科技公司会计登录 K/3 Cloud 系统，选择组织“云创科技公司”，执行【成本管理】—【存货核算】—【存货核算】—【出库成本核算】命令，进入出库成本核算向导界面。选择核算体系名称为“财务会计核算体系”，核算组织名称为“云创科技公司”，会计政策名称为“中国准则会计政策”。设置好后，单击【下一步】按钮，采用系统默认的参数设置，单击【下一步】按钮完成核算，可对核算报表进行查询，如单击“核算单据查询”页签进行查看，如图 5-95 所示。

货主	单据类型	单据编号	部门	出入库序列	物料编码	物料名称	基本单位	存货类别	数量	单价	金额	仓库
云创科技公司	标准采购入库	CGRK00001		入库	2.001	机芯	Pcs	原材料	7	2,564.102857	17,948.72	科技公司原料仓
云创科技公司	简单生产领料	JDSCLL00000001	生产部	出库	2.001	机芯	Pcs	原材料	26	2,977.275498	77,409.16	科技公司原料仓
云创科技公司	标准采购入库	CGRK00003		入库	2.001	机芯	Pcs	原材料	4	2,564.1025	10,256.41	科技公司原料仓
云创科技公司	标准采购入库	CGRK00001		入库	2.002	智能控制系统	Pcs	原材料	8	427.35	3,418.8	科技公司原料仓
云创科技公司	简单生产领料	JDSCLL00000001	生产部	出库	2.002	智能控制系统	Pcs	原材料	26	498.112987	12,950.94	科技公司原料仓
云创科技公司	简单生产领料	JDSCLL00000001	生产部	出库	2.003	不锈钢外壳	Pcs	原材料	47.2	498.228049	23,516.36	科技公司原料仓
云创科技公司	标准采购入库	CGRK00002		入库	2.003	不锈钢外壳	Pcs	原材料	8	427.35	3,418.8	科技公司原料仓
云创科技公司	寄售直接调拨单	ZJDB000001		出库	1.001	全自动贴合机SR-1	Pcs	产成品	22	47,260	1,039,720	科技公司成品仓
云创科技公司	寄售直接调拨单	ZJDB000001		入库	1.001	全自动贴合机SR-1	Pcs	产成品	22	47,260	1,039,720	客户仓
云创科技公司	标准销售出库单	XSCKD000002		出库	1.001	全自动贴合机SR-1	Pcs	产成品	25	47,260	1,181,500	科技公司成品仓
云创科技公司	寄售出库单	XSCKD000004	销售部	出库	1.001	全自动贴合机SR-1	Pcs	产成品	22	47,260	1,039,720	客户仓
云创科技公司	寄售直接调拨单	ZJDB000001		出库	1.002	全自动贴合机SR-2	Pcs	产成品	18	43,437.5	781,875	科技公司成品仓
云创科技公司	寄售直接调拨单	ZJDB000001		入库	1.002	全自动贴合机SR-2	Pcs	产成品	18	43,437.5	781,875	客户仓
云创科技公司	标准销售出库单	XSCKD000003	销售部	出库	1.002	全自动贴合机SR-2	Pcs	产成品	40	43,437.5	1,737,500	科技公司成品仓
云创科技公司	寄售出库单	XSCKD000004	销售部	出库	1.002	全自动贴合机SR-2	Pcs	产成品	18	43,437.5	781,875	客户仓

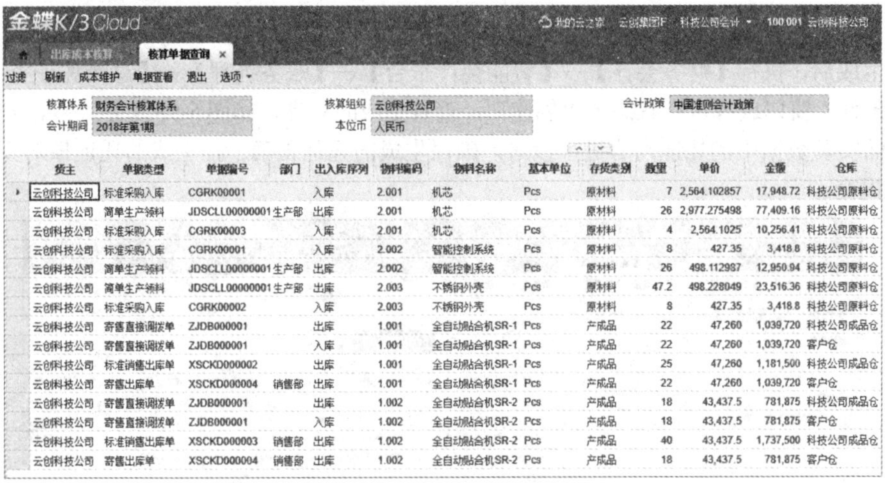

图 5-95 出库存货核算查询

查看完成后，返回核算引导页面，单击【完成】按钮，完成出库成本的核算。

3. 生成凭证

科技公司会计根据会计日常业务规定，对本次相关业务生成凭证，便于后续编制财务报表。

科技公司会计登录 K/3 Cloud 系统，选择组织“云创科技公司”，执行【财务管理】—【智能会计平台】—【财务处理】—【凭证生成】命令，进入凭证生成页面。勾选“云创科技公司”账簿，在“选择单据”页签下的来源单据中选择“简单生产领料单”，如图 5-96 所示。

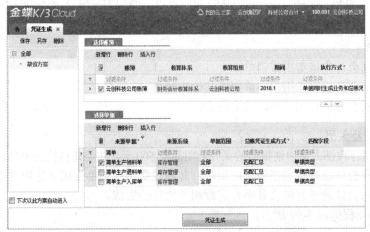

图 5-96 凭证生成

单击【凭证生成】按钮，系统会自动生成“凭证生成报告列表”，如图 5-97 所示。

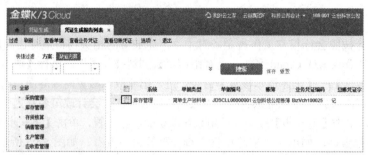

图 5-97　凭证生成报告列表

凭证生成后,执行【财务会计】—【智能会计平台】—【账务处理】—【总账凭证查询】命令,在"过滤条件"窗口选择审核状态为"创建",查看生成的凭证,如图 5-98 所示。双击打开每个凭证,与前面实验数据中的凭证内容进行核对,确保生成的凭证正确。在生成的凭证核对无误后,勾选并进行提交。

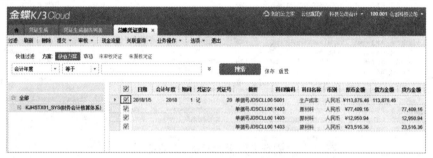

图 5-98　总账凭证查询

实验九　费用报销业务

⤻ 应用场景

费用报销系统,面向企业全员以及财务报销人员,提供完整的费用报销流程,支持从费用申请、借款到费用报销、退款,以及费用二次分配与移转业务。与出纳、应付系统无缝集成。费用报销提供精细化的个人往来管理,帮助企业合理统筹费用,防止不必要的浪费和支出。

⤻ 实验步骤

- 科技公司会计申请费用报销单。
- 科技公司会计根据费用报销单生成其他应付单。
- 科技公司会计进行相关凭证的生成。

⤻ 操作部门及人员

(1) 科技公司行政部人员申请报销购买办公用品费 500 元,并委托科技公司会计提交费用报销。
(2) 科技公司会计进行费用报销单的新增,并通过费用报销单生成其他应付单。
(3) 科技公司会计通过智能会计平台进行相关凭证的生成。

相应的业务流程如图 5-99 所示。

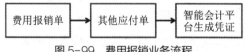

图 5-99　费用报销业务流程

➚ **实验数据**

2018 年 1 月 2 日,科技公司行政部贝乐申请报销购买办公用品费 500 元。

1. 费用报销单

费用报销单的相关信息如表 5-25 所示。

表 5-25 费用报销单相关信息

申请人	申请部门	申请日期	费用承担部门	往来单位类型	报销事由
贝乐	行政部	2018/1/2	行政部	员工	报销购买办公用品费
往来单位	费用项目	费用金额	事由	结算方式	
贝乐	办公费	500	办公费报销	现金	

2. 其他应付款

需要输入的相关信息如下:

业务日期为 2018/1/2;到期日为 2018/2/2。

3. 凭证数据

凭证数据如表 5-26 所示。

表 5-26 凭证数据

对应组织	凭证来源	会计科目	借方金额	贷方金额
科技公司	其他应付款	管理费用/行政部/办公费	500.00	
		其他应付款-员工往来/贝乐		500.00

➚ **操作指导**

1. 新增费用报销单

行政部贝乐自行垫付费用采购了一批办公用品,需要申请报销办公用品费 500 元,委托科技公司会计提交费用报销申请。

科技公司会计登录 K/3 Cloud 系统,选择组织"云创科技公司",执行【财务会计】—【费用报销】—【费用报销】—【费用报销单】命令,进入"费用报销-新增"界面。根据实验数据录入相关信息,注意在"付款信息"页签,选择结算方式为"现金"。信息录入完成后,单击【保存】、【提交】和【审核】按钮,如图 5-100 所示。

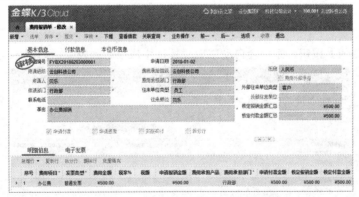

图 5-100 费用报销单新增完成并审核

科技公司会计新增完成费用报销单并审核后，系统会同步生成并审核其他应付单，可以在费用报销单审核完成的界面单击【关联查询】页签下的【下查】按钮，查询得到费用报销的其他应付单，如图 5-101 所示。

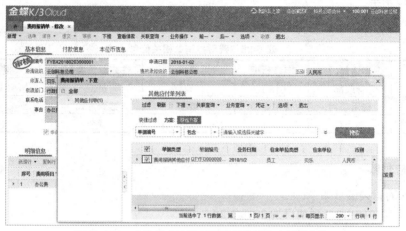

图 5-101　自动生成的费用报销单的其他应付单查询

2. 生成凭证

科技公司会计根据会计日常业务规定，对本次费用报销业务生成凭证。

科技公司会计登录 K/3 Cloud 系统，选择组织"云创科技公司"，执行【财务管理】—【智能会计平台】—【财务处理】—【凭证生成】命令，进入凭证生成页面，勾选账簿"云创科技公司"，在"选择单据"页签下的来源单据中选择"其他应付单"，如图 5-102 所示。

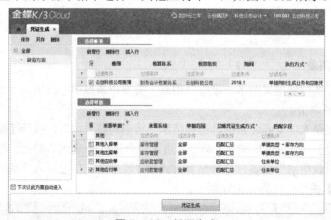

图 5-102　凭证生成

单击【凭证生成】按钮，系统会自动生成"凭证生成报告列表"，如图 5-103 所示。

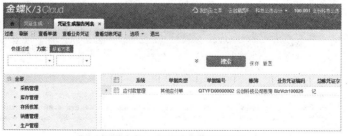

图 5-103　凭证生成报告列表

凭证生成后，执行【财务会计】—【智能会计平台】—【账务处理】—【总账凭证查询】命令，在"过滤条件"窗口选择审核状态为"创建"，查看生成的凭证，如图5-104所示。双击打开每个凭证，与前面实验数据中的凭证内容进行核对，确保生成的凭证正确。在生成的凭证核对无误后，勾选并进行提交。

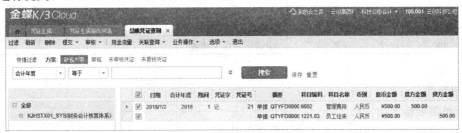

图5-104　总账凭证查询

实验十　员工借款业务

⇗ 应用场景

在进行费用报销业务处理时，报销主体可精细化到员工个人、部门、供应商、客户以及其他往来单位，报销确认的所有费用统一自动传送到应付系统的其他应付单，帮助企业进行完整的往来管理。通过申请到报销的完整流程管理，帮助企业费用报销人员、报销申请人精准地跟踪每一笔费用借款、报销进展、付款等情况。

⇗ 实验步骤

- 科技公司会计新增费用申请单。
- 科技公司会计通过费用申请单生成付款单。
- 科技公司会计进行相关凭证的生成。

⇗ 操作部门及人员

(1) 科技公司采购部人员借款用于出差，并委托科技公司会计进行费用申请单的新增。
(2) 科技公司会计对该笔费用报销单进行付款，然后通过费用申请单生成付款单。
(3) 科技公司会计通过智能会计平台进行相关凭证的生成。

对应的业务流程如图5-105所示。

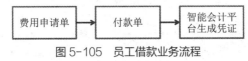

图5-105　员工借款业务流程

⇗ 实验数据

2018年1月10日，科技公司采购部钱原委托会计提交费用申请单，借款6 400元用于出差。当天，科技公司会计对该笔费用报销单进行付款，具体单据的相关信息如下所示。

1. 费用申请单

费用申请单的相关信息如表5-27所示。

表 5-27 费用申请单相关信息

申请日期	申请人	申请部门	申请借款	事由
2018/1/10	钱原	采购部	√	出差
结算方式	预计还款日	往来单位类型	往来单位	费用项目
现金	2018/2/10	员工	钱原	差旅费
申请金额	费用承担部门	申请事由		
6 400	采购部	申请借款用于出差		

2. 付款单

付款单需要输入的信息：

业务日期为 2018/1/10；付款用途为费用借款。

3. 付款单

凭证数据如表 5-28 所示。

表 5-28 凭证数据

对应组织	凭证来源	会计科目	借方金额	贷方金额
科技公司	付款单	其他应收款-员工往来/钱原	6 400.00	
		库存现金		6 400.00

➢ 操作指导

1. 新增费用申请单

科技公司采购部钱原需要申请借款用于出差，委托会计提交费用申请单。

科技公司会计登录 K/3 Cloud 系统，选择组织"云创科技公司"，执行【财务会计】—【费用报销】—【费用申请】—【费用申请单】命令，进入"费用申请单-新增"界面。根据实验数据录入相关信息，信息录入完成后，单击【保存】、【提交】和【审核】按钮，如图 5-106 所示。

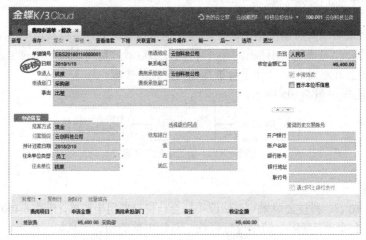

图 5-106 费用报销单新增完成并审核

2. 根据费用申请单下推生成付款单

科技公司会计需要将借款支付给采购部的钱原，应先生成付款单，便于后续付款。

科技公司会计登录 K/3 Cloud 系统，在刚刚审核的费用申请单的界面，单击【下推】按钮，下推生成付款单，单击【确定】按钮后，进入"付款单-新增"界面。根据实验数据录入正确的信息后，单击【保存】、【提交】和【审核】按钮，如图5-107所示。

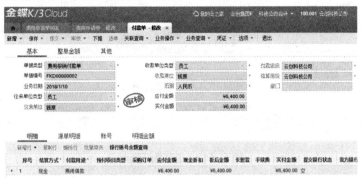

图5-107　付款单新增完成并审核

3. 生成凭证

科技公司会计根据会计日常业务规定，将本次发生的业务生成凭证，便于后续编制财务报表。

科技公司会计登录K/3 Cloud系统，选择组织"云创科技公司"，执行【财务管理】—【智能会计平台】—【财务处理】—【凭证生成】命令，进入凭证生成页面。勾选账簿"云创科技公司"，在"选择单据"页签下的来源单据中选择"付款单"，如图5-108所示。

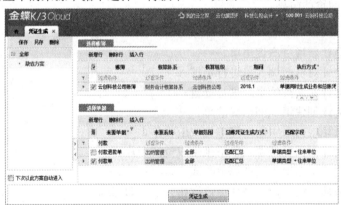

图5-108　凭证生成

单击【凭证生成】按钮，系统会自动生成"凭证生成报告列表"，如图5-109所示。

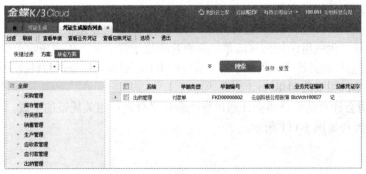

图5-109　凭证生成报告列表

凭证生成后，执行【财务会计】—【智能会计平台】—【账务处理】—【总账凭证查询】命令，在"过滤条件"窗口选择审核状态为"创建",查看生成的凭证,如图5-110所示。双击打开每个凭证,与前面实验数据中的凭证内容进行核对,确保生成的凭证正确。在生成的凭证核对无误后,勾选并进行提交。

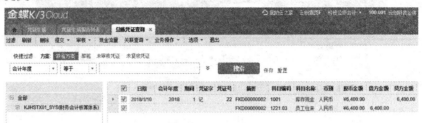

图 5-110　总账凭证查询

| 实验十一 | 资产调拨业务 |

⤴ 应用场景

资产调拨可以是资产从一个资产组织调出,调入到另外一个资产组织,也可以是资产从一个货主组织调出,调入到另外一个货主组织,主要是满足集团内组织间资产调拨,减少资产的重复采购。资产调拨是企业常用的应用业务类型,资产调拨业务的流程包括:资产调出单—资产调入单审核—资产处置单—组织间资产结算。

⤴ 实验步骤

- 科技公司会计新增资产调出单。
- 销售公司会计对资产调入单进行审核。
- 科技公司会计对调拨的资产进行处置。
- 科技公司会计创建组织间结算清单。
- 科技公司会计根据组织间结算单生成应收单。
- 销售公司会计根据资产调入单下推生成资产卡片。
- 销售公司会计根据组织间结算单生成应付单。
- 科技公司会计及销售公司会计员进行相关凭证的生成。

⤴ 操作部门及人员

(1) 科技公司行政部的打印机调拨到销售公司销售部,由科技公司会计新增资产调出单;销售公司会计对资产调入单进行审核。

(2) 科技公司会计对调出的资产进行处置,通过资产调出单新增资产处置单;对调出的资产与销售公司进行结算,生成组织间结算清单,并查看应收结算清单,生成应收单。

(3) 销售公司会计根据资产调入单下推生成资产卡片,对调入的资产与科技公司进行付款结算,查看应付结算清单,生成应付单。

(4) 科技公司会计及销售公司会计通过智能会计平台进行相关凭证的生成。

对应的业务流程如图5-111所示。

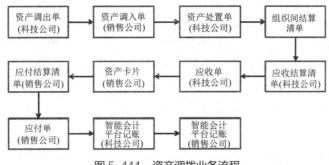

图 5-111 资产调拨业务流程

> 实验数据

2018 年 1 月 15 日,科技公司进行固定资产调拨,将行政部的打印复印一体机调拨到销售公司销售部。单据的相关信息如下所示。

1. 资产调出单

资产调出单相关信息如表 5-29 所示。

表 5-29 资产调出单相关信息

调出日期	调出资产组织	调入资产组织	卡片名称	数量
2018/1/15	云创科技公司	云创销售公司	打印复印一体机	1

2. 资产处置单

资产处置单需要输入的信息如下:

业务日期为 2018/1/15;清理费用为 0;残值费用为 0。

3. 应收单

应收单需要输入的信息如下:

业务日期为 2018/1/15;到期日为 2018/2/15。

4. 固定资产卡片

固定资产卡片需要输入的信息如下:

变动方式为调入;资产位置为本部大楼;使用部门为销售部;费用项目为折旧费。

5. 应付单

应付单需要输入的信息如下:

业务日期为 2018/1/15;到期日为 2018/2/15。

6. 凭证数据

凭证数据如表 5-30 所示。

表 5-30 凭证数据

对应组织	凭证来源	会计科目	借方余额	贷方余额
科技公司	资产处置单	固定资产清理	9 736.11	
		累计折旧/电子设备	263.89	
		固定资产/电子设备		10 000.00

(续表)

对应组织	凭证来源	会计科目	借方余额	贷方余额
科技公司	应收单	应收账款-云创销售公司	9 736.11	
		固定资产清理		9 736.11
销售公司	资产卡片	固定资产/电子设备	10 000.00	
		应付账款-暂估应付款		9 736.11
		累计折旧/电子设备		263.89
销售公司	应付单	应付账款-暂估应付款	9 736.11	
		应付账款-明细应付款-科技公司		9 736.11

➤ 操作指导

1. 新增资产调出单

科技公司根据与销售公司的约定,将一台打印复印一体机调拨到销售公司,需要科技公司会计在系统中添加资产调出记录。

科技公司会计登录 K/3 Cloud 系统,选择组织"云创科技公司",执行【资产管理】—【固定资产】—【日常管理】—【资产调出】命令,进入资产调出单界面。单击【新增】按钮,进入"资产调出单-新增"界面,根据实验数据录入单据信息,信息录入完成后,单击【保存】、【提交】和【审核】按钮,如图 5-112 所示。

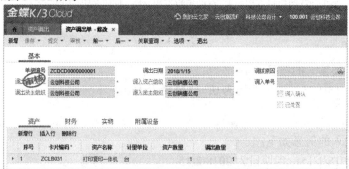

图 5-112　资产调出单新增完成并审核

2. 审核资产调入单

销售公司对于资产调入情况进行审核,由销售公司的会计进行审核。

销售公司会计登录 K/3 Cloud 系统,选择组织"云创销售公司",执行【资产管理】—【固定资产】—【日常管理】—【资产调入】命令,进入资产调入单界面。选择刚刚从科技公司调出的资产,检查无误后,勾选单据,单击【提交】和【审核】按钮,审核后的资产调入单如图 5-113 所示。

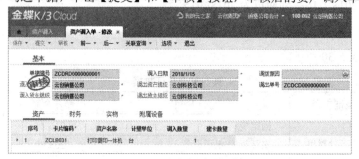

图 5-113　资产调入单的审核

3. 根据资产调出单下推生成资产处置单

在销售公司同意接收固定资产后,科技公司会计进入系统,生成资产处置单,将该固定资产折价出售给销售公司。

科技公司会计登录 K/3 Cloud 系统,选择组织"云创科技公司",执行【资产管理】—【固定资产】—【日常管理】—【资产调出】命令,进入资产调出单界面,选择上述资产调出单,单击【下推】按钮,下推生成资产处置单,进入"资产处置单-新增"界面。根据实验数据录入单据的相关信息,单据信息录入完成后,点击【保存】、【提交】和【审核】按钮。在审核时,系统会提示"会计政策'中国准则会计政策',请重新计提折旧!"。可以先忽略该提示,将在后面的步骤进行计提折旧工作。资产处置单审核后如图 5-114 所示。

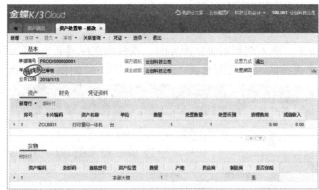

图 5-114 资产处置单新增完成并审核

4. 新增组织间结算单

资产调出后,科技公司与销售公司之间需要进行组织间结算,先产生结算清单。

科技公司会计登录 K/3 Cloud 系统,选择组织"云创科技公司",执行【供应链】—【组织间结算】—【结算清单】—【创建结算清单】命令,进入创建结算清单向导界面。在"组织间结算范围"页签下,选择会计核算体系为"财务会计核算体系",核算组织名称为"云创科技公司"。在"结算业务时间选择"页签下,起始时间为"2018/1/1",截止日期为"2018/1/31",在"结算目标选择"页签下,勾选"创建应收结算清单_资产"和"创建应付结算清单_资产",如图 5-115 所示。

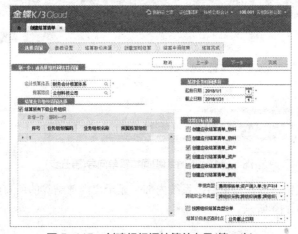

图 5-115 创建组织间结算单向导(第一步)

设置完成后，单击【下一步】按钮，进入参数设置界面。勾选"结算业务对方组织自动生成结算清单""有结算价格的应收结算清单自动审核""审核结算应收清单联动审核应付结算清单"，如图 5-116 所示。

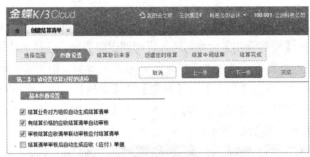

图 5-116　创建组织间结算单向导(第二步)

单击【下一步】按钮，进入结算取价来源界面。该页面选择需要更改的跨组织业务进行取价来源的修改，跨组织资产调拨的取价来源选择"资产调入价"，如图 5-117 所示。

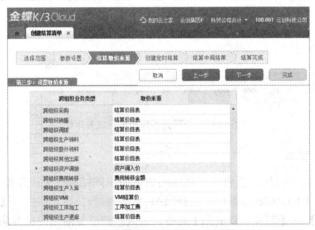

图 5-117　创建组织间结算单向导(第三步)

单击【下一步】按钮，系统自动跳过创建定时结算页面。进入结算中间结果页面，并开始提取数据，创建"云创科技公司"核算组织下的结算中间结果，如图 5-118 所示。

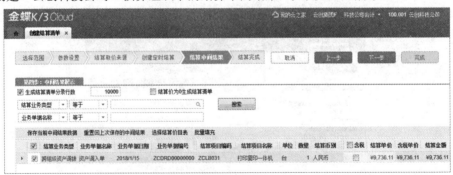

图 5-118　创建组织间结算单向导(第五步)

单击【下一步】按钮，创建结束后，系统内部会显示出内部结算的所有结果，并显示"创建结算清单成功"，如图 5-119 所示。

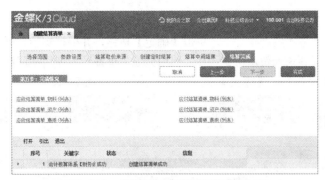

图 5-119　创建组织间结算单向导(第六步)

5. 根据组织间结算单下推生成应收单

科技公司会计根据组织间应收结算清单生成应收单，记录应收账款，以便账期到期后与销售公司结算。

科技公司会计登录 K/3 Cloud 系统，选择组织"云创科技公司"，执行【供应链】—【组织间结算】—【结算清单】—【应收结算清单_资产】命令，进入"应收结算清单_资产"列表界面。单击单据号查看应收结算清单内容，如图 5-120 所示。

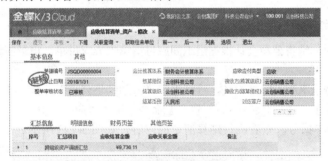

图 5-120　应收结算清单

单击【下推】按钮，下推生成"应收单"，业务日期修改为"2018/1/15"，到期日为"2018/2/15"，信息录入完成后，单击【保存】、【提交】和【审核】按钮，如图 5-121 所示。

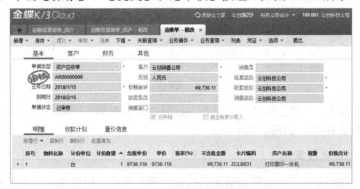

图 5-121　应收单审核

6. 根据资产调入单下推生成资产卡片

打印复印一体机搬到销售公司后，销售公司会计在系统中编制资产卡片。

销售公司会计登录 K/3 Cloud 系统，选择组织"云创销售公司"，执行【资产管理】—【固定资产】—【日常管理】—【资产调入】命令，进入资产调入界面。勾选上述"资产调入单"，单击【下推】按钮，下推生成"资产卡片"。单击【确定】按钮，并根据实验数据录入资产卡片信息，注意在"实物信息"页签录入资产位置，在"使用分配"页签录入使用部门和费用项目。单据信息录入完成后，单击【保存】、【提交】和【审核】按钮，如图5-122所示。

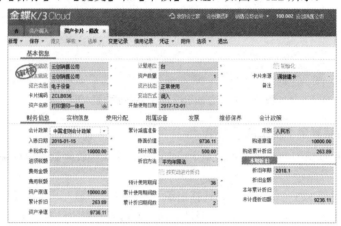

图5-122 资产卡片新增完成并审核

7. 根据组织间结算单下推生成应付单

资产已经调入后，销售公司会计根据组织间应付清单生成应付单，记录应付账款，便于到期与科技公司结算。

销售公司会计登录K/3 Cloud系统，选择组织"云创销售公司"，执行【供应链】—【组织间结算】—【结算清单】—【应付结算清单_资产】命令，进入"应付结算清单_资产"界面，单击应付结算清单_资产的单据号，查看应付结算清单的内容，如图5-123所示。

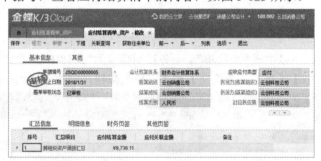

图5-123 应付结算清单

单击【下推】按钮，下推生成"应付单"，按照实验数据录入。录入完成后，单击【保存】、【提交】和【审核】按钮，如图5-124所示。

8. 科技公司会计生成凭证

科技公司会计根据会计日常业务的规定，将本次资产调拨的相关业务生成凭证，便于后续编制报表。

科技公司会计登录K/3 Cloud系统，选择组织"云创科技公司"，执行【财务管理】—【智能会计平台】—【财务处理】—【凭证生成】命令，进入凭证生成页面。勾选账簿"云创科技公司"，在"选择单据"页签下的来源单据中选择"资产处置单"和"应收单"，如图5-125所示。

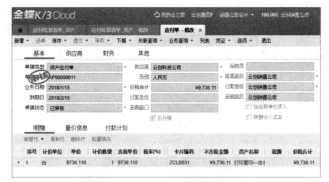

图 5-124 应付单新增完成并审核

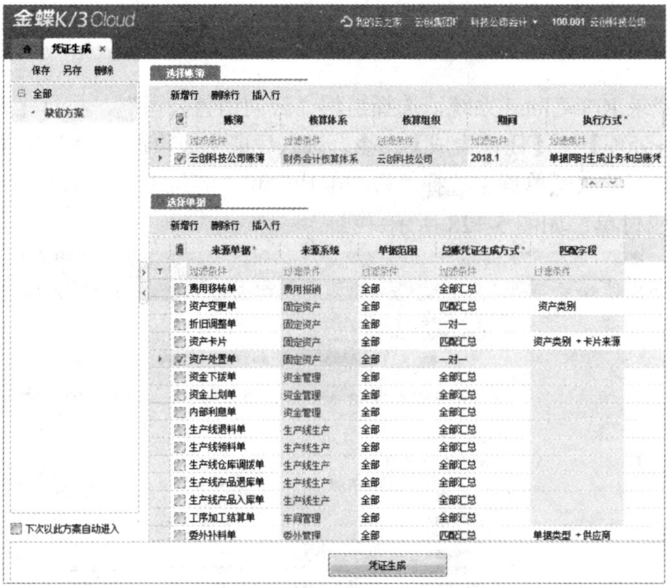

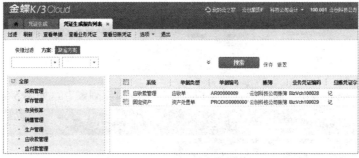

图 5-125 凭证生成

单击【凭证生成】按钮，系统会自动生成"凭证生成报告列表"，如图 5-126 所示。

图 5-126 凭证生成报告列表

凭证生成后，执行【财务会计】—【智能会计平台】—【账务处理】—【总账凭证查询】命令，在"过滤条件"窗口选择审核状态为"创建"，查看生成的凭证，如图 5-127 所示。双击打开每个凭证，与前面实验数据中的凭证内容进行核对，确保生成的凭证正确。在生成的凭证核对无误后，勾选并进行提交。

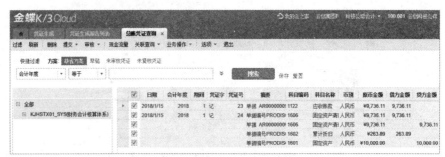

图 5-127　总账凭证查询

9. 销售公司会计生成凭证

销售公司会计根据会计日常业务规定，将本次资产调拨所发生的业务生成凭证，便于后续编制报表。

销售公司会计登录 K/3 Cloud 系统，选择组织"云创销售公司"，执行【财务管理】—【智能会计平台】—【财务处理】—【凭证生成】命令，进入凭证生成页面。勾选账簿"云创销售公司"，在"选择单据"页签下的来源单据中选择"资产卡片"和"应付单"，单据范围选择本次调拨对应的资产卡片和资产应付单，如图 5-128 所示。

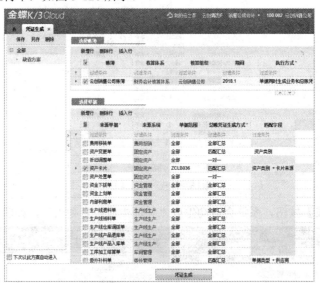

图 5-128　凭证生成

单击【凭证生成】按钮，系统会自动生成"凭证生成报告列表"，如图 5-129 所示。

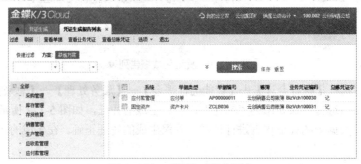

图 5-129　凭证生成报告列表

凭证生成后，执行【财务会计】—【智能会计平台】—【账务处理】—【总账凭证查询】命令，在"过滤条件"窗口选择审核状态为"创建"，查看生成的凭证，如图 5-130 所示。双击打开每个凭证，与前面实验数据中的凭证内容进行核对，确保生成的凭证正确。在生成的凭证核对无误后，勾选并进行提交。

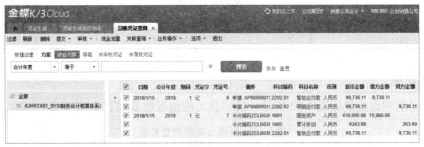

图 5-130　总账凭证查询界面

实验十二　资产盘点

◤ 应用场景

资产对于整个企业来说，一般价值较高。因此定期或者不定期的盘点就是企业日常管理的重要工作。资产盘点主要是通过盘点方案，筛选要盘点的资产的范围和时间点。资产盘点后会对资产的盘盈和盘亏进行处理，这是企业账实相符的重要工作之一。

◤ 实验步骤

- 科技公司会计制订盘点方案。
- 科技公司会计生成盘点表。
- 科技公司会计生成盘盈盘亏单。
- 科技公司会计根据盘亏单下推生成资产处置单。
- 科技公司会计生成相关凭证。
- 销售公司的资产盘点操作过程参照科技公司。

◤ 操作部门及人员

(1) 月末，科技公司和销售公司进行资产盘点，由科技公司会计和销售公司会计确定资产盘点方案，筛选要盘点的资产的范围和时间点。

(2) 资产盘点后会对资产的盘盈和盘亏进行处理。

相应的业务流程如图 5-131 所示。

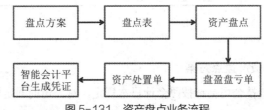

图 5-131　资产盘点业务流程

◤ 实验数据

2018 年 1 月 31 日科技公司和销售公司进行资产盘点。

1. 盘点方案

科技公司和销售公司的盘点方案如表 5-31 所示。

表 5-31 资产盘点方案

盘点方案编码	盘点方案名称	资产组织
001	云创科技公司	云创科技公司
002	云创销售公司	云创销售公司

2. 盘点结果

科技公司的初盘数量如表 5-32 所示，销售公司的初盘数量如表 5-33 所示。

表 5-32 科技公司的初盘数量

货主组织	资产类别	资产名称	单位	初盘数量
云创科技公司	房屋建筑	办公大厦	栋	1
云创科技公司	机器设备	生产设备	台	1
云创科技公司	机器设备	组装设备	台	7
云创科技公司	机器设备	电机	台	1
云创科技公司	电子设备	电脑	台	2
云创科技公司	其他设备	办公家具	套	1
云创科技公司	电子设备	电脑	台	5

表 5-33 销售公司的初盘数量

货主组织	资产类别	资产名称	单位	初盘数量
云创销售公司	电子设备	电脑	台	2
云创销售公司	电子设备	电脑	台	5
云创销售公司	电子设备	打印复印一体机	台	1

3. 凭证数据

凭证数据如表 5-34 所示。

表 5-34 凭证数据

对应组织	凭证来源	会计科目	借方金额	贷方金额
科技公司	资产处置单	待处理财产损益	4 868.06	—
		累计折旧/电子设备	131.94	—
		固定资产/电子设备	—	5 000.00

➚ 操作指导

1. 科技公司会计新增资产盘点方案

2018 年 1 月 31 日，科技公司会计按照会计日常规定，对公司的固定资产进行盘点，需要先制订资产盘点方案。

科技公司会计登录 K/3 Cloud 系统，选择组织"云创科技公司"，执行【资产管理】—【固定资产】—【资产盘点】—【盘点方案】命令，进入"盘点方案-新增"界面。根据实验数据完成盘点方案的新增，信息录入完成后，单击【保存】、【提交】和【审核】按钮，如图 5-132 所示。

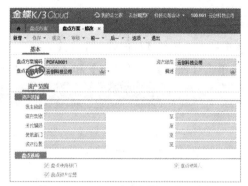

图 5-132 盘点方案新增完成并审核

2. 科技公司会计生成盘点表

科技公司会计登录 K/3 Cloud 系统，选择组织"云创科技公司"，执行【资产管理】—【固定资产】—【资产盘点】—【盘点方案】命令，选择上述建立的盘点方案，如图 5-133 所示，单击【生成盘点表】按钮，生成盘点表。相关操作参见视频 5-10。

视频 5-10

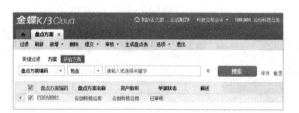

图 5-133 选择盘点方案生成盘点表

3. 科技公司会计进行资产盘点

科技公司行政部与财务部一起，根据系统生成的盘点表，对公司的固定资产进行盘点。盘点完成后，由科技公司会计将盘点结果录入系统。

科技公司会计登录 K/3 Cloud 系统，执行【资产管理】—【固定资产】—【资产盘点】—【资产盘点表】命令，选择资产盘点表进入"资产盘点表-修改"界面。根据实验数据录入初盘数据，数量录入完成后，提交审核盘点表，如图 5-134 所示，可选择是否复盘，本案例不进行复盘，系统将自动生成盘盈盘亏单。

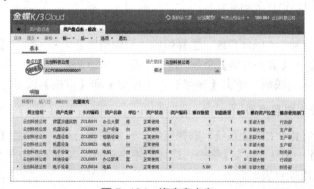

图 5-134 资产盘点表

4. 科技公司会计生成资产盘盈盘亏单

科技公司会计进行盘点表审核后，执行【资产管理】—【固定资产】—【资产盘点】—【盘盈盘亏单】命令，查看盘亏单，单击【保存】、【提交】和【审核】按钮，如图 5-135 所示。

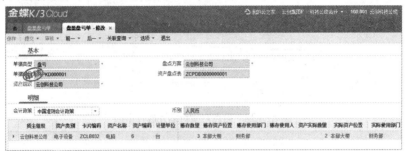

图 5-135　盘盈盘亏单完成并审核

5. 科技公司会计生成资产处置单

科技公司会计执行【资产管理】—【固定资产】—【资产盘点】—【盘盈盘亏单】命令，选择前面步骤审核的盘亏单，下推生成资产处置单，修改业务日期为 2018/1/31，清理费用为 0，残值收入为 0。信息录入完成后，单击【保存】、【提交】和【审核】按钮。审核时，系统提示进行折旧处理，可先忽略，后面步骤将进行处理。审核后的资产处置单如图 5-136 所示。

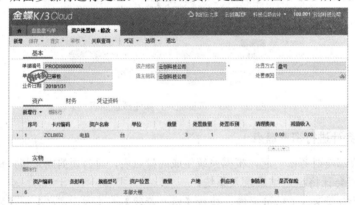

图 5-136　资产处置单新增完成并审核

6. 销售公司会计新增资产盘点方案

2018 年 1 月 31 日，销售公司会计按照会计日常规定，对公司的固定资产进行盘点，需要先制订资产盘点方案。

销售公司会计登录 K/3 Cloud 系统，选择组织"云创销售公司"，执行【资产管理】—【固定资产】—【资产盘点】—【盘点方案】命令，进入"盘点方案-新增"界面。根据实验数据完成盘点方案的新增，信息录入完成后，单击【保存】、【提交】和【审核】按钮，如图 5-137 所示。

7. 销售公司会计生成盘点表

销售公司会计登录 K/3 Cloud 系统，选择组织"云创销售公司"，执行【资产管理】—【固定资产】—【资产盘点】—【盘点方案】命令，选择上述建立的盘点方案，如图 5-138 所示，单击【生成盘点表】按钮，生成盘点表。

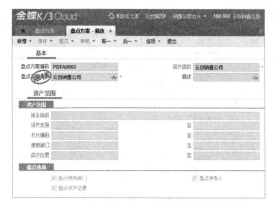

图 5-137　资产盘点方案

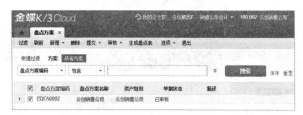

图 5-138　盘点方案查询

8. 销售公司会计进行资产盘点

销售公司行政部与财务部根据系统生成的盘点表一起对资产进行盘点。盘点完成后,由销售公司会计在系统中录入盘点结果。

销售公司会计对科技公司资产进行盘点,执行【资产管理】—【固定资产】—【资产盘点】—【资产盘点表】命令,选择资产盘点表进入"资产盘点表-修改"界面。根据实验数据录入初盘数据,数量录入完成后,提交审核盘点表,如图5-139所示,可选择是否复盘,本案例不进行复盘。若盘点后有数量上的差异,系统将自动生成盘盈盘亏单,由于本案例中盘点数量与账面上的一致,则没有生成盘盈盘亏单。

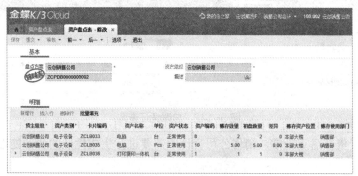

图 5-139　资产盘点表

9. 科技公司会计生成凭证

科技公司会计根据会计日常业务规定,将本次盘点的业务生成凭证,便于后续编制财务报表。

科技公司会计登录 K/3 Cloud 系统,选择组织"云创科技公司",执行【财务管理】—【智能会计平台】—【财务处理】—【凭证生成】命令,进入凭证生成页面。勾选"云创科技公司"账簿,在"选择单据"页签下的来源单据中选择"资产处置单",如图 5-140 所示。

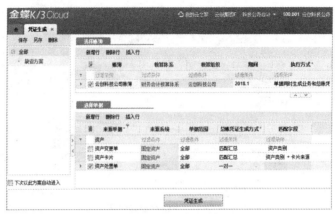

图 5-140 凭证生成

单击【凭证生成】按钮，系统会自动生成"凭证生成报告列表"，如图 5-141 所示。

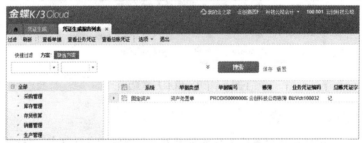

图 5-141 凭证生成报告列表

凭证生成后，执行【财务会计】—【智能会计平台】—【账务处理】—【总账凭证查询】命令，在"过滤条件"窗口选择审核状态为"创建"，查看生成的凭证，如图 5-142 所示。双击打开每个凭证，与前面实验数据中的凭证内容进行核对，确保生成的凭证正确。在生成的凭证核对无误后，勾选并进行提交。

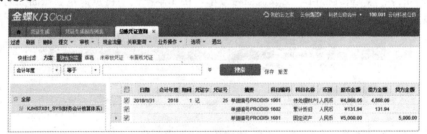

图 5-142 总账凭证查询

销售公司由于资产盘点正常，销售公司会计不需要进行生成凭证的业务处理。

实验十三 计提折旧

➢ 应用场景

K/3 Cloud 产品提供平均年限法、工作量法、年数总和法和双倍余额递减法 4 种计提折旧的方法，企业根据自己管理的需要和法规的规定，每月月底要对卡片进行计提折旧，也就是将资产的价值在预计使用年限年分摊到成本中去，涉及多组织和对会计政策的管理，卡片可以按照会计政策+货主组织进行计提。

第 5 章 日常业务管理

➧ **实验步骤**

- ☐ 科技公司会计计提折旧。
- ☐ 科技公司会计对自动生成的折旧调整单进行修改与审核。
- ☐ 销售公司会计计提折旧。
- ☐ 销售公司会计对自动生成的折旧调整单进行修改与审核。
- ☐ 科技公司会计及销售公司会计进行相关凭证的生成。

➧ **操作部门及人员**

科技公司会计和销售公司会计计提固定资产折旧，并对系统自动生成的折旧调整单进行修改与审核。

相应的业务流程如图 5-143 所示。

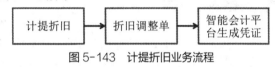

图 5-143　计提折旧业务流程

➧ **实验数据**

2018 年 1 月 31 日，科技公司和销售公司进行固定资产的计提折旧。

本次计提折旧相关的凭证数据如表 5-35 所示。

表 5-35　凭证数据

对应组织	凭证来源	会计科目	借方金额	贷方金额
科技公司	折旧调整单	管理费用	80 143.06	—
		制造费用	142 499.99	—
		累计折旧	—	222 643.05
销售公司	折旧调整单	销售费用/销售部/折旧费用	263.89	
		累计折旧/电子设备	—	263.89

➧ **操作指导**

1. 科技公司会计计提固定资产折旧

月末，科技公司会计根据会计业务规定，对固定资产计提折旧。

科技公司会计登录 K/3 Cloud 系统，选择组织"云创科技公司"，执行【资产管理】—【固定资产】—【折旧管理】—【计提折旧】命令，依据向导完成固定资产折旧计提，如图 5-144 和图 5-145 所示。相关操作参见视频 5-11。

视频 5-11

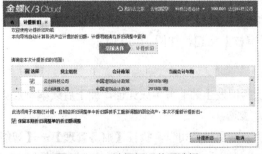

图 5-144　计提折旧范围选择

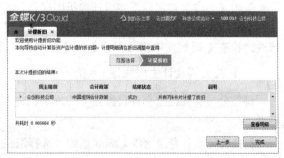

图 5-145　计提折旧结果

单击【完成】按钮后,完成计提折旧操作,系统会自动生成折旧调整单,在系统主界面,打开【资产管理】—【固定资产】—【折旧管理】—【折旧调整单】命令,选择相应的折旧调整单进行修改。打印复印一体机虽然在本月调拨到销售公司,但也应该在科技公司提折旧。可通过执行【资产管理】—【固定资产】—【基础资料】—【折旧政策】命令,查看相应的折旧政策,如图 5-146 所示。

对折旧调整单检查无误后,单击【保存】、【提交】和【审核】按钮,如图 5-147 所示。

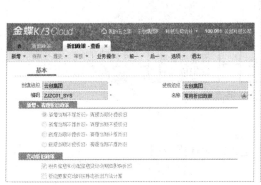

图 5-146 折旧政策　　　　　图 5-147 折旧调整单审核

2. 销售公司会计计提固定资产折旧

月末,销售公司会计根据会计业务规定,对固定资产计提折旧。

销售公司会计登录 K/3 Cloud 系统,选择组织"云创销售公司",执行【资产管理】—【固定资产】—【折旧管理】—【计提折旧】命令,依据向导完成固定资产折旧计提,如图 5-148 所示。

单击【计提折旧】按钮,系统开始计提折旧。折旧完成后的结果如图 5-149 所示。

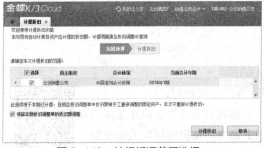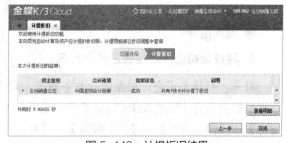

图 5-148 计提折旧范围选择　　　　　图 5-149 计提折旧结果

单击【完成】按钮后,完成计提折旧操作,系统会自动生成折旧调整单。在系统主界面,执行【资产管理】—【固定资产】—【折旧管理】—【折旧调整单】命令,选择相应的折旧调整单进行修改。检查无误后,单击【保存】、【提交】和【审核】按钮,如图 5-150 所示。

3. 科技公司会计生成凭证

科技公司会计根据会计日常业务的规定,将本次折旧发生的业务生成凭证,便于后续编制财务报表。

科技公司会计登录 K/3 Cloud 系统,选择组织"云创科技公司",执行【财务管理】—【智能会计平台】—【财务处理】—【凭证生成】命令,进入凭证生成页面,勾选账簿"云创科技公司",

在"选择单据"页签下的来源单据中选择"折旧调整单",如图 5-151 所示。

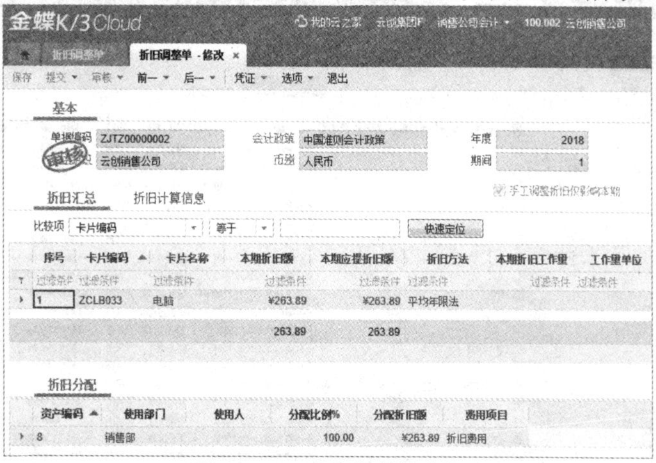

图 5-150 折旧调整单审核

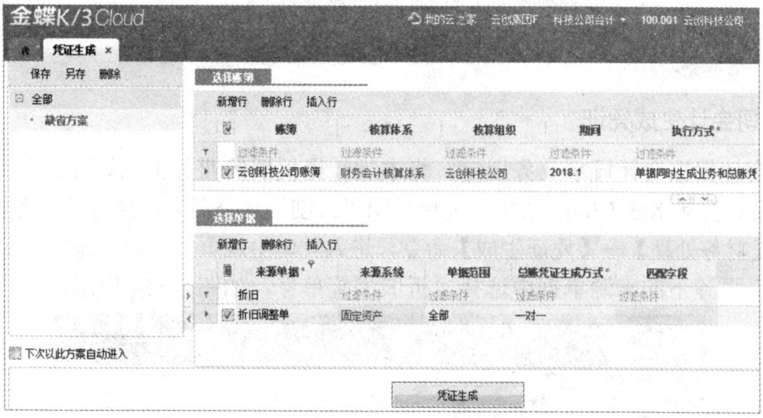

图 5-151 凭证生成

单击【凭证生成】按钮,系统会自动生成"凭证生成报告列表",如图 5-152 所示。

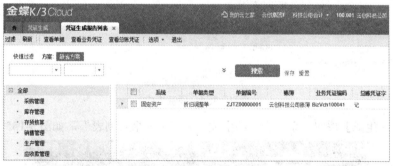

图 5-152 凭证生成报告列表

凭证生成后,执行【财务会计】—【智能会计平台】—【账务处理】—【总账凭证查询】命令,在"过滤条件"窗口选择审核状态为"创建",查看生成的凭证,如图 5-153 所示。双击打开每个凭证,与前面实验数据中的凭证内容进行核对,确保生成的凭证正确。在生成的凭证核对无误后,勾选并进行提交。

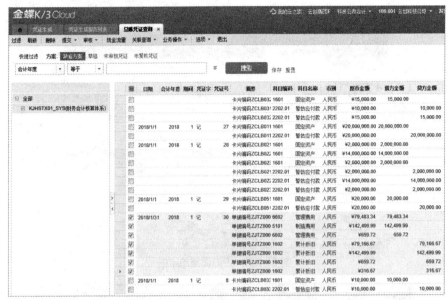

图 5-153　总账凭证查询

4. 销售公司会计生成凭证

销售公司会计根据会计日常业务规定，将本次计提折旧的业务生成凭证。

销售公司会计登录 K/3 Cloud 系统，选择组织"云创销售公司"，执行【财务管理】—【智能会计平台】—【财务处理】—【凭证生成】命令，进入凭证生成页面。勾选账簿"云创销售公司"，在"选择单据"页签下的来源单据中选择"折旧调整单"，如图 5-154 所示。

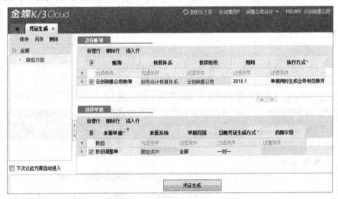

图 5-154　凭证生成

单击【凭证生成】按钮，系统会自动生成"凭证生成报告列表"，如图 5-155 所示。

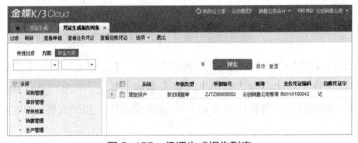

图 5-155　凭证生成报告列表

凭证生成后，执行【财务会计】—【智能会计平台】—【账务处理】—【总账凭证查询】命令，在"过滤条件"窗口选择审核状态为"创建"，查看生成的凭证，如图 5-156 所示。双击打开每个凭证，与前面实验数据中的凭证内容进行核对，确保生成的凭证正确。在生成的凭证核对无误后，勾选并进行提交。

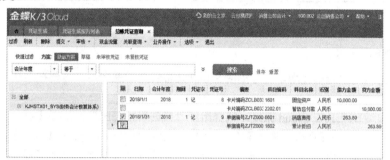

图 5-156　总账凭证查询

实验十四　取现业务

↗ 应用场景

企业日常的存现、取现业务主要是通过现金存取单来实现。企业资金在库存现金和银行存款两种形式之间发生互转。

↗ 实验步骤

- ❑ 科技公司出纳新增现金存取单。
- ❑ 科技公司会计进行相关凭证的生成。

↗ 操作部门及人员

(1) 科技公司因日常经营需要，需提取现金，由出纳到银行取现后，在系统中新增现金存取单。
(2) 科技公司会计进行相关凭证的生成。

对应的业务流程如图 5-157 所示。

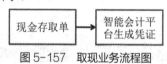

图 5-157　取现业务流程图

↗ 实验数据

2018 年 1 月 22 日，科技公司从招商银行南山支行提现 5 000 元备用金，以满足日常经营的需要。

1. 取款单

取款单相关信息如表 5-36 所示。

表 5-36　取款单

单据类型	业务日期	开户银行	银行账号	金额
取款	2018/1/22	招商银行南山支行	68888882	5 000

2. 凭证数据

凭证数据如表 5-37 所示。

表 5-37 凭证数据

对应组织	凭证来源	会计科目	借方金额	贷方金额
科技公司	现金存取单	库存现金	5 000.00	
		银行存款		5 000.00

➤ 操作指导

1. 新增现金存取单

科技公司出纳到招商银行南山支行提取 5 000 元备用金。返回后，需要在系统中记录现金提取情况。

科技公司出纳登录 K/3 Cloud 系统，选择组织"云创科技公司"，执行【财务会计】—【出纳管理】—【日常处理】—【现金存取单】命令，进入现金存取单界面。单击【新增】按钮，进入"现金存取单-新增"界面，根据实验数据录入单据信息。信息录入完成后，单击【保存】、【提交】和【审核】按钮，如图 5-158 所示。

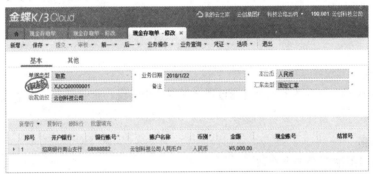

图 5-158 现金存取单新增完成并审核

2. 生成凭证

科技公司会计根据会计日常业务规定，将本次取现业务生成凭证。

科技公司会计登录 K/3 Cloud 系统，选择组织"云创科技公司"，执行【财务管理】—【智能会计平台】—【财务处理】—【凭证生成】命令，进入凭证生成页面。勾选账簿"云创科技公司"，在"选择单据"页签下的来源单据中选择"现金存取单"，如图 5-159 所示。

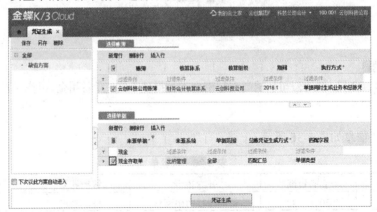

图 5-159 生成凭证

单击【凭证生成】按钮，系统会自动生成"凭证生成报告列表"，如图 5-160 所示。

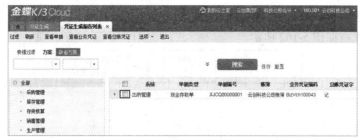

图 5-160　生成凭证报告列表

凭证生成后,执行【财务会计】—【智能会计平台】—【账务处理】—【总账凭证查询】命令,在"过滤条件"窗口选择审核状态为"创建",查看生成的凭证,如图 5-161 所示。双击打开每个凭证,与前面实验数据中的凭证内容进行核对,确保生成的凭证正确。在生成的凭证核对无误后,勾选并进行提交。

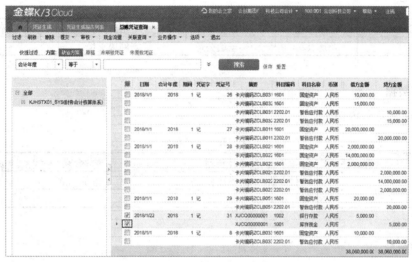

图 5-161　总账凭证查询

实验十五　支付货款

↗ 应用场景

采购业务付款通过采购业务类型的付款单进行处理。用户可以通过关联对应的应付单进行付款处理,也支持手工新增相应的付款单进行付款处理。采购业务付款的付款单,其付款用途可以为预付款或者采购付款。如果企业同时启用了应付款管理系统,采购业务付款将影响应付账款的余额,并参与应付款管理系统的应付付款核销。

↗ 实验步骤

- □ 科技公司会计新增付款单。
- □ 科技公司会计进行应付付款核销。
- □ 科技公司会计对相关凭证进行生成。

↗ 操作部门及人员

(1) 会计新增付款单,并进行应付付款核销。

(2) 会计在智能会计平台进行相关凭证的生成。

对应的业务流程如图 5-162 所示。

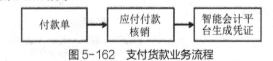

图 5-162 支付货款业务流程

实验数据

2018 年 1 月 31 日,科技公司通过网银支付的方式从 68888882 账户支付给圣达公司货款 600 000 元,并进行付款核销。

1. 付款单

付款单相关信息如表 5-38 所示。

表 5-38 付款单

业务日期	往来单位	收款单位	结算方式	应付金额
2018/1/31	圣达公司	圣达公司	网银支付	600 000

2. 凭证数据

凭证数据如表 5-39 所示。

表 5-39 凭证数据

对应组织	凭证来源	会计科目	借方金额	贷方金额
科技公司	付款单	应付账款-明细(圣达公司)	600 000.00	
		银行存款		600 000.00

操作指导

1. 新增付款单

科技公司向圣达公司支付应付款,通过手工方式在系统中增加付款单。

科技公司会计登录 K/3 Cloud 系统,选择组织"云创科技公司",执行【财务会计】—【应付款管理】—【付款】—【付款单列表】命令,进入付款单列表界面。单击【新增】按钮,进入"付款单-新增"界面,根据实验数据录入单据信息。信息录入完成后,单击【保存】、【提交】和【审核】按钮,如图 5-163 所示。

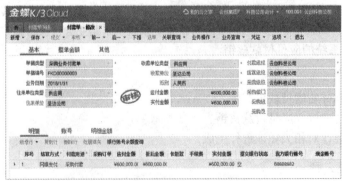

图 5-163 付款单新增完成并审核

2. 应付付款核销

应付款支付后,科技公司会计进行应付付款的核销。应付付款核销是指付款与采购发票关联,以便确认该笔付款是针对哪笔采购业务的。

科技公司会计登录 K/3 Cloud 系统,选择组织"云创科技公司",执行【财务会计】—【应付款管理】—【应付付款】—【应付付款核销】命令,进入应付款核销界面。在图 5-164~图 5-166 所示的界面中,每个步骤单击【下一步】按钮,直至核销完成。相关操作参见视频 5-12。

视频 5-12

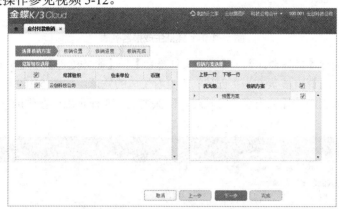

图 5-164　应付付款核销选择核销方案

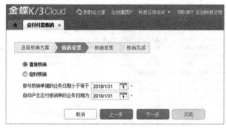

图 5-165　应付付款核销设置

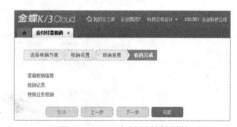

图 5-166　应付付款核销完成

3. 生成凭证

科技公司会计根据会计日常规定,将本次付款业务生成凭证。

科技公司会计登录 K/3 Cloud 系统,选择组织"云创科技公司",执行【财务管理】—【智能会计平台】—【财务处理】—【凭证生成】命令,进入凭证生成页面。勾选账簿"云创科技公司",在"选择单据"页签下的来源单据中选择"付款单",如图 5-167 所示。

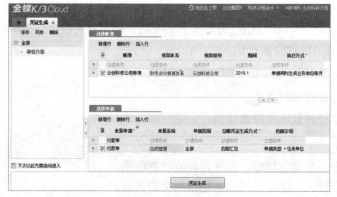

图 5-167　凭证生成

单击【凭证生成】按钮，系统会自动生成"凭证生成报告列表"，如图 5-168 所示。

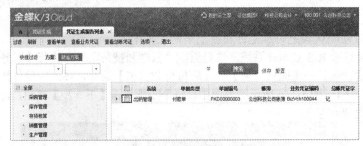

图 5-168　凭证生成报告列表

凭证生成后，执行【财务会计】—【智能会计平台】—【账务处理】—【总账凭证查询】命令，在"过滤条件"窗口选择审核状态为"创建"，查看生成的凭证，如图 5-169 所示。双击打开每个凭证，与前面实验数据中的凭证内容进行核对，确保生成的凭证正确。在生成的凭证核对无误后，勾选并进行提交。

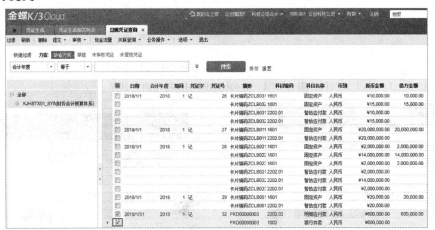

图 5-169　总账凭证查询

实验十六　收到货款

⌐ 应用场景

销售业务收款通过销售业务类型的收款单进行处理。用户可以通过关联对应的应收单进行收款处理，也支持手工新增相应的收款单进行收款处理。销售业务收款的收款单，收款用途可以为预收款或者销售收款。如果企业同时启用了应收款管理系统，销售业务收款将影响应收账款的余额，并参与应收款管理系统的应收收款核销。

⌐ 实验步骤

- 销售公司会计新增收款单。
- 销售公司会计进行应收收款核销。

⌐ 操作部门及人员

(1) 销售公司会计新增收款单，并进行应收收款核销。
(2) 销售公司会计在智能会计平台上生成相关的凭证。

相应的业务流程如图 5-170 所示。

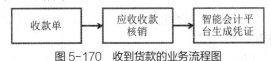

图 5-170　收到货款的业务流程图

实验数据

2018 年 1 月 31 日，销售公司收到群辉制造网银支付到 68888883 账户的货款 100 000 元，并进行收款核销。

1. 收款单

收款单据相关信息如表 5-40 所示。

表 5-40　收款单

业务日期	往来单位	收款单位	结算方式	收款金额	我方银行账号
2018/1/31	群辉制造	群辉制造	网银支付	100 000	68888883

2. 凭证数据

凭证数据如表 5-41 所示。

表 5-41　凭证数据

对应组织	凭证来源	会计科目	借方余额	贷方余额
销售公司	收款单	银行存款	100 000.00	
		应收账款-群辉制造		100 000.00

操作指导

1. 新增收款单

销售公司会计在收到群辉制造的收款后，通过增加收款单在系统中记录收款信息。

销售公司会计登录 K/3 Cloud 系统，选择组织"云创销售公司"，执行【财务会计】—【应收款管理】—【收款】—【收款单列表】命令，进入收款单列表界面。单击【新增】按钮，进入"收款单-新增"界面，根据实验数据录入单据信息。信息录入完成后，单击【保存】、【提交】和【审核】按钮，如图 5-171 所示。

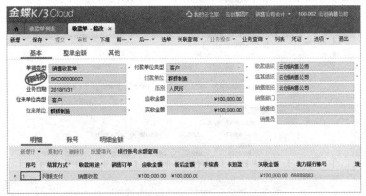

图 5-171　收款单新增完成并审核

2. 应收收款核销

销售公司会计根据收款单，对应收账款进行核销。应收收款核销是指收款与销售发票关联，以便确认该笔收款是哪笔销售业务产生的。

销售公司会计登录 K/3 Cloud 系统，选择组织"云创销售公司"，执行【财务会计】—【应收款管理】—【应收收款】—【应收收款核销】命令，双击进入应收收款核销界面。在图 5-172～图 5-174 所示的界面中，每个步骤单击【下一步】按钮，直至核销完成。

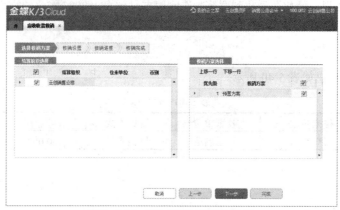

图 5-172　应收收款核销选择方案

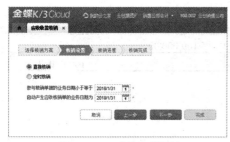

图 5-173　应收收款核销

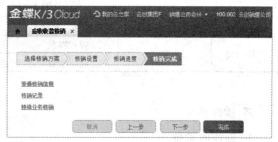

图 5-174　应收收款核销完成

3. 生成凭证

销售公司会计登录 K/3 Cloud 系统，选择组织"云创销售公司"，执行【财务管理】—【智能会计平台】—【财务处理】—【凭证生成】命令，进入凭证生成页面。勾选账簿"云创销售公司"，在"选择单据"页签下的来源单据中选择"收款单"，如图 5-175 所示。

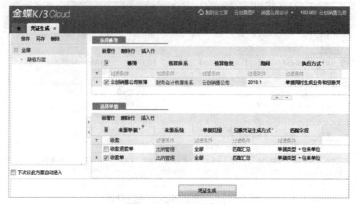

图 5-175　凭证生成

单击【凭证生成】按钮,系统会自动生成"凭证生成报告列表",如图5-176所示。

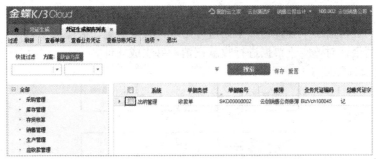

图5-176 凭证生成报告列表

凭证生成后,执行【财务会计】—【智能会计平台】—【账务处理】—【总账凭证查询】命令,在"过滤条件"窗口选择审核状态为"创建",查看生成的凭证,如图5-177所示。双击打开每个凭证,与前面实验数据中的凭证内容进行核对,确保生成的凭证正确。在生成的凭证核对无误后,勾选并进行提交。

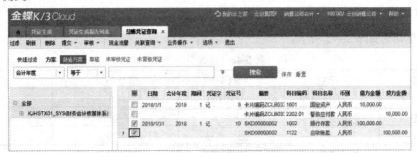

图5-177 总账凭证查询

实验十七　收到应收票据

↗ 应用场景

企业通过票据类结算方式进行收款时,会收到对方签发或者背书过来的应收票据,包括银行承兑汇票和商业承兑汇票。企业需要在系统中维护所接收到的应收票据,同时进行收款处理。

系统支持存在票据类结算方式的收款单,引用相应的应收票据进行收款处理,并支持多笔收款业务合并签发一笔应收票据进行结算的应用场景。系统支持企业进行应收票据的贴现、背书、背书退回、到期收款以及退票等后续结算业务处理。应收票据的每一次结算业务处理,均由系统自动产生一张应收票据结算单与之对应,并据此应收票据结算单进行应收票据结算业务的账务处理。

↗ 实验步骤

- ❏ 销售公司会计新增应收票据。
- ❏ 销售公司会计完成收款。
- ❏ 销售公司会计进行票据贴现。
- ❏ 销售公司会计查看应收票据结算单。
- ❏ 销售公司会计进行应收收款核销。
- ❏ 销售公司会计用智能会计平台生成凭证。

➤ 操作部门及人员

(1) 销售公司收到通达电路的银行承兑汇票，会计在系统中新增票据，记录汇票信息。
(2) 根据公司经营需要，会计将该票据进行贴现，收取现金，并生成结算单。
(3) 销售公司会计对该应收票据进行收款核销，并生成凭证。

相应的业务流程如图 5-178 所示。

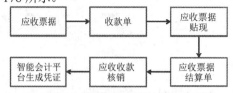

图 5-178　收到应收票据的业务流程图

➤ 实验数据

2018 年 1 月 31 日，销售公司收到通达电路货款 64 000 元的银行承兑汇票，收到当天向银行贴现，票面利率为 4%，贴现率 9.998%，计算的贴现收入为 63 371 元，月末进行应收款核销。

1. 应收票据

应收票据信息如表 5-42 所示。

表 5-42　应收票据信息

票据类型	币别	票据号	签发日期	到期日
银行承兑汇票	人民币	201801001	2018/1/30	2018/1/31
票面金额	票面利率	出票人	承兑人	承兑日期
64 000	4%	通达电路	招商银行罗湖支行	2018/1/31
收款组织	往来单位类型	往来单位	结算组织	
云创销售公司	客户	通达电路	云创销售公司	

2. 收款单

收款单业务日期：2018/1/31。

3. 贴现信息

贴现信息如表 5-43 所示。

表 5-43　贴现信息

贴现日期	收款银行账号	收款银行	贴现率
2018/1/31	68888883	招商银行南山支行	9.998%

4. 凭证数据

凭证数据如表 5-44 所示。

表 5-44　凭证数据

对应组织	凭证来源	会计科目	借方金额	贷方金额
销售公司	收款单	应收票据-通达电路	64 000.00	
		应收账款-通达电路		64 000.00
销售公司	应收票据结算单	银行存款	63 371.00	
		财务费用-其他	629.00	
		应收票据-通达电路		64 000.00

↗ 操作指导

1. 新增应收票据

销售公司会计收到通达电路的银行承兑汇票，在系统中记录应收票据的信息。

销售公司会计登录 K/3 Cloud 系统，选择组织"云创销售公司"，执行【财务会计】—【出纳管理】—【日常处理】—【应收票据】命令，进入应收票据界面。单击【新增】按钮，进入"应收票据-新增"界面，根据实验数据录入单据信息。信息录入完成后，单击【保存】后【提交】和【审核】按钮，如图 5-179 所示。

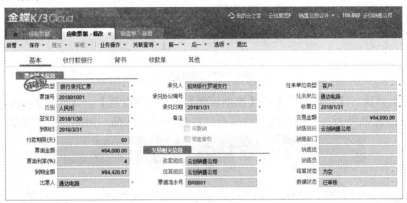

图 5-179 应收票据

2. 完成收款单

在审核应收票据后，系统会自动生成收款单，修改业务日期，单击【保存】、【提交】和【审核】按钮，具体单据信息如图 5-180 所示。

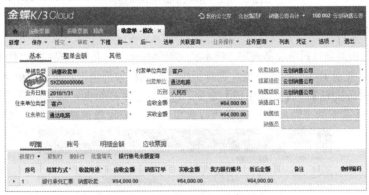

图 5-180 收款单完成并审核

3. 完成应收票据的贴现

销售公司急需现金，故将应收票据到招商银行南山支行进行贴现。贴现完成后，由销售公司会计进行贴现业务的记录。

销售公司会计登录 K/3 Cloud 系统，选择组织"云创销售公司"，执行【财务会计】—【出纳管理】—【日常处理】—【应收票据】命令，进入应收票据界面。勾选本案例新增的应收票据，执行【业务操作】—【贴现】命令，进入贴现界面，根据实验数据录入贴现信息。信息录入完成后，单击【确定】按钮，如图 5-181 所示。相关操作参见视频 5-13。

视频 5-13

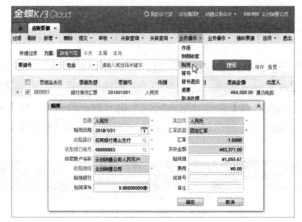

图 5-181 贴现操作

贴现完成后，执行【财务会计】—【出纳管理】—【日常处理】—【应收票据结算单】命令，进入应收票据结算单界面。可以查到应收票据结算后的处理情况，如图 5-182 所示。

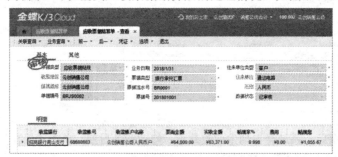

图 5-182 应收票据结算单查询

4. 生成凭证

销售公司会计根据会计日常业务规定，将本次应收票据操作的业务生成凭证，便于后续编制报表。

销售公司会计登录 K/3 Cloud 系统，选择组织"云创销售公司"，执行【财务管理】—【智能会计平台】—【财务处理】—【凭证生成】命令，进入凭证生成页面，勾选账簿"云创销售公司"，在"选择单据"页签下的来源单据中选择"收款单"和"应收票据结算单"，如图 5-183 所示。

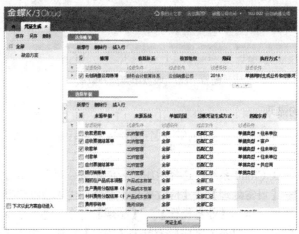

图 5-183 凭证生成

单击【凭证生成】按钮，系统会自动生成"凭证生成报告列表"，如图 5-184 所示。

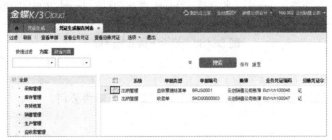

图 5-184　凭证生成报告列表

凭证生成后，执行【财务会计】—【智能会计平台】—【账务处理】—【总账凭证查询】命令，在"过滤条件"窗口选择审核状态为"创建"，查看生成的凭证，如图 5-185 所示。双击点开每个凭证，与前面实验数据中的凭证内容进行核对，确保生成的凭证正确。在生成的凭证核对无误后，勾选并进行提交。

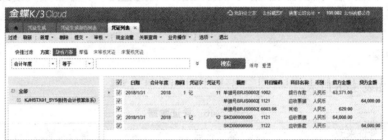

图 5-185　总账凭证查询

实验十八　资金下拨

↗ 应用场景

资金组织根据资金预算，或者根据审批通过的成员单位资金请款单，由资金组织发起进行资金下拨，资金组织将母账户资金下拨到各成员单位账户。

↗ 实验步骤

- ❏ 集团公司会计新增资金下拨单。
- ❏ 销售公司会计完成收款。
- ❏ 集团公司会计生成凭证。
- ❏ 销售公司会计生成凭证。

↗ 操作部门及人员

(1) 云创销售公司因经营需要，向集团申请一笔资金。集团公司会计通过新增资金下拨单，将资金下拨给销售公司。

(2) 销售公司会计通过新增收款单接收资金。

(3) 集团公司会计和销售公司会计在智能会计平台中生成凭证。

相应的业务流程如图 5-186 所示。

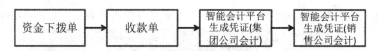

图 5-186 资金下拨业务流程

实验数据

2018 年 1 月 1 日,集团公司下拨一笔 20 000 元资金给销售公司。

1. 资金下拨单

资金下拨单信息如表 5-45 所示。

表 5-45 资金下拨单

业务日期	银行	母账号	资金组织		
2018/1/1	招商银行南山支行	68888881	云创集团		
结算方式	银行	单位	单位账号	单位内部账号	金额
网银支付	招商银行南山支行	云创销售公司	68888884	1001	20 000

2. 凭证数据

凭证数据如表 5-46 所示。

表 5-46 凭证数据

对应组织	凭证来源	会计科目	借方金额	贷方金额
集团公司	资金下拨单	其他应收款-统收款/云创销售公司	20 000.00	
		银行存款		20 000.00
销售公司	收款单	银行存款	20 000.00	
		其他应付款-统支款/云创集团		20 000.00

操作指导

1. 集团公司会计新增资金下拨单

集团公司根据销售公司的资金预算申请,向销售公司下拨资金。

集团公司会计登录 K/3 Cloud 系统,选择组织"云创集团",执行【财务会计】—【资金管理】—【日常处理】—【资金下拨单】命令,进入资金下拨单列表。单击【新增】按钮,根据实验数据录入单据相关信息。信息录入完成后,单击【保存】、【提交】和【审核】按钮,如图 5-187 所示。

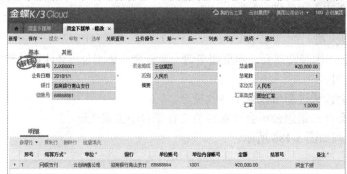

图 5-187 资金下拨单新增完成并审核

2. 销售公司会计进行收款

销售公司会计登录 K/3 Cloud 系统,选择组织"云创销售公司",执行【财务会计】—【应收款管理】—【收款】—【收款单列表】命令,打开收款单列表。在资金下拨单据审核时,系统会自动生成对应成员单位的收款单(对应的单据类型:资金下拨收款单),供成员单位查询资金下拨数据,如图 5-188 所示。

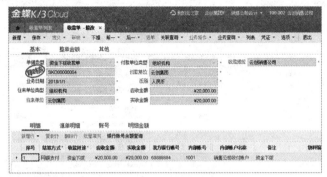

图 5-188 收款单查询

3. 集团公司会计生成凭证

集团公司会计根据会计日常业务规定,将本次资金下拨的业务生成凭证。

集团公司会计登录 K/3 Cloud 系统,选择组织"云创集团公司",执行【财务管理】—【智能会计平台】—【财务处理】—【凭证生成】命令,进入凭证生成页面。勾选账簿"云创集团公司",在"选择单据"页签下的来源单据中选择"资金下拨单",如图 5-189 所示。

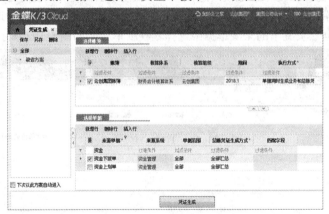

图 5-189 凭证生成

单击【凭证生成】按钮,系统会自动生成"凭证生成报告列表",如图 5-190 所示。

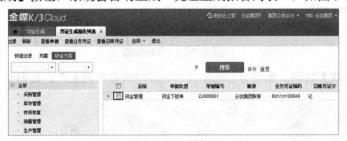

图 5-190 凭证生成报告列表

凭证生成后，执行【财务会计】—【智能会计平台】—【账务处理】—【总账凭证查询】命令，在"过滤条件"窗口选择审核状态为"创建"，查看生成的凭证，如图 5-191 所示。双击打开每个凭证，与前面实验数据中的凭证内容进行核对，确保生成的凭证正确。在生成的凭证核对无误后，勾选并进行提交。

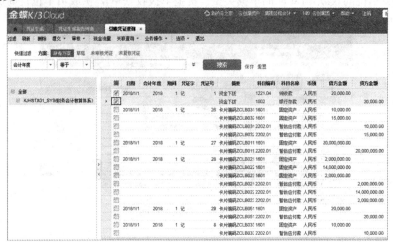

图 5-191　总账凭证查询

4. 销售公司会计生成凭证

销售公司会计根据会计日常业务规定，将本次资金下拨收款业务生成凭证。

销售公司会计登录 K/3 Cloud 系统，选择组织"云创销售公司"，执行【财务管理】—【智能会计平台】—【财务处理】—【凭证生成】命令，进入"凭证生成"页面。勾选账簿"云创销售公司"，在"选择单据"页签下的来源单据中选择"收款单"，如图 5-192 所示。

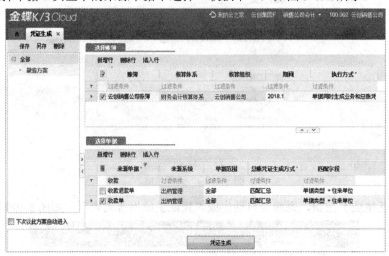

图 5-192　凭证生成

单击【凭证生成】按钮，系统会自动生成"凭证生成报告列表"，如图 5-193 所示。

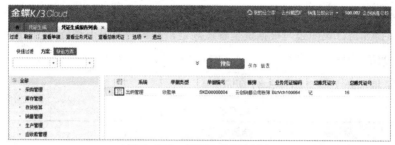

图 5-193 凭证生成报告列表

凭证生成后,执行【财务会计】—【智能会计平台】—【账务处理】—【总账凭证查询】命令,在"过滤条件"窗口选择审核状态为"创建",查看生成的凭证,如图 5-194 所示。双击打开每个凭证,与前面实验数据中的凭证内容进行核对,确保生成的凭证正确。在生成的凭证核对无误后,勾选并进行提交。

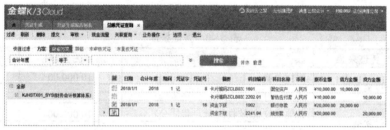

图 5-194 总账凭证查询

实验十九 资金上划

⁊ 应用场景

由资金组织发起进行资金上划,各成员单位账户资金上划到资金组织母账户。

⁊ 实验步骤

- 集团公司会计新增资金上划单。
- 销售公司会计确认付款。
- 集团公司会计生成凭证。
- 销售公司会计生成凭证。

⁊ 操作部门及人员

(1) 集团公司会计员根据集团资金管理的规定,增加资金上划单,将销售公司的款项上划到集团。

(2) 销售公司会计员查看资金上划的付款单。

(3) 集团公司会计和销售公司会计分别在系统中生成凭证。

相应的业务流程如图 5-195 所示。

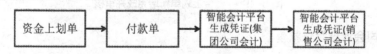

图 5-195 资金上划业务流程

📌 **实验数据**

2018 年 1 月 15 日，集团公司根据资金管理规定，从销售公司上划资金 10 000 元。

1. 资金上划单

资金上划单据的相关信息如表 5-47 所示。

表 5-47 资金上划单

业务日期	资金组织	结算方式	银行	母账号	币别
2018/1/15	云创集团公司	网银支付	招商银行南山支行	68888881	人民币

单位	银行	单位账号	单位内部账号	金额
云创销售公司	招商银行南山支行	68888884	1001	10 000

2. 凭证数据

凭证数据的相关信息如表 5-48 所示。

表 5-48 凭证数据

对应组织	凭证来源	会计科目	借方金额	贷方金额
集团公司	资金上划单	银行存款	10 000.00	
		其他应付款-统支款/云创销售公司		10 000.00
销售公司	付款单	其他应收款-统收款/云创集团公司	10 000.00	
		银行存款		10 000.00

📌 **操作指导**

1. 集团公司会计新增资金上划单

集团公司根据资金管理的规定，将销售公司的资金 10 000 元上划到集团账户。

集团公司会计登录 K/3 Cloud 系统，选择组织"云创集团"，执行【财务会计】—【资金管理】—【日常处理】—【资金上划单】命令，进入"资金上划单"列表。单击【新增】按钮，根据实验数据录入单据相关信息，信息录入完成后，单击【保存】、【提交】和【审核】按钮，如图 5-196 所示。

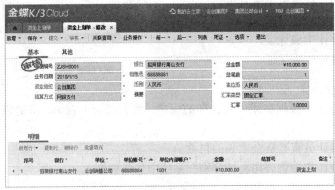

图 5-196 资金上划单新增完成并审核

2. 销售公司会计查看付款单

销售公司会计登录 K/3 Cloud 系统，选择组织"云创销售公司"，在资金上划单据审核时，系统会自动生成对应成员单位的付款单(对应的单据类型：资金上划付款单)，供成员组织查询资金上划数据,如图 5-197 所示。

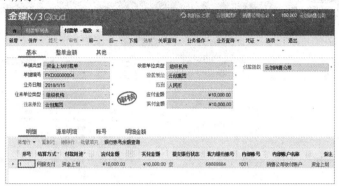

图 5-197 付款单查询

3. 集团公司会计生成凭证

集团公司会计根据会计日常业务规定,将本次资金上划的业务生成凭证。

集团公司会计登录 K/3 Cloud 系统,选择组织"云创集团公司",执行【财务管理】—【智能会计平台】—【财务处理】—【凭证生成】命令,进入"凭证生成"页面。勾选账簿"云创集团公司",在"选择单据"页签下的来源单据中选择"资金上划单",如图 5-198 所示。

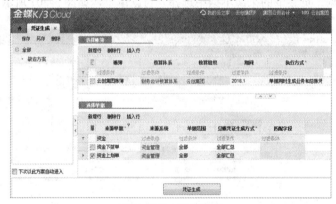

图 5-198 凭证生成

单击【凭证生成】按钮,系统会自动生成"凭证生成报告列表",如图 5-199 所示。

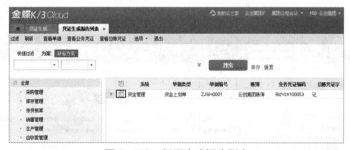

图 5-199 凭证生成报告列表

凭证生成后,执行【财务会计】—【智能会计平台】—【账务处理】—【总账凭证查询】命令,在"过滤条件"窗口选择审核状态为"创建",查看生成的凭证,如图 5-200 所示。双击打开每个凭证,与前面实验数据中的凭证内容进行核对,确保生成的凭证正确。在生成的凭证核对无误后,勾选并进行提交。

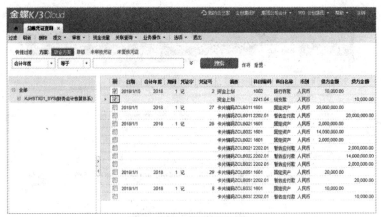

图 5-200　总账凭证查询

4. 销售公司会计生成凭证

销售公司会计根据会计日常业务规定，将本次资金上划的业务生成凭证。

销售公司会计登录 K/3 Cloud 系统，选择组织"云创销售公司"，执行【财务管理】—【智能会计平台】—【财务处理】—【凭证生成】命令，进入"凭证生成"页面。勾选账簿"云创销售公司"，在"选择单据"页签下的来源单据中选择"付款单"，如图 5-201 所示。

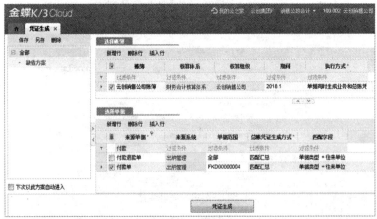

图 5-201　凭证生成

单击【凭证生成】按钮，系统会自动生成"凭证生成报告列表"，如图 5-202 所示。

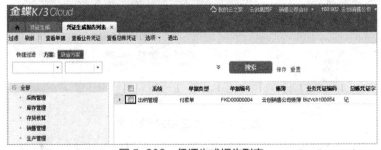

图 5-202　凭证生成报告列表

凭证生成后，执行【财务会计】—【智能会计平台】—【账务处理】—【总账凭证查询】命令，在"过滤条件"窗口选择审核状态为"创建"，查看生成的凭证，如图 5-203 所示。双击打开每个凭证，与前面实验数据中的凭证内容进行核对，确保生成的凭证正确。在生成的凭证核对无误后，勾选并进行提交。

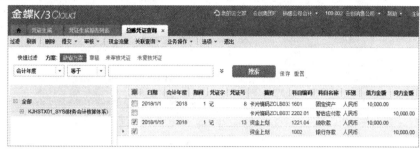

图 5-203　总账凭证查询

实验二十　盘亏资产处置

➤ 应用场景

资产盘点对于整个企业来说，一般价值较高，资产盘点是企业日常的重要工作，盘点后通过盘盈盘亏单来反应盘点结果，对盘盈和盘亏的资产进行处置，这是企业账实相符的重要工作之一。

➤ 实验步骤

❑ 科技公司会计对盘亏的资产进行处置，录入相关凭证。

➤ 操作部门及人员

由科技公司会计完成资产处置凭证的录入。

➤ 实验数据

2018 年 1 月 31 日，科技公司会计将盘亏的固定资产产生的待处理财产损溢 4 868.06 元计入营业外支出，会计录入相关的凭证信息。

凭证数据如表 5-49 所示。

表 5-49　凭证数据

对应组织	凭证来源	会计科目	借方金额	贷方金额
科技公司	凭证录入	营业外支出	4 868.06	
		待处理财产损溢		4 868.06

➤ 操作指导

科技公司会计登录 K/3 Cloud 系统，选择组织"云创科技公司"，执行【财务会计】—【总账】—【凭证管理】—【凭证录入】命令，进入"凭证录入-新增"界面。根据实验数据录入凭证信息，信息录入完成后，单击【保存】和【提交】按钮，如图 5-204 所示。相关操作参见视频 5-14。

视频 5-14

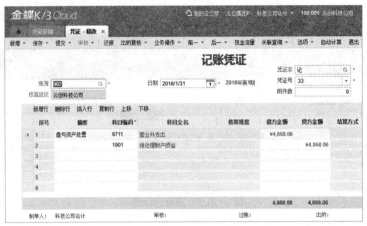

图 5-204　凭证录入

实验二十一　缴纳税费

➦ 应用场景

本节案例主要是通过凭证的录入来完成日常税费缴纳业务管理。

➦ 实验步骤

☐ 销售公司会计员缴纳上个月的增值税税金，并录入相关凭证。

➦ 操作部门及人员

销售公司会计向税务局缴纳上个月的增值税税金，然后在系统中编制该笔业务的凭证。

➦ 实验数据

2018 年 1 月 31 日，销售公司缴纳上个月增值税税金 552 136.76 元。

凭证数据如表 5-50 所示。

表 5-50　凭证数据

对应组织	凭证来源	会计科目	借方金额	贷方金额
销售公司	凭证录入	应交税费-应交增值税-已交税金	552 136.76	
		银行存款		552 136.76

➦ 操作指导

销售公司会计向税务局缴纳上个月增值税税金，然后在系统中编制该笔业务的凭证。

销售公司会计登录 K/3 Cloud 系统，选择组织"云创销售公司"，执行【财务会计】—【总账】—【凭证管理】—【凭证录入】命令，进入"凭证录入-新增"界面。根据实验数据录入凭证信息，信息录入完成后，单击【保存】和【提交】按钮，如图 5-205 所示。

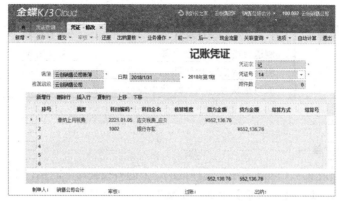

图 5-205　凭证录入

实验二十二　计提电费

↗ 应用场景

费用归集核算是企业日常期末处理工作之一，本案例主要介绍企业计提费用业务处理流程。

↗ 实验步骤

- ❏ 科技公司会计计提本月车间发生的电费，并新增费用应付单。
- ❏ 科技公司会计通过智能会计平台生成相关凭证。

↗ 操作部门及人员

(1) 科技公司会计根据统计的电费数据，在系统中增加电费的费用应付单，以便向供电公司支付费用。

(2) 科技公司会计在系统中用智能会计平台生成相关凭证。相应的业务流程如图 5-206 所示。

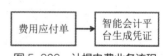

图 5-206　计提电费业务流程

↗ 实验数据

2018 年 1 月 31 日，科技公司本月车间发生电费 30 470 元，税率 17%，该费用的税额不计入成本。

1. 费用应付单

费用应付单的相关信息如表 5-51 所示。

表 5-51　应付单相关信息

单据类型	业务日期	到期日	供应商	费用项目名称
费用应付单	2018/1/31	2018/1/31	供电公司	水电费
税率	不含税单价	税额	计入成本	费用承担部门
17%	30 470.00	5 179.90	不勾选	生产部

2. 凭证数据

凭证数据的信息如表 5-52 所示。

表 5-52 凭证数据

对应组织	凭证来源	会计科目	借方金额	贷方金额
科技公司	应付单	制造费用/水电费/生产部	30 470.00	
		应交税费-应交增值税(进项税额)	5 179.90	
		应付账款-明细应付款-供电公司	—	35 649.90

↗ 操作指导

1. 新增费用应付单

科技公司会计登录 K/3 Cloud 系统，选择组织"云创科技公司"，执行【财务会计】—【应付款管理】—【采购应付】—【应付单】命令，进入"应付单-新增"界面。根据实验完成相关单据的录入，注意单据类型选择"费用应付单"，不勾选"计入成本"。信息录入完成后，单击【保存】、【提交】和【审核】按钮，如图 5-207 所示。

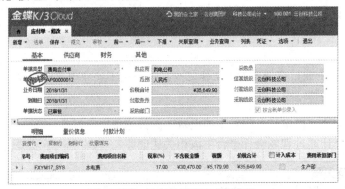

图 5-207 应付单新增完成并审核

2. 生成凭证

科技公司会计根据会计日常业务规定，将本次计提电费业务生成凭证。

科技公司会计登录 K/3 Cloud 系统，选择组织"云创科技公司"，执行【财务管理】—【智能会计平台】—【财务处理】—【凭证生成】命令，进入凭证生成页面，勾选账簿"云创科技公司"，在"选择单据"页签下的来源单据中选择"应付单"，如图 5-208 所示。

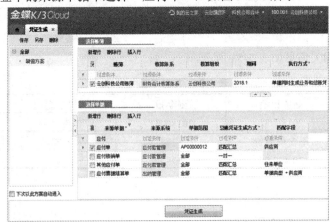

图 5-208 凭证生成

单击【凭证生成】按钮，系统会自动生成"凭证生成报告列表"，如图 5-209 所示。

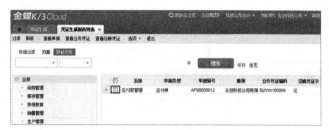

图 5-209 凭证生成报告列表

凭证生成后，执行【财务会计】—【智能会计平台】—【账务处理】—【总账凭证查询】命令，在"过滤条件"窗口选择审核状态为"创建"，查看生成的凭证，如图 5-210 所示。双击打开每个凭证，与前面实验数据中的凭证内容进行核对，确保生成的凭证正确。在生成的凭证核对无误后，勾选并进行提交。

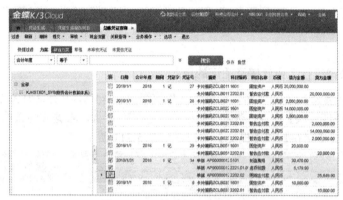

图 5-210 总账凭证查询界面

实验二十三　计提工资

↗ 应用场景

人工费用归集核算是企业日常期末处理工作之一，本案例主要介绍企业计提员工工资业务处理流程。

↗ 实验步骤

- 科技公司会计计提本月应付职工薪酬，并进行凭证录入。
- 销售公司会计计提本月应付职工薪酬，并进行凭证录入。

↗ 操作部门及人员

(1) 科技公司和销售公司的会计在月末根据人力资源部核算的人工工资计提应付职工薪酬。
(2) 科技公司和销售公司会计在系统中直接录入凭证。

↗ 实验数据

2018 年 1 月 31 日，计提本月应付职工薪酬，其中科技公司生产部工人的工资为 803 009.39 元，生产部管理人员工资为 43 500 元，行政部工资为 65 789.32，财务部工资为 80 234.56，采购部工资为 25 876.88 元。销售公司销售部工资为 30 982.05 元。

凭证数据如表 5-53 所示。

表 5-53　凭证数据

对应组织	凭证来源	会计科目	借方金额	贷方金额
科技公司	凭证录入	生产成本/生产部/工资	803 009.39	-
		制造费用/工资/生产部	43 500.00	
		管理费用/行政/工资	65 789.32	
		管理费用/财务部/工资	80 234.56	
		管理费用/采购部/工资	25 876.88	-
		应付职工薪酬	—	1 018 410.15
销售公司	凭证录入	销售费用/销售部/工资	30 982.05	
		应付职工薪酬		30 982.05

➤ 操作指导

1. 云创科技公司进行工资计提及凭证的录入

科技公司会计登录 K/3 Cloud 系统，选择组织"云创科技公司"，执行【财务会计】—【总账】—【凭证管理】—【凭证录入】命令，进入"凭证录入-新增"界面。根据实验数据录入凭证信息，信息录入完成后，单击【保存】和【提交】按钮，如图 5-211 所示。

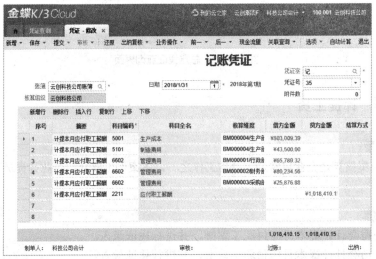

图 5-211　科技公司凭证录入

2. 云创销售公司进行工资计提及凭证的录入

销售公司会计登录 K/3 Cloud 系统，选择组织"云创销售公司"，执行【财务会计】—【总账】—【凭证管理】—【凭证录入】命令，进入"凭证录入-新增"界面。根据实验数据录入凭证信息，信息录入完成后，单击【保存】和【提交】按钮，如图 5-212 所示。

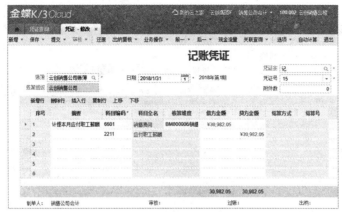

图 5-212 销售公司凭证录入

实验二十四　结转制造费用

➤ 应用场景

制造费用属于间接成本，是生产成本的一部分，只是在发生时无法直接分配到各个产品项目上，所以在期末要按照一定的分配方法将其结转至生产成本，本案例主要介绍企业在期末结转制造费用的处理流程。

➤ 实验步骤

☐ 科技公司会计员通过自动转账结转本期制造费用，并生成凭证。

➤ 操作部门及人员

科技公司会计结转制造费用，并生成凭证。

➤ 实验数据

2018 年 1 月 31 日，科技公司结转生产部当月用于组装的制造费用，其中生产工人工资 43 500 元，生产部水电费 30 470 元，生产部折旧费用 142 499.99 元。

凭证数据如表 5-54 所示。

表 5-54　凭证数据

对应组织	凭证来源	会计科目	借方金额	贷方金额
科技公司	自动转账	生产成本/组装费用	216 469.99	
		制造费用/工资/生产部		43 500.00
		制造费用/水电费/生产部		30 470.00
		制造费用/折旧费用/生产部		142 499.99

➤ 操作指导

科技公司会计登录 K/3 Cloud 系统，选择组织"云创科技公司"，执行【财务会计】—【总账】—【期末处理】—【自动转账】命令，进入期末处理自动转账界面。勾选"结转制造费用"转账方案，单击【执行】按钮，如图 5-213 所示。相关操作参见视频 5-15。

视频 5-15

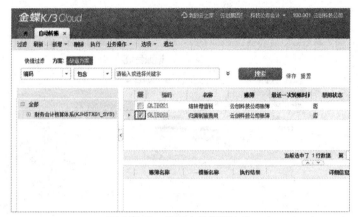

图 5-213　执行自动转账方案

使其自动结转制造费用生成转账凭证，点击查看。如果凭证信息确认无误，单击【保存】和【提交】按钮，如图 5-214 所示。

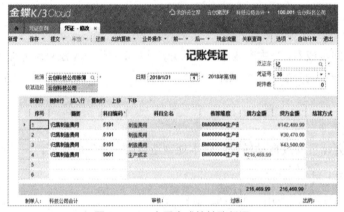

图 5-214　查看生成的转账凭证

实验二十五　结转入库成本

▶ 应用场景

产品完工入库后，需要维护产品的入库成本并同时生成凭证计入账务，本案例主要介绍企业在期末结转入库成本的处理流程。

▶ 实验步骤

- 科技公司仓管员通过简单生产入库单进行完工入库。
- 科技公司会计为简单生产入库单进行入库成本维护。
- 科技公司会计通过智能会计平台生成简单生产入库单的凭证。

▶ 操作部门及人员

(1) 科技公司仓管员接收简单生产的完工入库产品，在系统中增加完工入库单。

(2) 科技公司会计对入库的产品进行入库成本维护，然后根据智能会计平台生成凭证。

相应的业务流程如图 5-215 所示。

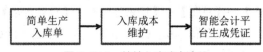

图 5-215　结转入库成本流程

实验数据

2018年1月31日，26台完工产品入库，其中13台全自动贴合机SR-1的成本为566 677.92元，13台全自动贴合机SR-2的成本为566 677.92元。

1. 简单生产入库单

单据类型：简单生产入库。日期：2018/1/31。入库组织：云创科技公司。
生产组织：云创科技公司。货主：云创科技公司。
明细信息如表5-55所示。

表5-55 简单生产入库单明细信息

物料名称	应收数量	仓库	生产车间
全自动贴合机SR-1	13	科技公司成品仓	生产部
全自动贴合机SR-2	13	科技公司成品仓	生产部

2. 凭证数据

凭证数据如表5-56所示。

表5-56 凭证数据

对应组织	凭证来源	会计科目	借方金额	贷方金额
科技公司	简单生产入库单	库存商品/全自动贴合机SR-1	566 677.92	
		库存商品/全自动贴合机SR-2	566 677.92	
		生产成本		1 133 355.84

操作指导

1. 新增简单生产入库单

云创科技公司仓管接收简单生产完工入库的产品，在系统中增加完工入库单。

科技公司仓管登录K/3 Cloud系统，选择组织"云创科技公司"，执行【供应链】—【简单生产入库业务】—【简单生产入库单】命令，进入"简单生产入库单-新增"界面。新增行分别录入物料，其中包括13台全自动贴合机SR-1型和13台全自动贴合机SR-2型，仓库选择科技公司成品库，如图5-216所示。

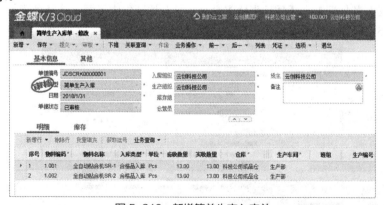

图5-216 新增简单生产入库单

2. 进行入库成本维护

云创科技公司会计根据入库的产品数量，进行入库成本维护。

云创科技公司会计登录 K/3 Cloud 系统，选择组织"云创科技公司"，执行【成本管理】—【存货核算】—【入库成本维护】命令，进行入库成本维护。在弹出的入库成本维护过滤条件中，选择单据名称为"简单生产入库单"，如图 5-217 所示。

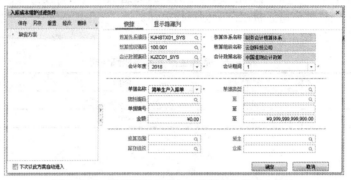

图 5-217　选择简单生产入库单进行入库成本维护

其中，13 台全自动贴合机 SR-1 的成本为 566 677.92 元，13 台全自动贴合机 SR-2 的成本为 566 677.92 元。如图 5-218 所示。

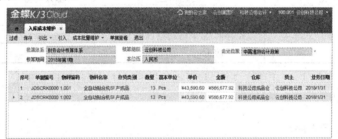

图 5-218　入库成本维护

3. 生成凭证

科技公司会计根据会计日常业务规定，将本次简单生产入库结转成本的业务生成凭证。

科技公司会计登录 K/3 Cloud 系统，选择组织"云创科技公司"，执行【财务会计】—【智能会计平台】—【账务处理】—【凭证生成】命令，打开凭证生成界面。选择"简单生产入库单"生成凭证，如图 5-219 所示。

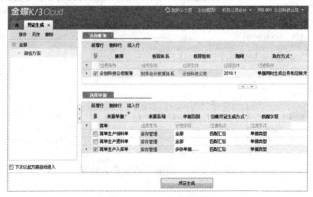

图 5-219　生成凭证

单击【凭证生成】按钮，系统自动生成凭证，并产生凭证生成报告列表。

生成凭证后，执行【财务会计】—【智能会计平台】—【账务处理】—【总账凭证查询】命令，在"过滤条件"窗口选择审核状态为"创建"，查看生成的凭证，如图 5-220 所示。双击打开每个凭证，与前面实验数据中的凭证内容进行核对，确保生成的凭证正确。在生成的凭证核对无误后，勾选并进行提交。

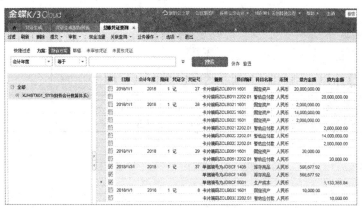

图 5-220　总账凭证查询

实验二十六　存货盘点

➚ 应用场景

库存盘点是为了精确地计算当月和当年的营运状况，以月/年为周期清点公司内的成品和原材料，制订公司仓储收发作业准则，以便对仓储货品的收发结存等活动进行有效控制，保证仓储货品完好无损、账物相符，确保生产正常进行，规范公司物料的盘点作业。

➚ 实验步骤

- 科技公司仓管员新增盘点方案并进行盘点。
- 科技公司会计进行出库成本核算。
- 科技公司会计通过智能会计平台生成盘亏单的凭证。
- 科技公司会计新增凭证将盘亏凭证计入管理费用。

➚ 操作部门及人员

(1) 科技公司仓管在存货盘点时，需要先增加盘点方案，然后根据盘点方案产生的物料盘点作业表进行盘点。盘点结果录入后，系统自动生成盘亏单。

(2) 科技公司会计根据盘点结果，确认盘亏部分为正常生产损耗，进行出库成本核算。然后，根据智能会计平台生成凭证。最后，用凭证记录盘亏的资产损益，记入管理费用。

对应的业务流程如图 5-221 所示。

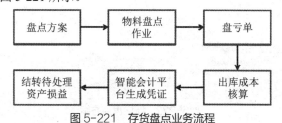

图 5-221　存货盘点业务流程

实验数据

1. 存货盘点数据

2018 年 1 月 31 日，科技公司进行存货盘点，设置盘点方案名称为"云创科技公司 1 月盘点方案"，盘点数据如表 5-57 所示。盘亏的存货经过调查发现是合理损耗，计入管理费用。

表 5-57　存货盘点数据

仓库名称	物料名称	盘点数量
科技公司原料仓	机芯	185.00
科技公司原料仓	智能控制系统	282.00
科技公司原料仓	不锈钢外壳	280.00
科技公司成品仓	全自动贴合机 SR-1	216.00
科技公司成品仓	全自动贴合机 SR-2	227.00

2. 凭证数据

凭证数据如表 5-58 所示。

表 5-58　凭证数据

对应组织	凭证来源	会计科目	借方金额	贷方金额
科技公司	盘亏单	待处理财产损溢	398.58	
		原材料/不锈钢外壳		398.58
科技公司	凭证录入	管理费用/生产部/材料成本	398.58	
		待处理财产损溢		398.58

操作指导

1. 新增盘点方案

科技公司仓管部与财务部一起进行存货盘点，先增加盘点方案。

科技公司仓管员登录 K/3 Cloud 系统，选择组织"云创科技公司"，执行【供应链】—【库存管理】—【定期盘点】—【盘点方案】命令，打开盘点方案界面。新增盘点方案，注意"盘点参数"页签下，备份日期选择"2018/1/31"。信息录入完成后，单击【提交】和【审核】按钮，如图 5-222 所示。

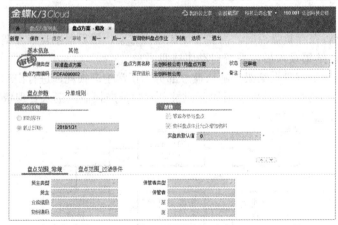

图 5-222　新增盘点方案

2. 在物料盘点作业列表中进行盘点

科技公司仓管员和会计根据系统自动生成的物料盘点表进行盘点，并将盘点结果录入系统。

科技公司仓管员登录 K/3 Cloud 系统，选择组织"云创科技公司"，执行【供应链】—【库存管理】—【定期盘点】—【物料盘点作业】命令，进入物料盘点作业界面。通过新建的盘点方案进行物料盘点作业，参照实验数据录入具体的盘点数量，录入完成后，单击【提交】和【审核】按钮，如图 5-223 所示。

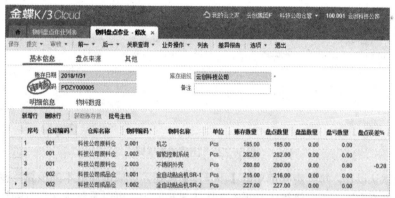

图 5-223 物料盘点作业

如果存在数量差异，自动生成盘盈单或者盘亏单。执行【供应链】—【库存管理】—【定期盘点】—【盘亏单列表】命令，查看自动生成的盘亏单，如图 5-224 所示。本次盘亏属于正常的损耗范围。

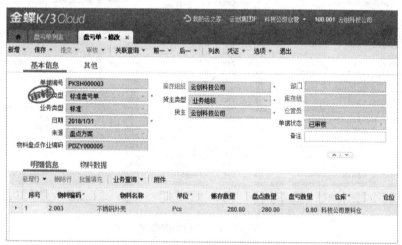

图 5-224 查看自动生成的盘亏单

3. 进行出库成本核算

科技公司会计根据本次存货盘点的结果，进行出库成本核算。

科技公司会计登录 K/3 Cloud 系统，选择组织"云创科技公司"，执行【成本管理】—【存货核算】—【出库成本核算】命令，进行出库成本核算，如图 5-225 所示。

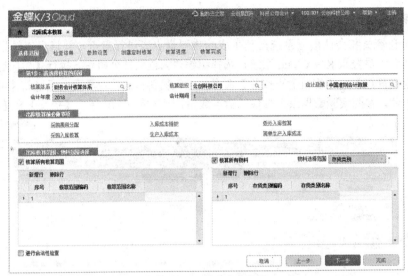

图 5-225　出库成本核算

根据系统默认设置，每个步骤都单击【下一步】按钮，完成出库成本的核算。核算完成后，可单击"核算单据查询"，查看核算的结果，如图 5-226 所示。可以看到本次盘亏的结果已经纳入出库成本核算。

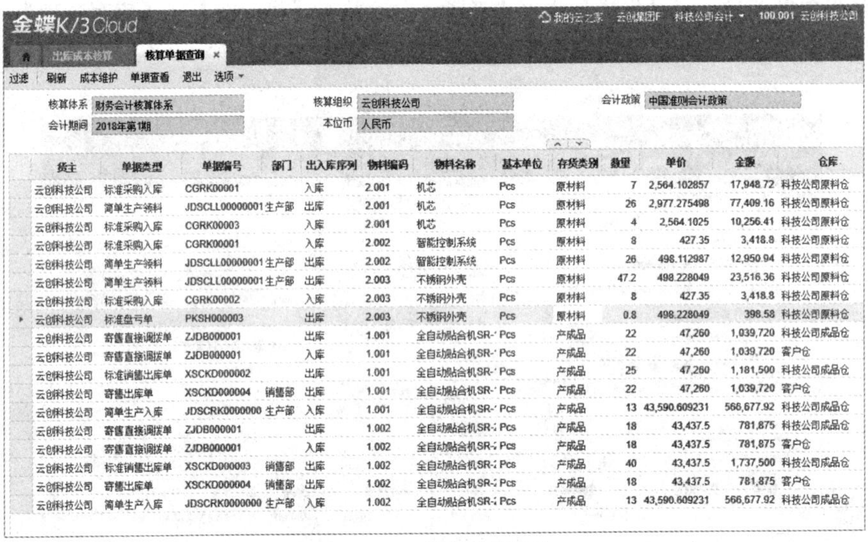

图 5-226　核算单据查询

4. 通过智能会计平台生成盘亏单凭证

科技公司会计根据会计日常业务规则，将本次存货盘点的盘亏业务生成凭证。

科技公司会计登录 K/3 Cloud 系统，选择组织"云创科技公司"，执行【财务会计】—【智能会计平台】—【账务处理】—【凭证生成】命令，选择"盘亏单"生成凭证，如图 5-227 所示。

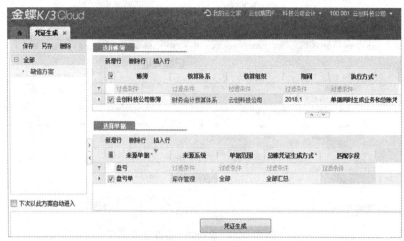

图 5-227　智能会计平台生成凭证

单击【凭证生成】按钮，系统自动生成凭证，并给出凭证生成报告列表。执行【财务会计】—【智能会计平台】—【账务处理】—【总账凭证查询】命令，在"过滤条件"窗口选择审核状态为"创建"，查看生成的凭证，如图 5-228 所示。双击打开每个凭证，与前面实验数据中的凭证内容进行核对，确保生成的凭证正确。在生成的凭证核对无误后，勾选并进行提交。

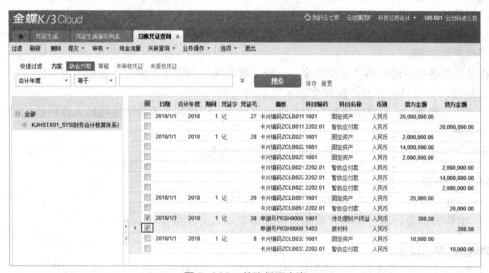

图 5-228　总账凭证查询

5. 新增凭证结转待处理财产损益

盘亏的存货经过调查发现是合理损耗，根据公司财务规定，可计入管理费用，便于结转费用。科技公司会计登录 K/3 Cloud 系统，选择组织"云创科技公司"，执行【财务会计】—【总账】—【凭证管理】—【凭证录入】命令，进入"凭证录入-新增"界面。参考实验数据，将待处理财产损溢转入管理费用，凭证信息录入完成后，单击【保存】和【提交】按钮，如图 5-229 示。

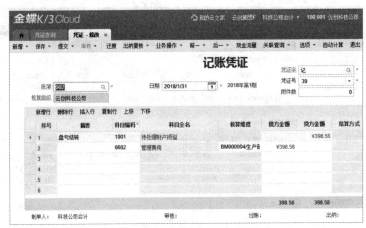

图 5-229　盘亏转入管理费用

实验二十七　结转未交增值税

↗ 应用场景

应交增值税是指一般纳税人和小规模纳税人销售货物或者提供加工、修理修配劳务活动本期应交纳的增值税。

在总账中,应交增值税是"应交税费"的二级明细科目,该科目专门用来核算未缴或多缴增值税,平时无发生额。

在月末账务处理时,当"应交税金——应交增值税"为贷方余额时,为应缴纳增值税,应将其贷方余额转入该科目的贷方,反映企业未缴的增值税。

当"应交税费——应交增值税"为多交增值税时,应将其多缴的增值税转入该科目的借方,反映企业多缴的增值税。

本案例主要介绍月末结转未交增值税业务处理流程。

↗ 实验步骤

❏ 科技公司会计通过自动转账结转应交增值税,并生成凭证。
❏ 销售公司会计通过自动转账结转应交增值税,并生成凭证。

↗ 操作部门及人员

科技公司会计和销售公司会计根据公司经营情况,结转应交增值税,并生成凭证。

↗ 实验数据

2018 年 1 月 31 日,云创科技公司及云创销售公司分别通过自动转账功能结转未交增值税。
凭证数据如表 5-59 所示。

表 5-59　凭证数据

对应组织	凭证来源	会计科目	借方金额	贷方金额
科技公司	自动转账生成	应交税费-应交增值税-销项税额	1 066 495.73	
		应交税费-应交增值税-进项税额		19 637.17
		应交税费-应交增值税-已交税金		1 066 495.73
		应交税费-应交增值税-已交税金	19 637.17	

(续表)

对应组织	凭证来源	会计科目	借方金额	贷方金额
销售公司	自动转账生成	应交税费-应交增值税-销项税额	276 068.38	
		应交税费-应交增值税-进项税额		225 213.68
		应交税费-应交增值税-已交税金		276 068.38
		应交税费-应交增值税-已交税金	225 213.68	

> 操作指导

1. 云创科技公司执行自动转账方案

科技公司会计登录 K/3 Cloud 系统，选择组织"云创科技公司"，执行【财务会计】—【总账】—【期末处理】—【自动转账】命令，进入期末处理自动转账界面。选择"结转增值税"转账方案，单击【执行】按钮，如图 5-230 所示。

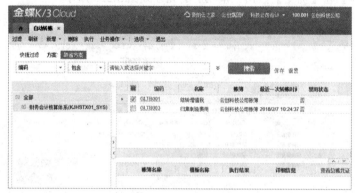

图 5-230 执行自动转账方案

系统自动结转应交增值税并生成凭证。单击【查看】按钮，查看凭证信息。确认无误后单击【保存】和【提交】按钮，凭证信息如图 5-231 所示。

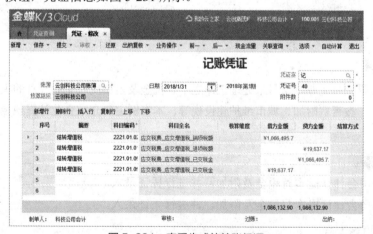

图 5-231 查看生成的转账凭证

2. 云创销售公司执行自动转账方案

销售公司会计登录 K/3 Cloud 系统，选择组织"云创销售公司"，执行【财务会计】—【总账】—【期末处理】—【自动转账】命令，进入期末处理自动转账界面。选择"结转增值税"转账方案，单击【执行】按钮，如图 5-232 所示。

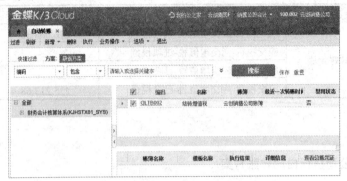

图 5-232 执行自动转账方案

系统自动结转应交增值税并生成凭证，单击【查看】按钮，查看生成的凭证。若凭证信息确认无误，单击【保存】和【提交】按钮。审核后的凭证如图 5-233 所示。

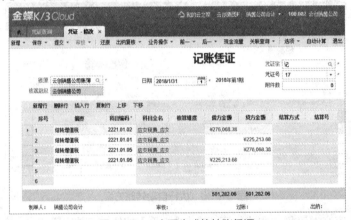

图 5-233 查看生成的转账凭证

实验二十八　计提税金及附加

↗ 应用场景

计提税金及附加是企业日常月末处理工作之一。税金及附加反映企业经营的主要业务应负担的消费税、资源税、教育费附加、城市维护建设税等。本案例主要介绍企业计提税金及附加业务处理流程。

↗ 实验步骤

- 科技公司会计计提本月税金及附加，并进行凭证录入。
- 销售公司会计计提本月税金及附加，并进行凭证录入。

↗ 操作部门及人员

科技公司会计和销售公司会计计提税金及附加，录入凭证。

↗ 实验数据

2018 年 1 月 31 日，科技公司计提税金及其附加，其中应交城市维护建设税为 73 280.10 元，应交教育费附加为 31 405.76 元，应交地方教育费附加为 20 937.17 元。

2018 年 1 月 31 日，销售公司计提税金及其附加，其中应交城市维护建设税为 3 559.83 元，应交教育费附加为 1 525.64 元，应交地方教育费附加为 1 017.09 元。凭证数据如表 5-60 所示。

表 5-60　凭证数据

对应组织	凭证来源	会计科目	借方金额	贷方金额
科技公司	凭证录入	税金及附加	125 623.03	
		应交税费-应交城市维护建设税	-	73 280.10
		应交税费-应交教育费附加	-	31 405.76
		应交税费-应交地方教育费附加	-	20 937.17
销售公司	凭证录入	税金及附加	6 102.56	
		应交税费 - 应交城市维护建设税	-	3 559.83
		应交税费 - 应交教育费附加	-	1 525.64
		应交税费 - 应交地方教育费附加	-	1 017.09

操作指导

1. 云创科技公司计提本月税金及附加，录入凭证

科技公司会计登录 K/3 Cloud 系统，选择组织"云创科技公司"，执行【财务会计】—【总账】—【凭证管理】—【凭证录入】命令，进入"凭证录入-新增"界面。根据实验数据录入凭证信息，信息录入完成后，单击【保存】和【提交】按钮，如图 5-234 所示。

2. 云创销售公司计提本月税金及附加并凭证的录入

销售公司会计登录 K/3 Cloud 系统，选择组织"云创销售公司"，执行【财务会计】—【总账】—【凭证管理】—【凭证录入】命令，进入"凭证录入-新增"界面。根据实验数据录入凭证信息，信息录入完成后，单击【保存】和【提交】按钮，如图 5-235 所示。

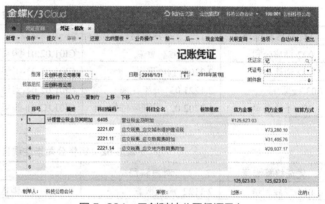

图 5-234　云创科技公司凭证录入

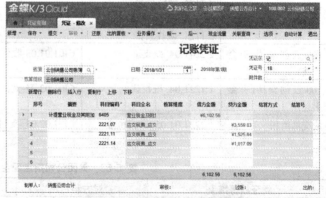

图 5-235　云创销售公司凭证录入

实验二十九　出纳凭证复核并指定现金流量

➚ 应用场景

凭证复核可以对所有现金、银行存款类科目的凭证进行复核，审查凭证记录是否有错误。一般需要出纳人员进行检查，并且在系统中保留检查痕迹。本案例主要介绍了在 K/3 Cloud 中复核凭证的步骤及指定现金流量的步骤。

➚ 实验步骤

- ❏ 科技公司出纳对本月凭证进行复核，并指定现金流量。
- ❏ 销售公司出纳对本月凭证进行复核，并指定现金流量。
- ❏ 集团公司出纳对本月凭证进行复核，并指定现金流量。

➚ 操作部门及人员

(1) 科技公司出纳对凭证进行复核，指定现金流量。
(2) 销售公司出纳对凭证进行复核，指定现金流量。
(3) 集团公司出纳对凭证进行复核，指定现金流量。

➚ 实验数据

三家公司指定现金流量的数据如表 5-61~表 5-63 所示。

表 5-61　科技公司指定现金流量

凭证核算维度	对方科目	主表项目
1.002 鼎盛公司	1.1123_预付账款	CI01.02.01-购买商品、接受劳务支付的现金
1.002 通达电路	2.2203_预收账款	CI01.01.01-销售商品、提供劳务收到的现金
003/钱原	2.1221.03_员工往来	CI01.02.04-支付其他与经营活动有关的现金
1.001/圣达公司	1.2202.02_明细应付款	CI01.02.01-购买商品、接受劳务支付的现金

表 5-62　销售公司指定现金流量

凭证核算维度	对方科目	主表项目
1.001/群辉制造	2.1122_应收账款	CI01.01.01-销售商品、提供劳务收到的现金
1.002/通达电路	页签【现金科目】：2.1121_应收票据	【主表项目】CI01.01.01-销售商品、提供劳务收到的现金
	页签【损益科目】：2.1121_应收票据	【附表项目】CI05.01.09-财务费用
100/云创集团(资金下拨)	2.2241.04_统支款	CI01.01.03-收到其他与经营活动有关的现金
100/云创集团(资金上划)	1.1221.04_统收款	CI01.02.04-支付其他与经营活动有关的现金
应交增值税	1.2221.01.05_已交税金	CI01.02.03-支付的各项税费

表 5-63　集团公司指定现金流量

凭证核算维度	对方科目	主表项目
100.002/云创销售公司(资金下拨)	1.1221.04_统收款	CI01.02.04-支付其他与经营活动有关的现金
100.002/云创销售公司(资金上划)	2.2241.04_统支款	CI01.01.03-收到其他与经营活动有关的现金

📌 操作指导

1. 云创科技公司出纳复核凭证并指定现金流量

科技公司出纳登录 K/3 Cloud 系统，选择组织"云创科技公司"，执行【财务会计】—【总账】—【凭证管理】—【出纳复核】命令，进入出纳复核界面。在过滤方案中设置查询条件，筛选实验数据中的相关凭证。勾选全部凭证，单击【出纳复核】按钮进行复核，如图 5-236 所示。相关操作参见视频 5-16。

视频 5-16

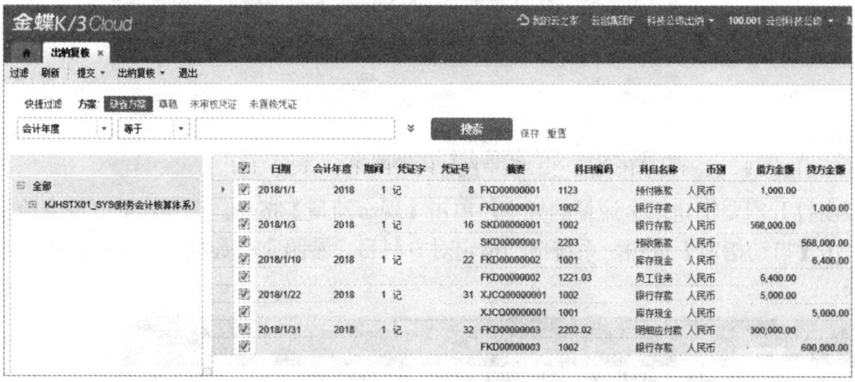

图 5-236 云创科技公司出纳复核

科技公司出纳双击打开需要指定现金流量的凭证，单击【现金流量】按钮，在弹出的"现金流量项目指定"窗口中，单击【自动指定】按钮，系统自动指定对方科目。参照实验数据，指定科目的主表项目，如图 5-237 所示。

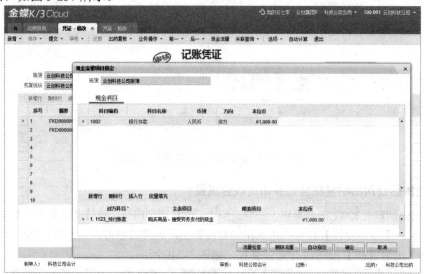

图 5-237 科技公司出纳指定现金流量

2. 云创销售公司出纳复核凭证并指定现金流量

销售公司出纳登录 K/3 Cloud 系统，选择组织"云创销售公司"，执行【财务会计】—【总账】—【凭证管理】—【出纳复核】命令，进入出纳复核界面。选择过滤方案的条件，筛选实验数据相关的凭证，单击【出纳复核】按钮进行凭证复核，如图 5-238 所示。

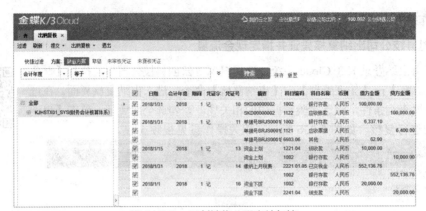

图 5-238　云创销售公司出纳复核

销售公司出纳双击打开需要指定现金流量的凭证,单击【现金流量】按钮,在弹出的"现金流量项目指定"窗口中,单击【自动指定】按钮,系统自动指定对方科目。参照实验数据,指定科目的主表项目,如图 5-239 所示。

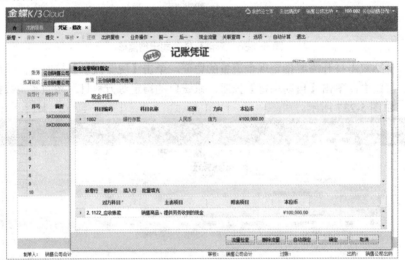

图 5-239　销售公司出纳指定现金流量

3. 云创集团公司出纳复核凭证并指定现金流量

集团公司出纳登录 K/3 Cloud 系统,选择组织"云创集团公司",执行【财务会计】—【总账】—【凭证管理】—【出纳复核】命令,进入出纳复核界面。选择过滤方案的条件,筛选实验数据中的凭证,单击【出纳复核】按钮进行凭证复核,如图 5-240 所示。

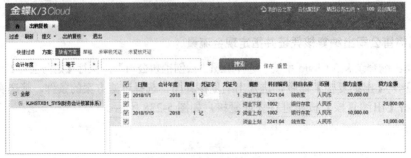

图 5-240　云创集团公司出纳复核

集团公司出纳双击打开需要指定现金流量的凭证，单击【现金流量】按钮，在弹出的"现金流量项目指定"窗口中，单击【自动指定】按钮，系统自动指定对方科目。参照实验数据，指定科目的主表项目，如图 5-241 所示。

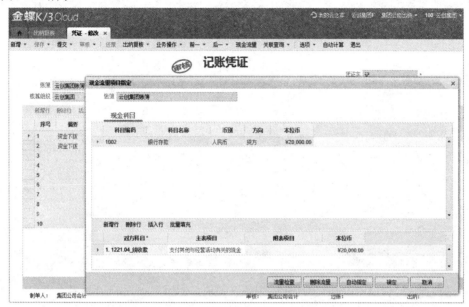

图 5-241　集团公司出纳指定现金流量

上述实验做完后，备份数据中心，备份文件名为"F 云创集团-日常操作"。

第6章 期末处理

6.1 期末处理概述

会计信息系统在前期的初始化和日常业务处理中已经产生了很多凭证和控制点,前期的每一张凭证都会在期末处理中有所反映,因此期末处理至关重要。在企业会计信息系统使用过程中,期末处理往往涉及以下几个方面:

(1) 凭证审核与过账。凭证过账是单位各项经济业务编制会计分录并且确认无误后,定期汇总同类业务的会计分录,并将其一次性过入有关分类账户的过程。

(2) 结转损益。期末将账簿内各损益类科目的余额转入本年利润科目,并生成一张结转损益记账凭证,以反映企业在一个会计期间内实现的利润或亏损总额。

(3) 结账。会计结账是将在一定时期内发生的全部经济业务登记入账的基础上,计算并记录本期发生额和期末余额后,将余额结转下期或新的账簿的会计行为。各个子系统的结账顺序为:出纳管理系统—应收款管理系统—应付款管理系统—费用报销系统—存货核算系统—固定资产系统—总账系统。

6.2 实验练习

实验一 凭证审核

↗ 应用场景

编制完凭证后,根据企业实际账务管理的需要,对凭证信息确认无误后进行审核。本案例介绍了 K/3 Cloud 中凭证审核的主要步骤。

↗ 实验步骤

- 集团公司会计提交、审核本月全部凭证。
- 科技公司会计提交、审核本月全部凭证。
- 销售公司会计提交、审核本月全部凭证。

↗ 实验前准备

- 将系统日期调整到 2018 年 1 月 1 日。
- 恢复备份账套"F 云创集团-日常操作"。

> **操作指导**

集团公司会计登录 K/3 Cloud 系统，选择组织"云创集团"，执行【财务会计】—【总账】—【凭证处理】—【凭证审核】命令，进入凭证审核界面。选择默认的凭证过滤条件，单击【确定】按钮，在弹出的"凭证审核"页签中选择"云创集团账簿"，选中需要审核的凭证，单击【提交】和【审核】按钮，如图 6-1 所示。相关操作参见视频 6-1。

视频 6-1

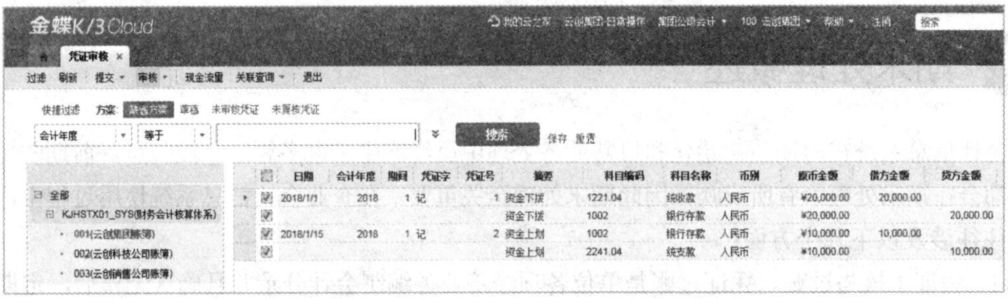

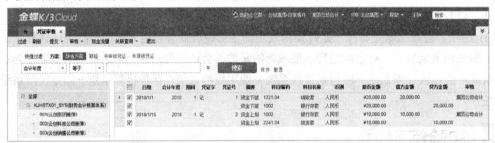

图 6-1 凭证提交与审核

审核成功后，凭证的审核一栏会出现审核人的名字，如图 6-2 所示。

图 6-2 凭证审核成功

科技公司会计、销售公司会计参考以上步骤分别提交、审核云创科技公司与云创销售公司的全部凭证。

实验二　凭证过账

> **应用场景**

凭证过账是单位各项经济业务编制会计分录以后，会计需要定期汇总同类业务的会计分录，并将其一次性过入有关分类账户的过程。本案例介绍了 K/3 Cloud 中凭证过账的主要步骤。

> **实验步骤**

- 集团公司会计将本月全部凭证过账。
- 科技公司会计将本月全部凭证过账。
- 销售公司会计将本月全部凭证过账。

> **操作指导**

集团公司会计登录 K/3 Cloud 系统，选择组织"云创集团"，执行【财务会计】—【总账】—【凭证处理】—【凭证过账】命令，进入凭证过账界面。选择"云创集团账簿"，单击【过账】按钮，如图 6-3 所示。凭证过账相关操作参见视频 6-2。

视频 6-2

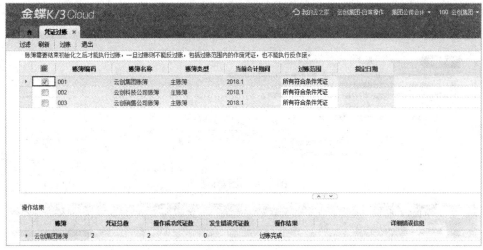

图 6-3 凭证过账

科技公司会计、销售公司会计参考以上步骤分别将云创科技公司与云创销售公司的全部凭证过账。

> **注意：**
> 过账之前，选择【财务会计】—【总账】—【凭证管理】—【凭证查询】菜单命令，打开凭证查询主界面。选择菜单【业务操作】—【凭证管理】，进行账簿的凭证断号检查，账簿待过账凭证如果存在断号，系统是不允许过账的。
> 然后，用户需要选择待过账的账簿，设置凭证的过账范围。单击功能菜单的【过账】按钮执行对应操作，操作完成后，系统会显示具体的操作结果。
> 值得注意的是，如果总账系统参数控制凭证过账前必须审核或出纳复核，请在执行凭证过账操作前，对相关凭证进行审核或者出纳复核。否则，将影响凭证过账操作的执行。

实验三　结转损益

应用场景

结转损益是指期末将账簿内各损益类科目的余额转入本年利润科目，并生成一张结转损益记账凭证，以反映企业在一个会计期间内实现的利润或亏损总额。本案例主要介绍 K/3 Cloud 中结转损益的步骤过程。

实验步骤

- 科技公司会计结转本期损益，并将生成的凭证审核过账。
- 销售公司会计结转本期损益，并将生成的凭证审核过账。

操作指导

科技公司会计登录 K/3 Cloud 系统，选择组织"云创科技公司"，执行【财务会计】—【总账】—【结转损益】命令，进入结转损益界面。选择"云创科技公司账簿"，如图 6-4 所示。

单击【下一步】按钮，进入损益科目选择向导界面。查看各个科目对应的结转科目无误后，单击【下一步】按钮，如图 6-5 所示。

在结转选项设置向导中选择凭证日期为"2018/1/31"，并单击【下一步】按钮，如图 6-6 所示。

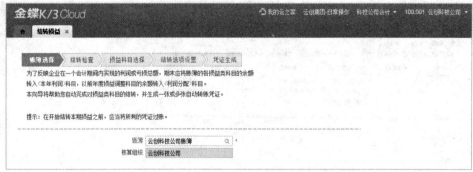

图 6-4 选择账簿

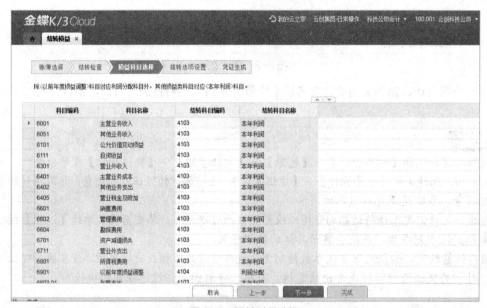

图 6-5 损益科目选择

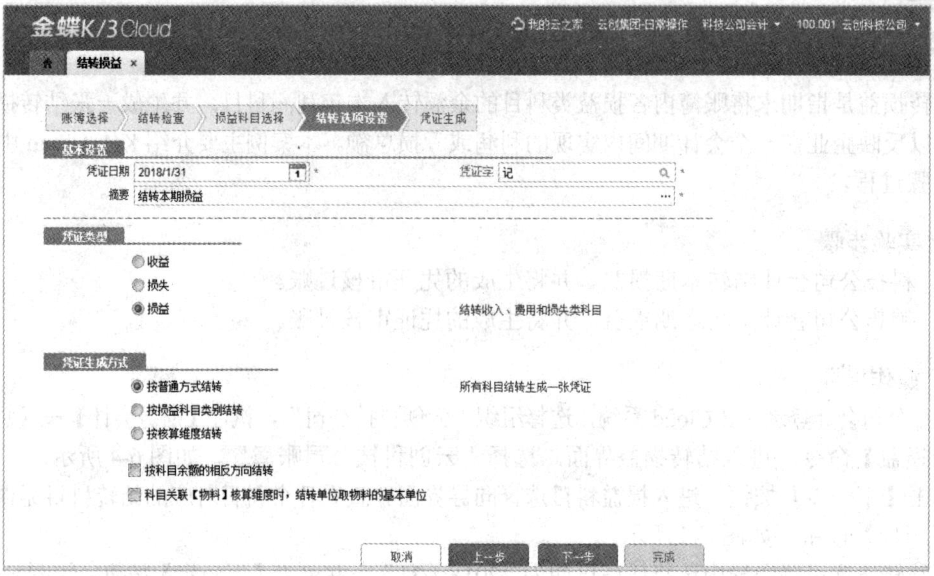

图 6-6 结转选项设置

凭证生成后，选择"审核并过账结转损益凭证"，单击【执行操作】按钮，系统提示凭证过账成功后，单击【完成】按钮，结转损益，如图 6-7 所示。相关操作参见视频 6-3。

视频 6-3

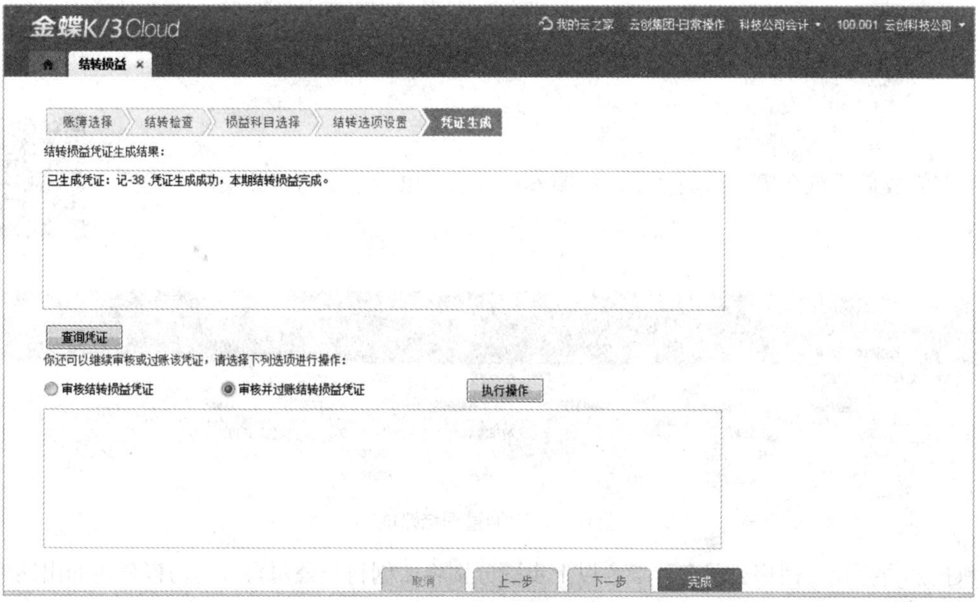

图 6-7　凭证生成

销售公司会计参考以上步骤结转云创销售公司本期损益，并将生成的凭证审核过账。

❖ **注意：**

结转损益操作需满足下列前提条件：
(1) 账簿系统参数已设置"本年利润"科目和"利润分配"科目；
(2) 账簿当前期间不存在未过账的结转损益凭证。

实验四　出纳管理结账

↗ 应用场景

为了对库存现金以及银行存款实现日清月结的管理，期末需要结转库存现金以及银行存款余额。本案例主要介绍 K/3 Cloud 中出纳管理结账的步骤。

↗ 实验步骤

- 集团公司会计将云创集团的出纳模块结账。
- 科技公司会计将云创科技公司的出纳模块结账。
- 销售公司会计将云创销售公司的出纳模块结账。

↗ 操作指导

集团公司会计登录 K/3 Cloud 系统，选择组织"云创集团"，执行【财务会计】—【出纳管理】—【期末处理】—【出纳管理结账】命令，进入出纳管理界面。选择"云创集团"，单击【结账】按钮，如图 6-8 所示。

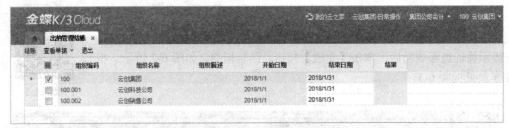

图 6-8 出纳管理结账

结账完成后系统会提示结账结果,如图 6-9 所示。出纳结账的相关操作参见视频 6-4。

视频 6-4

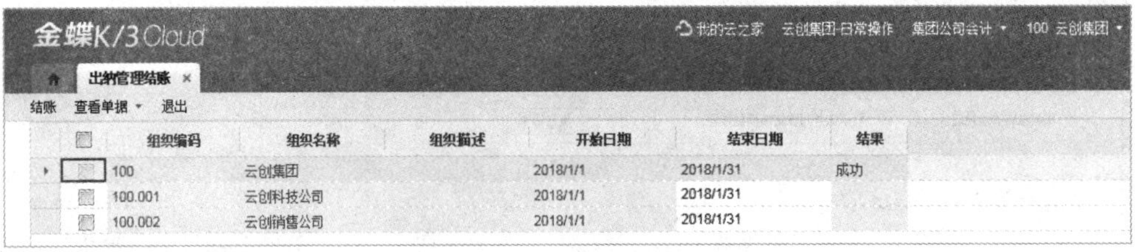

图 6-9 出纳管理结账成功

科技公司会计、销售公司会计参考以上步骤分别将云创科技公司与云创销售公司的出纳管理模块结账。

实验五　应收款管理结账

↗ 应用场景

应收款管理系统的数据处理都是针对本期的,要进行下一期间的处理,必须将本期的账务全部进行结账处理,系统才能进入下一期。本期所有的应收管理业务处理完毕之后,必须进行结账,并将余额结转为下一会计期间的初始余额。本案例演示 K/3 Cloud 应收款管理结账的主要操作步骤。

↗ 实验步骤

- 科技公司会计将云创科技公司的应收款管理模块结账。
- 销售公司会计将云创销售公司的应收款管理模块结账。

↗ 操作指导

科技公司会计登录 K/3 Cloud 系统,选择组织"云创科技公司",执行【财务会计】—【应收款管理】—【期末处理】—【应收款结账】命令,进入应收款结账界面。选择"云创科技公司",单击【结账】按钮,如图 6-10 所示。

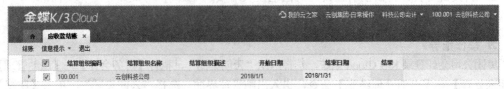

图 6-10 应收款管理结账

结账完成后系统会提示结账结果，如图 6-11 所示。

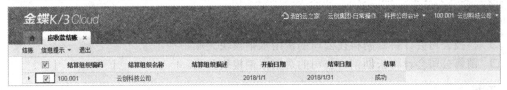

图 6-11　应收款管理结账成功

销售公司会计参考以上步骤将云创销售公司的应收款管理模块结账。

实验六　应付款管理结账

↗ 应用场景

应付款管理系统的数据处理都是针对本期的，要进行下一期间的处理，必须将本期的账务全部进行结账处理，系统才能进入下一期。本期所有的应付管理业务处理完毕之后，必须进行结账，并将余额结转为下一会计期间的初始余额。本案例主要演示 K/3 Cloud 应付款管理结账的操作步骤。

↗ 实验步骤

- 科技公司会计将云创科技公司的应付款管理模块结账。
- 销售公司会计将云创销售公司的应付款管理模块结账。

↗ 操作指导

科技公司会计登录 K/3 Cloud 系统，选择组织"云创科技公司"，执行【财务会计】—【应付款管理】—【期末处理】—【应付款结账】命令，进入应付款结账界面。选择"云创科技公司"，单击【结账】按钮，如图 6-12 所示。

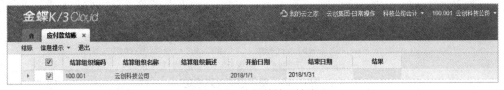

图 6-12　应付款管理结账

结账完成后系统会提示结账结果，如图 6-13 所示。

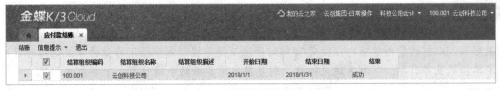

图 6-13　应付款管理结账成功

销售公司会计参考以上步骤将云创销售公司的应付款管理模块结账。

实验七　费用报销关账

↗ 应用场景

为避免数据随意变更，费用管理系统需要在期末关账，关账期间的业务数据不允许再次新增，本案例主要演示 K/3 Cloud 费用管理模块关账的操作步骤。

↗ 实验步骤
- 科技公司会计将云创科技公司的费用报销模块关账。
- 销售公司会计将云创销售公司的费用报销模块关账。

↗ 操作指导

科技公司会计登录 K/3 Cloud 系统，选择组织"云创科技公司"，执行【财务会计】—【费用报销】—【期末处理】—【关账】命令，进入费用报销关账界面。选择"云创科技公司"，单击【关账】按钮，如图 6-14 所示。

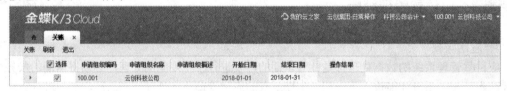

图 6-14　费用报销关账

结账完成后系统会提示关账结果，如图 6-15 所示。费用报销结账的相关操作参见视频 6-5。

视频 6-5

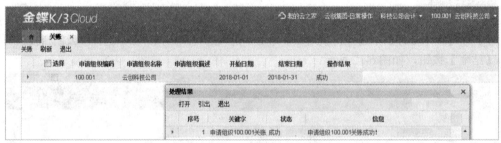

图 6-15　费用报销关账成功

销售公司会计参考以上步骤将云创销售公司的费用报销模块关账。

❖ 注意：

现有的关账控制修改：关账日期以前的费用单据不允许新增，可以提交、审核、反审核。

关账日期以前的费用单据，在提交/审核时产生下游单据，需根据下游业务系统的结账日期，判断下游单据的业务日期：下游系统未结账，则直接取原单据的申请日期；下游系统结账，则取系统当期日期。

实验八　存货核算关账与结账

↗ 应用场景

通过存货核算关账功能可截止本期的出入库单据的录入和其他处理，有利于为期末结账前的核算处理创造稳定的数据环境。

存货核算结账是截止本期核算单据的处理，计算本期的存货余额，并将其转入下一期，同时系统当前期间下置的过程，本案例主要演示 K/3 Cloud 存货核算模块关账与结账的操作步骤。

实验步骤

- 科技公司会计将云创科技公司的存货核算模块关账并结账。
- 销售公司会计将云创销售公司的费用报销模块关账并结账。

操作指导

科技公司会计登录 K/3 Cloud 系统，选择组织"云创科技公司"，执行【成本管理】—【存货核算】—【期末处理】—【存货核算期末关账】命令，进入存货核算期末关账界面。单击菜单栏【关账】，如图 6-16 所示。

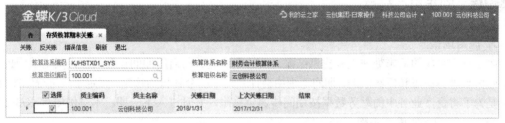

图 6-16　选择关账组织

关账完成后系统会提示关账结果，如图 6-17 所示。

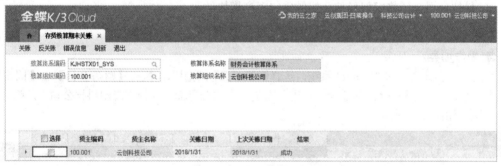

图 6-17　存货核算关账

> **注意：**
> (1) 可以指定关账日期，关账日期大于等于库存启用日期和大于上一次关账日期。
> (2) 选择需要关账的库存组织后，单击【关账】按钮，完成关账。
> (3) 关账后，关账日期前的库存单据不能再更改，即不允许新增、修改、删除、作废、审核、反审核关账日期前的库存单据。

存货核算关账成功后，执行【财务会计】—【成本管理】—【期末处理】—【存货核算期末结账】命令，进入存货核算期末结账界面。选择"云创科技公司"，单击【结账】按钮，如图 6-18 所示。

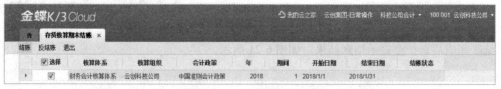

图 6-18　存货核算期末结账

结账完成后系统会提示结账结果，如图6-19所示。

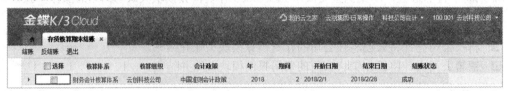

图6-19 存货核算期末结账成功

销售公司会计参考以上步骤，将云创销售公司的存货核算模块关账并结账。

实验九　固定资产结账

↗ 应用场景

固定资产系统的期末处理主要提供结账、反结账功能。与启用期间设置同理，货主组织也是分会计政策来进行结账和反结账的。期间范围由会计政策中的会计日历决定。固定资产进行结账处理，主要是为了将资产业务中的财务数据按期间传递至总账，并且进入下一期。本案例演示K/3 Cloud固定资产结账的主要操作步骤。

↗ 实验步骤

- 科技公司会计将云创科技公司的固定资产模块结账。
- 销售公司会计将云创销售公司的固定资产模块结账。

↗ 操作指导

集团公司会计登录K/3 Cloud系统，选择组织"云创集团"，执行【财务会计】—【固定资产管理】—【期末处理】—【结账】命令，进入固定资产结账界面。选择"云创科技公司"，单击【开始】按钮，如图6-20所示。

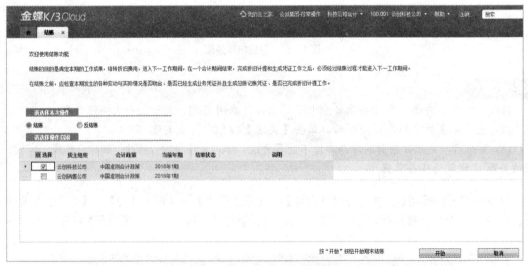

图6-20 固定资产结账

结账完成后系统会提示结账结果，如图6-21所示。

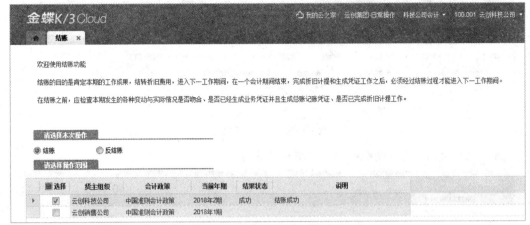

图 6-21　固定资产结账成功

销售公司会计参考以上步骤,将云创销售公司的固定资产模块结账。

> ❖ **注意:**
> (1) 当前期间资产卡片、资产变更单、资产处置单、资产调出单、资产调入单、折旧调整单全部已审核。
> (2) 资产调入单、资产盘盈单已经建卡。
> (3) 资产调出单、盘亏单已处置。
> (4) 本期需要计提折旧的资产已全部计提折旧。

实验十　总账结账

↗ 应用场景

总账系统的数据处理都是针对本期的,要进行下一期间的处理,必须将本期的账务全部进行结账处理,系统才能进入下一期,同时总账结账之前要先将其他子系统结账。本案例主要演示 K/3 Cloud 总账结账的主要操作步骤。

↗ 实验步骤

- 集团公司会计将云创集团的总账模块结账。
- 科技公司会计将云创科技公司的总账模块结账。
- 销售公司会计将云创销售公司的总账模块结账。

↗ 操作指导

集团公司会计登录 K/3 Cloud 系统,选择组织"云创集团",执行【财务会计】—【总账】—【期末处理】—【总账期末结账】命令,进入总账期末结账界面,选择"云创集团",单击【结账】按钮,如图 6-22 所示。

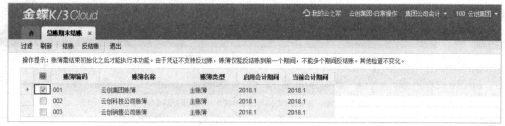

图 6-22 总账期末结账

结账完成后系统会提示结账结果，如图 6-23 所示。

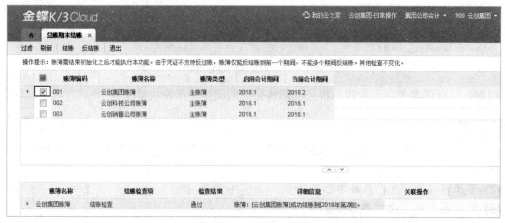

图 6-23 总账结账成功

科技公司会计、销售公司会计参考以上步骤，分别将云创科技公司与云创销售公司的总账模块结账。

> ◆ 注意：
>
> 期末结账操作需满足下列前提条件：
> (1) 账簿已经结束初始化。
> (2) 相关业务系统已经结账。
> (3) 账簿当前期间没有未过账的凭证。
> (4) 账簿当前期间已记账凭证不存在断号。
> (5) 智能会计平台已设置"必须要生成总账凭证"的业务单据都已生成总账记账凭证。
> (6) 如果账簿参数勾选"结账时要求损益类科目余额为零"，则账簿的损益科目余额需结平。

上述实验做完后，备份数据中心，备份文件名为"F 云创集团-期末处理"。

第 7 章 报表

7.1 系统概述

报表系统主要满足企业财务及业务报表的编制和管理需求。报表系统与总账系统无缝集成，内置取数公式，保证报表数据的及时和准确；可方便地从总账中提取数据，来编制各种报表。除资产负债表、利润表等常用报表外，报表系统还可以按照用户的需求制作其他各类管理报表，可编制的报表类型包括固定样式报表和动态罗列报表。报表数据格式化存储，能够快速满足企业各种数据分析的需求。

7.1.1 报表系统主要业务流程

报表系统不涉及具体的业务功能，其主要数据来源是各个业务系统所产生的业务数据和财务数据。产生报表的基本流程如图 7-1 所示。

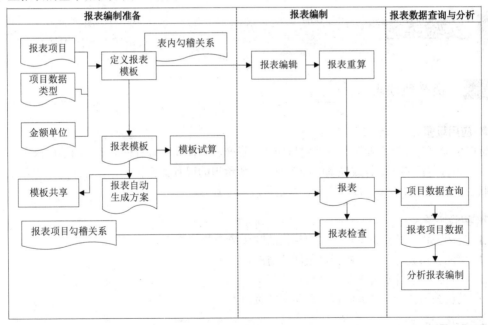

图 7-1 财务报表编制流程图

7.1.2 重点功能概述

财务报表平台，基于类 Excel 报表编辑器，通过快速报表向导、灵活的取数公式，帮助用户快速、准确地编制企业对外财务报表以及各类财务管理报表。与 Excel 相似的界面风格和操作习惯，所见即所得的报表绘制过程，低学习成本；与总账系统无缝集成，内置取数公式，保证报表数据的及时和准确；报表数据格式化存储，快速满足企业各种数据分析需求。功能点如下：

(1) 基础资料设置。报表基础资料设置主要包括建立报表项目和项目数据类型、定义报告维度、确定模板样式方案。报告维度用来定义和确认多维动态罗列表的多种维度资料，一般用于分析的报告维度有：客户、供应商、部门、费用项目等。模板样式方案将报表模板内容(包括报表项目、数据类型、取数公式、报告维度等) 抽象出来作为方案保存，可以重复利用，且修改方便。

(2) 报表模板定义。新建一个空白报表模板并打开，通过【批量填充向导】将模板样式方案填充至报表模板中，也可以使用系统预置模板快速完成报表模板的编制。

(3) 编制报表。根据报表模板，新建各期报表，从总账自动获取数据。

(4) 多组织报表管理。报表系统支持多组织报表管理，支持组织间报表模板的无障碍共享。多组织报表支持隔离独立编制、统一编制及系统自动生成三种方式。

(5) 结构化报表数据存储。报表管理系统支持结构化报表数据存储，是多维数据分析的保障。

(6) 简单灵活的快速报表批量填充。提供报表批量填充，一次性完成报表项目指标、报表数据取数公式、报表数据项目公式的自动填列，并支持追加填充。

(7) 报表控件及编辑风格更类似 Excel。基于先进的类 Excel 报表控件，与 Excel 更相似的界面风格和操作习惯，所见即所得的报表绘制过程。多表页功能可以使企业根据实际需要将整套报表(一组多个报表)定义和存放在一个报表中。

(8) K/3 Cloud 财务系统无缝集成。报表系统与 K/3 Cloud 财务系统无缝集成，内置取数公式，保证报表数据的及时和准确。

7.2 实验练习

实验一　资产负债表

↗ 应用场景

资产负债表是反映企业在某一特定日期全部资产、负债和所有者权益情况的会计报表，它表明权益在某一特定日期所拥有或控制的经济资源、所承担的现有义务和所有者对净资产的要求权。通过编制企业的资产负债表，反映企业在特定阶段的经营状况。

↗ 实验步骤

- 集团公司会计负责资产负债表模板的制作及分发。
- 集团公司会计负责编制云创集团公司的资产负债表。
- 科技公司会计负责编制科技公司资产负债表。
- 销售公司会计负责编制销售公司资产负债表。

↗ 实验前准备

- 将系统日期调整到 2018 年 1 月 1 日。
- 恢复备份账套"F 云创集团-期末处理"。

↗ 操作数据

集团公司会计新增报表模板如表 7-1 所示。

表 7-1 资产负债表

编号	名称	周期	核算体系	所属组织	样式类型
01	资产负债表	月报	财务会计核算体系	云创集团	固定样式

操作指导

1. 制作报表模板

1) 基础资料设置

集团公司会计登录 K/3 Cloud，选择"云创集团"组织，执行【财务会计】—【报表】—【报表管理】—【报表模板】命令，进入报表模板界面。单击【新增】按钮，进入"新增报表模板"对话框，根据实验数据录入模板信息，如图 7-2 所示，单击【确定】按钮。

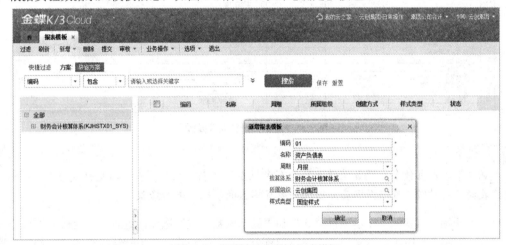

图 7-2 新增资产负债表报表模板

2) 编辑报表模板

双击资产负债表的报表模板，进入报表编辑器选择界面，如图 7-3 所示，首次使用根据提示安装引导程序。程序安装完成后，需要录入服务器的 K/3 Cloud 地址，以便后续使用。完成后单击【点击打开】按钮，进入报表模板编辑器。

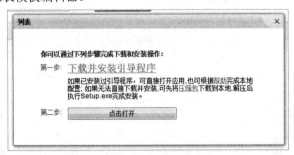

图 7-3 报表编辑器选择

在报表编辑器左下方的页签处(Sheet1)，右键选择插入表页，弹出插入表页界面，在"固定样式"页签下，选择"资产负债表"，单击【确定】按钮，在单元格中会自动填充资产负债表的报表项目、项目数据类型、Item 公式和取数公式，如图 7-4 所示。创建报表模板的相关操作参见视频 7-1。

视频 7-1

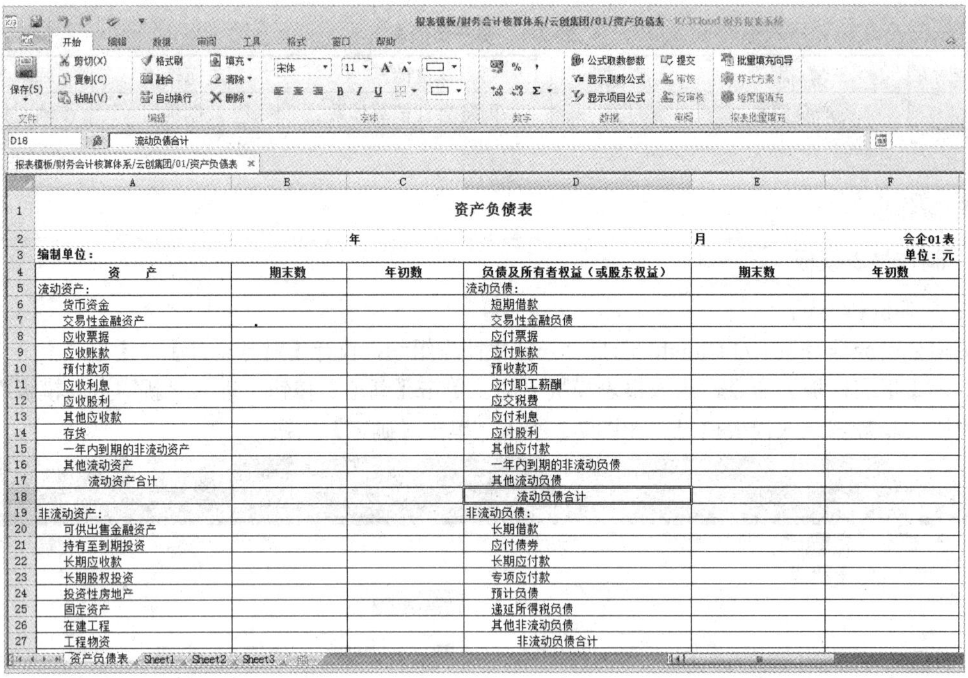

图 7-4　编辑资产负债表模板

> **注意：**
>
> 系统自带资产负债表、现金流量表、所有者权益变动表以及利润表等固定样式的报表模板。在编辑报表模板的时候，可以根据实际情况在原有模板的基础上进行修改。

单击"开始"页签的"显示项目公式"和"显示取数公式"选项，查看各单元格的项目公式及取数公式，如图 7-5 所示。本案例无须修改项目公式及取数公式，使用默认模板即可。若需调整项目公式或取数公式，可通过下面介绍的方法进行修改。

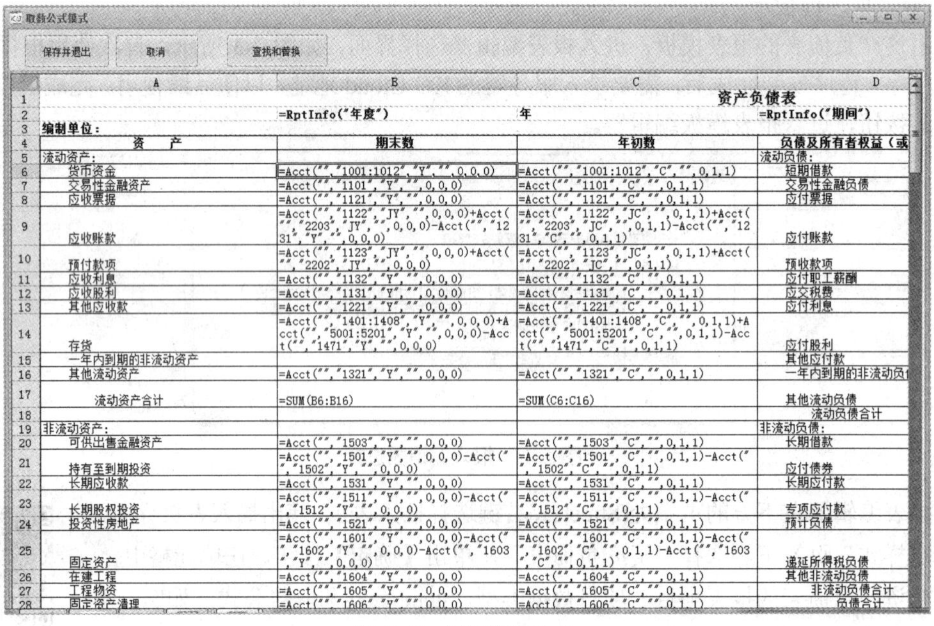

图 7-5　显示取数公式

上图为显示取数公式界面，如货币资金的取数公式是 Acct("","1001:1012","Y",,"",0,0,0)，括号中各参数分别代表取数账簿、科目、取数类型、币别、年度、起始期间、结束期间。其中：

年度是指账簿会计年度，可直接录入，如"2003"，若不选择系统默认为账簿当前年。若写入数值，表示的意义如下：0 为账簿当前年，-1 为账簿前一年，-2 为账簿前两年，依此类推。

起始、结束的期间是指会计期间，可直接录入"起始期间"和"结束期间"。若不选，则系统默认为账簿当前期。若写入数值，表示的意义如下：0 为账簿当前期，-1 为账簿上一期，-2 为账簿上两期，依此类推。

报表重算时，根据取数公式获取数据。各参数取值顺序为：

（1）如果公式中各参数有值，则优先取公式中设置的值，如"账簿"先按取数参数中设置的账簿，为空时按第二优先级取参数。

（2）取"公式取数参数"中设置的账簿、币别、年度、期间。公式取数参数设置界面如图 7-6 所示。

（3）若公式中参数为空，且公式取数参数未设置，各参数取报表属性，如当前组织为"云创集团"，则账簿取对应的主账簿，币别取主账簿对应的币别，年度和期间取当前年度期间。

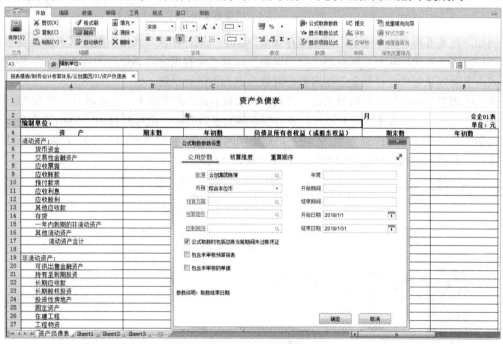

图 7-6 公式取数参数设置

用户可以通过"显示取数公式"操作修改取数公式，也可单击 f_x 按钮修改取数公式。具体方法如下：选中报表单元格，f_x 区域会显示该单元格的取数公式，如图 7-7 所示；或单击 f_x 按钮打开报表函数界面，可在此修改单元格取数公式。功能类似于 Excel 中的 f_x 公式，打开每个公式会显示功能介绍及参数说明。

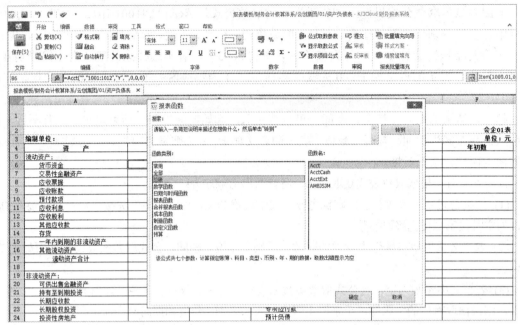

图 7-7　Acct 公式查看及修改

例如，若需要将"货币资金"以"库存现金"加上"银行存款及其他"的方式来替换显示，则可以利用报表函数的功能来分别获得"货币资金"以及"库存现金及其他"的期末数与年初数的取数公式，下面以获取"库存现金"期末数的取数公式为例进行讲解。

先选中需要显示该期末数的单元格，进入报表函数界面，在界面中，选择函数类别为"总账"，函数名为"Acct"，单击【确定】按钮，进入报表函数参数界面，选择科目为"1001(库存现金)"，取数类型为"Y(期末余额)"，年度为"0"，开始期间为"0"，结束期间为"0"，如图 7-8 所示，单击【确定】按钮，则在所选中的单元格中返回取数公式。

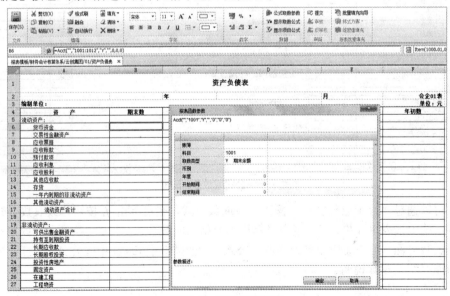

图 7-8　报表函数参数

在报表客户端单击【显示项目公式】按钮，查看各单元格的项目公式，如图 7-9 所示。例如 Item

(1000.01,0,0,2)，括号中逗号分开的参数分别代表项目编码、年度、期间、项目数据类型，报表中各数据以 Item 公式存储于后台数据库，方便引用。

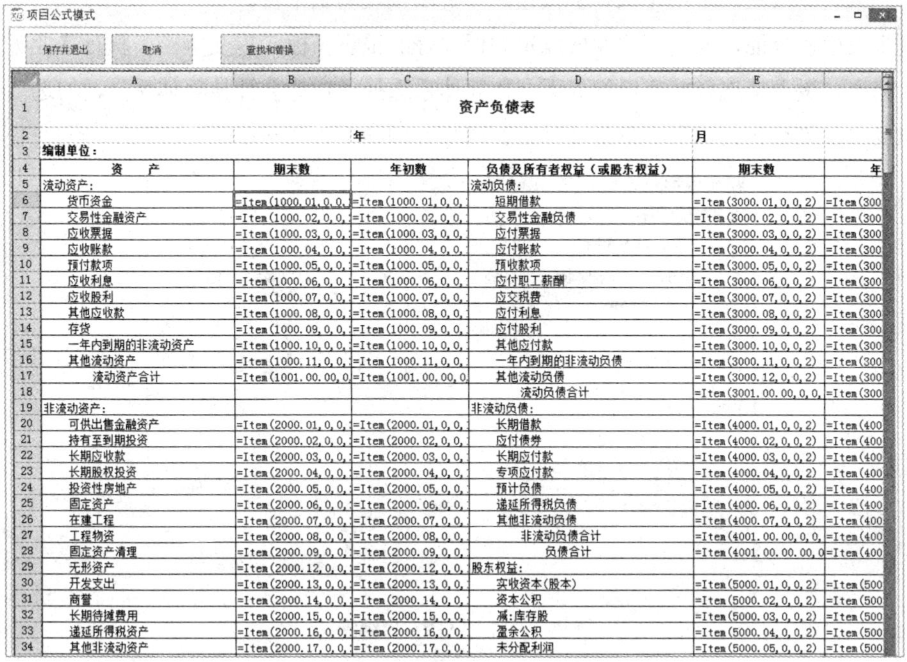

图 7-9 显示项目公式

用户可以在显示项目公式界面修改项目公式，也可打开单元格项目公式来修改公式。选中报表单元格，单元格项目公式区域会显示该单元格的项目公式，如图 7-10 所示。单击 图 可以打开单元格项目公式界面，可在此修改单元格项目公式。

若"货币资金"以"库存现金"加上"银行存款及其他"的方式来替换显示，则分别在"库存现金"以及"银行存款及其他"的期末数和年初数的单元格上需设置对应的单元格项目公式，下面以设置"库存现金"期末数的项目公式为例进行讲解。

选择"库存现金"期末数的单元格，单击 图 进入单元格项目公式界面，输入项目编码"1000.01.01"，项目数据类型为"期末数"，年度和期间都为"0"，单击【确定】按钮，则在所选的单元格返回项目公式。

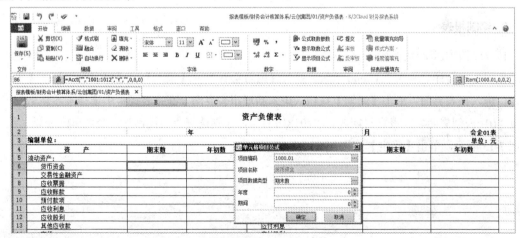

图 7-10 单元格项目公式

在报表编辑器中可以根据实际需要编辑各取数公式，本案例中无须修改，使用系统默认的报表模板即可。编辑完成后，单击【保存】按钮，并关闭报表编制平台。

回到报表模板界面，勾选刚才完成编辑并保存好的报表模板，提交审核，执行【业务操作】—【共享】命令，进入请选择共享组织界面。核算体系选择"财务会计核算体系"，勾选"云创科技公司"以及"云创销售公司"，单击【确定】按钮，如图7-11所示。

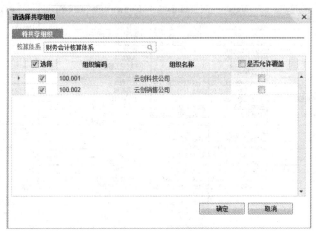

图 7-11 选择共享组织

将新增共享的报表模板进行提交、审核，如图7-12所示。

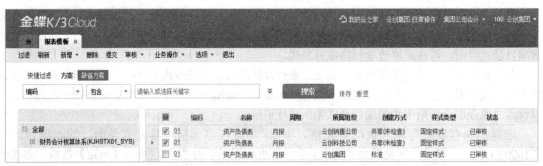

图 7-12 审核报表模板

2. 编制报表

1）云创集团资产负债表

集团公司会计登录 K/3 Cloud 系统，执行【财务会计】—【报表】—【报表管理】—【报表】命令，进入报表界面。单击【新增】按钮，进入新增报表界面，在报表模板中选择刚才新增的报表模板"01 云创集团"，报表日期选择"2018/1/31"，币别选择"人民币"，金额单位选择"元"，如图 7-13 所示，单击【确定】按钮。

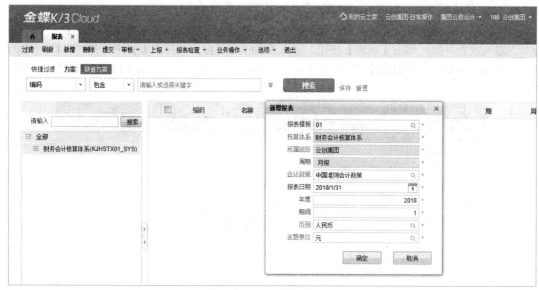

图 7-13 新增资产负债表

双击刚才新增的报表,进入报表编辑器选择界面,单击【点击打开】按钮,进入报表编辑器。在"数据"页签下,选择"重算表页",如图 7-14 所示,单击【保存】、【提交】和【审核】按钮,完成报表编制。报表编制的相关操作参见视频 7-2。

视频 7-2

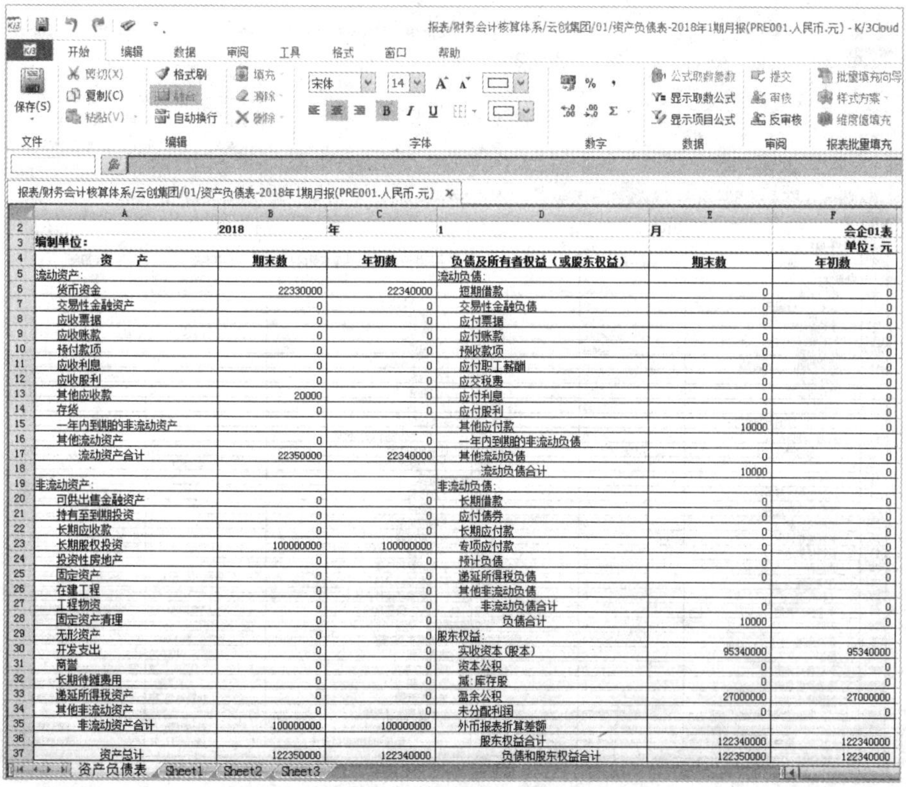

图 7-14 云创集团资产负债表

2) 云创科技公司资产负债表

科技公司会计登录 K/3 Cloud 系统，执行【财务会计】—【报表】—【报表管理】—【报表】命令，进入报表界面。单击【新增】按钮，进入新增报表界面，在报表模板中选择“01”，报表日期选择“2018/1/31”，币别选择“人民币”，金额单位选择“元”，如图 7-15 所示，单击【确定】按钮。

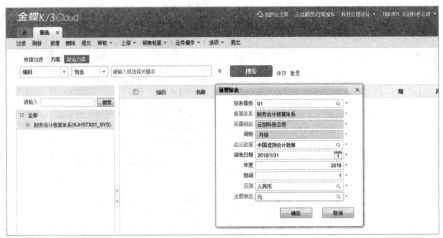

图 7-15　新增资产负债表

双击刚才新增的报表，进入报表编辑器选择界面，单击【点击打开】按钮，进入报表编辑器。在“数据”页签下，选择“重算表页”，如图 7-16 所示，单击【保存】、【提交】和【审核】按钮，完成报表编制。

报表/财务会计核算体系/云创科技公司/01/资产负债表-2018年1期月报(PRE001.人民币.元) - K/3Cloud

	A	B	C	D	E	F
2		2018	年	1	月	会企01表
3	编制单位:					单位：元
4	资　产	期末数	年初数	负债及所有者权益（或股东权益）	期末数	年初数
5	流动资产:			流动负债:		
6	货币资金	7855600	7895000	短期借款	0	0
7	交易性金融资产	0	0	交易性金融负债	0	0
8	应收票据	0	0	应付票据	0	0
9	应收账款	10101736.11	3320000	应付账款	1334149.9	1800000
10	预付款项	25000	0	预收款项	0	0
11	应收利息	0	0	应付职工薪酬	1018410.15	0
12	应收股利	0	0	应交税费	1172481.59	0
13	其他应收款	5900	0	应付利息	0	0
14	存货	20853528.53	24540000	应付股利	0	0
15	一年内到期的非流动资产			其他应付款	0	0
16	其他流动资产	0	0	一年内到期的非流动负债		
17	流动资产合计	38841764.64	35755000	其他流动负债	0	0
18				流动负债合计	3525041.64	1800000
19	非流动资产:			非流动负债:		
20	可供出售金融资产	0	0	长期借款	0	0
21	持有至到期投资	0	0	应付债券	0	0
22	长期应收款	0	0	长期应付款	0	0
23	长期股权投资	0	0	专项应付款	0	0
24	投资性房地产	0	0	预计负债	0	0
25	固定资产	37832752.78	38045000	递延所得税负债	0	0
26	在建工程	0	0	其他非流动负债		
27	工程物资	0	0	非流动负债合计	0	0
28	固定资产清理	0	0	负债合计	3525041.64	1800000
29	无形资产	0	0	股东权益:		
30	开发支出	0	0	实收资本(股本)	48000000	48000000
31	商誉	0	0	资本公积	6400000	6400000
32	长期待摊费用	0	0	减:库存股	0	0
33	递延所得税资产	0	0	盈余公积	8000000	8000000
34	其他非流动资产	0	0	未分配利润	10749475.78	9600000
35	非流动资产合计	37832752.78	38045000	外币报表折算差额		
36				股东权益合计	73149475.78	72000000
37	资产总计	76674517.42	73800000	负债和股东权益合计	76674517.42	73800000

资产负债表　Sheet1　Sheet2　Sheet3

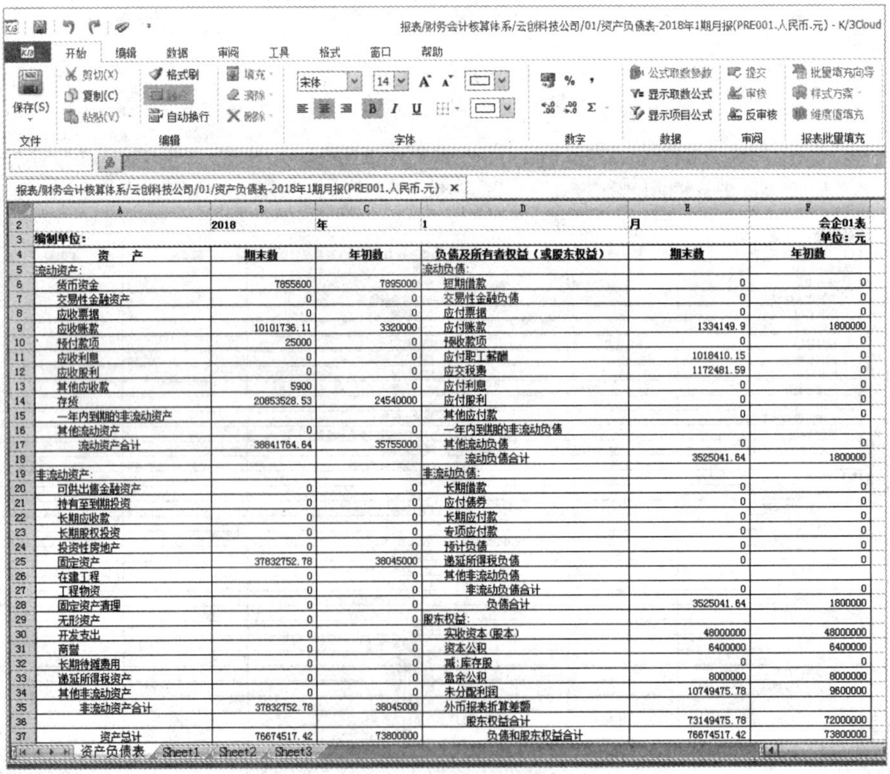

图 7-16　云创科技公司资产负债表

3) 云创销售公司资产负债表

销售公司会计登录 K/3 Cloud 系统，执行【财务会计】—【报表】—【报表管理】—【报表】命令，进入报表界面。单击【新增】按钮，进入新增报表界面，在报表模板中选择"01"，报表日期选择"2018/1/31"，币别选择"人民币"，金额单位选择"元"，如图 7-17 所示，单击【确定】按钮。

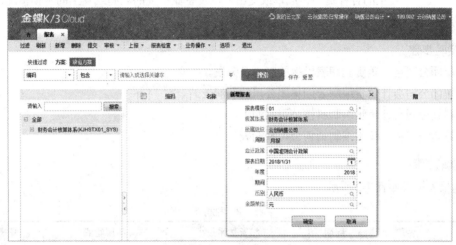

图 7-17　新增资产负债表

双击刚才新增的报表，进入报表编辑器选择界面，单击【点击打开】按钮，进入报表编辑器。在"数据"页签下，选择"重算表页"，如图 7-18 所示，单击【保存】、【提交】和【审核】按钮，完成报表编制。

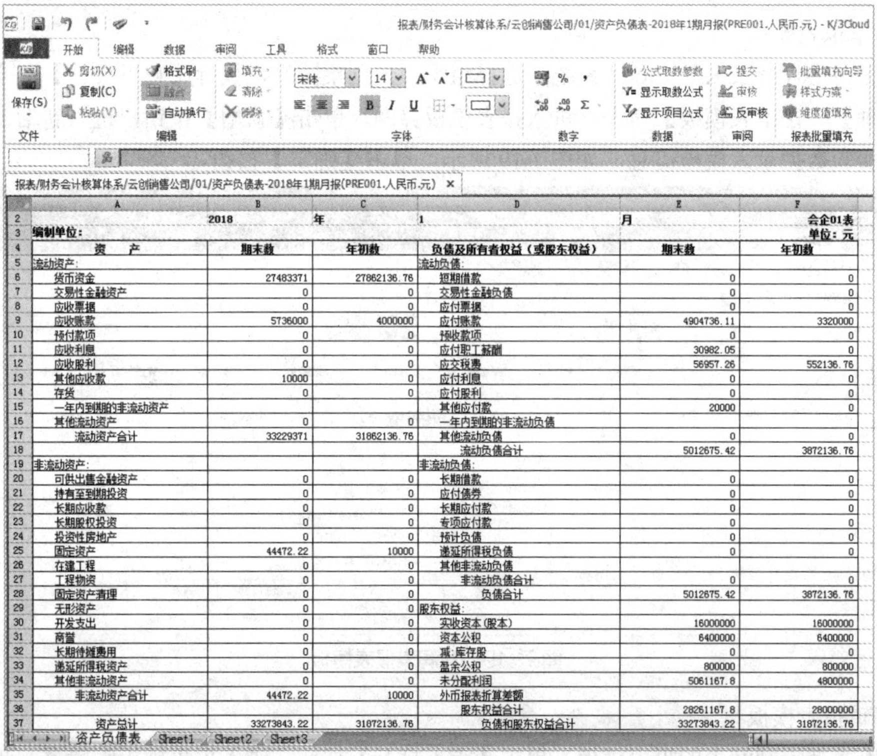

图 7-18　云创销售公司资产负债表

实验二 利润表

🗹 应用场景

利润表是反映企业一定会计期间生产经营成果的会计报表,它全面揭示了企业在某一特定时期实现的各种收入,发生的各种费用、成本或支出,以及企业实现的利润或发生的亏损情况,通过编制企业的利润表,反映企业一定阶段的经营成果。

🗹 实验步骤

- 集团公司会计负责利润表模板的制作及分发。
- 集团公司会计负责编制云创集团公司的利润表。
- 科技公司会计负责编制科技公司利润表。
- 销售公司会计负责编制销售公司利润表。

🗹 实验数据

新建报表模板如表 7-2 所示

表 7-2 利润表

编号	名称	周期	核算体系	所属组织	样式类型
02	利润表	月报	财务会计核算体系	云创集团	固定样式

🗹 操作指导

1. 制作报表模板

1) 新增报表模板

集团公司会计登录 K/3 Cloud 系统,选择组织"云创集团",执行【财务会计】—【报表】—【报表管理】—【报表模板】命令,进入报表模板界面,单击【新增】按钮,进入新增报表模板界面,根据实验数据录入模板信息,如图 7-19 所示,单击【确定】按钮。

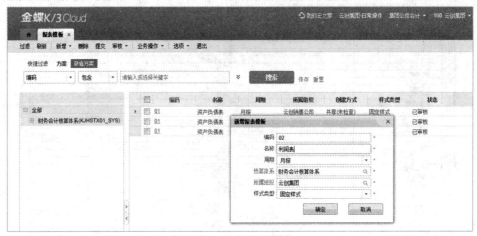

图 7-19 利润表报表模板

2) 编辑报表模板

双击刚才新增利润表的报表模板,单击【点击打开】按钮,进入报表模板编辑器。在报表编辑器左下方的页签处(Sheet1)，右键选择插入表页，弹出插入表页界面，在"固定样式"页签下，选择"利润表"，单击【确定】按钮，在单元格中会自动填充利润表的报表项目、项目数据类型、Item公式和取数公式，如图 7-20 所示。

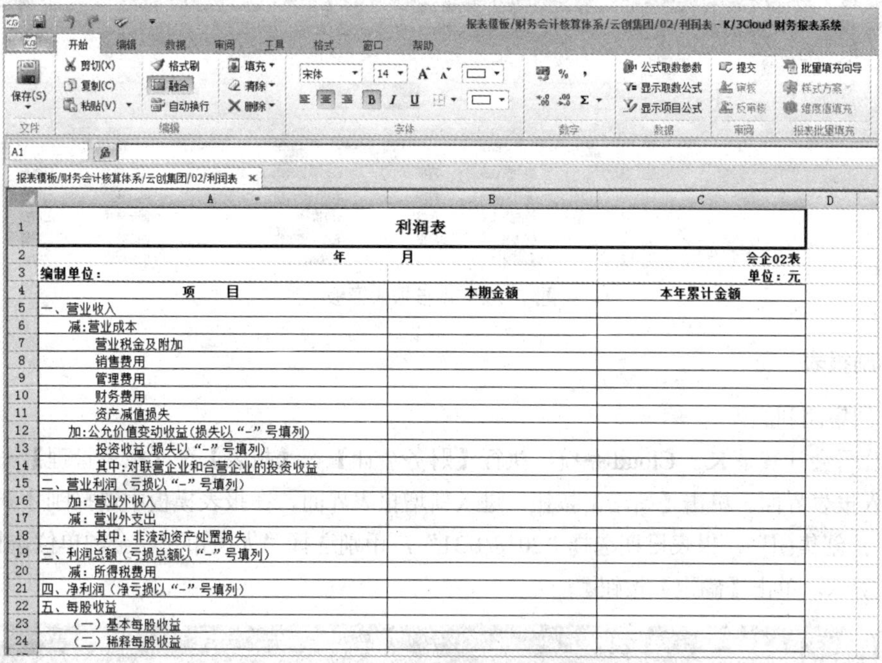

图 7-20　编辑利润表模板

在报表编辑器中可以根据实际需要编辑各取数公式，本案例中无须修改，使用系统默认的报表模板即可，编辑完成后，单击【保存】按钮。

回到报表模板界面，勾选刚才完成编辑并保存好的报表模板，提交审核，执行【业务操作】—【共享】命令，进入请选择共享组织界面，核算体系选择"财务会计核算体系"，勾选"云创科技公司"以及"云创销售公司"，单击【确定】按钮，如图 7-21 所示。

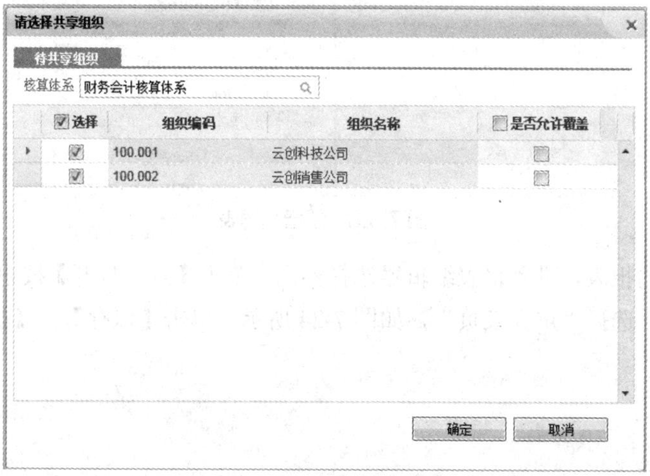

图 7-21　选择共享组织

将新增共享的报表模板进行提交、审核,如图 7-22 所示。

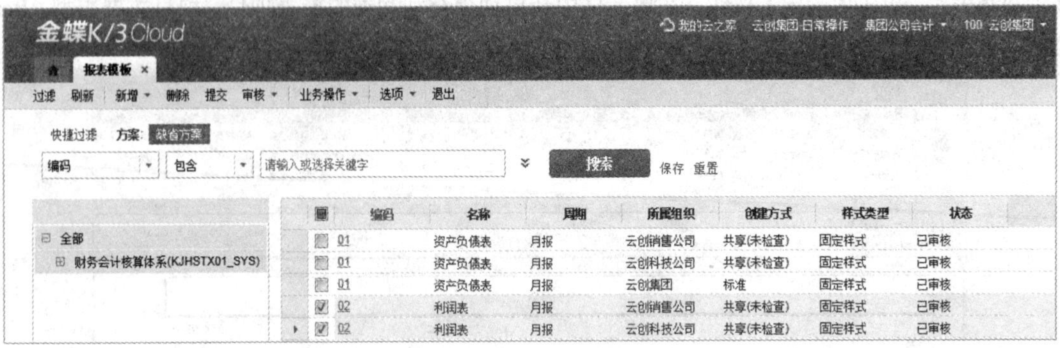

图 7-22 审核报表模板

2. 编制报表

1) 云创集团利润表

集团公司会计登录 K/3 Cloud 系统,执行【财务会计】—【报表】—【报表管理】—【报表】命令,进入报表界面。单击【新增】按钮,进入新增报表界面,在报表模板中选择刚才新增的报表模板"02 云创集团",报表日期选择"2018/1/31",币别选择"人民币",金额单位选择"元",如图 7-23 所示,单击【确定】按钮。

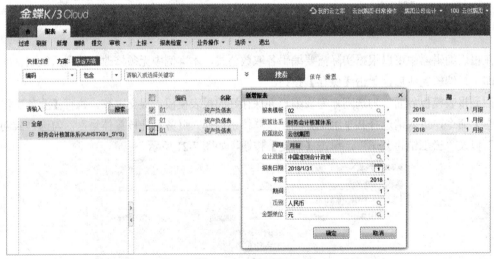

图 7-23 新增利润表

双击刚才新增的报表,进入报表编辑器选择界面,单击【点击打开】按钮,进入报表编辑器。在"数据"页签下,选择"重算表页",如图 7-24 所示,单击【保存】、【提交】和【审核】按钮,完成报表编制。

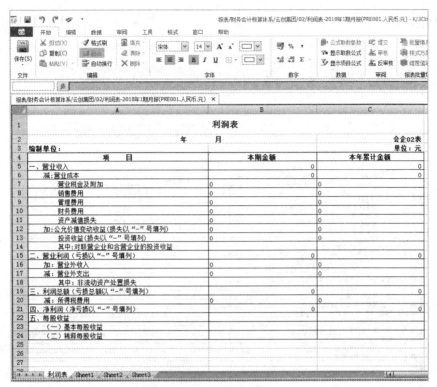

图 7-24 云创集团利润表

2) 云创科技公司利润表

科技公司会计登录 K/3 Cloud 系统，执行【财务会计】—【报表】—【报表管理】—【报表】命令，进入报表界面。单击【新增】按钮，进入新增报表界面，在报表模板中选择"02"，报表日期选择"2018/1/31"，币别选择"人民币"，金额单位选择"元"，如图 7-25 所示，单击【确定】按钮。

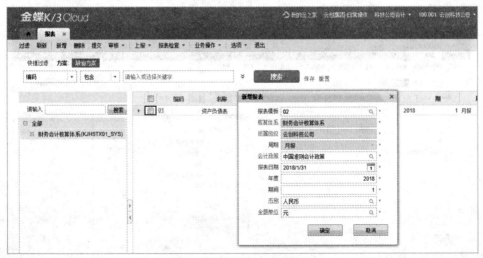

图 7-25 新增利润表

双击刚才新增的报表，进入报表编辑器选择界面，单击【点击打开】按钮，进入报表编辑器。在"数据"页签下，选择"重算表页"，如图 7-26 所示，单击【保存】、【提交】和【审核】按钮，完成报表编制。

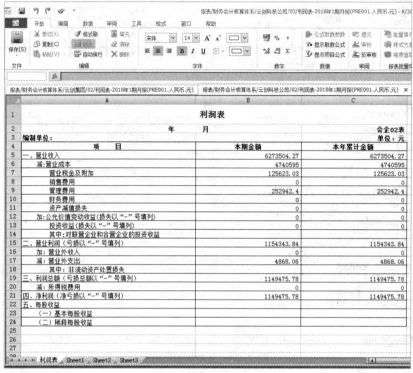

图 7-26　云创科技公司利润表

3) 云创销售公司资产负债表

销售公司会计登录 K/3 Cloud 系统，执行【财务会计】—【报表】—【报表管理】—【报表】命令，进入报表界面。单击【新增】按钮，进入新增报表界面，在报表模板中选择"02"，报表日期选择"2018/1/31"，币别选择"人民币"，金额单位选择"元"，如图 7-27 所示，单击【确定】按钮。

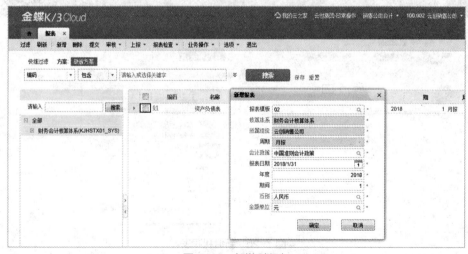

图 7-27　新增利润表

双击刚才新增的报表，进入报表编辑器选择界面，单击【点击打开】按钮，进入报表编辑器。在"数据"页签下，选择"重算表页"，如图 7-28 所示，【保存】、【提交】和【审核】按钮，完成报表编制。

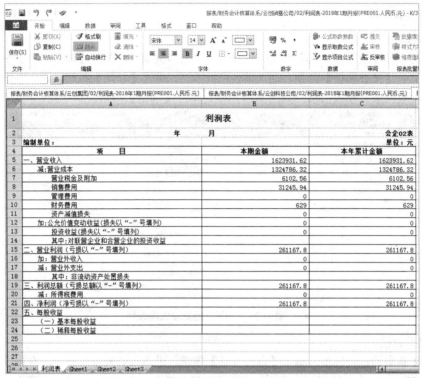

图 7-28 云创销售公司利润表

实验三 现金流量表

↗ 应用场景

现金流量表是反应一定时期内企业经营活动、投资活动和筹资活动对其现金及现金等价物所产生影响的财务报表。它详细描述了由公司的经营、投资与筹资活动所产生的现金流，可以结合经营活动所产生的现金流量信息和企业净收益进行具体分析，从而对企业的投资活动和筹资活动作出评价。

↗ 实验步骤

- 集团公司会计负责现金流量表模板的制作及分发。
- 集团公司会计负责编制云创集团公司的现金流量表。
- 科技公司会计负责编制科技公司现金流量表。
- 销售公司会计负责编制销售公司现金流量表。

↗ 实验数据

报表模板如表 7-3 所示。

表 7-3 现金流量表

编号	名称	周期	核算体系	所属组织	样式类型
03	现金流量表	月报	财务会计核算体系	云创集团	固定样式

↗ 操作指导

1. 制作报表模板

1) 新增报表模板

集团公司会计登录 K/3 Cloud 系统,选择组织"云创集团",执行【财务会计】—【报表】—【报表管理】—【报表模板】命令,进入报表模板界面。单击【新增】按钮,进入新增报表模板界面,根据实验数据录入模板信息,如图 7-29 所示,单击【确定】按钮。

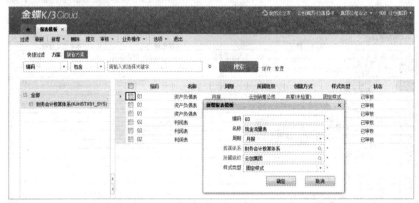

图 7-29 新增现金流量表模板

2) 编辑报表模板

双击刚才新增的报表模板,单击【点击打开】按钮,进入报表模板编辑器。在报表编辑器左下方的页签处(Sheet1),右键选择插入表页,弹出插入表页界面,在"固定样式"页签下,选择"现金流量表",单击【确定】按钮,在单元格中会自动填充现金流量表的报表项目、项目数据类型、Item公式和取数公式,如图 7-30 所示。

在报表编辑器中可以根据实际需要编辑各取数公式,本案例中无须修改,使用系统默认的报表模板即可,编辑完成后,单击【保存】按钮。

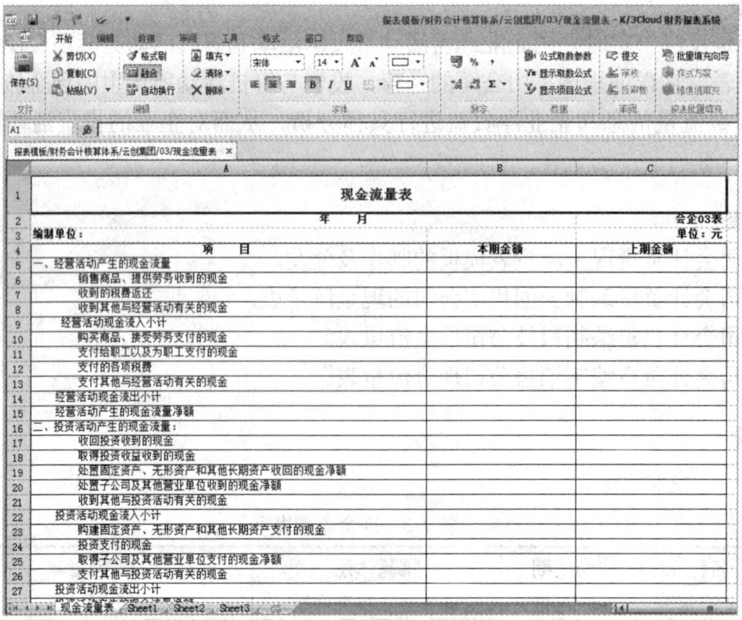

图 7-30 编辑现金流量表模板

回到报表模板界面，勾选刚才完成编辑并保存好的报表模板，提交审核，执行【业务操作】—【共享】命令，进入请选择共享组织界面，核算体系选择"财务会计核算体系"，勾选"云创科技公司"以及"云创销售公司"，单击【确定】按钮，如图 7-31 所示。

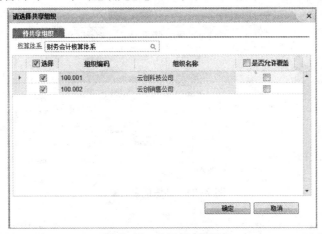

图 7-31　选择共享组织

将新增共享的报表模板进行提交、审核，如图 7-32 所示。

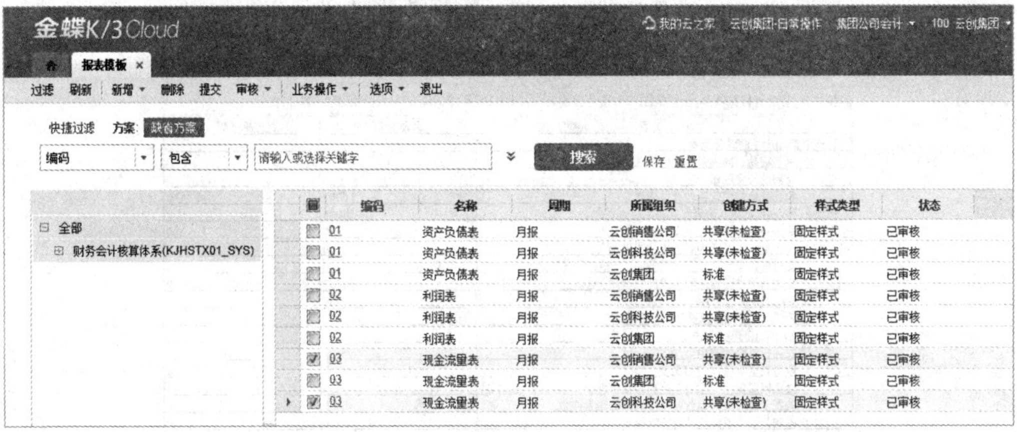

图 7-32　审核报表模板

2. 编制报表

1) 云创集团现金流量表

集团公司会计登录 K/3 Cloud 系统，执行【财务会计】—【报表】—【报表管理】—【报表】命令，进入报表界面。单击【新增】按钮，进入新增报表界面，在报表模板中选择刚才新增的报表模板"03 云创集团"，报表日期选择"2018/1/31"，币别选择"人民币"，金额单位选择"元"，如图 7-33 所示，单击【确定】按钮。

双击刚才新增的报表，进入报表编辑器选择界面，单击【点击打开】按钮，进入报表编辑器。在"数据"页签下，选择"重算表页"，如图 7-34 所示，单击【保存】、【提交】和【审核】按钮，完成报表编制。

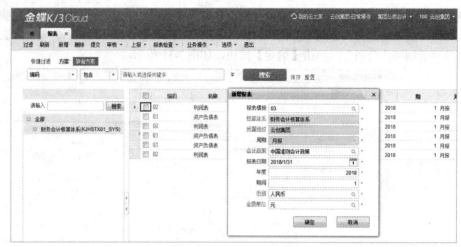

图 7-33 新增现金流量表

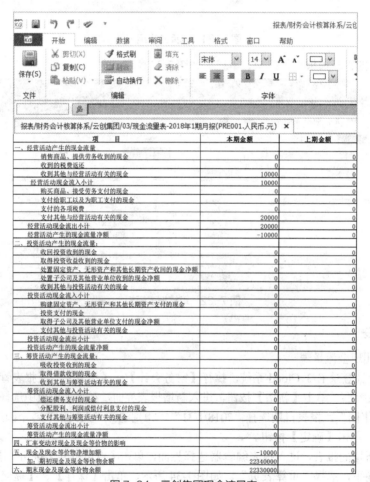

图 7-34 云创集团现金流量表

2) 云创科技公司现金流量表

科技公司会计登录 K/3 Cloud 系统，执行【财务会计】—【报表】—【报表管理】—【报表】命令，进入报表界面。单击【新增】按钮，进入新增报表界面，在报表模板中选择"03"，报表日期选择"2018/1/31",币别选择"人民币",金额单位选择"元",如图 7-35 所示,单击【确定】按钮。

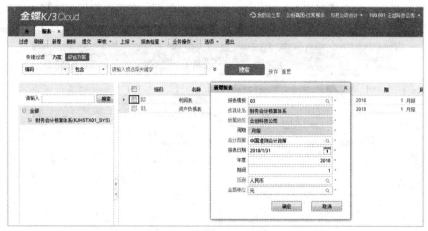

图 7-35 新增现金流量表

双击刚才新增的报表,进入报表编辑器选择界面,单击【点击打开】按钮,进入报表编辑器。在"数据"页签下,选择"重算表页",如图 7-36 所示,单击【保存】、【提交】和【审核】按钮,完成报表编制。

项目	本期金额	上期金额
一、经营活动产生的现金流量		
销售商品、提供劳务收到的现金	568000	0
收到的税费返还		0
收到其他与经营活动有关的现金		0
经营活动现金流入小计	568000	0
购买商品、接受劳务支付的现金	601000	0
支付给职工以及为职工支付的现金	0	0
支付的各项税费	0	0
支付其他与经营活动有关的现金	6400	0
经营活动现金流出小计	607400	0
经营活动产生的现金流量净额	-39400	0
二、投资活动产生的现金流量:		
收回投资收到的现金	0	0
取得投资收益收到的现金	0	0
处置固定资产、无形资产和其他长期资产收回的现金	0	0
处置子公司及其他营业单位收到的现金净额	0	0
收到其他与投资活动有关的现金	0	0
投资活动现金流入小计	0	0
购建固定资产、无形资产和其他长期资产支付的现金	0	0
投资支付的现金	0	0
取得子公司及其他营业单位支付的现金净额	0	0
支付其他与投资活动有关的现金	0	0
投资活动现金流出小计	0	0
投资活动产生的现金流量净额	0	0
三、筹资活动产生的现金流量:		
吸收投资收到的现金	0	0
取得借款收到的现金	0	0
收到其他与筹资活动有关的现金	0	0
筹资活动现金流入小计	0	0
偿还债务支付的现金	0	0
分配股利、利润或偿付利息支付的现金	0	0
支付其他与筹资活动有关的现金	0	0
筹资活动现金流出小计	0	0
筹资活动产生的现金流量净额	0	0
四、汇率变动对现金及现金等价物的影响	0	0
五、现金及现金等价物净增加额	-39400	0
加：期初现金及现金等价物余额	7895000	0
六、期末现金及现金等价物余额	7855600	0

图 7-36 云创科技公司现金流量表

3）云创销售公司现金流量表

销售公司会计登录 K/3 Cloud 系统，执行【财务会计】—【报表】—【报表管理】—【报表】命令，进入报表界面。单击【新增】按钮，进入新增报表界面，在报表模板中选择"03"，报表日期选择"2018/1/31"，币别选择"人民币"，金额单位选择"元"，如图 7-37 所示，单击【确定】按钮。

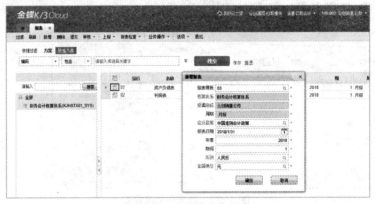

图 7-37　新增资产负债表

双击刚才新增的报表，进入报表编辑器选择界面，单击【点击打开】按钮，进入报表编辑器。在"数据"页签下，选择"重算表页"，如图 7-38 所示，单击【保存】、【提交】和【审核】按钮，完成报表编制。

项目	本期金额	上期金额
一、经营活动产生的现金流量		
销售商品、提供劳务收到的现金	163371	0
收到的税费返还		0
收到其他与经营活动有关的现金	20000	0
经营活动现金流入小计	183371	0
购买商品、接受劳务支付的现金		0
支付给职工以及为职工支付的现金	0	0
支付的各项税费	552136.76	0
支付其他与经营活动有关的现金	10000	0
经营活动现金流出小计	562136.76	0
经营活动产生的现金流量净额	-378765.76	0
二、投资活动产生的现金流量：		
收回投资收到的现金		0
取得投资收益收到的现金		0
处置固定资产、无形资产和其他长期资产收回的现金净额	0	0
处置子公司及其他营业单位收到的现金净额		0
收到其他与投资活动有关的现金		0
投资活动现金流入小计	0	0
购建固定资产、无形资产和其他长期资产支付的现金		0
投资支付的现金		0
取得子公司及其他营业单位支付的现金净额		0
支付其他与投资活动有关的现金		0
投资活动现金流出小计	0	0
投资活动产生的现金流量净额	0	0
三、筹资活动产生的现金流量：		
吸收投资收到的现金		0
取得借款收到的现金		0
收到其他与筹资活动有关的现金		0
筹资活动现金流入小计	0	0
偿还债务支付的现金		0
分配股利、利润或偿付利息支付的现金		0
支付其他与筹资活动有关的现金		0
筹资活动现金流出小计	0	0
筹资活动产生的现金流量净额	0	0
四、汇率变动对现金及现金等价物的影响		0
五、现金及现金等价物净增加额	-378765.76	0
加：期初现金及现金等价物余额	27862136.76	0
六、期末现金及现金等价物余额	27483371	0

图 7-38　云创销售公司现金流量表

上述实验做完后，备份数据中心，备份文件名为"F 云创集团-报表"。

第 8 章 合并报表

8.1 系统概述

合并报表系统,是基于会计核算体系,帮助集团企业构建和规范对外合并财务报告和对内管理报告体系的系统,可以简单、快速地完成各子公司个别报表数的采集和调整、内部会计事项的自动抵销、多汇报口径合并报表的并行出具等工作。合并报表系统全面满足企业法人组织架构、责任中心考核架构等多种维度、多种合并方式的报表合并要求,及时、真实、准确地反映集团整体的运营状况。

8.1.1 合并报表基本业务流程

合并报表是以母公司及其子公司组成会计主体,以控股公司和其子公司单独编制的个别财务报表为基础,由控股公司编制的反映抵销集团内部往来账项后的集团合并财务状况和经营成果的财务报表。合并报表包括合并资产负债表、合并损益表、合并现金流量表或合并财务状况变动表等。编制流程如图 8-1 所示。

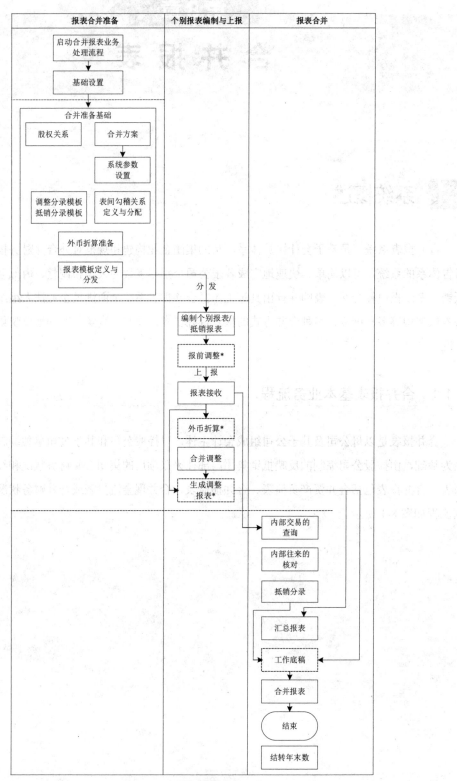

图 8-1 合并报表业务流程图

8.1.2 重点功能概述

1. 合并准备

(1) 合并方案。明确纳入合并的公司范围及合并层次、采用的权益核算规则、适用会计政策及合并方案的生效日期等。

(2) 股权关系。记录纳入合并范围的投资公司与被投资公司的持股及变动情况。合并过程中的权益调整及抵销将依据股权关系中记录的持股比例信息来调整及抵销。

(3) 分录模板。设置调整、抵销分录模板,方便编制调整分录和抵销分录时引用;调整、抵销分录模板支持灵活取数设置,方便系统自动生成调整、抵销分录。

2. 编制报表模板

合并报表系统中需要编制的报表模板包括:个别报表模板、抵销报表模板、合并报表模板(包含汇总报表模板、工作底稿模板和合并报表模板)。编制报表模板的方法与报表系统中相同,区别在于合并报表的各报表模板由集团统一编制后分发到下属成员公司使用。各分(子)公司根据下发的模板,创建报表。

3. 编制个别报表和抵销报表

使用报表模板新建报表,通过报表重算或手工录入方式获取个别报表和抵销报表的数据。下属公司的报表编制完成后,需要上报到合并范围。

4. 调整与抵销

(1) 调整。编制合并报表前,母公司需要统一子公司所采用的会计政策。如果与母公司采用的会计政策不一致,用于合并的子公司个别报表就需要进行调整,直至与母公司政策保持一致。系统支持子公司的报前调整,及报表接收后的集团层面调整。

(2) 抵销。为了真实反映集团的经营成果及财务状况,在编制合并报表时必须对合并范围内所有公司报表中包含的重复计算项目进行抵销,主要包括往来抵销、交易抵销和权益抵销。系统提供"抵销类型"用来分类管理不同性质的抵销业务。与抵销相关的报表模板、分录模板、报表、分录均需按抵销类型来区分。

5. 合并报表编制

定义合并报表模板,基于合并报表模板创建合并报表。通过重算从个别报表、调整分录、抵销分录中获取数据。

8.2 实验练习

实验一 合并准备

▶ 应用场景

拥有多家分(子)公司的集团企业,需要以整个集团的名义出具合并财务报表。集团(子集团)在编制合并财务报表之前,需要确定合并范围,以明确哪些分(子)公司需纳入合并范围,以及合并结构。系统还提供对股权关系及其变化的维护,在"股权关系"中记录集团内各公司间的股权关系。厘清企业集团内部股权关系是确定合并报表范围的基础，也是合并报表做权益抵销的一项基础工作。

↗ 实验步骤
- 新增股权关系。
- 新增合并方案。
- 调整分录模板。
- 抵销分录模板。

↗ 操作部门及人员
由集团公司会计进行操作。

↗ 实验前准备
- 将系统日期调整到 2018 年 1 月 1 日。
- 恢复备份账套"F 云创集团-报表"。

↗ 实验数据

1. 股权关系数据

投资公司为云创集团，被投资关系如表 8-1 所示。

表 8-1 股权关系

投资公司	被投资公司	生效日期	持股比例
云创集团	云创科技公司	2018/1/1	100%
	云创销售公司	2018/1/1	100%

2. 合并方案数据

选择合并方案信息如表 8-2 所示。

表 8-2 合并方案

编码	名称	权益核算	核算体系	会计政策	生效日期
001	云创集团	统一在控股公司进行核算	财务会计核算体系	中国准则会计政策	2018/1/1

3. 合并范围数据

选择合并范围信息如表 8-3 所示。

表 8-3 合并范围

编码	名称	公司名称	是否控股公司
001	云创集团合并范围	云创集团	是
		云创科技公司	否
		云创销售公司	否

↗ 操作指导

1. 新增股权关系

集团公司会计登录 K/3 Cloud 系统，执行【财务会计】—【合并报表】—【合并准备】—【股权关系】命令，进入股权关系界面。单击菜单栏中的【新增】按钮，根据实验数据新增股权关系后单击【保存】按钮，如图 8-2 所示。

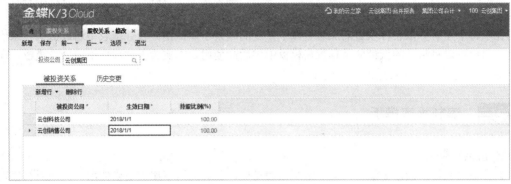

图 8-2　新增股权关系

2. 新增合并方案

执行【财务会计】—【合并报表】—【合并准备】—【合并方案】命令，进入合并方案界面。新增合并方案并录入实验数据，单击【新增范围】按钮，录入合并范围实验数据，单击【保存】按钮后，如图 8-3 所示。相关操作参见视频 8-1。

视频 8-1

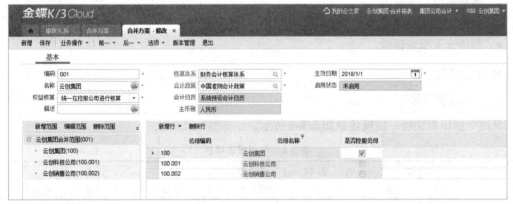

图 8-3　新增合并方案

单击【业务操作】—【启用】菜单项，如图 8-4 所示，启用该合并方案。

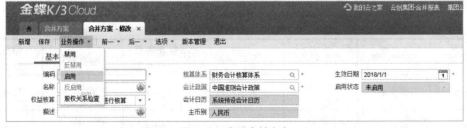

图 8-4　启用合并方案

3. 调整分录模板

合并报表在编制流程中需要对个别报表进行一些事项的调整，以保证合并数据的一致性和合并结果的正确性。系统中已经预置部分调整分录模板，实验中无须修改，在后续功能中直接引用。

4. 抵销分录模板

合并报表在编制流程中一个重要的环节就是编制抵销分录，将内部事项对合并财务报表有关项目的影响进行抵销处理。编制抵销分录，进行抵销处理是合并财务报表编制的关键和主要内容，其目的在于将个别财务报表各项目的加总金额中重复的因素予以抵销。合并报表中通过抵销分录模板功能，用户可以将常用的抵销分录预置在模板中供后续使用。本实验无须新增抵销分录模板，在后续功能中直接引用预置的抵销分录模板。

实验二　编制报表模板

↗ 应用场景

合并报表系统由云创集团公司统一编制报表模板，并分配给下属成员供使用，保证所有报表模板的统一性，方便集团汇总数据。报表模板编制包含个别报表模板、抵销报表模板、工作底稿模板和合并报表模板编制。

↗ 实验步骤

- 新增个别报表模板。
- 新增模板样式方案。
- 新增抵销报表模板。
- 新增工作底稿模板。
- 新增合并报表模板。

↗ 实验数据

1. 个别报表模板

新建个别报表模板，模板信息如表 8-4 所示。

表 8-4　个别报表模板

编码	名称	周期	样式类型	分发
001	个别报表模板	月报	固定样式	云创集团、云创科技公司、云创销售公司

2. 抵销报表模板

新建应收账款和应付账款的往来抵销模板样式方案，样式方案信息如表 8-5 所示。

表 8-5　模板样式方案

报表类型	抵销类型	方案名称	样式类型	报表项目数据类型	报表项目	取数公式取数类型
抵销表	往来类	往来抵销(应收)	动态罗列报表	期末数	1000.04 应收账款	期末余额
抵销表	往来类	往来抵销(应付)	动态罗列报表	期末数	3000.04 应付账款	期末余额
抵销表	往来类	往来抵销(其他应收)	动态罗列报表	期末数	1000.08 其他应收款	期末余额
抵销表	往来类	往来抵销(其他应付)	动态罗列报表	期末数	3000.10 其他应付款	期末余额

新建抵销报表模板如表 8-6 所示。

表 8-6　抵销报表模板

名称	周期	导入模板	分发
往来抵销报表模板	月报	抵销往来(应收)	云创集团、云创科技公司、云创销售公司
往来抵销报表模板	月报	抵销往来(应付)	云创集团、云创科技公司、云创销售公司
其他往来抵销报表模板	月报	抵销往来(其他应收)	云创集团、云创科技公司、云创销售公司
其他往来抵销报表模板	月报	抵销往来(其他应付)	云创集团、云创科技公司、云创销售公司

3. 工作底稿模板

新建工作底稿模板，模板信息如表 8-7 所示。

表 8-7　工作底稿模板

名称	类型	周期	样式类型	分发
工作底稿模板	工作底稿	月报	固定样式	云创集团合并范围

4. 合并报表模板

新建合并报表模板，模板信息如表 8-8 所示。

表 8-8　合并报表模板

名称	类型	周期	样式类型	分发
合并报表模板	合并报表	月报	固定样式	云创集团合并范围

▼ 操作指导

1. 个别报表模板

集团公司会计登录 K/3 Cloud 系统，执行【财务会计】—【合并报表】—【报表模板】—【个别报表模板】命令，进入个别报表模板界面。单击【新增】按钮，根据实验数据，新增个别报表模板，然后单击【保存】按钮，如图 8-5 所示。相关操作参见视频 8-2。

视频 8-2

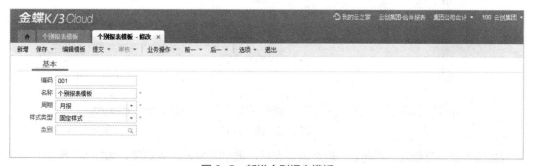

图 8-5　新增个别报表模板

保存已建好的个别报表模板后，单击【编辑模板】按钮。当弹出"报表列表容器"对话框时，单击【点击打开】按钮，如图 8-6 所示。

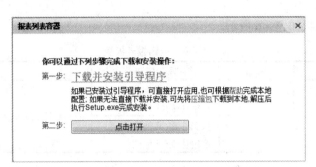

图 8-6 编辑模板

本案例直接引用系统预置的个别报表模板,在报表客户端左下角 Sheet1 处单击鼠标右键,从快捷菜单中选择【插入表页】,弹出"插入表页"对话框。在"固定样式"页签下,按住 Ctrl 键不放,同时选中"资产负债表""利润表"以及"现金流量表",如图 8-7 所示,单击【确定】按钮。

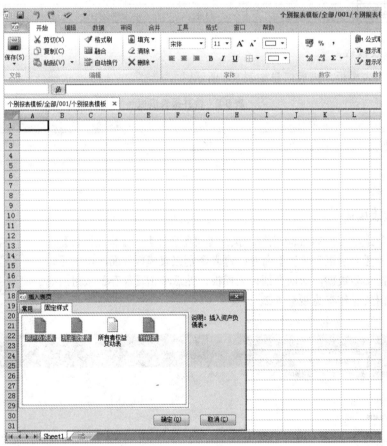

图 8-7 插入表页

成功插入资产负债表、利润表、现金流量表后,把空的 Sheet1 表删除,如图 8-8 所示,单击菜单栏上的【保存】按钮,系统会提示"个别报表模板,保存成功"。

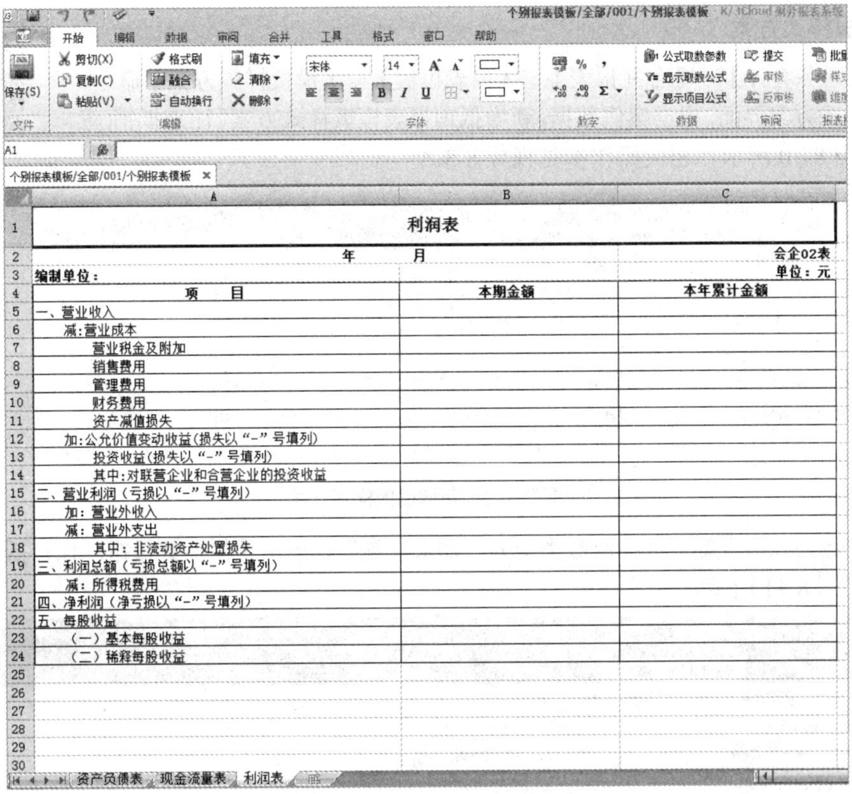

图 8-8 成功插入固定样式报表

回到个别报表模板主界面，对个别报表模板进行提交、审核。选择个别报表模板后，单击列表工具栏的【分发】按钮，在"选择组织"页签下，将模板分发到"云创集团"下所有组织，单击【返回数据】按钮后，如图 8-9 所示。

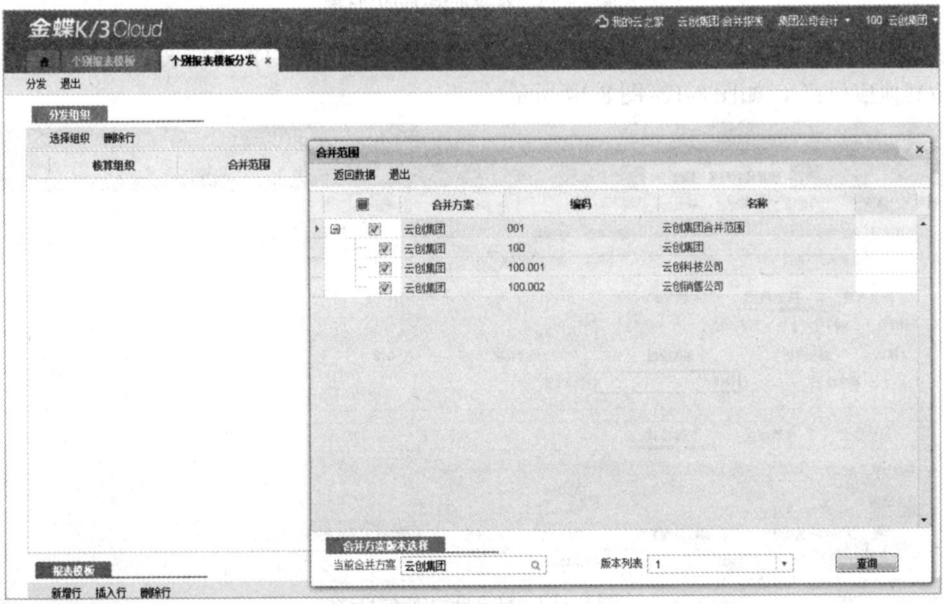

图 8-9 分发模板

2. 模板样式方案

执行【财务会计】—【合并报表】—【报表模板】—【模板样式方案】命令，进入模板样式方案界面。根据案例数据，新增抵销报表模板样式方案"往来抵销(应收)"，如图 8-10 所示。相关操作参见视频 8-3。

视频 8-3

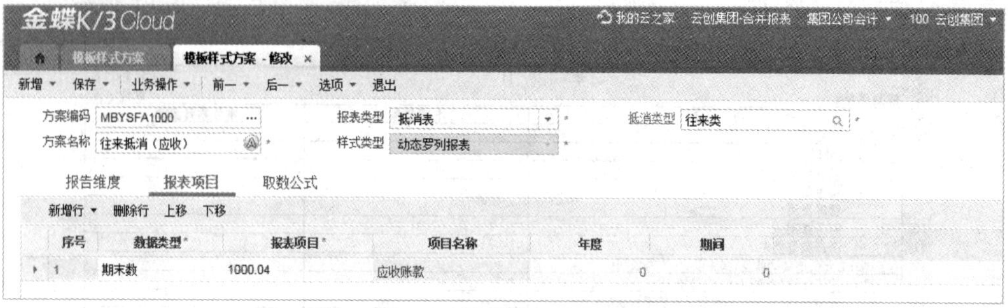

图 8-10 新增模板样式方案

在"取数公式"页签下选择取数类型为"期末余额"，单击【保存】按钮，保存抵销表模板样式方案，如图 8-11 所示。

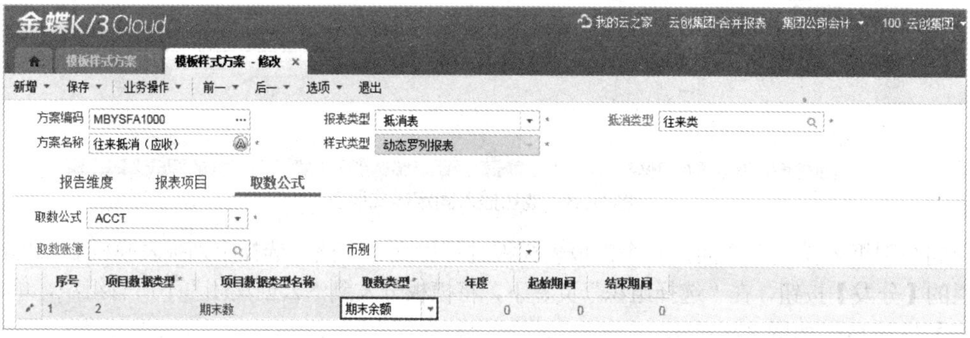

图 8-11 往来抵销(应收)方案

按同样的步骤，继续新增抵销报表模板样式方案"往来抵销(应付)""往来抵销(其他应收)""往来抵销(其他应付)"，如图 8-12~图 8-14 所示。

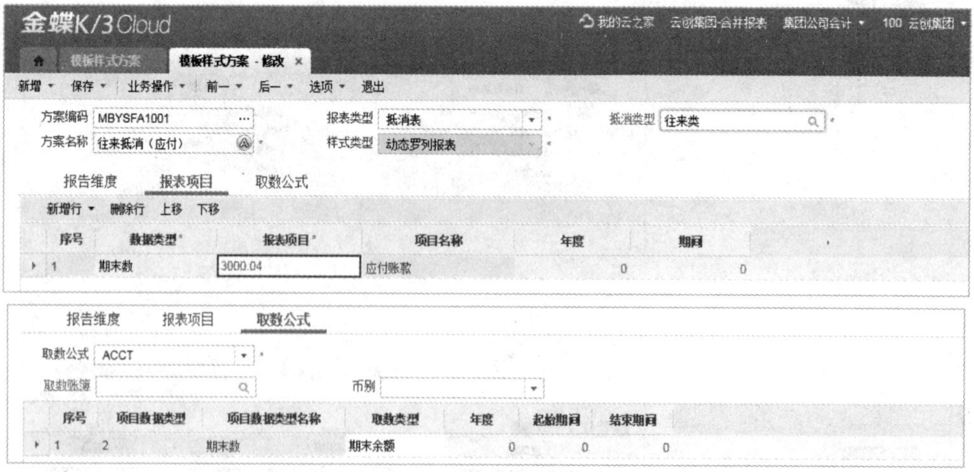

图 8-12 往来抵销(应付)方案

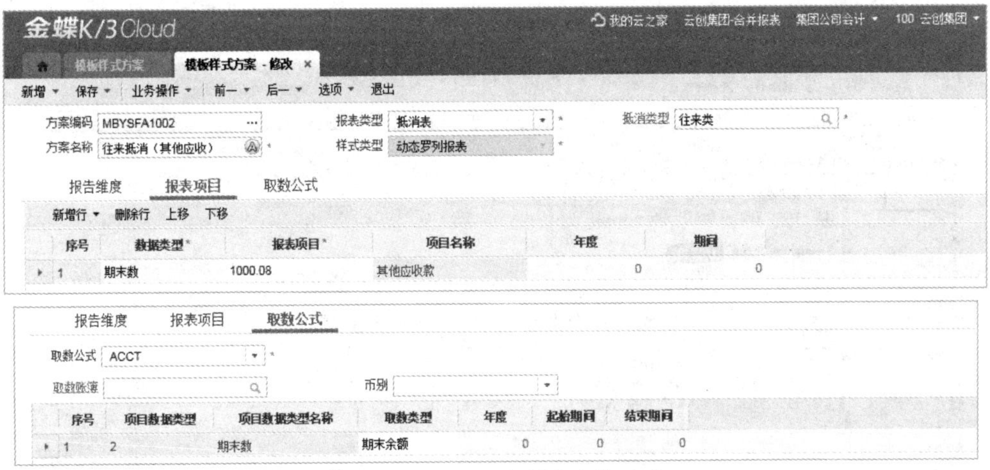

图 8-13 往来抵销(其他应收)方案

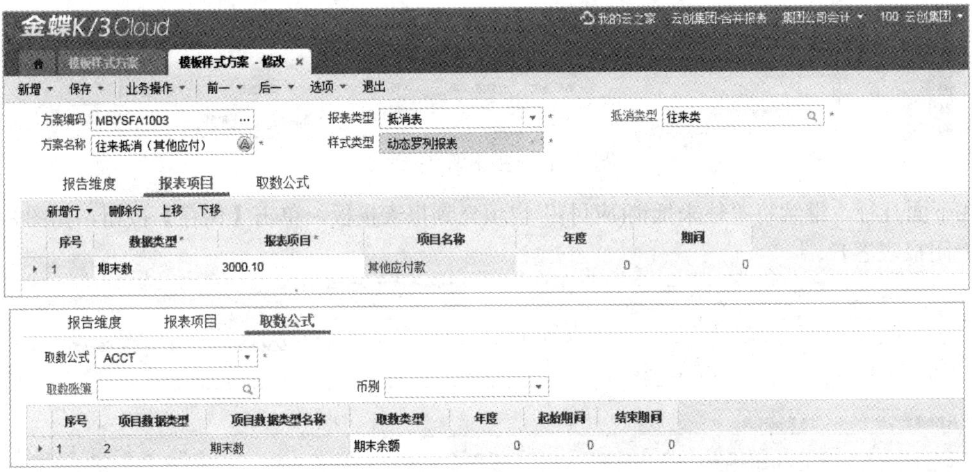

图 8-14 往来抵销(其他应付)方案

3. 抵销报表模板

执行【财务会计】—【合并报表】—【报表模板】—【抵销报表模板】命令，进入抵销表模板界面。根据实验数据，新增往来抵销报表模板，如图 8-15 所示，单击【保存】按钮。相关操作参见视频 8-4。

视频 8-4

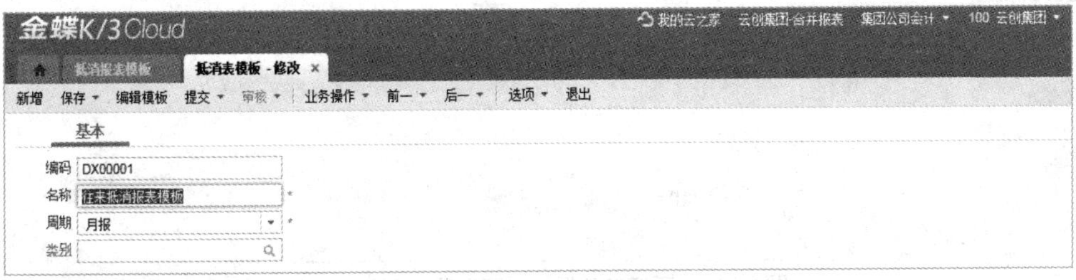

图 8-15 新增往来抵销表模板

单击菜单栏上的【编辑模板】按钮，打开报表客户端。在"开始"页签下，单击【批量填充向导】按钮，打开"模板填充向导"对话框，选择"往来抵销(应收)"的模板样式方案，如图 8-16 所示。

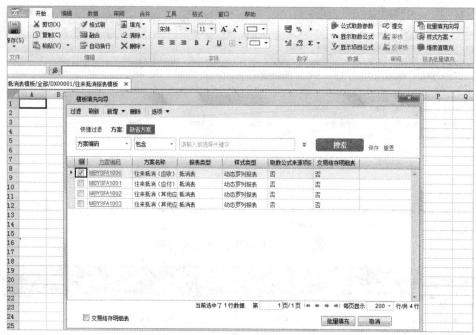

图 8-16 批量填充抵销表

在下面几行，继续将"往来抵销(应付)"也填充到报表模板，单击【保存】按钮，如图 8-17 所示，关闭报表客户端。

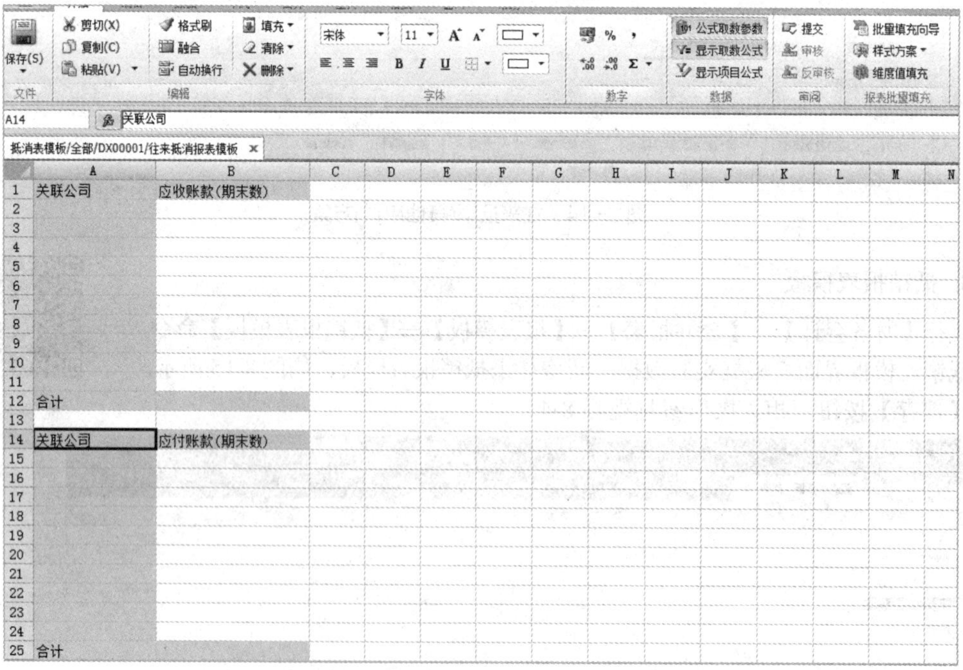

图 8-17 新增往来抵销报表模板

按照上述操作，新增其他往来抵销报表模板，编辑报表，批量填充"往来抵销(其他应收款)"和"往来抵销(其他应付款)"抵销模板，如图 8-18 所示。

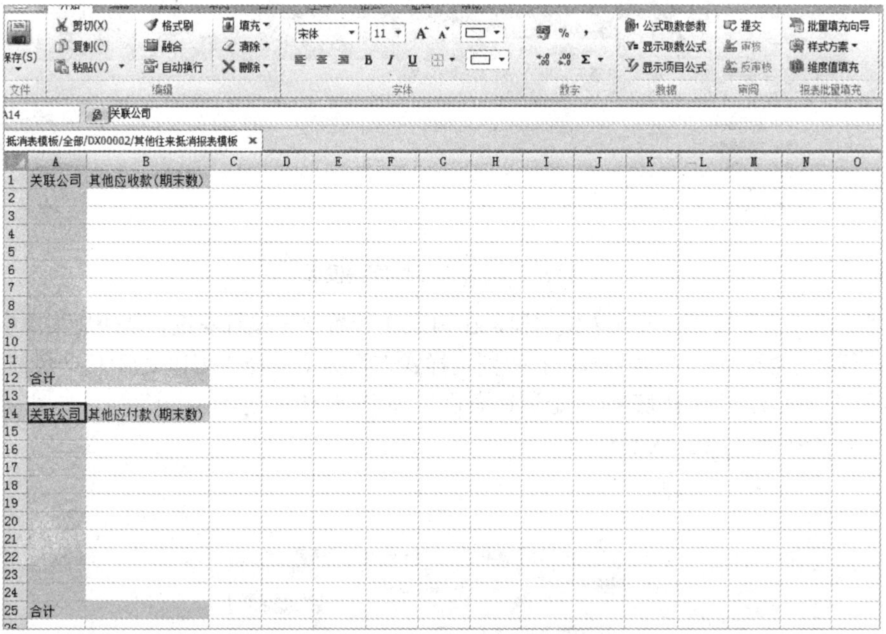

图 8-18 新增其他往来抵销表模板

保存报表模板并关闭,回到抵销表模板界面,对模板提交、审核。单击【分发】按钮,在"分发组织"页签下,单击【选择组织】按钮,选择"云创集团范围"方案下所有核算组织后,单击【分发】按钮,如图 8-19 所示。

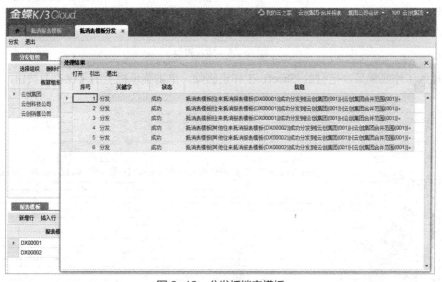

图 8-19 分发抵销表模板

4. 工作底稿模板

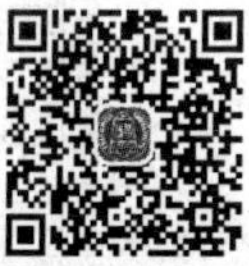

执行【财务会计】—【合并报表】—【报表模板】—【合并报表模板】命令,进入合并报表模板界面。根据案例数据,新增工作底稿报表模板,单击【保存】按钮,如图 8-20 所示。相关操作参见视频 8-5。

视频 8-5

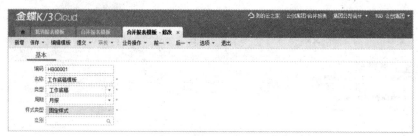

图 8-20 新增工作底稿模板

单击【编辑模板】按钮打开报表编辑器,在 Sheet1 位置单击鼠标右键,从快捷菜单中选择"插入表页",弹出"插入表页"对话框。在"固定样式"页签下选择"工作底稿(资产负债表)""工作底稿(利润及分配)""工作底稿(现金流量表)",如图 8-21 所示。

图 8-21 插入表页

成功插入工作底稿后,把空的 Sheet1 工作表删除,单击菜单栏上的【保存】按钮,如图 8-22 所示。

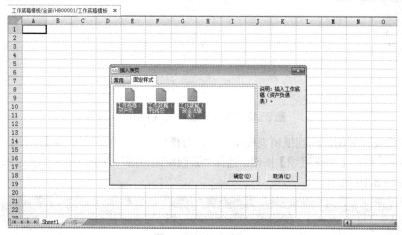

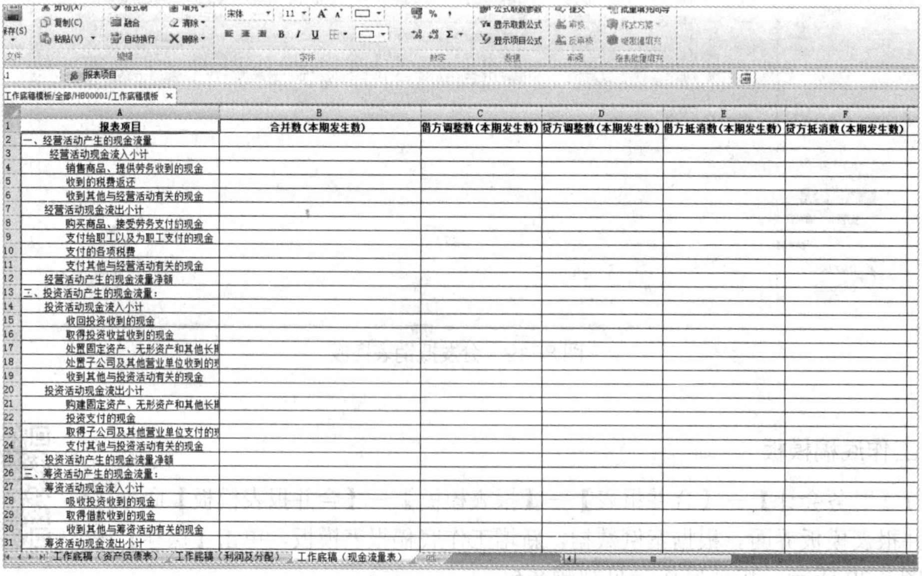

图 8-22 工作底稿模板

修改工作底稿(资产负债表)中"未分配利润"的单元格公式,这样跨表取工作底稿(利润及分配)中年末未分配利润数据才正确。工作底稿(资产负债表)中未分配利润项目取数公式如下:

借方调整数(期末数)公式=REF("工作底稿(利润及分配)", "F25")
贷方调整数(期末数)公式=REF("工作底稿(利润及分配)", "G25")
借方抵销数(期末数)公式=REF("工作底稿(利润及分配)", "H25")+14 400 000
贷方抵销数(期末数)公式=REF("工作底稿(利润及分配)", "I25")
合并数(期末数)公式=REF("工作底稿(利润及分配)", "J25")

说明: 借方抵销数(期末数)公式中的 14 400 000 为年初未分配利润抵销数。

公式必须一字不差,符号为半角符号,否则报表取不到数。操作步骤为:选定"未分配利润"行对应的单元格,执行【编辑】—【报表函数】命令,在"搜索"栏内输入"ref",单击【转到】按钮,在"函数名"列表框中选择"REF",单击【确定】按钮,如图 8-23 所示。

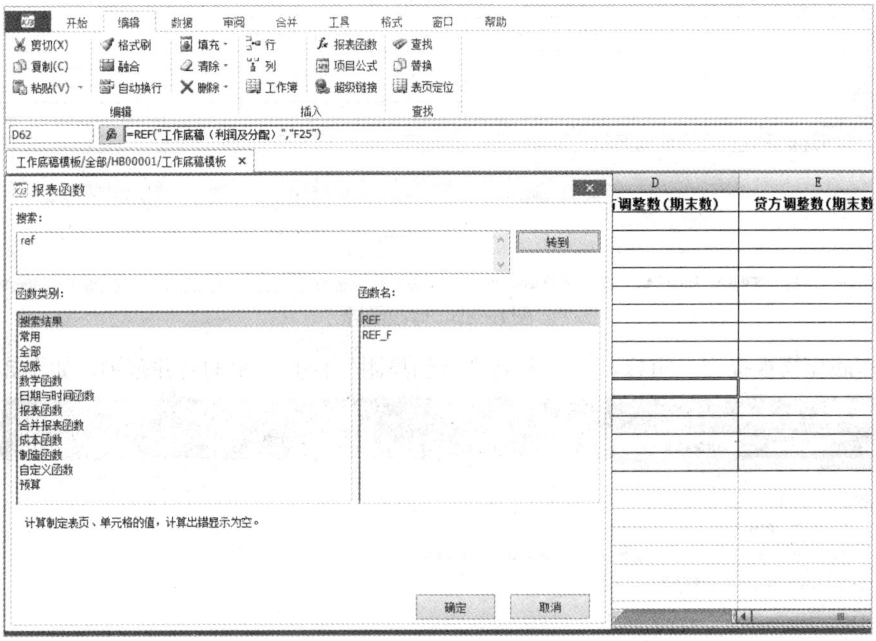

图 8-23 修改公式

输入函数参数,如图 8-24 所示。

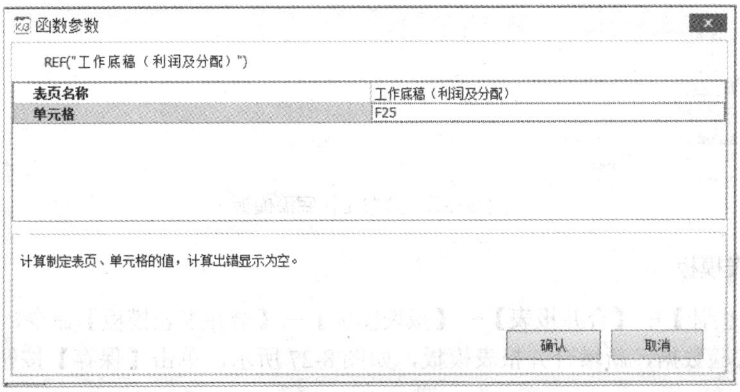

图 8-24 函数参数

在函数参数对话框中的单元格中输入上述所讲到的对应的单元格地址(工作底稿<资产负债表>中"未分配利润"函数分别在对应的单元格中录入 5 次,对应工作底稿<利润及分配>单元格地址分别为:F25、G25、H25、I25、J25),单击【保存】按钮。以"未分配利润"为例,"借方抵销数(期末数)"公式如图 8-25 所示。

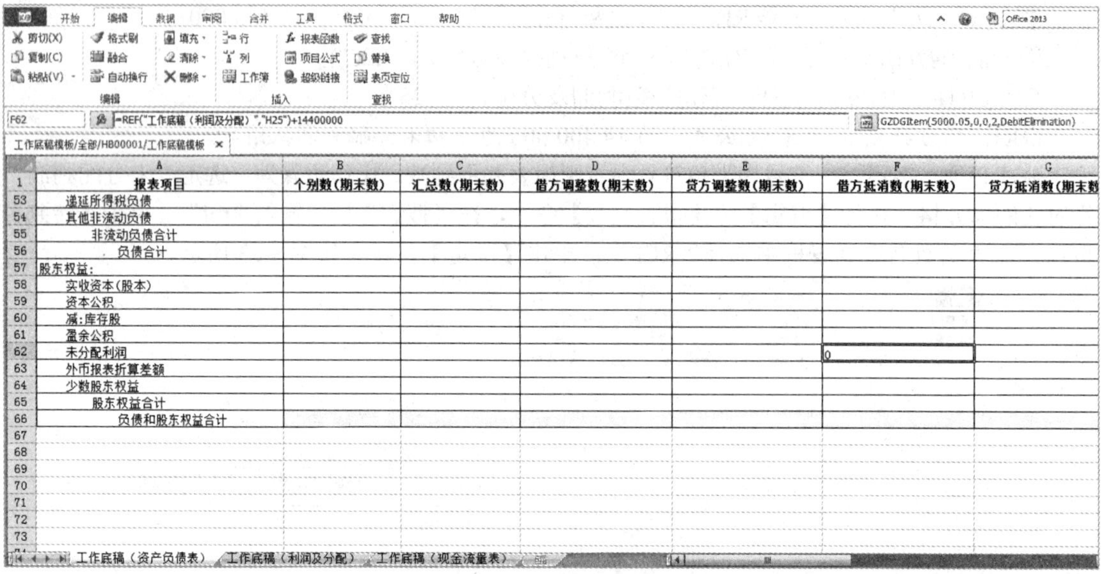

图 8-25 修改函数

对工作底稿模板提交、审核,并分发到"云创集团"合并方案的合并范围,如图 8-26 所示。

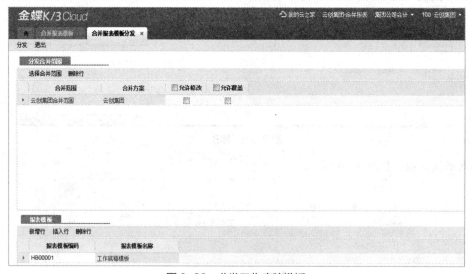

图 8-26 分发工作底稿模板

5. 合并报表模板

执行【财务会计】—【合并报表】—【报表模板】—【合并报表模板】命令,进入合并报表模板界面。根据实验数据,新增合并报表模板,如图 8-27 所示,单击【保存】按钮。

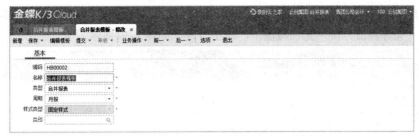

图 8-27　新增合并报表模板

单击【编辑模板】按钮，打开报表编辑器。在 Sheet1 位置单击鼠标右键，从快捷菜单中选择【插入表页】，弹出"插入表页"对话框。在"固定样式"页签中，选择"资产负债表""利润表""现金流量表"，如图 8-28 所示。

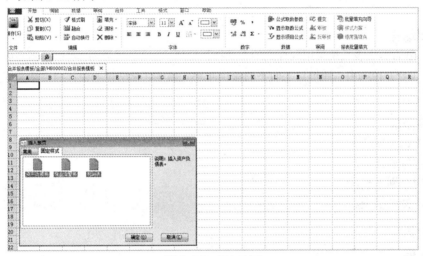

图 8-28　插入表页

合并报表模板中成功插入资产负债表、利润表以及现金流量表后，把空的 Sheet1 工作表删除，单击菜单栏上的【保存】按钮，如图 8-29 所示。

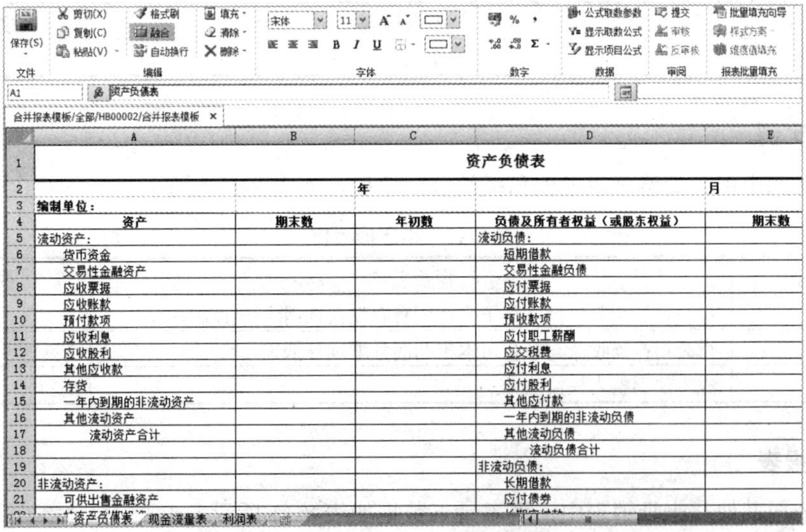

图 8-29　新增合并报表模板

回到合并报表模板界面，对合并报表模板提交、审核，并分发到"云创集团"合并方案的合并范围，勾选"允许修改"及"允许覆盖"，单击分发，如图 8-30 所示。

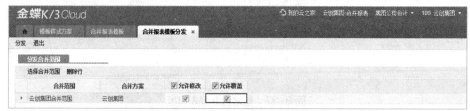

图 8-30　分发合并报表模板

实验三　个别报表编制

↗ 应用场景

K/3 Cloud 合并报表系统采用向导式的合并控制管理，一个管理界面。可以清晰完成一期合并报表的编制。在合并控制中，通过自上而下的流程向导式菜单，帮助报表会计清晰地完成个别报表的收集、调整。

↗ 实验步骤
- 设置报表期间。
- 指定持股比例。
- 新增个别报表。
- 新增抵销报表。

↗ 实验数据

1. 报表期间

设置报表期间如表 8-9 所示。

表 8-9　指定模板信息

合并方案	报表日期	报表周期
云创集团	2018/1/31	月报

2. 持股比例

在持股比例中指定调整分录模板和抵销分录模板，如表 8-10 所示。

表 8-10　指定模板信息

模板编码	模板名称	模板类型
0001	母公司长期股权投资与子公司所有者权益抵销(同一控制)	抵销
0003	母公司投资收益与子公司本年利润分配项目抵销	抵销
201	成本法调整为权益法	调整

3. 抵销报表

在集团公司其他往来抵销表中，手工录入数据如表 8-11 所示。

表 8-11　云创集团公司其他往来抵销表

关联公司	其他应收款(期末数)	其他应付款(期末数)
云创科技公司		
云创销售公司	20 000.00	10 000.00
合计	20 000.00	10 000.00

在云创科技公司往来抵销表中，手工录入数据如表 8-12 所示。

表 8-12　云创科技公司往来抵销表

关联公司	应收账款(期末数)	应付账款(期末数)
云创集团		
云创销售公司	1 559 736.11	
合计	1 559 736.11	

在云创销售公司往来抵销表中，手工录入数据如表 8-13 所示。

表 8-13　云创销售公司往来抵销表

关联公司	应收账款(期末数)	应付账款(期末数)
云创集团		
云创科技公司		1 559 736.11
合计		1 559 736.11

在云创销售公司其他往来抵销表中，手工录入数据如表 8-14 所示。

表 8-14　云创销售公司其他往来抵销表

关联公司	其他应收款(期末数)	其他应付款(期末数)
云创集团	10 000.00	20 000.00
云创科技公司		
合计	10 000.00	20 000.00

➔ 操作指导

1. 设置报表期间

集团公司会计登录 K/3 Cloud 主界面，执行【财务会计】—【合并报表】—【合并控制】命令，进入合并控制界面。选择需要编制报表的合并方案、报表日期、报表周期、报表年份、当前期间，根据实验数据录入，操作如图 8-31 所示。

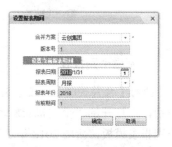

图 8-31　设置报表期间

2. 持股比例

执行【合并控制】—【持股比例】命令，可自动显示控股关系中设置的持股比例情况。选中每条记录，单击【业务操作】—【指定】按钮，为持股比例指定调整分录模板和抵销分录模板，如图 8-32 所示。相关操作参见视频 8-6。

视频 8-6

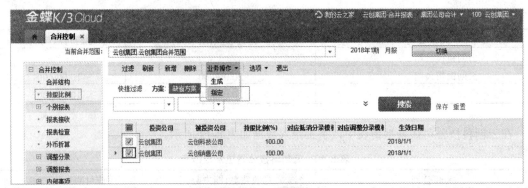

图 8-32 指定模板

根据实验数据,指定的抵销分录模板为 0001 和 0003,指定的调整分录模板为 201,如图 8-33 所示,单击【确定】按钮,完成抵销分录模板和调整分录模板的指定。后续操作中可以使用指定的分录模板,自动生成权益类调整分录和权益类抵销分录。

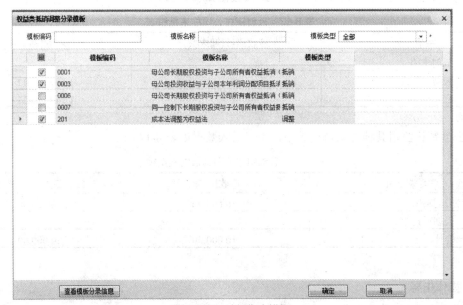

图 8-33 选择指定模板

3. 新增个别报表

执行【合并控制】—【个别报表】—【云创集团】命令,单击【新增】按钮,在打开的"个别报表新增"对话框中选择报表模板为"001",即个别报表模板,新增 2018 年 1 期的个别报表,如图 8-34 所示。相关操作参见视频 8-7。

视频 8-7

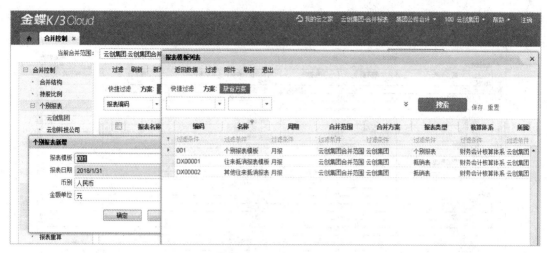

图 8-34　新增个别报表

单击【确定】按钮回到列表界面，双击打开报表客户端，选择【数据】—【全部重算】按钮，获取总账数据，返回报表中，如图 8-35 所示。

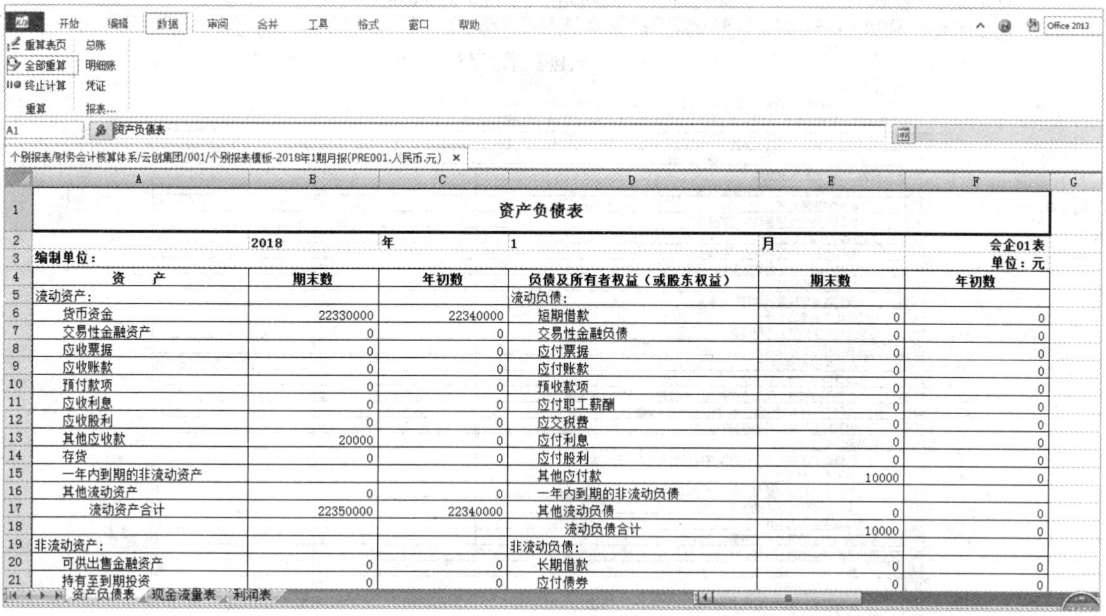

图 8-35　个别报表数据重算

根据上述操作，新增"云创科技公司"以及"云创销售公司"的个别报表，个别报表中具体的资产负债表、现金流量表和利润表数据如图 8-36~图 8-44 所示。

资产负债表

编制单位：　　　　　　　　2018 年 1 月　　　　　　　会企01表
单位：元

资产	期末数	年初数	负债及所有者权益（或股东权益）	期末数	年初数
流动资产：			流动负债：		
货币资金	22330000	22340000	短期借款	0	0
交易性金融资产	0	0	交易性金融负债	0	0
应收票据	0	0	应付票据	0	0
应收账款	0	0	应付账款	0	0
预付款项	0	0	预收款项	0	0
应收利息	0	0	应付职工薪酬	0	0
应收股利	0	0	应交税费	0	0
其他应收款	20000	0	应付利息	0	0
存货	0	0	应付股利	0	0
一年内到期的非流动资产			其他应付款	10000	0
其他流动资产	0	0	一年内到期的非流动负债		
流动资产合计	22350000	22340000	其他流动负债	0	0
			流动负债合计	10000	0
非流动资产：			非流动负债：		
可供出售金融资产	0	0	长期借款	0	0
持有至到期投资	0	0	应付债券	0	0
长期应收款	0	0	长期应付款	0	0
长期股权投资	100000000	100000000	专项应付款	0	0
投资性房地产	0	0	预计负债	0	0
固定资产	0	0	递延所得税负债	0	0
在建工程	0	0	其他非流动负债	0	0
工程物资	0	0	非流动负债合计	0	0
固定资产清理	0	0	负债合计	10000	0
无形资产	0	0	股东权益：		
开发支出	0	0	实收资本(股本)	95340000	95340000
商誉	0	0	资本公积	0	0
长期待摊费用	0	0	减：库存股	0	0
递延所得税资产	0	0	盈余公积	27000000	27000000
其他非流动资产	0	0	未分配利润	0	0
非流动资产合计	100000000	100000000	外币报表折算差额		
			股东权益合计	122340000	122340000
资产总计	122350000	122340000	负债和股东权益合计	122350000	122340000

图 8-36　云创集团资产负债表

现金流量表

项 目	本期金额	上期金额
一、经营活动产生的现金流量		
销售商品、提供劳务收到的现金	0	0
收到的税费返还	0	0
收到其他与经营活动有关的现金	10000	0
经营活动现金流入小计	10000	0
购买商品、接受劳务支付的现金	0	0
支付给职工以及为职工支付的现金	0	0
支付的各项税费	0	0
支付其他与经营活动有关的现金	20000	0
经营活动现金流出小计	20000	0
经营活动产生的现金流量净额	-10000	0
二、投资活动产生的现金流量：		
收回投资收到的现金	0	0
取得投资收益收到的现金	0	0
处置固定资产、无形资产和其他长期资产收回的现金净额	0	0
处置子公司及其他营业单位收到的现金净额	0	0
收到其他与投资活动有关的现金	0	0
投资活动现金流入小计	0	0
购建固定资产、无形资产和其他长期资产支付的现金	0	0
投资支付的现金	0	0
取得子公司及其他营业单位支付的现金净额	0	0
支付其他与投资活动有关的现金	0	0
投资活动现金流出小计	0	0
投资活动产生的现金流量净额	0	0
三、筹资活动产生的现金流量：		
吸收投资收到的现金	0	0
取得借款收到的现金	0	0
收到其他与筹资活动有关的现金	0	0
筹资活动现金流入小计	0	0
偿还债务支付的现金	0	0
分配股利、利润或偿付利息支付的现金	0	0
支付其他与筹资活动有关的现金	0	0
筹资活动现金流出小计	0	0
筹资活动产生的现金流量净额	0	0
四、汇率变动对现金及现金等价物的影响		
五、现金及现金等价物净增加额	-10000	0
加：期初现金及现金等价物余额	22340000	0
六、期末现金及现金等价物余额	22330000	0

图 8-37　云创集团现金流量表

第 8 章 合并报表

图 8-38 云创集团利润表

图 8-39 云创科技公司资产负债表

	A	B	C
4	项目	本期金额	上期金额
5	一、经营活动产生的现金流量:		
6	销售商品、提供劳务收到的现金	568000	0
7	收到的税费返还	0	0
8	收到其他与经营活动有关的现金	0	0
9	经营活动现金流入小计	568000	0
10	购买商品、接受劳务支付的现金	601000	0
11	支付给职工以及为职工支付的现金	0	0
12	支付的各项税费	0	0
13	支付其他与经营活动有关的现金	6400	0
14	经营活动现金流出小计	607400	0
15	经营活动产生的现金流量净额	-39400	0
16	二、投资活动产生的现金流量:		
17	收回投资收到的现金	0	0
18	取得投资收益收到的现金	0	0
19	处置固定资产、无形资产和其他长期资产收回的现金净额	0	0
20	处置子公司及其他营业单位收到的现金净额	0	0
21	收到其他与投资活动有关的现金	0	0
22	投资活动现金流入小计	0	0
23	购建固定资产、无形资产和其他长期资产支付的现金	0	0
24	投资支付的现金	0	0
25	取得子公司及其他营业单位支付的现金净额	0	0
26	支付其他与投资活动有关的现金	0	0
27	投资活动现金流出小计	0	0
28	投资活动产生的现金流量净额	0	0
29	三、筹资活动产生的现金流量:		
30	吸收投资收到的现金	0	0
31	取得借款收到的现金	0	0
32	收到其他与筹资活动有关的现金	0	0
33	筹资活动现金流入小计	0	0
34	偿还债务支付的现金	0	0
35	分配股利、利润或偿付利息支付的现金	0	0
36	支付其他与筹资活动有关的现金	0	0
37	筹资活动现金流出小计	0	0
38	筹资活动产生的现金流量净额	0	0
39	四、汇率变动对现金及现金等价物的影响	0	0
40	五、现金及现金等价物净增加额	-39400	0
41	加:期初现金及现金等价物余额	7895000	0
42	六、期末现金及现金等价物余额	7855600	0

图 8-40　云创科技公司现金流量表

	A	B	C
1	利润表		
2	年　　月		会企02表
3	编制单位:		单位:元
4	项　目	本期金额	本年累计金额
5	一、营业收入	6273504.27	6273504.27
6	减:营业成本	4740595	4740595
7	营业税金及附加	125623.03	125623.03
8	销售费用	0	0
9	管理费用	252942.4	252942.4
10	财务费用	0	0
11	资产减值损失	0	0
12	加:公允价值变动收益(损失以"-"号填列)	0	0
13	投资收益(损失以"-"号填列)	0	0
14	其中:对联营企业和合营企业的投资收益		
15	二、营业利润(亏损以"-"号填列)	1154343.84	1154343.84
16	加:营业外收入		
17	减:营业外支出	4868.06	4868.06
18	其中:非流动资产处置损失		
19	三、利润总额(亏损总额以"-"号填列)	1149475.78	1149475.78
20	减:所得税费用	0	0
21	四、净利润(净亏损以"-"号填列)	1149475.78	1149475.78
22	五、每股收益		
23	(一)基本每股收益		
24	(二)稀释每股收益		

图 8-41　云创科技公司利润表

资产负债表

编制单位：　　　　　2018 年 1 月　　　　　会企01表　单位：元

资产	期末数	年初数	负债及所有者权益（或股东权益）	期末数	年初数
流动资产：			流动负债：		
货币资金	2748337	27862136.76	短期借款	0	0
交易性金融资产	0	0	交易性金融负债	0	0
应收票据	0	0	应付票据	0	0
应收账款	5736000	4000000	应付账款	4904736.11	3320000
预付款项	0	0	预收款项	0	0
应收利息	0	0	应付职工薪酬	30982.05	0
应收股利	0	0	应交税费	56957.26	552136.76
其他应收款	10000	0	应付利息	0	0
存货	0	0	应付股利	0	0
一年内到期的非流动资产			其他应付款	20000	0
其他流动资产	0	0	一年内到期的非流动负债	0	0
流动资产合计	3322937	31862136.76	其他流动负债	0	0
			流动负债合计	5012675.42	3872136.76
非流动资产：			非流动负债：		
可供出售金融资产	0	0	长期借款	0	0
持有至到期投资	0	0	应付债券	0	0
长期应收款	0	0	长期应付款	0	0
长期股权投资	0	0	专项应付款	0	0
投资性房地产	0	0	预计负债	0	0
固定资产	44472.22	10000	递延所得税负债	0	0
在建工程	0	0	其他非流动负债	0	0
工程物资	0	0	非流动负债合计	0	0
固定资产清理	0	0	负债合计	5012675.42	3872136.76
无形资产	0	0	股东权益：		
开发支出	0	0	实收资本（股本）	16000000	16000000
商誉	0	0	资本公积	6400000	6400000
长期待摊费用	0	0	减：库存股	0	0
递延所得税资产	0	0	盈余公积	800000	800000
其他非流动资产	0	0	未分配利润	5061167.8	4800000
非流动资产合计	44472.22	10000	外币报表折算差额		
			股东权益合计	28261167.8	28000000
资产总计	33273843.22	31872136.76	负债和股东权益合计	33273843.22	31872136.76

图 8-42　云创销售公司资产负债表

现金流量表

项目	本期金额	上期金额
一、经营活动产生的现金流量		
销售商品、提供劳务收到的现金	163371	0
收到的税费返还	0	0
收到其他与经营活动有关的现金	20000	0
经营活动现金流入小计	183371	0
购买商品、接受劳务支付的现金	0	0
支付给职工以及为职工支付的现金	0	0
支付的各项税费	552136.76	0
支付其他与经营活动有关的现金	10000	0
经营活动现金流出小计	562136.76	0
经营活动产生的现金流量净额	-378765.76	0
二、投资活动产生的现金流量：		
收回投资收到的现金	0	0
取得投资收益收到的现金	0	0
处置固定资产、无形资产和其他长期资产收回的现金净额	0	0
处置子公司及其他营业单位收到的现金净额	0	0
收到其他与投资活动有关的现金	0	0
投资活动现金流入小计	0	0
购建固定资产、无形资产和其他长期资产支付的现金	0	0
投资支付的现金	0	0
取得子公司及其他营业单位支付的现金净额	0	0
支付其他与投资活动有关的现金	0	0
投资活动现金流出小计	0	0
投资活动产生的现金流量净额	0	0
三、筹资活动产生的现金流量：		
吸收投资收到的现金	0	0
取得借款收到的现金	0	0
收到其他与筹资活动有关的现金	0	0
筹资活动现金流入小计	0	0
偿还债务支付的现金	0	0
分配股利、利润或偿付利息支付的现金	0	0
支付其他与筹资活动有关的现金	0	0
筹资活动现金流出小计	0	0
筹资活动产生的现金流量净额	0	0
四、汇率变动对现金及现金等价物的影响		
五、现金及现金等价物净增加额	-378765.76	0
加：期初现金及现金等价物余额	27862136.76	0
六、期末现金及现金等价物余额	2748337	0

图 8-43　云创销售公司现金流量表

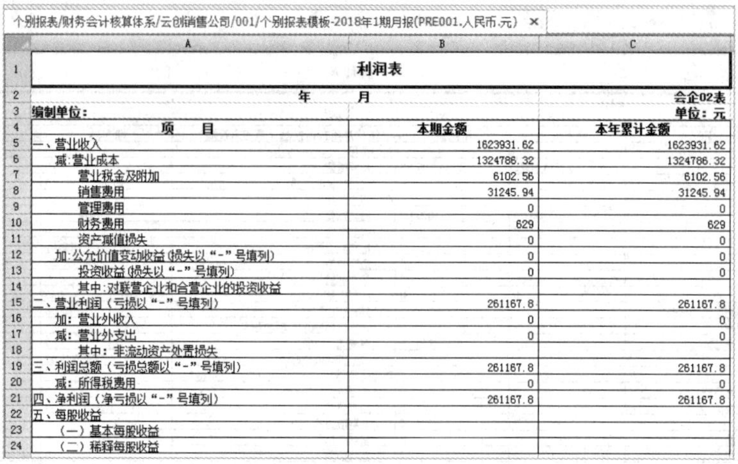

个别报表/财务会计核算体系/云创销售公司/001/个别报表模板-2018年1期月报(PRE001,人民币,元) ×			
	A	B	C
1		利润表	
2	年 月		会企02表
3	编制单位：		单位：元
4	项 目	本期金额	本年累计金额
5	一、营业收入	1623931.62	1623931.62
6	减：营业成本	1324786.32	1324786.32
7	营业税金及附加	6102.56	6102.56
8	销售费用	31245.94	31245.94
9	管理费用	0	0
10	财务费用	629	629
11	资产减值损失	0	0
12	加：公允价值变动收益（损失以"-"号填列）	0	0
13	投资收益（损失以"-"号填列）	0	0
14	其中：对联营企业和合营企业的投资收益		
15	二、营业利润（亏损以"-"号填列）	261167.8	261167.8
16	加：营业外收入		
17	减：营业外支出		
18	其中：非流动资产处置损失		
19	三、利润总额（亏损总额以"-"号填列）	261167.8	261167.8
20	减：所得税费用		
21	四、净利润（净亏损以"-"号填列）	261167.8	261167.8
22	五、每股收益		
23	（一）基本每股收益		
24	（二）稀释每股收益		

图 8-44 云创销售公司利润表

个别报表新增完成后，单击【保存】按钮，回到合并控制界面，选择"个别报表"选项，对新增的个别报表进行提交审核，如图 8-45 所示。

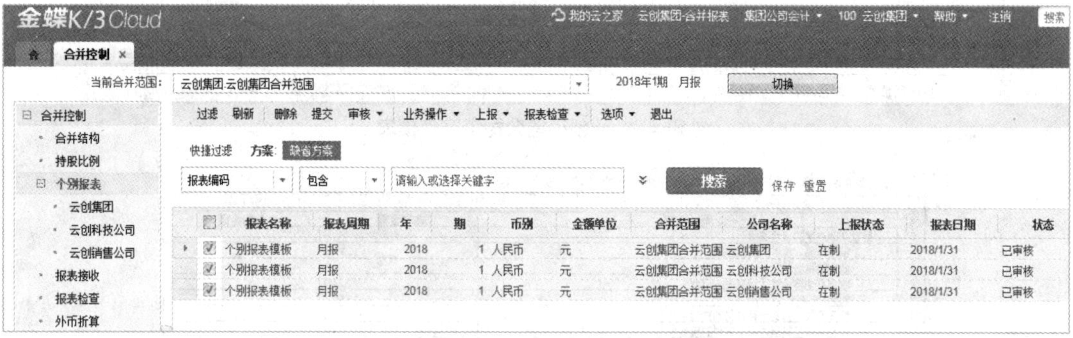

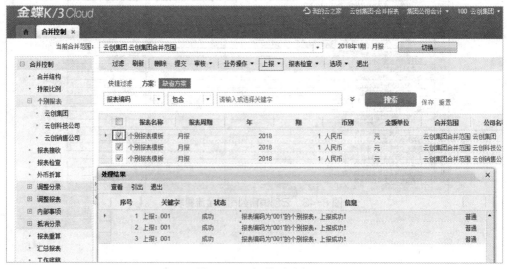

图 8-45 个别报表审批

选择"个别报表"选项，回到个别报表总界面，将新增的几个公司的个别报表全部勾选，单击【上报】按钮，统一上报至合并范围，如图 8-46 所示。

图 8-46 个别报表上报

报表上报后，进入合并控制界面，选择"报表接收"选项，显示已上报的报表，全部勾选，单击【接收】按钮，接收上报的报表，如图8-47所示。

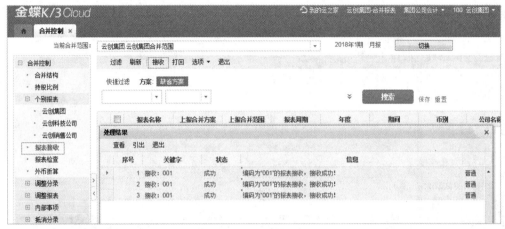

图8-47　个别报表接收

4. 新增抵销报表

执行【合并控制】—【个别报表】—【云创集团】命令，单击【新增】按钮，选择报表模块为"其他往来抵销报表模板"，如图8-48所示。相关操作参见视频8-8。

视频8-8

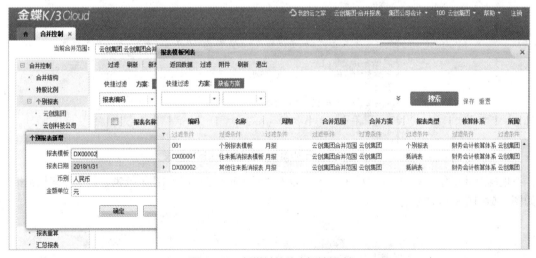

图8-48　新增其他往来抵销报表

单击【确定】按钮，返回列表界面，双击往来抵销报表打开报表客户端。单击"开始"页签下的"维度值填充"选项，打开"选择关联公司"对话框，系统自动列示关联公司，全选后单击【确定】按钮，如图8-49所示。

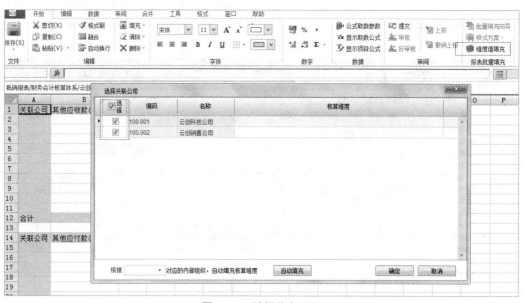

图 8-49　选择往来公司

根据实验数据,手工录入抵销报表相应信息,在"数据"页签下,单击【重算表页】按钮获取合计值,完成报表后,单击【保存】、【提交】和【审核】按钮,如图 8-50 所示。

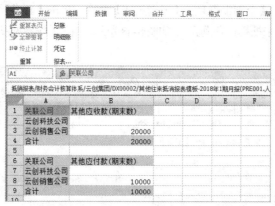

图 8-50　云创集团公司其他往来抵销报表

根据上述操作,新增"云创科技公司"以及"云创销售公司"的往来抵销、其他往来抵销报表,如图 8-51~图 8-53 所示。

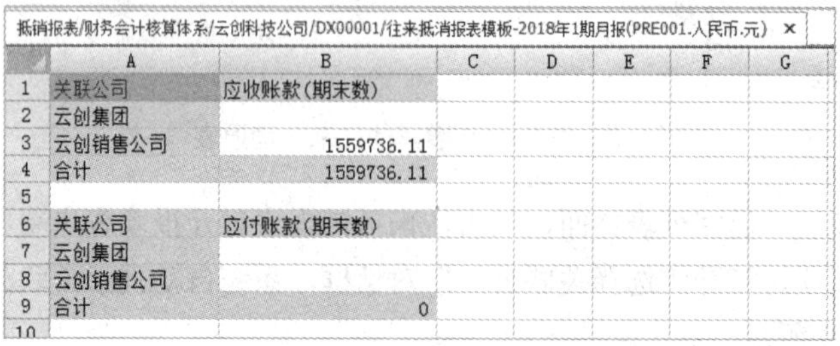

图 8-51　云创科技公司往来抵销报表

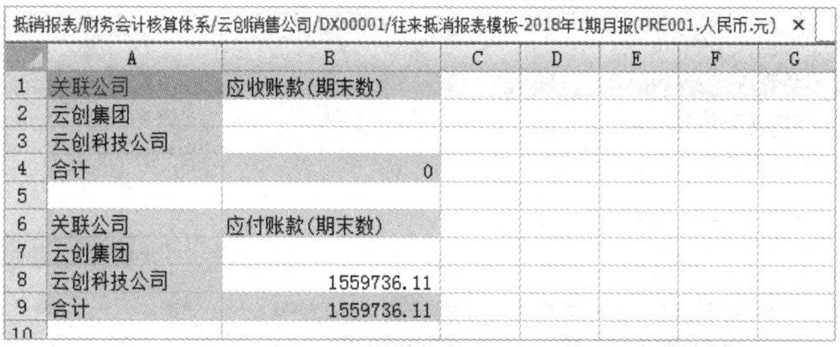
抵销报表/财务会计核算体系/云创销售公司/DX00001/往来抵消报表模板-2018年1期月报(PRE001.人民币.元)

	A	B	C	D	E	F	G
1	关联公司	应收账款(期末数)					
2	云创集团						
3	云创科技公司						
4	合计	0					
5							
6	关联公司	应付账款(期末数)					
7	云创集团						
8	云创科技公司	1559736.11					
9	合计	1559736.11					

图 8-52　云创销售公司往来抵销报表

抵销报表/财务会计核算体系/云创销售公司/DX00002/其他往来抵消报表模板-2018年1期月报(PRE00

	A	B	C	D	E	F	G
1	关联公司	其他应收款(期末数)					
2	云创集团	10000					
3	云创科技						
4	合计	10000					
5							
6	关联公司	其他应付款(期末数)					
7	云创集团	20000					
8	云创科技						
9	合计	20000					

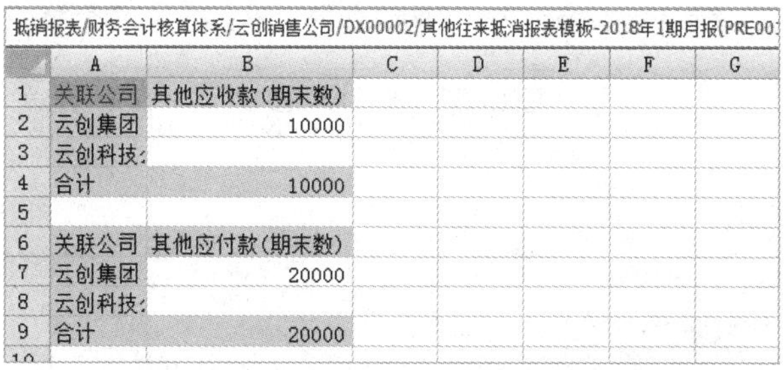

图 8-53　云创销售公司其他往来抵销报表

返回合并控制界面，选择“个别报表”选项，确认将所有“往来抵销报表”以及“其他往来抵销报表”都提交审核后，单击【上传】按钮，如图 8-54 所示。

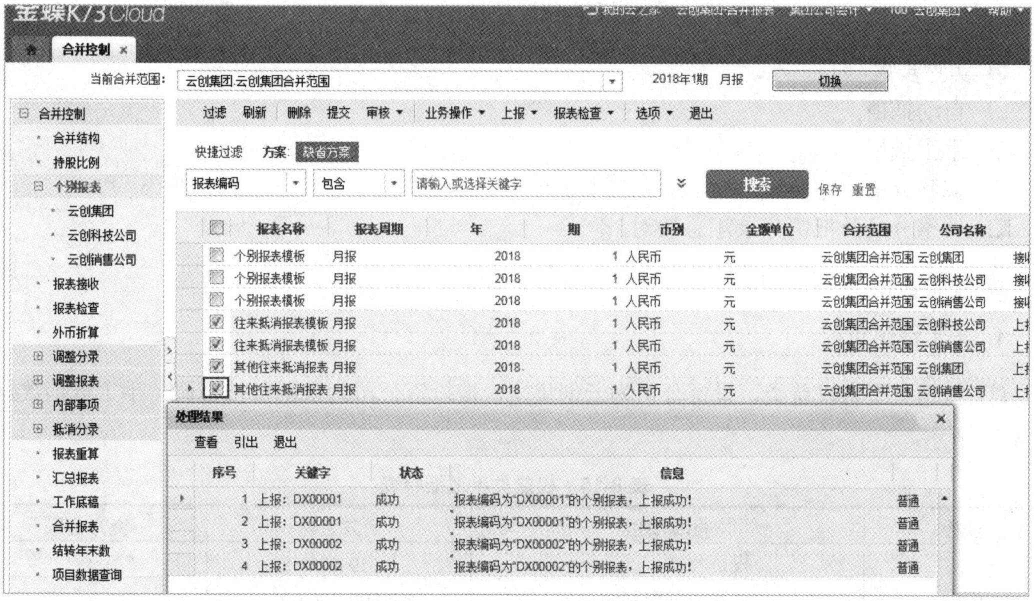

图 8-54　抵销报表上报

返回合并控制界面，选择“报表接收”选项，选择所有“往来抵销报表”以及“其他往来抵销报表”，单击【接收】按钮，如图 8-55 所示。

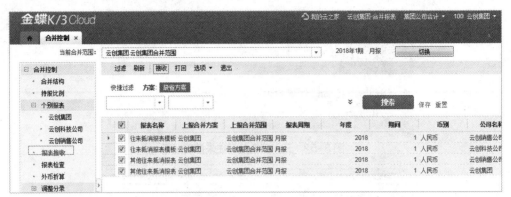

图 8-55 抵销报表接收

实验四 调整与抵销

↗ 应用场景

编制合并报表前，母公司需要统一子公司所采用的会计政策。如果与母公司采用的会计政策不一致，用于合并的子公司个别报表就需要进行调整，直至与母公司政策保持一致。为了真实反映集团的经营成果及财务状况，在编制合并报表时必须对合并范围内所有公司报表中包含的重复计算项目进行抵销，主要包括往来抵销、交易抵销和权益抵销。

↗ 实验步骤

- 自动抵销。
- 手工抵销。
- 调整分录。
- 调整分录及抵销分录汇总核对。

↗ 实验数据

1. 手工抵销数据

(1) 抵销类型为权益类，投资公司为云创集团，被投资公司为云创科技公司，手工抵销数据如表 8-15 所示。

表 8-15 权益类手工抵销表

模板	报表项目	借方金额	贷方金额
0003	投资收益	1 149 475.78	
	年初未分配利润	9 600 000.00	
	年末未分配利润		10 749 475.78

抵销类型为权益类，投资公司为云创集团，被投资公司为云创销售公司，手工抵销数据如表 8-16 所示。

表 8-16 权益类手工抵销表

模板	报表项目	借方金额	贷方金额
0003	投资收益	261 167.80	
	年初未分配利润	4 800 000.00	
	年末未分配利润		5 061 167.80

(2) 抵销类型为交易类,交易种类为存货,销售方为云创集团,采购方为云创销售公司,手工抵销数据如表 8-17 所示。

表 8-17 交易类手工抵销表

模板	报表项目	借方金额	贷方金额
0005	营业收入	1 324 786.32	
	营业成本		1 324 786.32

(3) 抵销类型为现金流量类,我方为云创集团,对方为云创销售公司,手工抵销数据如表 8-18 所示。

表 8-18 现金流量类手工抵销表

摘要	项目名称	项目数据类型	借方金额	贷方金额
资金上划下拨现金流量抵销	支付其他与经营活动有关的现金流量	本期发生数	30 000.00	
	收到其他与经营活动有关的现金流量	本期发生数		30 000.00

2. 调整分录数据

(1) 对云创科技公司权益调整分录如表 8-19 所示。

表 8-19 调整分录

模板	报表项目	借方金额	贷方金额
成本法调整为权益法	长期股权投资	1 149 475.78	
	投资收益		1 149 475.78

(2) 对云创销售公司权益调整分录如表 8-20 所示。

表 8-20 调整分录

模板	报表项目	借方金额	贷方金额
成本法调整为权益法	长期股权投资	261 167.80	
	投资收益		261 167.80

▶ 操作指导

1. 自动抵销

1) 往来类自动抵销

集团公司会计登录 K/3 Cloud 主界面,执行【财务会计】—【合并报表】—【合并控制】命令,进入内部控制界面,在合并控制列表下选择"内部事项"选项,查看录入的抵销报表数据,如图 8-56 所示。

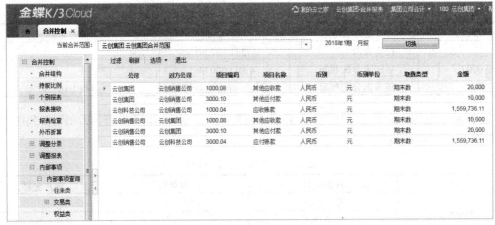

图 8-56　内部事项查询

选择"内部事项"下"内部事项查询"中的"往来类"选项,单击列表工具栏中【业务操作】按钮,在下拉列表中选择【核对】,在弹出的选择公司组织界面中,勾选所有组织,单击【确定】按钮,在此界面会生成应收应付、其他应收应付往来抵销分录,如图 8-57 所示。

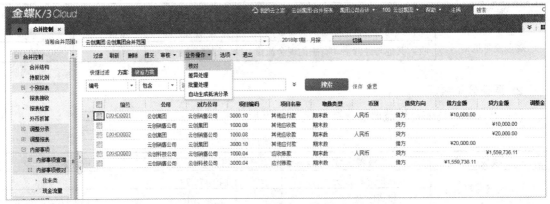

图 8-57　内部事项核对

勾选所有系统生成的核对记录,对核对记录进行提交、审核,如图 8-58 所示。

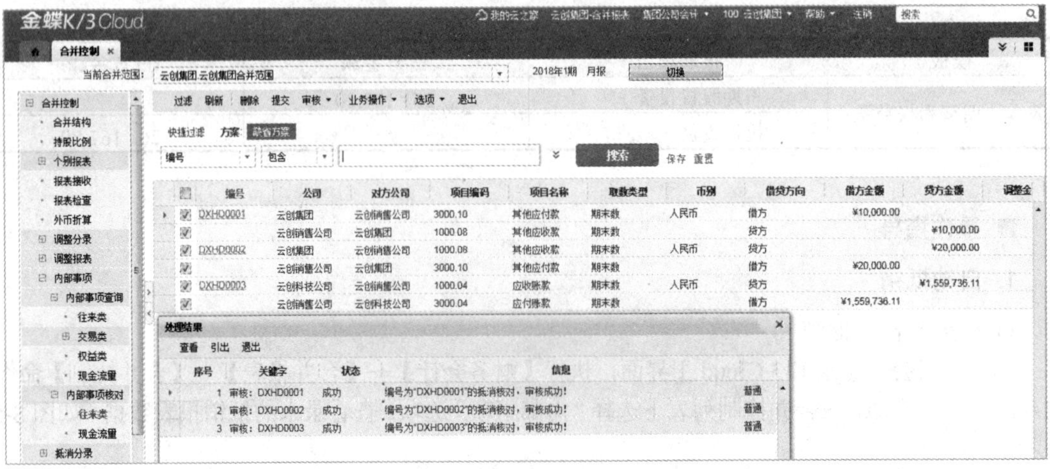

图 8-58　内部事项核对

单击【业务操作】按钮,在下拉列表中选择【自动生成抵销分录】选项,系统会根据双方的往来记录自动生成抵销分录,如图 8-59 所示。

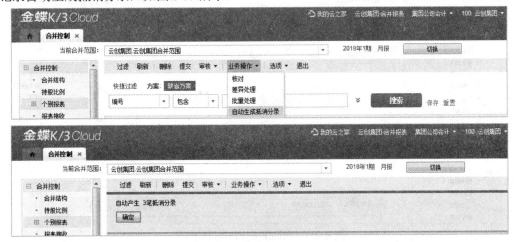

图 8-59 自动生成抵销分录

执行【合并控制】—【抵销分录】—【自动抵销】命令,可以查看自动生成的抵销分录。对抵销分录进行提交、审核,审核后的抵销分录会参与后续的工作底稿计算,如图 8-60 所示。

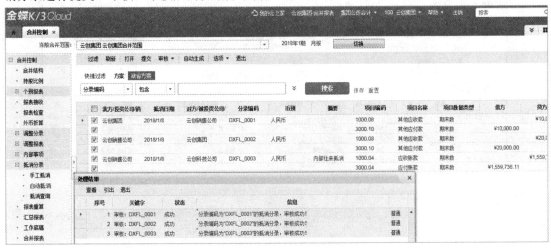

图 8-60 内部抵销分录审核

2) 权益类自动抵销

执行【合并控制】—【抵销分录】—【自动抵销】命令,单击列表工具栏中【自动生成】按钮,打开"自动抵销"对话框,勾选"权益类",单击【确定】按钮,如图 8-61 所示。相关操作参见视频 8-9。

视频 8-9

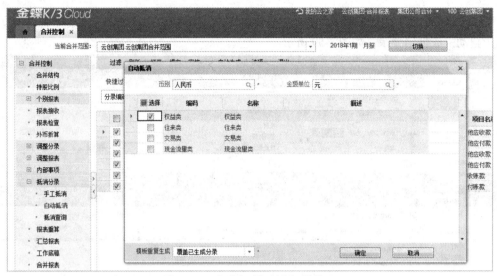

图 8-61　自动生成权益类抵销分录

调整自动生成的权益抵销分录,将"贷方少数股东权益"改为"长期股权投资"。打开自动生成的权益抵销分录,修改项目编码,并单击【提交】和【审核】按钮,如图 8-62 所示。

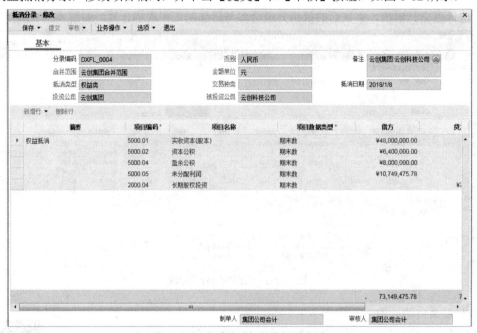

图 8-62　自动生成权益类抵销分录

根据上述操作,将自动生成的权益抵销分录都进行调整,返回列表,确认完成提交审核,如图 8-63 所示。

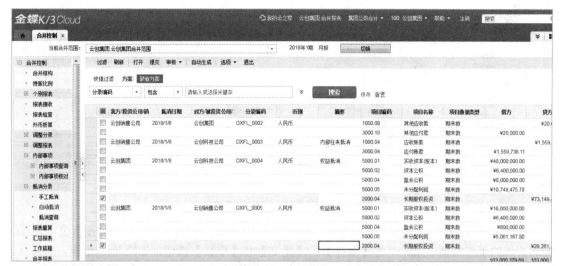

图 8-63 调整分录

2. 手工抵销

1) 权益类手工抵销分录

执行【合并控制】—【抵销分录】—【手工抵销】命令，在列表工具栏中单击【新增】按钮，选择抵销类型为"权益类"，单击【引入模板】按钮，勾选编码为"0003"，名称为"母公司投资收益与子公司本年利润分配项目抵销"的抵销分录，如图 8-64 所示。

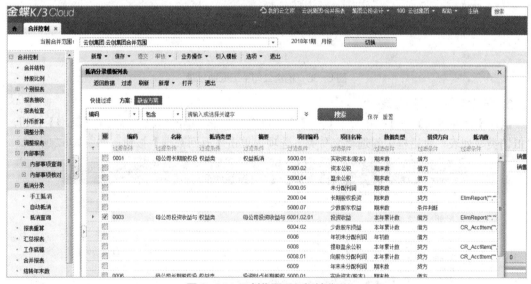

图 8-64 云创集团手工抵销分录

选择投资公司为云创集团，被投资公司为云创科技公司，根据实验数据，录入手工抵销内容，删除无数据的分录，单击【保存】、【提交】和【审核】按钮，如图 8-65 所示。

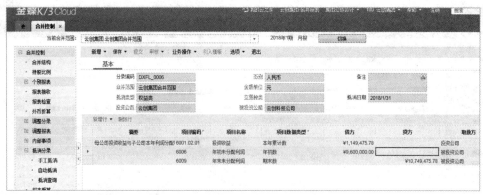

图 8-65　云创科技公司手工抵销分录

单击【新增】按钮,根据上述操作及实验数据,录入投资公司为云创集团,被投资公司为云创销售公司的手工抵销分录,单击【保存】、【提交】和【审核】按钮,如图 8-66 所示。

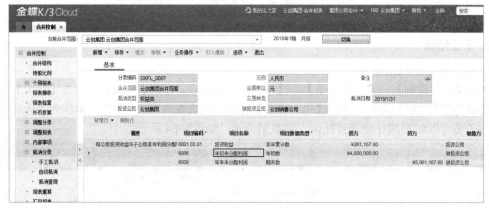

图 8-66　销售公司手工抵销分录

2) 交易类手工抵销分录

执行【合并控制】—【抵销分录】—【手工抵销】命令,单击列表工具栏中【新增】按钮,在"抵销类型列表"对话框中勾选"交易类"选项,单击【返回数据】按钮,如图 8-67 所示。

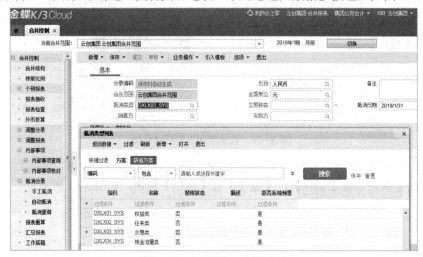

图 8-67　交易类手工抵销分录

在"基本"页签下，交易种类选择"存货"，引入模板选择编码为"0005"的模板，销售方选择"云创集团"，采购方选择"云创销售公司"，根据实验数据录入手工抵销分录，删除无数据分录，单击【保存】、【提交】和【审核】按钮，如图8-68所示。

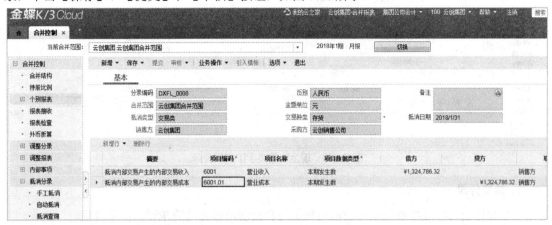

图8-68 交易类手工抵销分录

3) 现金流量类手工抵销分录

执行【合并控制】—【抵销分录】—【手工抵销】命令，单击列表工具栏中的【新增】按钮，在"抵销类型列表"对话框中勾选"现金流量类"，返回数据，如图8-69所示。

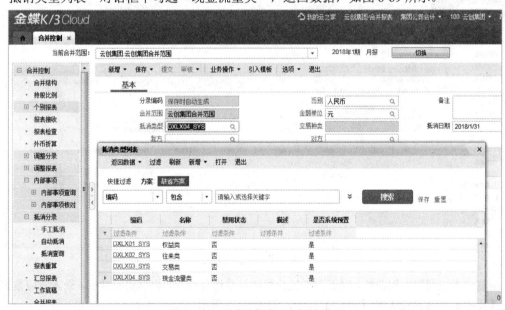

图8-69 现金流量类手工抵销分录

在"基本"页签下，选择我方为"云创集团"，选择对方为"云创销售公司"，根据实验数据，录入手工抵销分录，单击【保存】、【提交】和【审核】按钮，如图8-70所示。

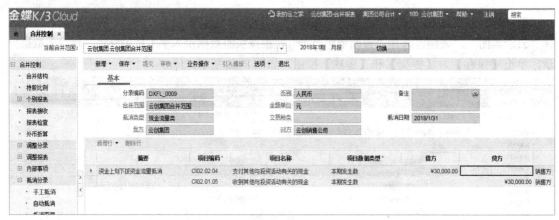

图 8-70　现金流量类手工抵销分录

3. 调整分录

云创集团公司需要按权益法对云创科技公司和云创销售公司的净利润作出调整。

执行【合并控制】—【调整分录】—【集团调整】命令，单击【新增】按钮，在弹出的"调整分录模板列表"对话框中，勾选"成本法调整为权益法"模板，单击【返回数据】按钮，调整公司选择"云创集团"，如图 8-71 所示。

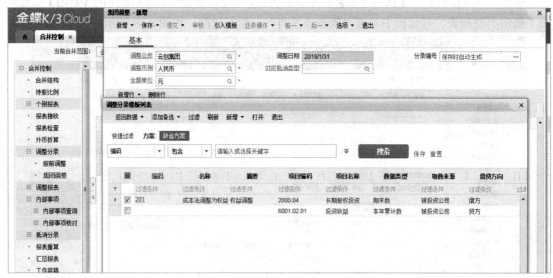

图 8-71　引入模板

根据成本法调整为权益法，对云创科技公司的权益进行调整，根据实验数据，录入对应数据后，单击【保存】、【提交】和【审核】按钮，如图 8-72 所示。

参照上述步骤，单击【新增】按钮，录入对云创销售公司权益调整的实验数据，单击【保存】、【提交】和【审核】按钮，如图 8-73 所示。

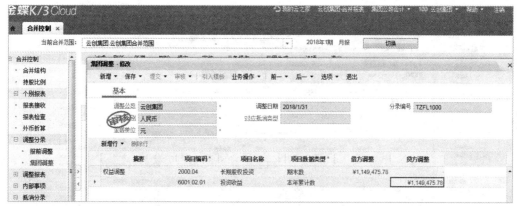

图 8-72　云创科技公司权益调整

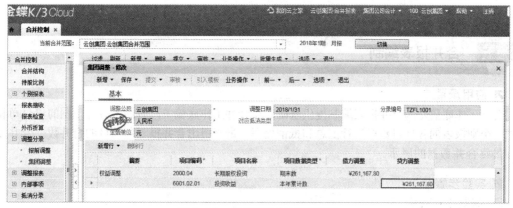

图 8-73　云创销售公司权益调整

4. 调整分录及抵销分录汇总核对

完成调整分录和抵销分录后，在【合并控制】—【调整分录】—【集团调整】列表中查询调整分录汇总，确认完成后单击【提交】和【审核】按钮，如图 8-74 所示。

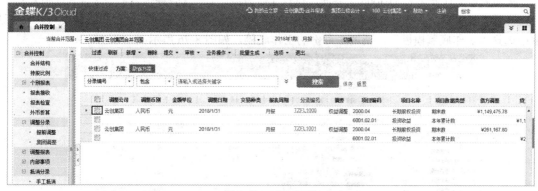

图 8-74　集团调整

在【合并控制】—【抵销分录】—【抵销查询】列表中查询抵销分录汇总并进行核对，如图 8-75 所示。

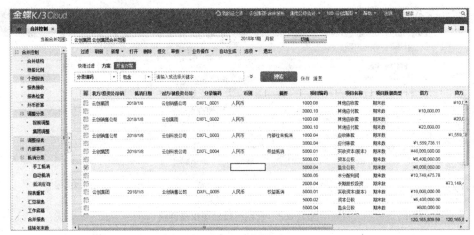

图 8-75 抵销查询

实验五　合并报表编制

↗ 应用场景

合并工作底稿是为合并报表编制提供基础。在合并工作底稿中，对纳入合并范围的母公司和子公司的个别报表的各项目数据进行汇总和抵销处理，最终得出合并报表各项目的合并数。合并报表进行最终合并数据的展示。

↗ 实验步骤

- 编制工作底稿。
- 编制合并报表。

↗ 操作指导

1. 编制工作底稿

集团公司会计登录 K/3 Cloud 主界面，执行【财务会计】—【合并报表】—【合并控制】命令，进入合并控制界面。选择"工作底稿"选项，单击【新增】按钮，在弹出的"报表模板列表"对话框中选择"工作底稿模板"，新增 1 月份的工作底稿，如图 8-76 所示。

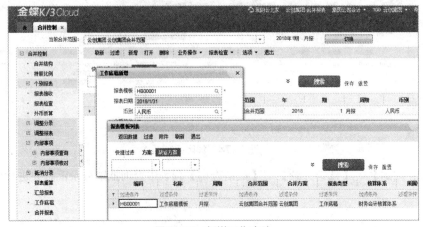

图 8-76 新增工作底稿

双击工作底稿，打开报表客户端，在“数据”页签单击【全部重算】按钮，获取个别报表数据、调整分录数据、抵销分录数据，并计算得到“汇总数”和“合并数”，如图 8-77 所示。保存工作底稿。

	A	B	C	D	E	F	G
1	报表项目	创集团个别数(期末数	科技公司个别数(期末	创销售公司个别数(期末数	汇总数(期末数)	借方调整数(期末数)	贷方调整数(期末数)
2	流动资产:						
3	货币资金	22330000	7855600	27483371	57668971	0	0
4	交易性金融资产	0	0	0	0	0	0
5	应收票据	0	0	0	0	0	0
6	应收账款	0	10101736.110	5736000	15837736.11	0	0
7	预付款项	0	25000	0	25000	0	0
8	应收利息	0	0	0	0	0	0
9	应收股利	0	0	0	0	0	0
10	其他应收款	20000	5900	10000	35900	0	0
11	存货	0	20853528.53	0	20853528.53	0	0
12	一年内到期的非流动资产	0	0	0	0	0	0
13	其他流动资产	0	0	0	0	0	0
14	流动资产合计	22350000	38841764.64	33229371	94421135.64	0	0
15	非流动资产:						
16	可供出售金融资产	0	0	0	0	0	0
17	持有至到期投资	0	0	0	0	0	0
18	长期应收款	0	0	0	0	0	0
19	长期股权投资	100000000	0	0	100000000	1410643.58	0
20	投资性房地产	0	0	0	0	0	0
21	固定资产	0	37832752.78	44472.22	37877225	0	0
22	在建工程	0	0	0	0	0	0

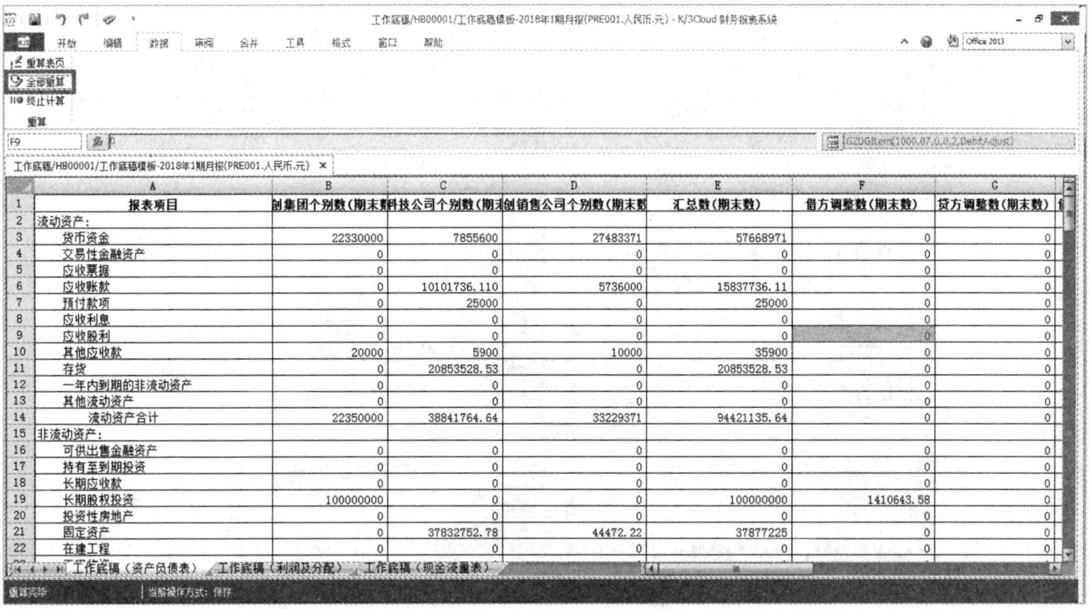

图 8-77　工作底稿(资产负债表)

2. 编制合并报表

在【合并控制】—【合并报表】选项中，单击【新增】按钮，选择“合并报表模板”，新增 1 月份的合并报表，如图 8-78 所示。

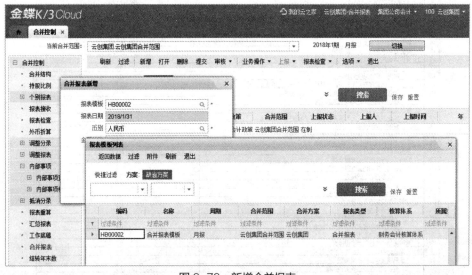

图 8-78　新增合并报表

双击合并报表，打开报表客户端，在“数据”页签，单击【全部重算】按钮，合并的资产负债表如图 8-79 所示。

	A	B	C	D	E	F
1				资产负债表		
2		2018	年	1	月	会合01表
3	编制单位:					单位：元
4	资产	期末数	年初数	负债及所有者权益（或股东权益）	期末数	年初数
5	流动资产:			流动负债:		
6	货币资金	57668971	0	短期借款	0	0
7	交易性金融资产	0	0	交易性金融负债	0	0
8	应收票据	0	0	应付票据	0	0
9	应收账款	14278000	0	应付账款	4679149.9	0
10	预付款项	25000	0	预收款项	0	0
11	应收利息	0	0	应付职工薪酬	1049392.2	0
12	应收股利	0	0	应交税费	1229438.85	0
13	其他应收款	5900	0	应付利息	0	0
14	存货	20853528.53	0	应付股利	0	0
15	一年内到期的非流动资产	0	0	其他应付款	0	0
16	其他流动资产	0	0	一年内到期的非流动负债	0	0
17	流动资产合计	92831399.53	0	其他流动负债	0	0
18				流动负债合计	6957980.95	0
19				非流动负债:		
20	非流动资产:			长期借款	0	0
21	可供出售金融资产	0	0	应付债券	0	0
22	持有至到期投资	0	0	长期应付款	0	0
23	长期应收款	0	0	专项应付款	0	0
24	长期股权投资	0	0	预计负债	0	0
25	投资性房地产	0	0	递延所得税负债	0	0
26	固定资产	37877225	0	其他非流动负债	0	0
27	在建工程	0	0	非流动负债合计	0	0
28	工程物资	0	0	负债合计	6957980.95	0
29	固定资产清理	0	0	股东权益:		
30	无形资产	0	0	实收资本(股本)	95340000	0
31	开发支出	0	0	资本公积	0	0
32	商誉	0	0	减:库存股	0	0
33	长期待摊费用	0	0	盈余公积	27000000	0
34	递延所得税资产	0	0	未分配利润	1410643.58	0
35	其他非流动资产	0	0	外币报表折算差额	0	0
36	非流动资产合计	37877225	0	少数股东权益	0	0
37				股东权益合计	123750643.58	0
38	资产总计	130708624.53	0	负债和股东权益合计	130708624.53	0

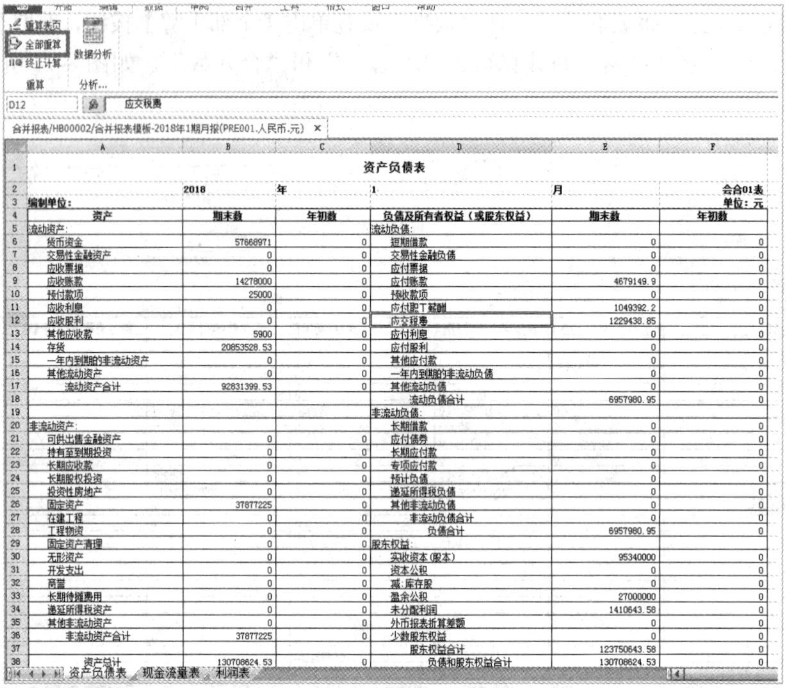

图 8-79 合并资产负债表

合并的现金流量表数据如图 8-80 所示。

	A	B	C
4	项目名称	本期金额	上期金额
5	一、经营活动产生的现金流量		
6	销售商品、提供劳务收到的现金	731371	0
7	收到的税费返还	0	0
8	收到其他与经营活动有关的现金	30000	0
9	经营活动现金流入小计	761371	0
10	购买商品、接受劳务支付的现金	601000	0
11	支付给职工以及为职工支付的现金	0	0
12	支付的各项税费	552136.76	0
13	支付其他与经营活动有关的现金	36400	0
14	经营活动现金流出小计	1189536.76	0
15	经营活动产生的现金流量净额	-428165.76	0
16	二、投资活动产生的现金流量:		
17	收回投资收到的现金	0	0
18	取得投资收益收到的现金	0	0
19	处置固定资产、无形资产和其他长期资产收回的现金净额	0	0
20	处置子公司及其他营业单位收到的现金净额	0	0
21	收到其他与投资活动有关的现金	-30000	0
22	投资活动现金流入小计	-30000	0
23	购建固定资产、无形资产和其他长期资产支付的现金	0	0
24	投资支付的现金	0	0
25	取得子公司及其他营业单位支付的现金净额	0	0
26	支付其他与投资活动有关的现金	-30000	0
27	投资活动现金流出小计	-30000	0
28	投资活动产生的现金流量净额	0	0
29	三、筹资活动产生的现金流量:		
30	吸收投资收到的现金	0	0
31	取得借款收到的现金	0	0
32	收到其他与筹资活动有关的现金	0	0
33	筹资活动现金流入小计	0	0
34	偿还债务支付的现金	0	0
35	分配股利、利润或偿付利息支付的现金	0	0
36	支付其他与筹资活动有关的现金	0	0
37	筹资活动现金流出小计	0	0
38	筹资活动产生的现金流量净额	0	0
39	四、汇率变动对现金及现金等价物的影响	0	0
40	五、现金及现金等价物净增加额	-428165.76	0
41	加：期初现金及现金等价物余额	58097136.76	0
42	六、期末现金及现金等价物余额	57668971	0

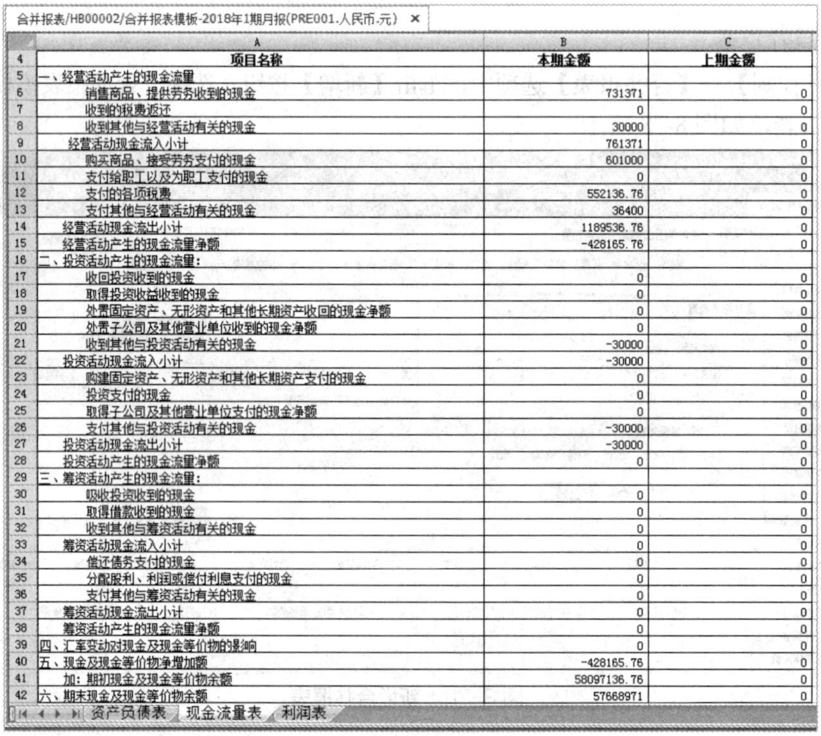

图 8-80 合并现金流量表

合并的利润表数据如图 8-81 所示。

合并报表/HB00002/合并报表模板-2018年1期月报(PRE001.人民币.元)

	A	B	C
1	利润表		
2	年 月		会合02表
3	编制单位：		单位：元
4	项目名称	本期金额	本年累计金额
5	一、营业收入	0	7897435.89
6	减:营业成本	0	6065381.32
7	营业税金及附加	0	131725.59
8	销售费用	0	31245.94
9	管理费用	0	252942.4
10	财务费用	0	629
11	资产减值损失	0	0
12	加:公允价值变动收益(损失以"-"号填列)	0	0
13	投资收益(损失以"-"号填列)	0	0
14	其中:对联营企业和合营企业的投资收益	0	0
15	二、营业利润(亏损以"-"号填列)	0	1415511.64
16	加：营业外收入	0	0
17	减：营业外支出	0	4868.06
18	其中：非流动资产处置损失	0	0
19	三、利润总额(亏损总额以"-"号填列)	0	1410643.58
20	减：所得税费用	0	0
21	四、净利润(净亏损以"-"号填列)	0	1410643.58
22	归属于母公司所有者的利润	0	0
23	少数股东损益	0	0
24	五、每股收益	0	0
25	(一)基本每股收益	0	0
26	(二)稀释每股收益	0	0
27			
28			
29			
30			

资产负债表 现金流量表 利润表

图8-81 合并利润表

上述实验做完后，备份数据中心，备份文件名为"F 云创集团-合并报表"。